Kraniomandibuläres und
Muskuloskelettales System

Wolfgang Boisserée, Werner Schupp

Kraniomandibuläres und Muskuloskelettales System

Funktionelle Konzepte in der Zahnmedizin, Kieferorthopädie und Manualmedizin

Mit Beiträgen von:

N. Annunciato, I. Grunert, J. Haubrich,
R. Heller, M. Läkamp, D. Lovric, M. Polz

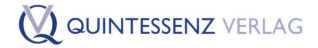

Berlin, Chicago, Tokio, Barcelona, Istanbul, London, Mailand, Moskau, Neu-Delhi, Paris, Peking, Prag, São Paulo, Seoul, Singapur und Warschau

Hinweis:
Medizin und Zahnmedizin sind in ständiger Entwicklung begriffen. Der Fortschritt der Wissenschaft führt permanent zu neuen Erkenntnissen. Der Leser dieses Buches ist daher gehalten, Therapieempfehlungen, insbesondere Angaben zur Dosierung von Medikamenten, in eigener Verantwortung zu prüfen. Zwar verwenden Autoren, Herausgeber und Verlag größte Mühe darauf, dass der Inhalt des Buches dem Wissensstand bei der Abfassung entspricht, Änderungen sind jedoch grundsätzlich möglich. Die Entscheidung für eine bestimmte Therapie liegt letztlich in der Verantwortung des behandelnden Arztes bzw. Zahnarztes.

Bibliografische Informationen der Deutschen Nationalbibliothek
Die Deutsche Nationalbibliothek verzeichnet diese Publikation in der Deutschen Nationalbibliografie; detaillierte bibliografische Daten sind im Internet über <http://dnb.ddb.de> abrufbar.

ISBN: 978-3-86867-110-0

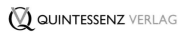

Quintessenz Verlags-GmbH
Ifenpfad 2–4
12107 Berlin
www.quintessenz.de

© 2012 Quintessenz Verlags-GmbH, Berlin

Dieses Werk ist urheberrechtlich geschützt. Jede Verwertung außerhalb der engen Grenzen des Urheberrechts ist ohne Zustimmung des Verlages unzulässig und strafbar. Dies gilt insbesondere für Vervielfältigungen, Übersetzungen, Mikroverfilmungen und die Einspeicherung und Verarbeitung in elektronischen Systemen.

Satz und Layout: Janina Kuhn, Quintessenz Verlags-GmbH, Berlin
Lektorat: Ulrike Alisch, Quintessenz Verlags-GmbH, Berlin
Reproduktionen: Quintessenz Verlags-GmbH, Berlin
Druck: AZ Druck und Datentechnik GmbH, Berlin

Printed in Germany

Geleitwort

Das vorliegende Buch ist eine bemerkenswerte, aktuelle und gelungene Symbiose zwischen zahnärztlicher Funktionslehre und manueller Medizin. Interdisziplinär denkenden, behandelnden und forschenden Kolleginnen und Kollegen ist seit Langem klar, dass sich gerade im Kopf-, Gesichts- und Schulterbereich viele Schnittstellen unterschiedlichster medizinischer Fachgebiete treffen und gegenseitig in vielfältiger Form beeinflussen. Dadurch können sowohl krankheitsauslösende Risikofaktoren als auch die resultierenden Krankheitsbilder in jeweils verschiedenen Fachdisziplinen zu suchen und zu finden sein.

In der Vergangenheit beschränkte sich die Funktionslehre eher auf eine reine Artikulationslehre und man versuchte, primär auf feinmechanischer Basis die Kaufunktion zu verstehen. So wurde beispielsweise empfohlen, allein durch exakte metrische Auswertung schräglateraler Röntgenaufnahmen der Kiefergelenke eine physiologische Zentrik im Artikulator mit entsprechenden Schräubchen einzustellen, um dann auf dieser Basis die Okklusion zu optimieren.

Erst der dänische Professor Willy Krogh-Poulsen gilt als Begründer der modernen Funktionslehre, denn er bezog sehr systematisch neuromuskuläre und skelettale Abhängigkeiten in die Funktionsdiagnostik und -therapie ein. Hiervon beeindruckt schrieb Professor Wolfgang Freesmeyer im Jahr 1993: „Die Zahnheilkunde ist in den letzten 20 Jahren komplexer aber freier geworden. Sie hat die territoriale Hürde ‚Zahn' überwunden und durch die komplexe Betrachtungsweise des stomatognathen Systems oder des kraniomandibulären Systems zu einer medizinischen Integration und Interpretation von Erkrankungen des Kausystems gefunden, die in früheren Jahren nicht zu dem Fachgebiet Zahnheilkunde gezählt wurden."

Im gleichen Zeitraum veröffentlichte der Berliner Professor Götz Siebert ein Buch mit dem Titel „Gesichts- und Kopfschmerzen, ein interdisziplinärer Überblick für Mediziner, Zahnmediziner und Psychologen". Begründend hierfür stellte er fest, dass bei der stark zunehmenden Anzahl der Patienten mit chronischen Schmerzen im Kopf- und Gesichtsbereich die eindeutige Bestimmung der Ursachen ohne eine enge Zusammenarbeit von Vertretern der verschiedenen Fachdisziplinen oft nicht möglich sei und dass monokausale Therapieansätze zur Schmerzlinderung häufig unbefriedigend verliefen. Professor George Graber aus Basel hat schon sehr früh auf derartige umfassende Zusammenhänge hingewiesen und diese in seinen Forschungsarbeiten belegt. Er folgerte, dass die dysfunktionsbedingten Erkrankungen des Kauorgans eine schwer überschaubare, komplexe Ätiopathogenese haben, in deren Zentrum der Muskelhypertonus und seine Einwirkung auf die Gewebe des stomatognathen Systems stehen. Die Ursachen hierfür können weit außerhalb unseres Fachgebietes liegen, beispielsweise der Orthopädie, der Neurologie, der Endokrinologie oder der Psychologie. Aus Sicht der Zahnmedizin, so Graber, seien die wesentlichen Risikofaktoren für kraniomandibuläre Dysfunktionen (CMD) okklusale Interferenzen, deren pathologisches Potenzial durch psychoemotionalen Stress erheblich verstärkt werden kann.

Der Japaner Kobayashi zeigte 1988 anhand interessanter experimenteller Untersuchungen, dass okklusale Interferenzen in der Größenordnung von 0,1 mm, also dem zehnfachen der Taktilität desmodontaler Rezeptoren unter anderem zu Schlafstörungen, erhöhten Muskelaktivitäten, verstärkter Adrenalinausschüttung oder Schlafapnoe führen können. Aufgrund solcher Symptome werden hiervon betroffene Patienten häufig von Internisten, Orthopäden, Neurologen, HNO-Ärzten und manchmal auch von Psychologen oder Neurochirurgen behandelt, denen der potenzielle zahnmedizinische Anteil von diesen Krankheitsbildern oft nicht geläufig ist. Leider werden diese Zusammenhänge auch von Gutachtern, Krankenkassen und Beihilfestellen immer noch ignoriert, obwohl mit einer interdisziplinär ausgerichteten und systematisch koordinierten Medizin, einschließlich der zahnärztlichen Funktionslehre, viele leidvolle Patientenschicksale vermeidbar und darüber hinaus eine deutliche Kostendämpfung wahrscheinlich wären.

Genau an dieser Stelle setzt das vorliegende Buch an, indem es auf Basis einer interdisziplinären Denkweise dem Zahnarzt eine sehr ausführliche, systematische und gerade auch in der Praxis gut nachvollziehbare Anleitung zum Handeln und Behandeln gibt. Ganz besonders erfreulich ist die enge Verzahnung mit kieferorthopädischen Aspekten, denn diese Berufsgruppe wurde bisher zu wenig in die moderne Funktionslehre eingebunden.

Schon an dieser Stelle möchte ich den Herausgebern und allen Autoren für die umfangreiche und erfolgreiche Arbeit bei der Zusammenstellung dieses Buches danken, dem ich eine große Verbreitung wünsche.

Greifswald, im September 2011
Prof. Dr. Dr. h.c. Georg Meyer

Geleitwort

Einleitend wird von den Herausgebern die schwierige und von vielen Vorurteilen und Gebietsabgrenzungen gekennzeichnete Entwicklung der funktionellen Konzepte für die Diagnostik und Therapie der CMD ausführlich dargestellt.

Auch heute noch existieren Ablehnung und Missverständnisse gerade bei den Zahnmedizinern und Kieferorthopäden, was mir erst im Jahr 2010 eine entsprechende Anfrage beim Arbeitskreis Mund- und Gesichtsschmerz der größten deutschen Fachgesellschaft auf dem Gebiet der Schmerzmedizin gezeigt hat. Umso bemerkenswerter ist das Engagement und Durchhaltevermögen der Herausgeber und Autoren dieses Buches, die über Jahre nicht nur ihre eigenen Erfahrungen dokumentiert und hier eingebracht haben, sondern auch die Tatsache, dass sie inzwischen mit der in unserem Gesundheitssystem unvermeidlichen Evidenz aufwarten können – wenn auch noch nicht in jedem Fall. Es ist sicher zunächst ein Verdienst der manualtherapeutisch orientierten Physiotherapie, insbesondere in Skandinavien, Belgien und Holland, dass man im Zusammenhang mit den kraniomandibulären Dysfunktionen funktionsdiagnostische Verfahren einbezogen hat. Aus deren Befunden ergaben sich Hinweise, dass neben oder anstelle zahnärztlicher und kieferorthopädischer Behandlungen eine funktionelle Therapie hilfreich ist, oder besser eine Vor- und/oder Begleitbehandlung.

Dann hat sich etwa in den Jahren 2007 und 2008 ein Verständnis- und Lehrkonzept herausgebildet, das die kraniomandibulären Störungen in ein Gesamtbild von Funktionsstörungen des Bewegungssystems eingeordnet hat. Dies geschah zunächst auf der Basis eigener Erfahrungen einer Gruppe von manualmedizinischen, damals noch chirotherapeutischen Lehrern der Deutschen Gesellschaft für Muskuloskeletale Medizin-Akademie Boppard (DGMSM), dem ehemaligen Ärzteseminar Hamm-Boppard (FAC) in der deutschen Gesellschaft für Manuelle Medizin (DGMM).

Namen wie Jürgen Schott, Gernot Plato und Gerhard Marx, alle Lehrer der damaligen FAC, stehen beispielhaft für diese Entwicklung.

Seit dieser Zeit wurden im Rahmen der FAC, heute DGMSM, regelmäßig spezielle Kurse für Zahnärzte und Kieferorthopäden durch manualmedizinische Lehrer angeboten und weiterentwickelt. Umgekehrt wurden in diese Kurse zahnärztliche und kieferorthopädische Lehrer einbezogen, denn sie waren für Ärzte und Physiotherapeuten offen. Es wurden geeignete Untersuchungs- und Behandlungstechniken der osteopathischen Medizin involviert, wissenschaftliche Untersuchungen durchgeführt, die nationale und internationale Literatur ausgewertet und durch eigene Publikationen ergänzt, wozu auch dieses Buch als gemeinschaftliches Werk in einer interdisziplinären Zusammenarbeit gehört.

Der langjährige Schulleiter der FAC/DGMSM, Wolfgang Beyer, hat 2009 speziell darauf hingewiesen, wie sogenannte Verkettungssyndrome ausgehend von einer unbehandelnden Primärstörung zu weiteren sich gegenseitig unterhaltenden und verstärkenden, übergreifenden Störungen am gesamten muskulären und nervalen System führen können. Dort setzt auch die funktionelle Diagnostik und Therapie bei CMD an. Freilich begrenzt das zahnärztliche Berufsrecht bislang eine engere Zusammenarbeit von in der vertragszahnärztlichen Versorgung tätigen Zahnärzten mit anderen Ärzten oder Kollegen aus Heilberufen, zum Beispiel in einer gemeinsamen Praxis (§ 33 der Zulassungsverordnung für Zahnärzte).

Die in diesem Buch beschriebene und geforderte Zusammenarbeit muss aber nicht auf der Basis von Praxisgemeinschaften oder Berufsausübungsgemeinschaften stattfinden, sondern geschieht im Rahmen von Überweisungen zur Abklärung weiterer Funktionsstörungen, die eine CMD bedingen oder verstärken können. Insofern kann dann auch eine manualmedizinische Behandlung durch entsprechend qualifizierte Ärzte sinnvoll sein.

Für die private zahnärztliche Behandlung gelten liberalere Bedingungen. Zunächst ist aber für alle beteiligten Therapeuten das Verständnis der funktionellen Zusammenhänge von grundsätzlicher Bedeutung.

Genau dazu trägt dieses Buch mit seinem ausgesprochen praxisorientierten Aufbau wesentlich bei.

Es sei ihm daher zum Wohle der betroffenen Patienten eine große Verbreitung gewünscht.

Teningen, im Oktober 2011
Prof. Dr. Toni Graf-Baumann

Autorenverzeichnis

Dr. med. dent. Wolfgang Boisserée
Zahnarzt
Heidelweg 4
50999 Köln-Sürth
Tel.: +49 2236 – 96 65 90
Fax: +49 2236 – 96 65 959
mail@dr-boisseree.de

Dr. med. dent. Werner Schupp, Visiting Professor
Fachzahnarzt für Kieferorthopädie
Hauptstr. 50
50996 Köln (Rodenkirchen)
Tel.: +49 221 – 93 53 02 0
Fax: +49 221 – 93 53 02 20
schupp@schupp-ortho.de

Prof. Dr. (BRA) Nelson Annunciato
Funktioneller Neuroanatom
Wissenschaftlicher Leiter des Zentrums für integrative Förderung und Fortbildung (ZiFF), Essen
Direktor der NEDA-Brain in Brasilien
R. Justino Paixão, 317-171 A
09580-780 São Caetano Do Sul
São Paulo, Brasilien
nelson@annunciato.de

Univ.-Prof. Dr. Dr. Ingrid Grunert
Direktorin der Klinik für Zahnersatz und Zahnerhaltung Department Zahn-, Mund- und Kieferheilkunde und Mund-, Kiefer- und Gesichtschirurgie der Medizinischen Universität Innsbruck
Anichstraße 35
A-6020 Innsbruck
ingrid.Grunert@i-med.ac.at

Dr. med. dent. Julia Haubrich
Fachzahnärztin für Kieferorthopädie
Hauptstraße 50
50996 Köln
haubrich@schupp-ortho.de

Dr. med. Rainer Heller, D.O.M., D.P.O.M
Facharzt für Innere Medizin
Manuelle Medizin, Sportmedizin, Naturheilkunde
Lehrbeauftragter der DGOM, DGMSM
An Groß Sankt Martin 6
50667 Köln
dr.heller@koeln.de

Manfred Läkamp
Selbstständiger Zahntechniker
Erbdrostenstraße 6
48346 Ostbevern
dentallabor_laekamp@t-online.de

Dr. phil. Damir Lovric
Psychologe
Lehrbeauftragter für Neuroanatomie
Leiter des Privatinstitutes „medi-kom", Karlsruhe (www.medi-kom.de)
Dozent am Institut für Psychologie und Psychotherapiewissenschaft der Steinbeis-Hochschule, Köln
Leitung der NEDA-BRAIN Deutschland (www.neda-brain.com) gemeinsam mit Prof. (BRA) Dr. Annunciato
Schnetzlerstr. 2
76137 Karlsruhe
damir.lovric@me-di.kom.de

ZTM Michael Polz
Selbstständiger Zahntechniker
Waldmüllerstraße 12
91056 Erlangen
info@polz-europe.com

Inhalt

TEIL 1 Das kraniomandibuläre System (CMS) und seine Zusammenhänge mit dem muskuloskelettalen System (MSS) — 1

Allgemeine Grundlagen — 2

KAPITEL 1 Zahnanatomie, Zahnfunktion und biomechanische Okklusion — 5
1.1 Prinzipien der biomechanischen Okklusion — 5
1.2 Zahnanatomie und Zahnfunktion — 8
1.3 Statische Okklusion — 8
1.4 Dynamische Okklusion — 11
1.5 Fazit — 16

KAPITEL 2 Funktionelle Anatomie der Kiefergelenke — 19
2.1 Einleitung — 19
2.2 Allgemeines zu Aufbau und Funktion der Kiefergelenke — 20
2.3 Formänderungen und degenerativer arthrotischer Gelenkumbau — 25
2.4 Schlussfolgerungen — 27

KAPITEL 3 Okklusion und Kondylenposition — 31
3.1 Allgemeine Grundlagen — 31
3.2 Die ideale Kondylenposition — 32
3.3 Die Belastung der Kiefergelenke — 33

KAPITEL 4 Die Beziehung der Okklusion zum neuromuskulären System — 37
4.1 Allgemeine Grundlagen — 37
4.2 Aufteilung der einzelnen neurologischen Gebiete des CMS — 38
4.3 Formatio reticularis — 44
4.4 Informationsverwertung am „Beispiel der heißen Kartoffel" — 48
4.5 Kopfhaltung und Atmung — 49
4.6 Chronischer Schmerz — 51

KAPITEL 5 Die Beziehung der Okklusion zum kraniosakralen System — 57
5.1 Das kraniosakrale System — 57
5.2 Der kraniosakrale Bewegungsmechanismus — 58
5.3 Das reziproke membranöse Spannungssystem — 60
5.4 Der primär respiratorische Mechanismus und der kraniosakrale Rhythmus — 61
5.5 Kraniosakrale Bewegungsmuster einzelner kraniomandibulär relevanter Schädelknochen — 62
5.6 Okklusion und Otologie — 68

KAPITEL 6	Das kraniomandibuläre System (CMS) und die wechselseitige Beziehung zum muskuloskelettalen System (MSS) – eine Literaturübersicht	73
	6.1 Zusammenhänge zwischen Unterkieferlage/Okklusion und HWS	73
	6.2 Zusammenhänge zwischen Unterkieferlage/Okklusion und orthopädischen Befunden	77
	6.3 Zusammenhänge zwischen Okklusion und Innenohrsymptomatik	78
	6.4 Zusammenhänge zwischen Okklusion und Schmerzsymptomen	78
	6.5 Interdisziplinäre Therapie von CMD	80
	6.6 Fazit für die Praxis	81

TEIL 2 FUNKTIONSSTÖRUNGEN DES CMS 83

Allgemeine Grundlagen ... 84

KAPITEL 7	Ursachen der CMD	85
	7.1 Physiologie und Pathologie der oralen Aktivität	85
	7.2 Allostase und Bruxismus	88
	7.3 Circulus vitiosus der Okklusionsdestruktion	89
	7.4 Störungen der statischen und dynamischen Okklusion	89

KAPITEL 8	Symptome okklusionsbedingter Störungen an Strukturen des CMS	97
	8.1 Allgemeine Grundlagen	97
	8.2 Schädigungen an der Zahnhartsubstanz	99
	8.3 Folgen am Zahnhalteapparat	102
	8.4 Folgen an der Muskulatur	104
	8.5 Sekundäre Arthropathien	106
	8.6 Zusammenfassung: Leitsymptome okklusionsbedingter funktioneller Störungen im CMS	111

KAPITEL 9	Symptome okklusionsbedingter Störungen an Strukturen des Gesamtorganismus	113
	9.1 Allgemeine Grundlagen	113
	9.2 Die zervikotrigeminale Konvergenz	114
	9.3 Okklusionsbedingte statische Veränderungen im muskuloskelettalen System	114
	9.4 Zusammenfassung wesentlicher Effekte auf das kraniosakrale System und das Foramen jugulare	117
	9.5 Effekte durch mechanische Belastung der Ohrfunktion	119
	9.6 Zusammenfassung: Symptome okklusionsbedingter Störungen an Strukturen des Gesamtorganismus	119

KAPITEL 10	Kofaktoren	121
	10.1 Allgemeine Grundlagen	121
	10.2 Ko- und Hauptfaktor Psyche	121
	10.3 Aszendierende Faktoren	122
	10.4 Primäre Gelenkerkrankungen	123

KAPITEL 11 Einteilung der Auslöser der kraniomandibulären Dysfunktion (CMD) in vier ätiologische Gruppen   125
    11.1   Die Komplexität in der Ätiologie der CMD 125
    11.2   Einteilung in vier ätiologische Gruppen (modifiziert nach Graber) 126

TEIL 3   Das diagnostische Konzept   127

Allgemeine Grundlagen 128

KAPITEL 12 Allgemeine und spezielle Anamnese   131
    12.1   Anamnesegespräch und Anamnesebogen 131
    12.2   Schmerzanamnese und Schmerzfragebogen 134

KAPITEL 13 Zahnärztliche intraorale Untersuchung/Befunderhebung   137
    13.1   Allgemeine Grundlagen 137
    13.2   Zahnstatus 137
    13.3   Endodontologie 138
    13.4   Parodontalstatus 139

KAPITEL 14 Bildgebende Verfahren   141
    14.1   Zahnfilm und Panoramaschichtaufnahme 141
    14.2   Volumentomografie 143
    14.3   Magnetresonanztomografie 146
    14.4   Fotostatus 150

KAPITEL 15 Funktionsdiagnostik   153
    15.1   Ablauf der Funktionsuntersuchung und Funktionsstatus 153
    15.2   Untersuchung okklusionsbedingter Störungen im CMS 156
    15.3   Untersuchung okklusionsbedingter Störungen im muskuloskelettalen System 169
    15.4   Kieferrelationsbestimmung 186
    15.5   Untersuchung der Okklusion in zentrischer Kieferrelation in Bezug auf gestörte Funktionen des CMS und MSS 194
    15.6   Erweiterte Kiefergelenkdiagnostik mittels Axiografie 206
    15.7   Modellanalyse in zentrischer Kieferrelation – ein Patientenbeispiel aus der Kieferorthopädie 216
    15.8   Der kieferorthopädische Befunderhebungsbogen 218

TEIL 4   Funktionstherapie   221

Allgemeine Grundlagen 222

KAPITEL 16 Manuelle und komplementäre Behandlung des CMS   225
    16.1   Mobilisation der Kiefergelenke 225
    16.2   Das „6×6-Programm" nach Rocabado 228

16.3	Therapie des Gelenkschmerzes	228
16.4	Pharmakotherapie des Schmerzes	229
16.5	Therapieoptionen bei Tinnitus und Schwindel	232
16.6	Die Behandlung der Muskulatur und der Triggerpunkte	233
16.7	Ohrakupunktur nach Gumbiller	239

KAPITEL 17 Manuelle Behandlung des muskuloskelettalen Systems — 241

17.1	Allgemeine Grundlagen	241
17.2	Manualmedizinische und kraniosakrale Behandlungstechniken	245

KAPITEL 18 Initiale Therapie der Okklusion — 253

18.1	Initiale reversible okklusale Therapie mit Okklusionsschienen	253
18.2	Die zahntechnische Herstellung aufgewachster COPA und COPA-Onlays	256
18.3	Die zahntechnische Herstellung nicht aufgewachster COPA und COPA-Onlays	263
18.4	Indikation, Herstellung und Eingliederung direkt gefertigter COPA-Onlays	266
18.5	Einsetzen, Kontrolle und Korrektur der herausnehmbaren Schiene	269
18.6	Initiale okklusale Therapie am Patientenbeispiel	271

KAPITEL 19 Folgebehandlung nach initialer Okklusionsschienentherapie — 279

19.1	Allgemeine Grundlagen	279
19.2	Reevaluierung der Funktionstherapie	279
19.3	Möglichkeiten der Folgebehandlung	280

KAPITEL 20 Kieferorthopädische Behandlung nach der Okklusionsschienentherapie — 281

20.1	Allgemeine Grundlagen	281
20.2	Funktionstherapie (1) – Vorbehandlung mit COPA-Onlays und weiterführende Invisalign-Therapie	284
20.3	Funktionstherapie (2) – Vorbehandlung mit COPA und weiterführende Invisalign-Therapie	288
20.4	Funktionstherapie (3) – Vorbehandlung mit COPA und weiterführende Multibrackettherapie	296
20.5	Behandlung der Angle-Klasse II,2	298
20.6	Die Behandlung des offenen Bisses	300
20.7	Funktionskieferorthopädische Vorbehandlung von Kindern mit CMD und anschließende Invisalign-Behandlung zur orthodontischen Einstellung der Okklusion	304
20.8	Kieferorthopädische Einstellung der Okklusion in Zentrik	309
20.9	Behandlung einer CMD bei Kindern im Wechselgebiss	312
20.10	Retention mittels Aufbiss-Retentionsschiene und Lingualretainer	313

KAPITEL 21 Kombinierte kieferorthopädisch-prothetische Behandlung nach der Okklusionsschienentherapie — 317

- 21.1 Kieferorthopädisch-prothetische Behandlung eines anterioren dentalen Tiefbisses mit kurzen klinischen Kronen im Seitenzahnbereich und fehlender posteriorer Abstützung — 317
- 21.2 Kieferorthopädisch-prothetische Behandlung transversal eingeengter Zahnbögen mit Kreuzbiss, Dreh- und Engständen, zentrischen Kontakten auf den zweiten und dritten Molaren und insuffizienten restaurativen Versorgungen — 338
- 21.3 Kieferorthopädisch-prothetische Behandlung einer Klasse-II-Verzahnung mit unilateral fehlender Abstützung und reklinierter, extrudierter Oberkiefer-Frontzahngruppe sowie Kreuzbiss — 345
- 21.4 Kieferorthopädisch-prothetische Behandlung einer fehlenden anterioren Führung mit ausschließlicher Abstützung auf den Weisheitszähnen und zirkulär offenem Biss — 351

KAPITEL 22 Prothetische Behandlung nach der Okklusionsschienentherapie — 357

- 22.1 Allgemeine Grundlagen — 357
- 22.2 Prothetische Rekonstruktion einer fehlenden posterioren Abstützung im Abrasionsgebiss und konservierende Rekonstruktion der Frontzähne mit Komposit — 359
- 22.3 Prothetische Rekonstruktion einer fehlenden posterioren Abstützung im Abrasionsgebiss mit gleichzeitiger prothetischer Rekonstruktion der Frontzähne — 368
- 22.4 Prothetische Rekonstruktion einer fehlenden posterioren Abstützung mit implantatbasiertem Aufbau der Stützzonen — 384
- 22.5 CMD-Therapie in der Totalprothetik — 388

KAPITEL 23 Einschleiftherapie — 391

- 23.1 Einschleifen am Modell — 391
- 23.2 Einschleifen am Patienten — 392

Literaturverzeichnis — 393
Verzeichnis der im Buch verwendeten wissenschaftlichen Abkürzungen — 405
Danksagung — 407
Sachregister — 410

TEIL 1

Das kraniomandibuläre System (CMS) und seine Zusammenhänge mit dem muskuloskelettalen System (MSS)

Allgemeine Grundlagen

Die Zahnheilkunde nimmt über Veränderungen der Okklusion und der Unterkieferlage unmittelbar Einfluss auf die Kiefergelenkfunktion. Die Kiefergelenke haben durch ihren funktionellen Aufbau, die anatomische Positionierung und die neurologische Wertigkeit eine nicht zu unterschätzende Bedeutung für den Gesamtorganismus. Die Zusammenhänge sind komplex und vielschichtig.

Dysfunktionen des Kiefergelenks wurden in der Vergangenheit auf viele verschiedene Weisen definiert, wie bspw. als Costen-Syndrom[1], Myarthropathie oder TMD („temporomandibular disorder"), basierend auf Herkunft, klinischen Symptomen oder anatomischen Begebenheiten[2]. Hinzu kommen terminologische Unschärfen. So wird in der einschlägigen Literatur eine Vielzahl von Synonymen für Funktionsstörungen mit und ohne Schmerzen verwendet. „Der begriffliche Wirrwarr ist erdrückend", stellen Gerber und Hasenbring (2000) fest. Im Blickwinkel steht die Funktionsstörung selbst, die heute zum besseren Verständnis mit dem Begriff „kraniomandibuläre Dysfunktion" oder auf Englisch als Craniomandibular Disorder (CMD) erfasst wird. Damit werden die Kiefergelenke wieder in den Mittelpunkt bei jeglicher Manipulation am stomatognathen System gerückt[3].

Wir beziehen uns also heute auf das kraniomandibuläre System (CMS, Craniomandibular System), welches über das Kiefergelenk hinausgeht und das muskuloskelettale System (MSS) mit einbezieht. Man kann daher sagen, dass CMD ein kollektiver Terminus für verschiedene klinische Probleme und Symptome ist, der die Kaumuskulatur, das Kiefergelenk sowie die benachbarten Strukturen berücksichtigt[4]. Beide Begriffe, TMD und CMD, sind in vielen Publikationen nicht ausreichend definiert[5]. So können Kiefergelenkfehlfunktionen Ursache für ein breites Spektrum peripherer Funktionsstörungen und chronischer Schmerzzustände, insbesondere am Bewegungsapparat in Form von muskuloskelettalen Störungen sein, die sich z. B. als Kopfschmerzen, Migräne, Nacken- und Rückenschmerzen äußern[6–11]. Sie können aber auch Mitursache für verschiedenste neurologische Störungen sein, wie Tinnitus, Vertigo oder funktionelle Kardiopathie[1,12–16]. Publikationen belegen, dass Kiefergelenkfehlfunktionen hormonelle Störungen verursachen können[17,18].

Neurologische Forschungen erklären diese Zusammenhänge: Zervikale Muskelafferenzen, insbesondere aus C2 und C3, projizieren in den Komplex der Vestibulariskerne und verhalten sich dadurch ganz ähnlich, wie die Verteilungsmuster der afferenten Bahnen der Hirnnerven N. trigeminus, N. facialis, N. vagus und N. hypoglossus. Beyer wies darauf hin, dass „bereits kurz andauernde, auf Motoneurone oder motorische Interneurone wirkende Reize zu anhaltenden Veränderungen motorischer Grundfunktionen führen, die sich als Änderung der Muskelspannung, Haltungsänderung, insbesondere Asymmetrie und eingeschränkte Beweglichkeit oder Schmerz, äußern." Hierbei muss laut Beyer der Ort des Auftretens der Symptome nicht mit dem Ursprungsort der auslösenden Reize identisch sein. Wird ein Anteil in einem Segment (Sklerotom, Myotom, Dermatom, Viszerotom) gestört, breitet sich die Störung über einen genügend langen Zeitraum im Segment aus, dann segmental nach kranial und kaudal, ebenso über muskuläre, fasziale und gelenkige Ketten, weiter möglicherweise über Störung von Stereotypen. Diese Ausbreitung benötigt nicht sehr viel Zeit, oft reichen Tage. Manualmediziner sehen fast ausschließlich solche funktionell verknüpften Symptome (Verkettungssyndrome). Eine „Primärläsion" lässt sich in der Regel nicht mehr identifizieren, die Störungen unterhalten sich dann auch gegenseitig. Durch eine Behandlung im Bereich der Hirnnerven oder der Äste der oberen Zervikalnerven können die Muskelspannung an den Extremitäten vermindert und Asymmetrien beseitigt werden[19].

Aus diesen Überlegungen lässt sich die Verantwortung des Zahnarztes in seiner Tätigkeit für die Gesundheit seines Patienten ableiten. Ziel einer zahnärztlichen Therapie sollte es sein, chronische Erkrankungen, die ihre Ursachen im CMS haben können, präventiv zu vermeiden bzw. vor einer zahnmedizinischen Behandlung zu erkennen und gegebenenfalls in interdisziplinärer Zusammenarbeit mit anderen medizinischen Fachbereichen zu behandeln. Stefan Kopp konstatiert: „Aber es gibt glücklicherweise Kollegen, die jeden Tag noch Patienten behandeln ‚müssen' – auch die wenig

Geliebten mit Schmerzen und Dysfunktionen im Bewegungssystem, die man ja von anderer Seite so gerne und oft ausschließlich den Fächern Psychosomatik und Psychiatrie zuschreibt."[20]

Als Zahnärzte und Kieferorthopäden arbeiten wir primär an okklusalen Strukturen. Von daher ist es notwendig sich der Zusammenhänge zwischen Okklusion, kraniomandibulären System (CMS) und Gesamtorganismus bewusst zu sein. Darüber hinaus bedarf es eines schlüssigen und praxisgerechten Konzeptes für eine Funktionsdiagnostik und -therapie, das der Bedeutung des CMS innerhalb des Gesamtorganismus gerecht wird und die interdisziplinäre Zusammenarbeit mit anderen medizinischen Fachdisziplinen, wie Orthopädie, Manuelle Medizin, Osteopathische Medizin, Physiotherapie, HNO, Innere Medizin und Psychologie, einbezieht.

Aus dieser Intention heraus entstand dieses Buch.

Die Strukturen des CMS

Die skelettalen Anteile

Das Kranium besteht aus 22 einzelnen knöchernen Bestandteilen, von denen die Maxilla und die Mandibula die zahntragenden Elemente sind. Die Mandibula ist rein muskulär geführt, mit Bändern in den Bewegungsmöglichkeiten limitiert und über die Kiefergelenke mit den Ossa temporalia verbunden.

Die Kiefergelenke

Die Kiefergelenke sind paarig angelegt und durch den Diskus als Zweikammergelenke ausgebildet. Die Zweikammerfunktion ermöglicht Rotations- und Translationsbewegungen. Die Mandibula erhält dadurch die umfassende Bewegungsvielfalt, um Kaubewegungen durchzuführen.

Die Kaumuskulatur

Die paarig angelegten Kaumuskeln führen den Kieferschluss herbei. Zu ihnen zählen:
- M. masseter,
- M. temporalis,
- M. pterygoideus medialis,
- M. pterygoideus lateralis.

Die Kaumuskeln werden vom N. mandibularis (N. trigeminus) innerviert. Die Einatmung übt eine inhibierende, die Ausatmung eine fazilitierende Wirkung auf die Kaumuskulatur aus. Damit steht die Kaumuskulatur in direktem Gegensatz zur anderen Skelettmuskulatur[229]. Neben den reinen Kaumuskeln sind Muskeln der Halswirbelsäule (HWS) sowie der gesamten Körperstatik mit an den Bewegungsprozessen der Mandibula beteiligt.

Zum CMS zählen wir weiterhin:
- die Rachenmuskeln,
- die Mundbodenmuskulatur,
- die Zungenbeinmuskulatur,
- die ventrale Halsmuskulatur,
- die Nackenmuskulatur.

Das neurologische System

Das Kiefergelenk, die Okklusion und die Unterkiefermuskulatur sind durch zahlreiche morphologische Verbindungen miteinander verknüpft, die sich gegenseitig beeinflussen. Alle Strukturen sind ständig dem zentralen Nervensystem untergeordnet.

KAPITEL 1

Michael Polz

Zahnanatomie, Zahnfunktion und biomechanische Okklusion

1.1 Prinzipien der biomechanischen Okklusion

Die Eingliederung von Zahnersatz in das CMS stellt den Zahnmediziner und den Zahntechniker immer wieder vor eine neue Herausforderung. Um Zahnersatz möglichst gut zu integrieren, wurden in der Vergangenheit mehr und mehr Parameter erarbeitet, die für einen „stimmigen" Zahnersatz stehen sollten. So wurden anfänglich Kronen hergestellt, die den defekten Zahn ummanteln und vor äußeren Einflüssen schützen sollten. Ein weiterer Parameter war, diese Ummantelung möglichst passgenau zu erreichen, und die Okklusionsfläche im Seitenzahnbereich in Kontakt zu den Antagonisten zu bringen. Dieser Kontakt beschränkte sich jedoch auf die Höckerspitzen. In dieser Art und Weise wurden über viele Jahre Ring-Deckel-Kronen gefertigt. Erst mit dem Einzug der Gusstechnik in die Zahntechnik wurden neue Parameter erstellt.

Dies war die Geburtsstunde der Aufwachstechnik. Kronen wurden nunmehr additiv mit Wachs im Ganzen aufgebaut und mittels der Gusstechnik in eine Goldlegierung umgesetzt. Die neuen Parameter begriffen sich in der Passgenauigkeit der Kronenränder und des Kontaktes zum Antagonisten. Hierzu wurden von einigen US-amerikanischen Zahnärzten Konzepte vorgestellt, die den Studierenden vermittelten, wie Seitenzahnkronen additiv aufgebaut werden sollen[21]. Ein Pionier war Everit Payne. Er entwickelte eine Aufwachstechnik für die Herstellung von Kronen in einem eugnathen Gebiss. Diese Technik wurde später von Henry Lundeen und auch Charles E. Stuart aufgegriffen und in ein Konzept für die universitäre Arbeit eingebracht. Auch das Aufwachskonzept von P. K. Thomas[22] entstand in dieser Zeit. Er ersann ein Konzept zur Herstellung von Kronen in einem dysgnathen Gebiss (Angle-Klasse II).

All diese Aufwachskonzepte hatten gemein, dass sie didaktisch sehr gut aufgebaut waren und mittels farbigen Wachsen die einzelnen Konstruktionselemente einer Kaufläche begreifbarer machten. Des Weiteren gingen diese Aufwachskonzepte auf die Konstruktion einer Höcker-Fossa-Beziehung der Zähne zueinander ein. So hatten Kronen, die nach diesen Aufwachskonzepten hergestellt wurden, eine gute Abstützung zueinander. Es wurde großer Wert darauf gelegt, dass die einzelnen Kontaktpunkte zueinander so liegen, dass keine Scher- oder Schubkräfte auf die versorgten Zähne einwirken können.

Diese Kontaktpunkte wurden definiert in transversal liegende Kontakte, die heute noch als sogenannte ABC-Stopps bekannt sind. Des Weiteren wurden Ausgleichs- und Schließstopps definiert. Diese Stopps bezeichnen die ideale statische Beziehung der Zähne zueinander und sind nach wie vor wichtig bei der Rekonstruktion von Kauflächen. Durch die richtige Positionierung der Stopps zueinander ist also gewährleistet, dass eine gute Statik gegeben ist.

KAPITEL 1   Zahnanatomie, Zahnfunktion und biomechanische Okklusion

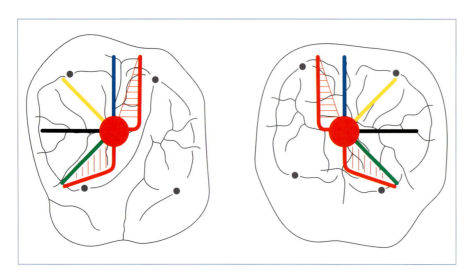

Abb. 1-1 Molaren mit okklusalem Kompass.

Die Statik in einer Kaufläche wird jedoch oft durch die Dynamik der Unterkieferbewegungen auf eine harte Probe gestellt. So stellte sich heraus, dass an den Kauflächen, die nach den streng statischen Aufwachskonzepten, z. B. denen nach Lundeen oder Thomas, hergestellt wurden, in der Dynamik der Unterkieferbewegungen Störkontakte auftraten. Diese Störkontakte traten immer wieder an denselben Stellen der Kauflächen auf.

Der Zahntechnikermeister Michael Heinz Polz hat sich dieses Phänomens angenommen und stellte fest, dass die Kauflächen nach Payne, Lundeen, Thomas u. a. der natürlichen Kaufläche nur bedingt ähnlich sehen. Er machte sich daran, die Unterschiede genauer unter die Lupe zu nehmen. Er studierte die Morphologie der natürlichen Seitenzähne in Form von Schnitten, die er an ca. 3 000 Seitenzähnen vornahm. Er erkannte immer wiederkehrende morphologische Muster in den Kauflächen, die er mit den Unterkieferbewegungen in Zusammenhang brachte.

Michael Heinz Polz ist es zu verdanken, dass die Biomechanik der natürlichen Kaufläche verstanden wurde und seine Erkenntnisse in ein weiterführendes Aufwachskonzept gebracht wurden. In seinem Konzept zu den Prinzipien der biomechanischen Okklusion stellt er den klaren Bezug der Unterkieferbewegungen zu der natürlichen Morphologie der Kauflächen her[23].

Mithilfe des „okklusalen Kompasses" wird deutlich, wie ein natürlicher Zahn konstruiert sein muss, um sich in das kraniomandibuläre System zu integrieren. Der „okklusale Kompass" ist eine Wortschöpfung von M. H. Polz, welche die Richtung der Unterkieferbewegung beschreibt, so wie dies auch von einer Pfeilwinkelaufzeichnung am Patienten bekannt ist. Diese Pfeilwinkel beschreiben den Weg des Unterkiefers in eine links- und rechtslaterale Bewegung (Laterotrusion und Mediotrusion) in Bezug auf eine Kieferhälfte. Zwischen der links- und rechtslateralen Bewegung finden sich jedoch mehrere intermediäre Bewegungen, die sehr häufig beim Kauen von Nahrung auftreten und im okklusalen Kompass nach M. H. Polz integriert sind. Diese sind die Protrusion und die Latero-Protrusion. Auch Grenzbewegungen finden sich im okklusalen Kompass. Diese sind die Immediate side shift sowie die re-surtrusive Laterotrusion. Legt man den okklusalen Kompass auf eine Kaufläche, so wird deutlich, dass sich im Bereich der meisten Bewegungen eine Fissur befindet, die es dem antagonistischen Höcker erlaubt, ohne Kontakt aus dem Gegenzahn zu gleiten (Abb. 1-1).

Es treten also keine Kippkräfte (Arbeits- oder Balancekontakte) auf, die das Kiefergelenk, die Kaumuskulatur oder den Zahnhalteapparat schädigen. Ausnahme ist hier die Latero-Protrusion. Diese läuft immer auf einen Höckerabhang zu. Bei genauerer Betrachtung sieht man jedoch, dass die Abhänge, die in Richtung der Latero-Protrusion stehen entweder sehr steil und wenig konvex sind, oder das jeweilige Höckersegment ist niedriger als die anderen Höcker.

Diese morphologischen Gesetzmäßigkeiten finden sich seit Millionen von Jahren in den menschlichen

1.1 Prinzipien der biomechanischen Okklusion

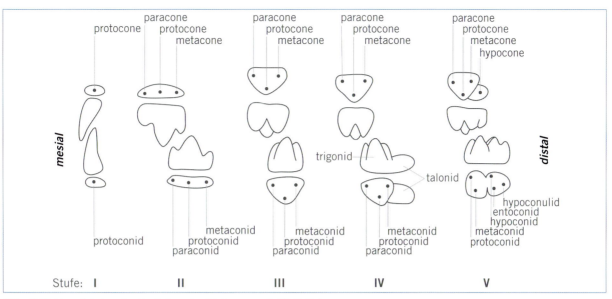

Abb. 1-2 Hauptstufen der Evolution des Molaren nach H. F. Osborn.

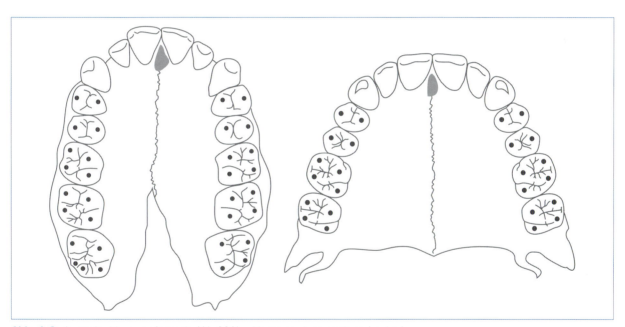

Abb. 1-3 Australopithecus afarensis (AL-200) – Homo sapiens sapiens (rechts).

Kauflächen. Was nach Henry Fairfield Osborns Kongruenztheorie[24] mit einem einzelnen „Konuszahn" begann, endete für den Menschen im vielhöckerigen Molaren (Abb. 1-2). So ist in der Evolution der Menschheit zwar eine Veränderung der Kiefergröße zu beobachten, nicht jedoch in der Morphologie der Kauflächen[25] (Abb. 1-3). Auch das Größenverhältnis der Seitenzähne zueinander hat sich verändert, jedoch nicht der Aufbau der Höcker zueinander und die daraus entstehenden Fissuren. Dies macht deutlich, dass die morphologische Ausrichtung der Höcker zueinander seit Millionen von Jahren perfekt auf das kraniomandibuläre System ausgerichtet ist. Es ist also festzustellen, dass Zahnersatz eine natürliche Morphologie aufweisen muss, wenn er nicht nur statisch, sondern auch dynamisch funktionieren soll.

1.2 Zahnanatomie und Zahnfunktion

So wie jeder Mensch ein individuelles Gesicht hat, so hat auch jeder Mensch individuelle Kiefergelenke, Kaumuskeln und Zungenmuskeln[26]. Auch die räumliche Position des einzelnen Zahnes im Schädel ist individuell verschieden, ebenso die Zahnform.

Der Aufbau eines einzelnen Zahnes hat sich in unserer Entwicklungsgeschichte bereits vor vielen Millionen Jahren manifestiert. Ein Zahn ist ein wichtiger Bestandteil unseres Kauorgans, das wie alle anderen Körperorgane perfekt auf unsere Körperfunktionen abgestimmt ist. Der natürliche Seitenzahn ist mit einem ganz speziellen Relief ausgestattet[27], das es ihm ermöglicht die aufgenommene Nahrung zu zerkleinern. Anders als bei vielen Tieren finden wir im menschlichen Zahn Höcker und Fissuren, die nicht nur nebeneinanderstehen, sondern auch in zweiter Reihe, zueinander versetzt stehen. Dies befähigt den menschlichen Zahn dazu, dass er nicht nur abscheren, sondern auch Nahrung zermahlen und in feinste Partikel aufgliedern kann, im Vergleich z. B. zu Raubtieren, die mit ihren Seitenzähnen nur abscheren können und ganze Stücke herunterschlucken. Damit dieser Mahlprozess gut funktionieren kann, hat die menschliche Kaufläche eben diese zueinander versetzten Höcker. In den daraus resultierenden Fissuren wird die Nahrung festgehalten und vom gegenüberliegenden Höcker zerdrückt, zermahlen und zerrissen. Der menschliche Zahn hat eine Höcker-Fossa-Anordnung, die es ihm erlaubt in jedem Alters- bzw. Verbrauchsstadium Nahrung zu zerkleinern. Im jugendlichen Gebiss wird die Nahrung vorwiegend über die Höcker-Fossa-Beziehung wie in einem Mörser-Pistill-System zermahlen und mittels filigraner Schmelzleisten zerrissen, während bei abradierten Kauflächen die Schmelzkanten an den Dentinauswaschungen der Funktionsflächen die Nahrung mehr zerquetschen und zerreißen. Wird diese Höcker-Fossa-Beziehung nicht oder nur unzureichend konstruiert, wie das meistens bei konfektionierten Zähnen bzw. dentalen Fertigteilen der Fall ist, kann der einzelne Seitenzahn sehr viel von seiner Kaueffizienz einbüßen. Die Folge ist, dass manche Speisen nicht mehr ausreichend zerkleinert und für den Magen-Darm-Trakt vorbereitet werden.

Lange Zeit ging man davon aus, dass eine schöne Morphologie der Zahnflächen einen günstigen Einfluss auf die Okklusion haben würde. Aus der Sicht des Funktionstherapeuten lautet diese Forderung jedoch: Die Okklusion muss gelenkprotektiv gestaltet sein. Daraus ergibt sich, dass moderner Zahnersatz, unabhängig von Materialwahl und Fertigungstechniken, aus der Funktion heraus gelenkprotektiv ist, das muskuläre Gleichgewicht stabil hält und eine schöne Morphologie aufweist, die zu einer ästhetischen Versorgung führt.

1.3 Statische Okklusion

Die Zähne sind zueinander morphologisch so ausgerichtet, dass sie eine Höcker-Fossa-Beziehung miteinander eingehen können. Dies funktioniert perfekt in der eugnathen Bissposition, zum Teil auch in dysgnathen Bisslagen, wie z. B. einem leichten Distalbiss.

Die Fähigkeit, eine solche Höcker-Fossa-Beziehung miteinander eingehen zu können, lässt die Seitenzähne sich zueinander statisch ausrichten, und es kommt zu Kontaktbeziehungen, die die auftretenden Kräfte in die jeweilige Gegenrichtung ableiten. Im Idealfall steht also ein Höcker in einer Fossa wie ein dreibeiniger Tisch abgestützt und zentriert und findet eine stabile Lage in der maximalen Interkuspidation. Dies ist ein wichtiger Faktor für die Stabilität einer Okklusion. Sind die Kontaktbeziehungen nicht ideal, so kommt es zu Frühkontakten in der Interkuspidation, die den Einzelzahn dazu bringen können, dass er kippt. Das hat zu Folge, dass einzelne Zähne in Ex- und Inkursionsbewegungen des Unterkiefers Störkontakte aufweisen, die gesamtokklusal betrachtet wie eine Wippe (Hypomochlion) wirken, welche die Kiefergelenke dauernd komprimiert und distrahiert, was dauerhaft zu einer Schädigung dieser führt. Dies fällt im normalen Tagesverlauf des Patienten kaum auf, da wir uns nur zu einem sehr geringem Prozentsatz in der maximalen Interkuspidation aufhalten, d. h. wir sind die meiste Zeit am Tag nicht in Kontakt mit den Zähnen, auch nicht bei der Mastikation. Gefährlich wird diese Situation erst bei Bruxismus und Pressen. Findet

1.3 Statische Okklusion

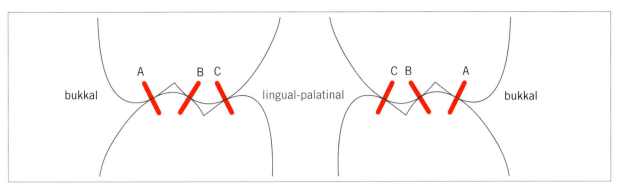

Abb. 1-4 ABC-Stopps im Frontalplan.

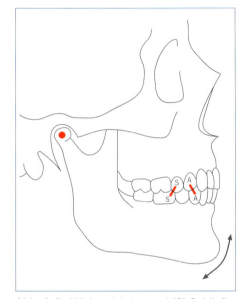

Abb. 1-5 (A) Ausgleichs- und (S) Schließstopps im Sagittalplan.

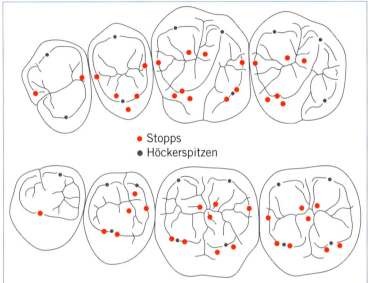

Abb. 1-6 Ideale Stoppverteilung in einer eugnathen Bisslage (nach M. H. Polz).

der Patient statische oder dynamische Fehler in der Okklusion, können Bruxismus und Pressen entstehen.

Die ideale statische Kontaktbeziehung zweier Seitenzähne wird definiert in den ABC–Stopps sowie den Ausgleichs- und Schließstopps (Abb. 1-4 und 1-5). Für eine ideale Kontaktbeziehung einer eugnathen bis leicht dysgnathen Bissstellung wird die statische sowie die dynamisch Okklusion in einer Höcker-Fossa-Beziehung berücksichtigt (Abb. 1-6).

A-Stopps liegen bei den Oberkieferseitenzähnen an den inneren Abhängen der bukkalen Höcker zu den äußeren Abhängen der bukkalen Höcker der Unterkieferseitenzähne.

B-Stopps liegen bei den Oberkieferseitenzähnen an den inneren Abhängen der palatinalen Höcker zu den inneren Abhängen der bukkalen Höcker der Unterkieferseitenzähne.

C-Stopps liegen bei den Oberkieferseitenzähnen an den äußeren Abhängen der palatinalen Höcker zu den inneren Abhängen der lingualen Höcker der Unterkieferseitenzähne.

Schließstopps liegen bei den Oberkieferseitenzähnen an den distalen Abhängen der Höcker, an den Unterkieferseitenzähnen liegen die Schließstopps an den mesialen Abhängen der Höcker.

Ausgleichstopps liegen bei den Oberkieferseitenzähnen an den mesialen Abhängen der Höcker, an den Unterkieferseitenzähnen liegen die Ausgleichsstopps an den distalen Abhängen der Höcker.

KAPITEL 1   Zahnanatomie, Zahnfunktion und biomechanische Okklusion

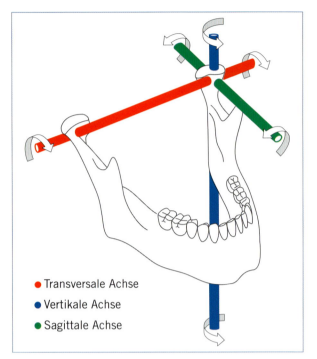

Abb. 1-7 Drehachsen des Unterkiefers in Dynamik.

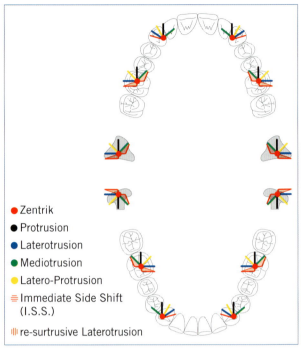

Abb. 1-8 Der Farbcode des okklusalen Kompasses nach M. H. Polz.

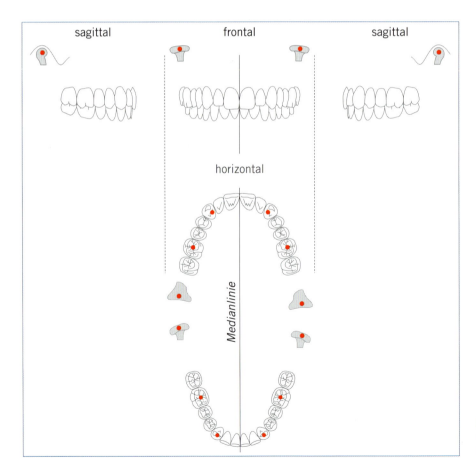

Abb. 1-9 Zentrik aus habitueller bzw. morphologischer Interkuspidation.

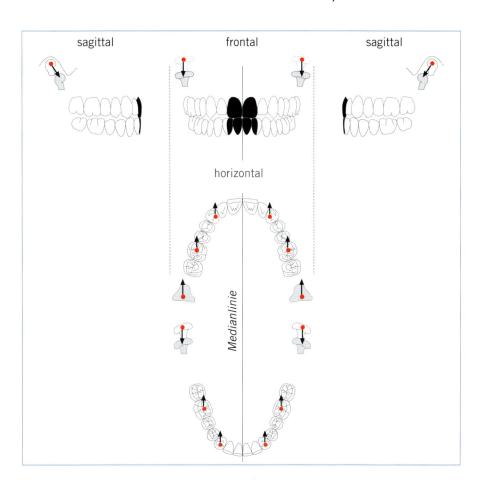

Abb. 1-10 Protrusion.

1.4 Dynamische Okklusion

Der Unterkiefer hat die Fähigkeit sich um drei Achsen gleichzeitig zu bewegen. Während für die statische Okklusion die reine Scharnierbewegung des Unterkiefers (transversale Achse) von Bedeutung ist, sind die Rotationen um die sagittale und vertikale Achse für die dynamische Okklusion wichtig (Abb. 1-7). Die Bewegungen des Unterkiefers um den Oberkiefer lassen sich mithilfe eines Farbcodes und der linearen Hauptrichtung definieren (Abb. 1-8). Im Folgenden wird jeweils die exkursive Bewegung aus der erwählten zentrischen Position bis zur geführten Endposition bei eugnather Bissstellung eines jungen Erwachsenen beschrieben (Abb. 1-9). Hierbei wird bei den Gelenken die Richtung der Bewegung gezeigt, während bei den Molaren und Eckzähnen die Richtung gezeigt wird, die der antagonistische Höcker bzw. Zahn nimmt. Die daraus entstehende Darstellung des okklusalen Kompasses ist von Oberkiefer zu Unterkiefer genau gegenläufig auf den Kauflächen zu sehen. Es ist zwar jeweils die gleiche Bewegung jedoch zeichnet sie sich gegenläufig ab. Z.B. läuft die schwarze Linie der Protrusion im Oberkiefer nach mesial, im Unterkiefer nach distal.

Protrusion (Vorschubbewegung): (Abb. 1-10)
Farbcode: schwarz

Hierbei bewegen sich beide Kondylen nach vorne und unten. Die oberen beiden zentralen Inzisiven übernehmen mit den unteren beiden zentralen Inzisiven und den mesialen Hälften der unteren seitlichen Inzisiven die Führung in der Front. Hierbei kommt es zu einer Öffnung in vertikaler Richtung, da die Kondylen über die anterioren Anteile der Gelenkgruben nach unten gleiten, und die unteren Inzisiven an der Palatinalfläche der oberen Inzisiven ebenfalls nach unten gleiten.

Die Stampfhöcker der unteren Seitenzähne verlassen die oberen Antagonisten in Richtung mesial. Die Stampfhöcker der oberen Seitenzähne verlassen die unteren Antagonisten in Richtung distal.

KAPITEL 1   Zahnanatomie, Zahnfunktion und biomechanische Okklusion

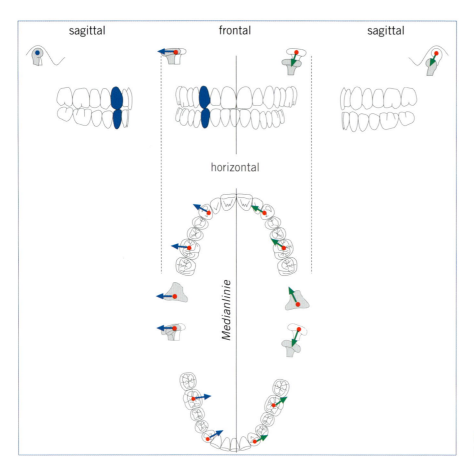

Abb. 1-11 Laterotrusion und Mediotrusion.

Laterotrusion (Arbeitsbewegung, Kauseite) und Mediotrusion (Balancebewegung, Nicht-Kauseite): (Abb. 1-11)

Farbcode: blau (Laterotrusion) und grün (Mediotrusion)

Hierbei bewegt sich der Arbeits- oder Laterotrusionskondylus nach lateral (Bennett-Bewegung). Der andere Kondylus macht dabei eine Bewegung in Richtung vorwärts, unten und zur Mitte hin, also eine Mediotrusion. Der Winkel, der hierbei zur Protrusionslinie entsteht, wird als Bennett-Winkel bezeichnet (Abb. 1-12). Auf der Laterotrusionsseite übernimmt der obere Eckzahn mit seiner mesiopalatinalen Fläche die Eckzahnführung zusammen mit dem unteren Eckzahn. Bei ausreichender Länge der Eckzähne werden die Seitenzähne diskludiert. In einzelnen Fällen können jedoch die Prämolaren bei der Laterotrusion mitführen. Man spricht dann von einer segmentalen Führung. Führen alle Seitenzähne, sprechen wir von einer Gruppenführung. Diese kann notwendig sein, wenn die Eckzähne zur Führung nicht herangezogen werden können.

Auf der Laterotrusionsseite verlassen die Stampfhöcker der unteren Seitenzähne die oberen Antagonisten in Richtung bukkal, die Stampfhöcker der oberen Seitenzähne die unteren Antagonisten in Richtung lingual.

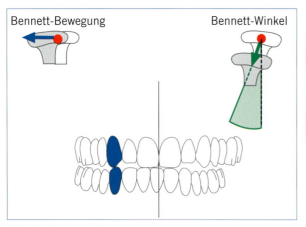

Abb. 1-12 Bennett-Bewegung und Bennett-Winkel.

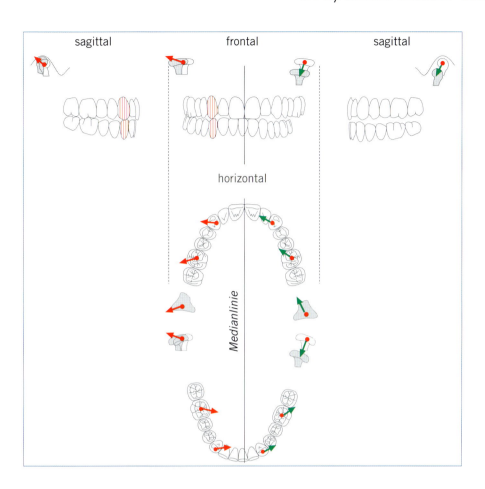

Abb. 1-13 Re-sur-Laterotrusion.

Auf der Mediotrusionsseite verlassen die Stampfhöcker der unteren Seitenzähne die oberen Antagonisten in Richtung mesiopalatinal, die Stampfhöcker der oberen Seitenzähne die unteren Antagonisten in Richtung distobukkal. Bei der Mediotrusionsseite kann es zu sog. Balancefacetten kommen. Hier gilt es sehr gut abzuwägen, ob die Facette aus der physiologischen Abnutzung durch die Mastikation entstand, oder ob sie aus einer Fehlstellung bzw. einer Fehlkonstruktion eines natürlichen oder künstlichen Zahnes entstand. Im letzteren Falle sind die entstandenen Facetten durch Einschleifen aufzulösen, da es sich um Hyperbalancen handelt, die keine stabile, balancierende, dynamische Okklusion darstellen, wie diese bei einer physiologischen Abrasion zu finden ist. Im Zahnersatz sollten grundsätzlich keine Balancen und auf gar keinen Fall Hyperbalancen zu finden sein, da sich das Material der künstlichen Zähne nicht mit der natürlichen Zahnsubstanz vergleichen lässt und nicht dessen Abrasionsverhalten darstellt. So sind Keramiken und Zirkondioxid vielfach härter als der natürliche Zahnschmelz, während Kunststoffe bzw. Komposite weicher sind. Die Folgen von Balancen bzw. Hyperbalancen auf diesen Materialien sind Verlust der natürlichen Zahnhartsubstanz oder Verlust der vertikalen Unterkieferposition. Ein Zahnersatz, egal aus welchem Material, wird immer einen gewissen „Fremdkörper" darstellen. So ist es indiziert, dass wir für die Mediotrusion die entsprechenden Freiräume in unserem Zahnersatz einfügen.

Re-surtrusive Laterotrusion (Abb. 1-13)
Farbcode: rot

Hierbei handelt es sich um eine Grenzbewegung im okklusalen Kompass. Bei der Laterotrusion bewegt sich der Kondylus nur nach lateral, quasi in Verlängerung der Scharnierachse. Bei der re-surtrusiven Laterotrusion hingegen bewegt sich der Kondylus ebenfalls nach lateral, aber auch gleichzeitig nach hinten (re), und nach oben (sur) (Abb. 1-14). Dies hat Einfluss auf die

KAPITEL 1 Zahnanatomie, Zahnfunktion und biomechanische Okklusion

Sur-Trusion
Dabei läuft der Kondylus nach außen und kranial, der Abstand zwischen unterem Stampfhöcker und oberem Scherhöcker wird in der Laterotrusion kleiner und es kann bei Nichtberücksichtigung zu Störungen während des Kauzyklus kommen.

De-Trusion
Dabei läuft der Kondylus nach außen und nach unten.

Re-Trusion
Dabei läuft der Kondylus nach außen und nach dorsal. Auch hier können Störungen auf der Laterotrusionsseite auftreten, zu den unteren distalen und zu den oberen mesialen Höckerabhängen.

Pro-Trusion
Der Kondylus läuft nach außen und nach vorne. Dabei muß die Eck- und Frontzahnführung etwas flacher gestaltet werden, da bei einer normal steilen Führung die einzelnen Zähne zu stark belastet würden.

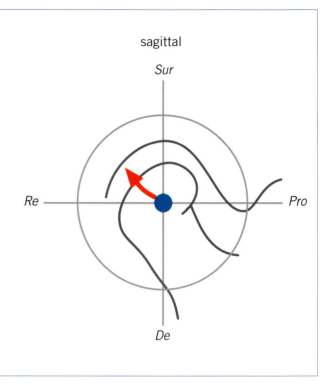

Abb. 1-14 Aktionsradius des Kondylus im Sagittalplan.

Richtung der Exkursion sowie auch auf die Disklusion der Seitenzähne.

Auf der Re-sur-Laterotrusionsseite verlassen die Stampfhöcker der unteren Seitenzähne die oberen Antagonisten in Richtung bukkal und leicht nach distal, die Stampfhöcker der oberen Seitenzähne die unteren Antagonisten in Richtung lingual und leicht nach mesial. Da sich im Zusammenhang mit einer re-surtrusiven Bewegung des sogenannten Arbeitskondylus, der Drehpunkt für die Öffnungsbewegung nicht mehr am Kondylus befindet, sondern nach vorne wandert, ist im Seitenzahnbereich, speziell im Molarenbereich, die Disklusion etwas geringer, als das bei der reinen Laterotrusion der Fall ist.

Immediate side shift (Abb. 1-15)
Farbcode: rot
Hierbei handelt es sich ebenfalls um eine Grenzbewegung im okklusalen Kompass. Die Immediate side shift wirkt sich in erster Linie auf der Mediotrusionsseite aus. Hier bewegt sich der Mediotrusionskondylus unmittelbar zur Mitte, transversal-horizontal entlang der Scharnierachse, um dann weiter zur Mitte, nach vorne und nach unten zu gleiten. Auch dies hat Auswirkungen auf den Seitenzahnbereich. Warum die Immediate side shift als Grenzbewegung im okklusalen Kompass Verwendung findet, zeigt die Grafik. Das Augenmerk liegt hier bei der Betrachtung des ersten Millimeters des Kondylus aus der zentrischen Position, die für die Okklusion im Molarenbereich relevant ist. Hier zeigt sich, dass die Immediate side shift alle anderen definierten Sideshift-Arten, wie progressiv, early und distributed side shift, in sich vereint[28] (Abb. 1-16). Welche Unterschiede während der Seitwärtsbewegungen auftreten können, zeigt die Darstellung der Kondylen im Horizontalplan (Abb. 1-17). Hierbei ist wichtig, dass für die Planung bzw. die Herstellung eines Zahnersatzes der richtige Artikulator verwendet wird, der die Grenzbewegungen des okklusalen Kompasses zulässt.

Auf der Mediotrusionsseite mit Immediate side shift verlassen die Stampfhöcker der unteren Seitenzähne die oberen Antagonisten in Richtung palatinal und nach mesiopalatinal, die Stampfhöcker der oberen Seitenzähne die unteren Antagonisten in Richtung bukkal und nach distobukkal.

1.4 Protrusionslinie (im okklusalen Kompass schwarz dargestellt)

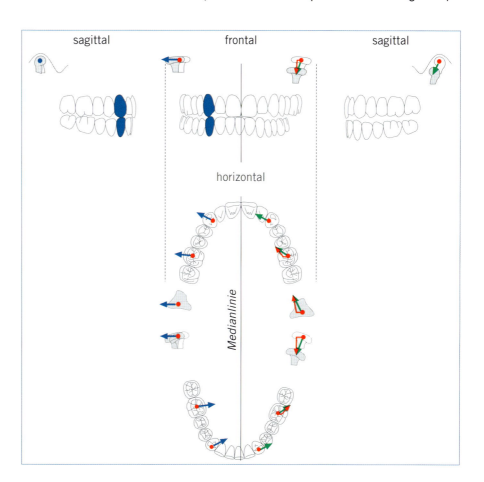

Abb. 1-15 Immediate side shift.

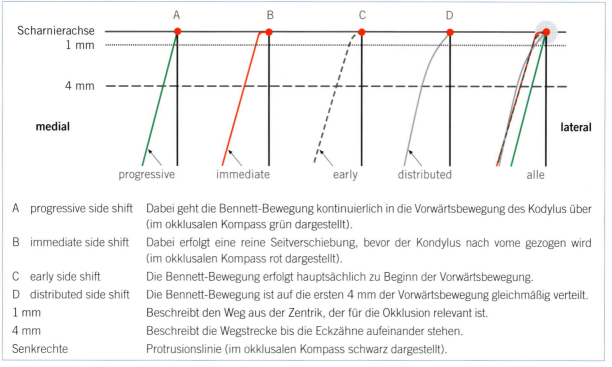

A	progressive side shift	Dabei geht die Bennett-Bewegung kontinuierlich in die Vorwärtsbewegung des Kodylus über (im okklusalen Kompass grün dargestellt).
B	immediate side shift	Dabei erfolgt eine reine Seitverschiebung, bevor der Kondylus nach vorne gezogen wird (im okklusalen Kompass rot dargestellt).
C	early side shift	Die Bennett-Bewegung erfolgt hauptsächlich zu Beginn der Vorwärtsbewegung.
D	distributed side shift	Die Bennett-Bewegung ist auf die ersten 4 mm der Vorwärtsbewegung gleichmäßig verteilt.
1 mm		Beschreibt den Weg aus der Zentrik, der für die Okklusion relevant ist.
4 mm		Beschreibt die Wegstrecke bis die Eckzähne aufeinander stehen.
Senkrechte		Protrusionslinie (im okklusalen Kompass schwarz dargestellt).

Abb. 1-16 Side-shift-Variationen.

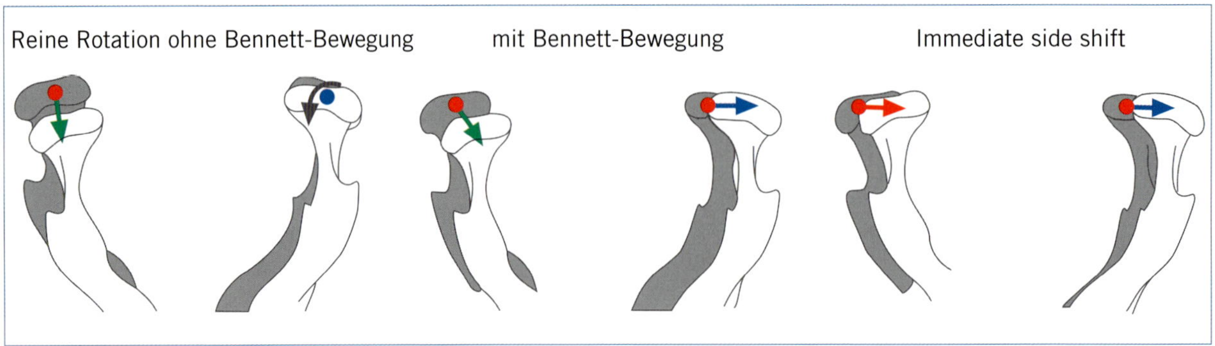

Abb. 1-17 Bewegungsvarianten des Unterkiefers.

Latero-Protrusion (Abb. 1-18)
Farbcode: gelb

Bei der Latero-Protrusion handelt sich es um eine bei der Mastikation sehr häufig benutzte Bewegung. Hierbei bewegt sich ein Kondylus nach vorne, unten und zur Seite (latero-pro), während der Andere nach vorne, unten und zur Mitte (medio-pro) gleitet. Da der Pfeilwinkel im okklusalen Kompass zwischen Protrusion und Mediotrusion sehr klein ist, wird auf die Darstellung der „Medio-Protrusion" verzichtet. Die nötigen Freiräume in der Okklusion werden hier durch Beachtung der Protrusion sowie der Mediotrusion erreicht. Anders sieht es hier bei der Latero-Protrusion aus. Hier ist der Pfeilwinkel im okklusalen Kompass zwischen der Laterotrusion und der Protrusion groß (ca. 90°). In diesem Zwischenraum platziert sich ein ganzer Höcker, der diese Bewegung entsprechend kompensieren muss. Es ist festzustellen, dass bei dieser Bewegung der Weg der Stampfhöcker der Molaren direkt über einen Höcker im Antagonisten führt. Wenn die zentrale Fossa als zentrische Position des okklusalen Kompasses zugrunde liegt, führen alle anderen Bewegungen durch Fissuren (siehe auch Abb. 1-1).

Bei der Latero-Protrusion übernehmen der obere zentrale Frontzahn und der obere Eckzahn mit den gleichen Zähnen des Unterkiefers die Führung. Erst mit fortschreitender Abnutzung dieser Führungszähne führen auch die lateralen Inzisiven mit.

Auf der Latero-Protrusionsseite verlassen die Stampfhöcker der unteren Seitenzähne die oberen Antagonisten in Richtung mesiobukkal, die Stampfhöcker der oberen Seitenzähne die unteren Antagonisten in Richtung distolingual.

1.5 Fazit

Auch für die Okklusion und die Morphologie der einzelnen Zähne gilt: Form folgt Funktion.

Die beschriebenen Unterkieferbewegungen führten in der Evolution zu der entsprechenden Morphologie der Zähne. Die Natur hat kein Element der Zähne umsonst „konstruiert". Jeder einzelne Zahn hat eine bestimmte Funktion im kraniomandibulären System. Darauf ist die Morphologie des einzelnen Zahnes abgestimmt:

- Die ersten und zweiten Inzisiven haben Führungsaufgaben, sind Tastorgane und für die Phonetik bzw. Lautbildung verantwortlich.
- Die Eckzähne sind maßgeblich für die Entlastung der Seitenzähne verantwortlich. Durch ihre großen Wurzeln, die mit sehr viel mehr Rezeptoren ausgestattet sind als die restlichen Zähne, sind sie „Programmierer" für die muskulär gesteuerte Unterkieferbewegung während der Mastikation. Die Kronenlänge der Dentes canini und die zueinander gewandten steilen Abhänge sorgen für eine Disklusion im Seitenzahnbereich.
- Die ersten Prämolaren gestalten als echte „Hybride" den Übergang zwischen Front- und Seitenzähnen. Während der Dentition zum permanenten Gebiss haben sie eine Führungsaufgabe, da sich die Eckzähne erst später einstellen. Hierfür sind diese Zähne morphologisch entsprechend gestaltet. Der obere erste Prämolar hat typischerweise zwei Wurzeln, eine palatinale sowie eine bukkale, die dem Zahn noch während der Dentition statisch die höchste Stabilität gegenüber den bei der Führung auftretenden Scherkräften verleihen.

1.5 Fazit

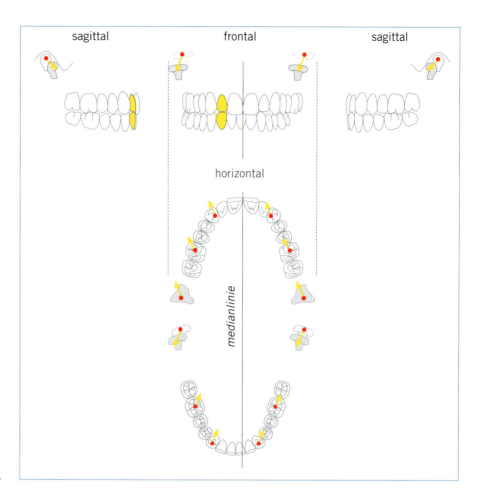

Abb. 1-18 Latero-Protrusion.

- Die zweiten Prämolaren sind die „Vorzerkleinerer" der Nahrung.
- Die ersten und zweiten Molaren schließen die Nahrung erst richtig auf. Alle Seitenzähne sind mit okklusalen Schmelzleisten ausgestattet, die die Nahrung festhalten, zerreißen und zermahlen. Werden diese morphologischen Gegebenheiten bei der Herstellung von Zahnersatz nicht integriert oder im Munde weggeschliffen, so ist die Kaufunktion bereits gestört und die nötige statische Abstützung des Unterkiefers reduziert.

Die Kenntnisse um die Bewegungen des Unterkiefers und die Morphologie der menschlichen Zähne sind unabdingbar für jedes therapeutische, diagnostische und prothetische Handeln im kraniomandibulären System. Werden die beschriebenen Parameter, die „Prinzipien der biomechanischen Okklusion" berücksichtigt, so wird sich eine Rehabilitation funktionell wie auch ästhetisch integrieren, ohne das muskuläre Gleichgewicht zu beeinträchtigen.

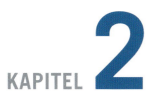

KAPITEL 2

Ingrid Grunert

Funktionelle Anatomie der Kiefergelenke

2.1 Einleitung

Über die Kiefergelenke, auch über ihren anatomischen Aufbau und ihre Funktion, ist in der Vergangenheit bereits viel geschrieben worden. Trotzdem haben Zahnärzte bei ihren Patienten oft Schwierigkeiten in der Beurteilung des Funktionszustandes der Kiefergelenke. Zur Verwirrung trägt auch bei, dass es in der Literatur verschiedene, zum Teil auch kontroverse Empfehlungen über diagnostische und therapeutische Maßnahmen bei Dysfunktionspatienten gibt.

Die Kiefergelenke des Menschen sind durch die Evolution in ihrem Funktionsbereich deutlich erweitert: Sie sind nicht (nur) Gelenke im ursprünglichen Sinn, sondern bilden mit anderen Strukturen zusammen ein System, das Slavicek als kraniomandibuläres System (CMS) bezeichnet[30].

Die Kiefergelenke sind somit neben dem neuromuskulären System und der Okklusion eine wichtige Komponente des CMS, wobei alle in enger wechselseitiger Beziehung zueinander, aber auch zum Zentralnervensystem (ZNS) stehen (s. Kap. 4). Fröhlich zeigte 1966 die Abhängigkeiten in einem anschaulichen Schema und hob die direkte Beeinflussung der Kiefergelenke durch die Okklusion hervor (Abb. 2-1)[29].

In diesem Beitrag soll insbesondere auf anatomische Grundlagen sowie auf funktionelle Gesichtspunkte des Kiefergelenks eingegangen werden, die einen

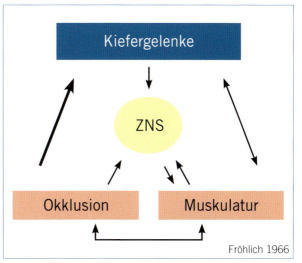

Abb. 2-1 Fröhlich zeigte die Komponenten des stomatognathen Systems und hob die direkte Beeinflussung der Kiefergelenke durch die Okklusion hervor[29].

wesentlichen Einfluss auf das klinische Geschehen haben. Die Abbildungen sind einer Habilitationsschrift[31] entnommen.

2.1.1 Sonderstellung der Kiefergelenke

Die Kiefergelenke haben eine Sonderstellung unter den Gelenken des Menschen. Einerseits dadurch, dass beide Kiefergelenke über die Mandibula untrennbar miteinander verbunden sind und damit ein paariges

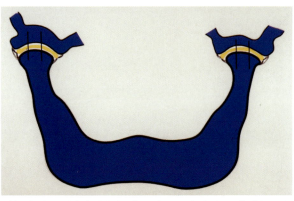 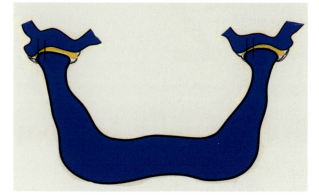

Abb. 2-2 und 2-3 Die Kiefergelenke sind über die Mandibula miteinander verbunden. Veränderungen auf der einen Seite haben damit immer auch Auswirkungen auf die andere Seite.

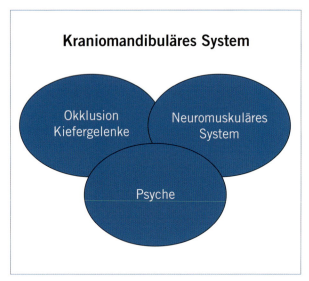

Abb. 2-4 Es besteht eine enge Kopplung der Komponenten des kraniomandibulären Systems mit der Psyche.

Gelenk bilden. Veränderungen auf der einen haben daher immer auch Auswirkungen auf die andere Seite (Abb. 2-2 und 2-3).

Andererseits ist der Aufbau jedes Gelenkes komplex, da es sich beim Kiefergelenk um ein Doppelgelenk handelt. Der Discus articularis bildet mit dem Kondylus eine funktionelle Einheit, stellt die bewegliche Fossa dar und unterteilt das Gelenk in einen oberen und einen unteren Gelenkabschnitt.

Sicher beschreibt das Kiefergelenk als ein muskulär und ligamentär fixiertes synoviales Doppelgelenk mit beweglicher Pfanne (Discus articularis)[32].

Weiter ergibt sich die Sonderstellung durch die enge Kopplung der Kiefergelenke mit der Okklusion, aber auch mit der Psyche (Abb. 2-4). Psychische Einflüsse und Stress, die okklusale Parafunktionen wie Knirschen und Pressen verstärken, können damit zu großen Belastungen für die Komponenten des stomatognathen Systems werden, die zur Entwicklung einer Dysfunktion führen können[33]. Abhängig von der individuellen Adaptationskapazität kann es zur Überlastung einer oder mehrerer Komponenten des stomatognathen Systems kommen.

2.2 Allgemeines zu Aufbau und Funktion der Kiefergelenke

Die wichtigsten anatomischen Bestandteile des Kiefergelenkes sind die knöchernen Komponenten mit ihrem knorpeligen Überzug (Kondylus des Unterkiefers, Fossa glenoidalis des Os temporale mit dem Tuberculum und der Eminentia articularis), der aus Faserknorpel bestehende Discus articularis, die Gelenkkapsel sowie die verstärkenden Ligamente. Funktionell wichtig ist auch die enge Beziehung zum Caput superior des M. pterygoideus lateralis.

Die Abbildungen 2-5 bis 2-10 zeigen das Vorgehen bei der Präparation eines rechten Kiefergelenkes mit der Darstellung der einzelnen Komponenten. Nach Eröffnung des oberen Gelenkspaltes wird der Diskus-Kondylus-Komplex sichtbar. Wenn der Dis-

2.2 Allgemeines zu Aufbau und Funktion der Kiefergelenke

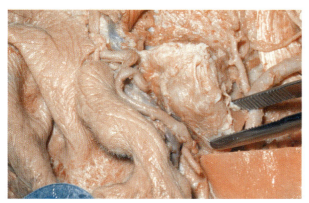

Abb. 2-5 Vorgehen bei der Präparation eines rechten Kiefergelenks: Darstellung der Gelenkkapsel.

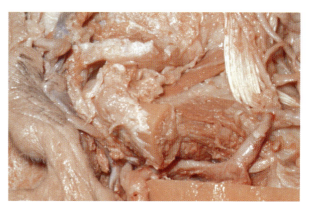

Abb. 2-6 Eröffnung des oberen Gelenkspaltes; beachtenswert sind auch der obere und untere Kopf des M. pterygoideus lateralis.

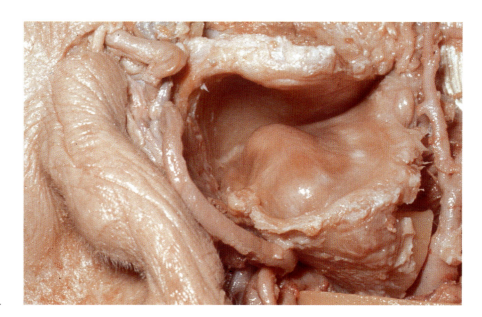

Abb. 2-7 Darstellung des Diskus-Kondylus-Komplexes.

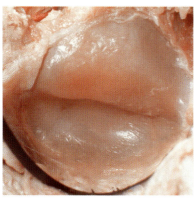

Abb. 2-8 Aufsicht auf die Fossa glenoidalis und das Tuberculum articulare.

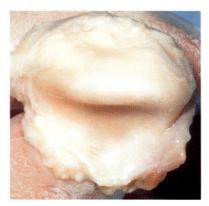

Abb. 2-9 Entnahme des Diskus-Kondylus-Komplexes.

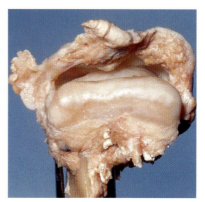

Abb. 2-10 Eröffnung des unteren Gelenkspaltes und Darstellung des Kondylus.

KAPITEL 2 Funktionelle Anatomie der Kiefergelenke

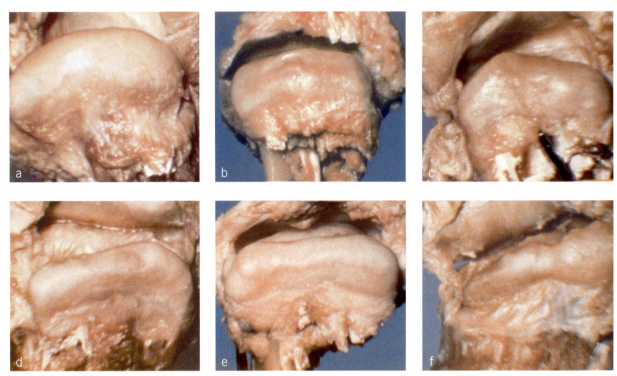

Abb. 2-11 Große Formenvielfalt bei den Kondylen.

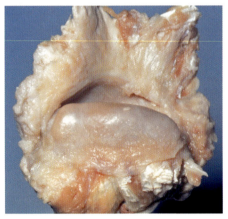
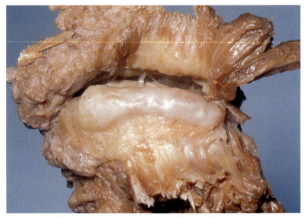

Abb. 2-12 und 2-13 Unterschiedlich starke Ausprägung des oberen Kopfes des M. pterygoideus lateralis.

kus an seinem lateralen und medialen Ansatz sowie anterior durchtrennt wird, eröffnet man den unteren Gelenkspalt und der Kondylus kommt zu Darstellung.

Es zeigen sich große individuelle Unterschiede in der Form der Kondylen, aber auch in der Ausprägung der Muskulatur (Abb. 2-11 bis 2-13).

2.2.1 Knöcherne Komponenten des Kiefergelenkes

Der Kondylus ist walzenförmig (Abb. 2-10 bis 2-13) und besteht aus Spongiosa, die von einer Schicht aus Kompakta unterschiedlicher Stärke bedeckt wird, die wiederum von faserigem Knorpel überzogen ist. Entsprechende Strukturen finden sich am temporalen Teil des Kiefergelenkes (Fossa glenoidalis mit dem Tuberculum und der Eminentia articularis) (Abb. 2-8). Im tiefsten Bereich der Fossa glenoidalis ist die Kompaktaschicht nur relativ dünn[34].

Die weichen, nicht verkalkten Gewebe des Kiefergelenkes, die den Kondylus und den temporalen Teil des Gelenkes bedecken, bestehen aus verschiedenen Schichten: dem Stratum fibrosum an der Oberfläche, dann dem Stratum proliferativum aus undifferenzierten Mesenchymzellen und schließlich dem Faserknorpel. Die Gewebestärke ist ebenfalls nicht an allen Stellen gleich. Sie ist größer im anterioren und anterosuperioren Teil des Kondylus und im posterioren und inferioren Teil der Eminentia articularis[34].

Der Gelenkflächenknorpel soll einerseits ein reibungsfreies Gleiten der artikulierenden Strukturen erlauben und andererseits kompressive Kräfte gleichmäßig auf den subchondralen Knochen übertragen[35].

2.2.2 Discus articularis und umgebende Strukturen

Der Diskus ist das Zentrum des Kiefergelenkes[36] und kann nach Rees[37] in mehrere Abschnitte unterteilt werden (anteriorer Teil, Zwischenzone, posteriorer Teil). Er besteht aus Faserknorpel, ist medial und lateral mit der Gelenkkapsel verbunden und unterteilt das Kiefergelenk vollständig in einen oberen und einen unteren Gelenkabschnitt. Aufgrund des bikonkaven Aufbaues kann der Diskus die Inkongruenzen zwischen den artikulierenden Gelenkflächen und die Größenunterschiede zwischen Gelenkpfanne und Kondylus ausgleichen, aber auch Belastungsspitzen abdämpfen.

Aus funktioneller Sicht ist wesentlich, dass Diskus und Kondylus eine funktionelle Einheit, den Diskus-Kondylus-Komplex, bilden (Abb. 2-7).

Der posteriore Ansatz des Diskus wurde als „bilaminäre Zone" beschrieben, die aus dem dehnbaren oberen Blatt mit zahlreichen elastischen Fasern (Lig. discotemporale), dem straffen unteren Blatt mit zahlreichen kollagenen Fasern (Lig. discocondylare) sowie dem dazwischen liegenden lockeren Bindegewebe, das reich an Gefäßen und Nervenfasern ist[38], besteht.

Anterior ist der Diskus mit dem oberen Kopf des M. pterygoideus lateralis und der Gelenkkapsel ver-

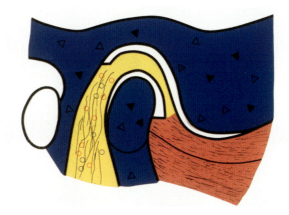

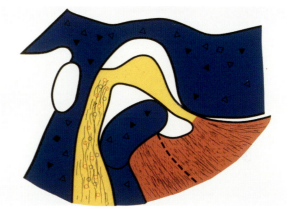

Abb. 2-14 und 2-15 Regelrechte Diskus-Kondylus-Relation in HIKP und bei der Mundöffnung.

bunden. Die Muskulatur des CMS zentriert die Gelenkköpfchen[30].

Die peripheren Anteile des Diskus sind deutlich dicker als der zentrale Teil[39]. Osborn verglich den Discus articularis mit einem viskoelastischen Polster. Wenn Kräfte vom Kondylus auf den Diskus einwirken, wird dieser zwischen Kondylus und Eminentia gepresst[40]. Dabei wird das posteriore Band des Diskus in seinen zentralen Anteilen zusammengedrückt, während die lateralen Anteile des Diskus über den Rand quellen und von der ringförmigen Befestigung des Diskus am Kondylus gehalten werden, wodurch eine Verlagerung des Diskus vermieden wird.

Im physiologischen Kiefergelenk liegt in der zentrischen Position die Pars posterior des Diskus auf dem kranialen Teil des Kondylus[35] (Abb. 2-14).

Bei der Mundöffnung (Abb. 2-15) kommt es im gesunden Kiefergelenk zum einen zu einer mittelbaren Gleitbewegung zwischen den gelenkführenden

KAPITEL 2 Funktionelle Anatomie der Kiefergelenke

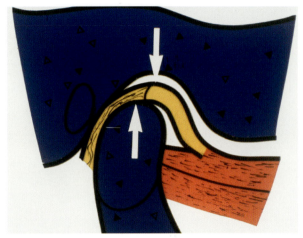

Abb. 2-16 Gestörte Diskus-Kondylus-Relation in HIKP mit anteriorer Verlagerung des Diskus.

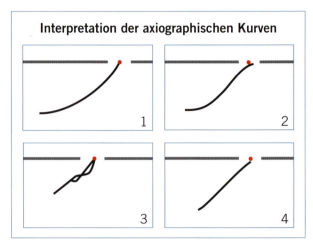

Abb. 2-17 Unterschiedliche axiografische Aufzeichnungen vom physiologischen Zustand (1) über beginnende Pathologie mit erhöhter Beweglichkeit im unteren Gelenk (2) und Diskusverlagerung in Zentrik (3) bis zur Aufzeichnung bei Arthrose (4).

Flächen. Die zweite Bewegungskomponente ist die Rotation des Kondylus im unteren Gelenkspalt in der initialen Mundöffnungsphase. Befindet sich der Discus articularis in seiner physiologischen Position, führt er somit in der oberen Gelenkkammer eine Translationsbewegung und in der unteren eine gegenläufige Rotationsbewegung durch[41]. Bei der maximalen Mundöffnung befindet sich der Kondylus kaudal des anterioren Teils des Diskus.

Das Lig. discocondylare ist die Struktur, die für die regelrechte Diskus-Kondylus-Relation verantwortlich ist. Bei ihrer Überdehnung (z. B. bei geweblicher Disposition mit generell lockeren Ligamenten oder durch okklusale Fehlkontakte) kann es zu einer Verlagerung des Diskus nach anterior oder anteromedial kommen (Diskusverlagerung in Zentrik mit reziprokem Knacken nach Farrar und McCarty[36]) (Abb. 2-16). Die Diskusverlagerung kann partiell oder total sowie zeitweise oder permanent vorliegen. Der Zeitpunkt des Öffnungsknackens ist ein Hinweis, wie stark das Lig. discocondylare bereits überdehnt ist (initiales, intermediäres, terminales Öffnungsknacken). In allen Fällen geht der Diskus kurz vor der maximalen Interkuspidation (HIKP) verloren. Ist die Überdehnung des Lig. discocondylare so groß, dass eine Reposition bei der exkursiven Bewegung nicht mehr stattfindet,

entwickelt sich eine permanente Diskusverlagerung (closed lock), die initial mit einer stark eingeschränkten Mundöffnung sowie Seitabweichung zur betroffenen Seite einhergeht. Nun wird der dafür nicht vorgesehene Teil des Diskus, die bilaminäre Zone, gedehnt und belastet.

Der Discus articularis ist zu Anpassungsprozessen nicht fähig. Lang anhaltende erhöhte Kompressionskräfte führen hier zur Verdünnung, zum Untergang von Interzellularsubstanz, zu Zellnekrose und schließlich zur Perforation. Die Verdünnung bzw. Perforation des Diskus erhöht die Belastung der einander gegenüberliegenden Gelenkteile, die über ein Remodelling zu einem degenerativen Gelenkumbau führen können.

Nach den anatomischen Untersuchungen von Dauber können individuelle anatomische Gegebenheiten die Verlagerung des Diskus begünstigen.[42] Er fand eine erhöhte Beweglichkeit des Diskus in jenen Fällen, bei denen die dorsale Anheftung des Lig. discotemporale bei geschlossener Fissura petrosquamosa ungenügend war.

Mithilfe der Axiografie lässt sich sehr gut über die Bewegung des Scharnierachsenpunktes grafisch die regelrechte bzw. pathologische Beziehung zwischen Kondylus und Diskus darstellen (Abb. 2-17), was zu charakteristischen Aufzeichnungen führt.

2.2.3 Gelenkkapsel

Die Gelenkkapsel schließt das Gelenk nach außen ab (Abb. 2-5). Sie ist mit dem Discus articularis fest verbunden, weiträumig und gestattet ein hohes Ausmaß an Translation[30]. In der lateralen Gelenkkapsel findet man vermehrt kollagene Fasern, die das Lig. laterale bilden.

Die Gelenkkapsel besteht aus zwei Teilen, der äußeren fibrösen Kapsel (Stratum fibrosum) und dem an den Gelenkspalt angrenzenden dünnen Synovialgewebe (Stratum synoviale), das die Synovialflüssigkeit bildet, welche der Ernährung des avaskulären Gelenkflächenknorpels, aber auch als Gleitmittel für die Reduktion der Reibung dient.

Die zweite wichtige Funktion der Gelenkkapsel ist die Propriozeption[35].

2.2.4 Ligamente

Die Ligamente des Kausystems besitzen, wie auch in allen anderen Gelenken des Bewegungsapparates drei Hauptfunktionen: Stabilisierung, Führung der Bewegung und Bewegungsbegrenzung[35].

Die wichtigsten Ligamente des Kiefergelenkes sind das schon erwähnte Lig. laterale als Verstärkung der Gelenkkapsel sowie das Lig. stylomandibulare und das Lig. sphenomandibulare.

2.2.5 M. pterygoideus lateralis (Caput superior)

Der M. pterygoideus lateralis besteht aus zwei Köpfen, dem oberen und dem mächtigen unteren Kopf (Abb. 2-6). Der obere Kopf (Caput superior) inseriert neben der Fovea pterygoidea zusätzlich immer auch – allerdings in variablem Anteil – am diskokapsulären Komplex. Dies ist funktionell insofern bedeutungsvoll als eine Kontraktion des M. pterygoideus lateralis den Kondylus mit seinem Diskus gleichzeitig nach vorne und innen zieht, sodass eine gestörte Diskus-Kondylus-Relation nicht entstehen kann[43]. Eine anteriore Diskusverlagerung kann daher aus anatomischen Gründen nicht durch einfache Hyperaktivität des oberen Kopfes zustande kommen. Besteht aber eine anteriore Diskusverlagerung, so kann die Funktion des Muskels verändert werden, was dazu führt, dass die gestörte Diskus-Kondylus-Relation beibehalten wird. Daher ist die Dysfunktion des oberen Kopfes des M. pterygoideus lateralis die Folge und nicht die Ursache eines „internal derangements"[44].

2.3 Formänderungen und degenerativer arthrotischer Gelenkumbau

Es gibt wohl kein anderes Gelenk im Körper, das eine solche Vielfalt an unterschiedlicher Gelenkmorphologie, aber auch Gelenkpathologie aufweisen kann wie die Kiefergelenke. Hier zeigen sich besonders anschaulich die Auswirkungen der wechselseitigen Beeinflussung von Form und Funktion.

Dieser fortwährende Prozess von Gewebevermehrung und Resorption, der eine Nachmodellierung kennzeichnet, hält den Knochen vom Ende des Wachstums bis zum Tod in einem Zustand der Dynamik.

Durch eine funktionelle Mehrbelastung kommt es zunächst zur Knorpelhypertrophie (= progressive Adaptation), die klinisch nicht auffällig ist. Denn Druckkräfte, die zu Knorpelwachstum führen, bewirken gleichzeitig eine Resorption von Knochengewebe, da dieses sich nur unter Einwirkung von Zugkräften ausdehnt[45,34].

Eine weitere Stimulation des undifferenzierten Mesenchyms mit anschließender Differenzierung zu Knorpelmasse bewirkt eine Formänderung der Gelenkflächen (progressives oder regressives Remodelling).

Die Knorpelverdickung führt zu einer besseren Druckabsorption, hat aber gleichzeitig zwei negative Seiten, nämlich zum einen, dass sich durch die Formänderung die biomechanischen Eigenschaften des Gelenkes verschlechtern, und zum anderen, dass das Reservoir an undifferenzierten Mesenchymzellen abnimmt[46].

Eine anhaltende unphysiologische Belastung des Kondylus führt schließlich über die Deformation zur Degeneration (Abb. 2-18). Die Abbildungen 2-19 bis 2-22 zeigen solche Veränderungen als Folge von Diskusverlagerungen mit Perforationen.

KAPITEL 2 Funktionelle Anatomie der Kiefergelenke

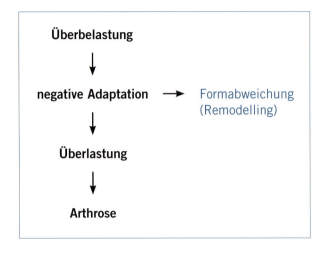

Abb. 2-18 Folgen einer chronischen Überlastung der Kiefergelenke über remodellierende Prozesse bis hin zur Arthrose.

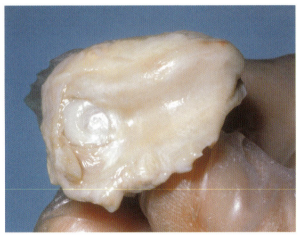 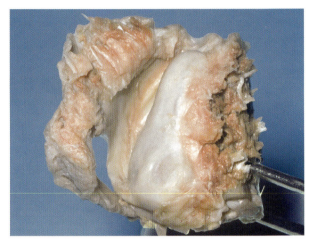

Abb. 2-19 und 2-20 Perforation des Diskus im lateralen Bereich mit Remodelling des Kondylus im entsprechenden Bereich.

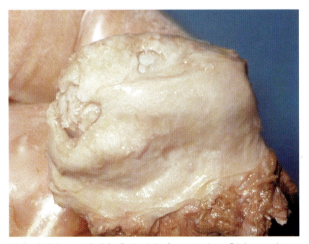 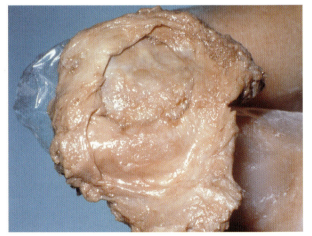

Abb. 2-21 und 2-22 Beispiele für anteriore Diskusverlagerung mit Perforationen des Diskus.

Degenerative Veränderungen treten zunächst in den weichen Geweben auf, ehe sie auf die knöchernen Teile übergreifen (Abb. 2-23 bis 2-24), wobei der Übergang von einer Formabweichung zur arthrotischen Läsion fließend ist. Eine degenerative Erkrankung entsteht vermutlich dann, wenn die funktionellen Belastungen das adaptive Potenzial des sich nachmodellierenden Gewebes überfordern. Diese Veränderungen können mit Schmerzen einhergehen oder schmerzfrei (adaptiert) ablaufen[35].

Die Arthrose ist gekennzeichnet durch Zerstörung von Gelenkgeweben und Bildung von Rissen in den Gelenkflächen, die sich senkrecht im Knochen erstrecken[34]. Ein typisches Bild eines vollständig arthrotisch zerstörten Kiefergelenkes stellt die Abbildung 2-25 dar. Wie unterschiedlich sich die Gelenkbefunde zwischen der rechten und der linken Seite präsentieren können, zeigt auch die Abbildung 2-26 anhand von acht zahnlosen Individuen im jeweiligen Rechts-links-Vergleich.

Wie häufig ein derartiger Gelenkumbau vorhanden ist, hängt von verschiedenen Faktoren, insbesondere aber vom Alter und vom Zahnverlust in den Stützzonen ab. In der Habilitationsarbeit über die Kiefergelenke des Zahnlosen[31], konnten bei 2/3 der untersuchten Kiefergelenke Remodellierungen und bei etwa 10 % arthrotische Veränderungen gefunden werden.

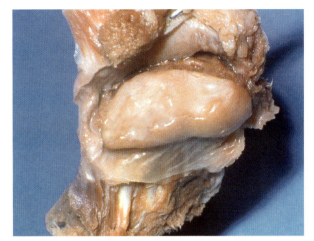
Abb. 2-23 Regressives Remodelling des Kondylus.

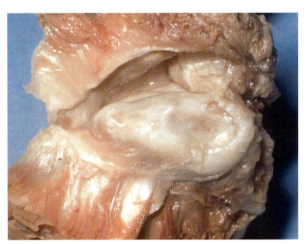
Abb. 2-24 Fließender Übergang zur arthrotischen Läsion.

2.4 Schlussfolgerungen

Das Kiefergelenk hat durch seinen komplizierten anatomischen Aufbau und sein Vorkommen als „doppeltes Gelenk" sowie durch seine Beziehung zur Okklusion auf der einen und zur Psyche auf der anderen Seite eine Sonderstellung im menschlichen Körper.

Es zeigt sich, dass die Kiefergelenke sehr variationsreich in Größe, Form und Funktion gestaltet sind und dass sehr unterschiedliche pathologische Erscheinungen vorkommen können.

Daher ist es wichtig, die individuellen Gegebenheiten des Patienten diagnostisch zu erfassen und therapeutisch zu berücksichtigen.

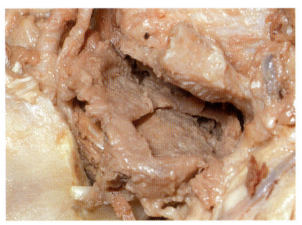
Abb. 2-25 Arthrotisch zerstörtes Kiefergelenk mir riesiger Perforation des Diskus.

KAPITEL 2 Funktionelle Anatomie der Kiefergelenke

rechte Kiefergelenke   linke Kiefergelenke

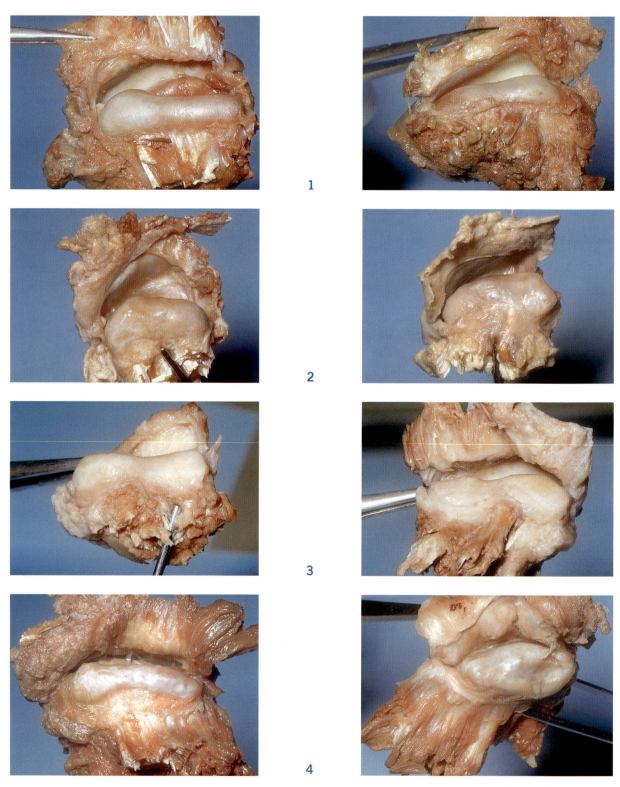

1

2

3

4

2.4 Schlussfolgerungen

rechte Kiefergelenke · linke Kiefergelenke

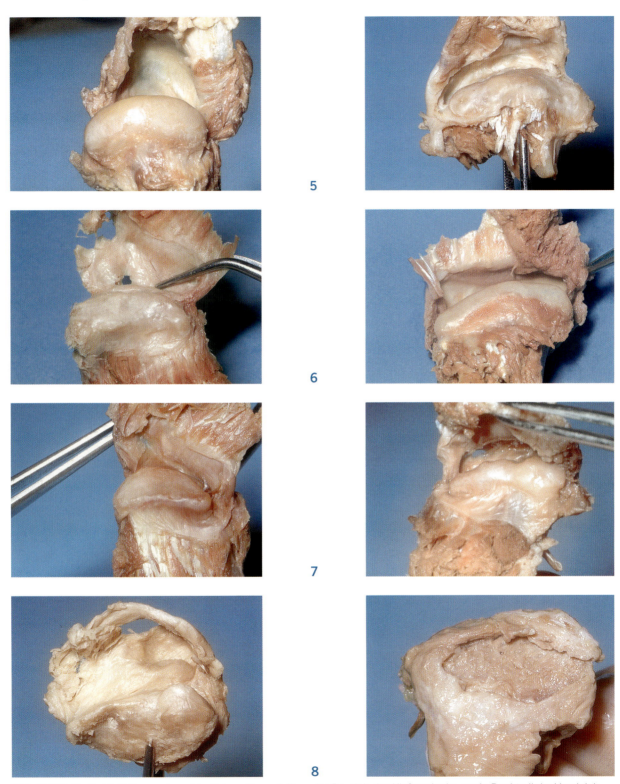

Abb. 2-26 Große Vielfalt an unterschiedlichen Remodellings im Bereich der Kiefergelenke sowie Rechts-links-Vergleich der Gelenkbefunde bei 8 Individuen.

KAPITEL 3

Okklusion und Kondylenposition

3.1 Allgemeine Grundlagen

In der habituellen Interkuspidation (HIKP) bestimmt die Okklusion die Kondylenpositionen in den Fossae articulares. Somit determiniert die Okklusion in der HIKP das gesamte CMS und alle angrenzenden Strukturen.

Für alle Gelenke gilt, dass die Steuerung und Positionierung über das zentrale Nervensystem erfolgt. Die Muskulatur bewegt die Gelenke und legt die Gelenkposition fest – mit einer Ausnahme: den Kiefergelenken. Zwar werden auch diese durch die Kaumuskulatur bewegt, aber die finale Position der Kiefergelenke bei festem Zusammenbeißen (HIKP) wird durch den Kontakt der oberen und unteren Zähne, also die Okklusion, eindeutig determiniert. Die Muskulatur kann nur den Kieferschluss herbeiführen, die Gelenkposition in HIKP bestimmen weitgehend die Zähne. In der HIKP determiniert dementsprechend nicht nur das neuromuskuläre System, sondern maßgeblich die Okklusion die Gelenkposition[47–49]. Eine physiologische Okklusion bedingt eine physiologische Kondylenposition (Abb. 3-1). Dieser Zusammenhang ist Ursache für die Wirkung der Okklusion auf Strukturen des CMS und auf die Peripherie.

Plato und Kopp konstatieren, dass die Einbindung der Kiefergelenke in verschiedene Schmerzsyndrome viel komplexer ist, als man zunächst annehmen könn-

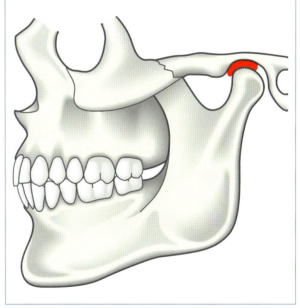

Abb. 3-1 Beim Kiefergelenk diktiert die Okklusion die Lage des Kondylus in HIKP. Grafische Darstellung einer physiologischen Okklusion und einer physiologischen Kondylus-Diskus-Fossa-Relation.

te. Sie heben hervor, dass die korrekte Funktion oder aber auch Dysfunktion für die Entstehung, Erhaltung, Therapieresistenz oder die chronische Verlaufsform von Schmerzsyndromen verantwortlich ist[50]. Sie legen außerdem dar: „Dysfunktionen im Bereich der Kiefergelenke können nicht nur Schmerzen in ihrem unmittelbaren Bereich bedingen, z. B. Kiefergelenksschmerzen, Otalgien, atypische Gesichtsschmerzen, Zephalgien, Dysphonien oder Globusgefühl, sie können auch Schmerzen unterhalten, die wegen ihrer weit entfernten anatomischen Lage anscheinend nichts mit ihnen zu tun haben."[50] Diese Tatsache und ein verzögertes zeitliches Auftreten der Symptome führen somit zu Dysfunktionen im Bereich einer Verkettung, bei der folgende Strukturen besonders häufig beteiligt sind: die substernalen Faszien, das Diaphragma abdominale, die Viszera, der Beckenboden, das Becken, das Os coccygis und die übrige Wirbelsäule[50]. Dysfunktionen im Bereich des Muskel-Faszien-Apparats ebenso wie die Funktion der Halswirbelsäule können zu Funktionsänderungen der Okklusion und damit der Kiefergelenke führen, die auch in umgekehrter Reihenfolge eintreten können. Dies bedeutet für Kopp und Plato auch, dass einzelne okklusale Disharmonien sowie jedes Knacken und jede muskuläre Diskoordination bei chronischen Problemen als Lösungsansatz betrachtet werden können. In der von ihnen dargestellten Studie konnte im Rahmen einer dreidimensionalen Messung aus dem Jahre 1989 der direkte Zusammenhang zwischen der Ruhelage des Unterkiefers und dem Funktionszustand des Achsenorgans nachgewiesen werden. Die Ergebnisse zeigten, dass unmittelbar nach Behandlung der Kopfgelenke (Atlasimpuls nach Arlen) eine Millimeter umfassende Veränderung eintrat, die sich während der anschließenden Minuten dauernden Messung nicht mehr veränderte. Weitere Messergebnisse dieser Teststudie ergaben, dass sich durch eine Mobilisierung der Iliosakralgelenke und des Beckenbodens eine unmittelbare Veränderung der Ruhelage ergab. Die Autoren schließen aus ihren Beobachtungen, dass ein funktioneller Zusammenhang zwischen Beckenboden und Okklusion existiert, und stimmen somit Beobachtungen aus der Manuellen Medizin vollständig zu[50].

Durch die Umverteilung der Belastung bei fehlerhafter Okklusion ist die gesamte Organisation des Arthrons und damit die Funktion gefährdet. Gestört werden die Lubrikation, die Ernährung des Knorpels, der passive Halt und die Führung des Gelenks durch Bänder und Diszi. Diese pathologische Belastung der Kiefergelenke wird durch Parafunktionen wie Bruxismus oder Pressen verstärkt.

3.2 Die ideale Kondylenposition

Trotz intensiver Forschung zur Gelenkposition konnten sich nur wenige evidente Faktoren über eine dreidimensionale physiologische Position des Kondylus zur Fossa herauskristallisieren. In der zweidimensionalen und häufigsten Analysemethode der Vergangenheit wurde meist durch eine subjektiv gewählte sagittale Schnittebene die Kondylenposition bestimmt und analysiert. Bei dieser Projektion war im Laufe der letzten Jahrzehnte eine deutliche Wandlung der Kondylenposition von posterior nach kranioventral erkennbar. Aber selbst in Studien mit dreidimensionalen Bildgebungsverfahren konnten sich nur wenige Fakten wirklich herauskristallisieren[51].

Stamm sieht es in seiner Metaanalyse als bewiesen an, dass das Kiefergelenk sechs Freiheitsgrade hat und Kondylus und Fossa eine ausgesprochene Formvariabilität aufweisen. Die Vereinfachung der dreidimensionalen Struktur der Kiefergelenke auf eine zweidimensionale Projektion in besagten Studien stellt sich dadurch für ihn als äußerst fragwürdig dar. Ein Vorteil dieser Reduktion auf eine zweidimensionale sagittale Ebene sei zwar eine einfach zu handhabende und damit praktikable und nachvollziehbare Auswertungsmethode, die Überlegenheit dieser reduzierten Betrachtung sei jedoch nicht bewiesen. Bemerkenswert ist auch die histologische Entwicklung der Determination der vermeintlich physiologischen Kondylenposition, beginnend mit dem von McCollum und Stewart[52] sowie Boucher[53] vertretenen Konzept der dorsalen Verlagerung, das noch bis in die 60er-Jahre des 20. Jahrhunderts präsent war. Erst Jahrzehnte später wurde die Funktionsdiagnostik intensiver betrieben, um schließlich in den 70er- und 80er-Jahren von der retrokranialen in die zentrische Position überzugehen. In den 90er-Jahren etablierte sich dagegen das kranioventrale Konzept. Für Stamm ist es logisch erwiesen, dass ein Gelenk mit sechs Freiheitsgraden sich eben nicht in eine Position zwängen lässt, da dies die Funktionsvielfalt und die adaptive Reaktion auf äußere Störungen einschränken würde. Der große Raum, der zur Abstützung des Unterkiefers an der knöchernen Norma basilaris besteht, bestätigt den

Autor in dieser Konklusion. Er beruft sich hierbei auch auf Nachuntersuchungen von orthognathen Chirurgiepatienten, die bei Fehlpositionierung der Kondylen Resorptionserscheinungen aufwiesen[54–56] und damit die These eines eng umschriebenen physiologischen Raumes stützen[51].

Eine ideale Kondylenposition lässt sich nach unserem heutigen Wissensstand wie folgt beschreiben: Die Kondylen befinden sich auf beiden Seiten in der am meisten anterosuperioren Position gegenüber der Eminentia articularis in einer „loose packed position"[57]. Hierbei, so Rocabado, haben wir einen „range of motion", einen Freiraum in der Sagittalen, nicht jedoch in der Vertikalen, weshalb nach Rocabado bei einer Kiefergelenkpathologie die Kompression vorrangig eliminiert werden sollte[57,58]. Williamson, Girardot, Wood und Gibbs haben ebenfalls gezeigt, dass eine gesunde Kiefermuskulatur die Kondylen in einer nach oben und vorne gerichteten Position hält[59–63]. Der Discus articularis liegt zwischen dem Kondylus und der Eminentia articularis, sodass er die inkongruenten Gelenkanteile zu einem stabilen Gelenk formiert (Abb. 3-2). Aus dieser Position heraus arbeitet die Muskulatur mit geringstem Kraftaufwand und ohne neurologische Störungen.

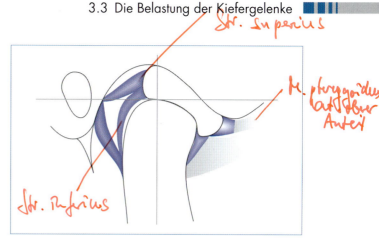

Abb. 3-2 Physiologische Kondylenposition mit zentriertem Discus articularis. In der bilaminären Zone befinden sich das Stratum superius (Lig. discotemporale) und inferius (Lig. discocondylare), die zur dorsalen Gelenkkapsel ziehen. Anterior inseriert der M. pterygoideus lateralis mit seinem oberen Anteil am Diskus und der Gelenkkapsel sowie der untere Anteil an Gelenkkapsel und Kondylus.

3.3 Die Belastung der Kiefergelenke

Wirken verschiedene Kräfte auf ein Objekt ein, kann daraus eine Gesamtkraft Fg (Fg = mg) errechnet werden. Kraft kann durch Muskeln generiert werden. Aus den unterschiedlichen Kräften, die auf die Mandibula

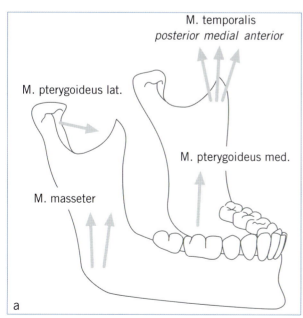
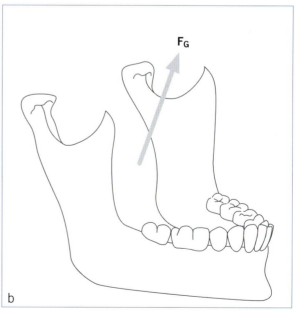

Abb. 3-3a, b Für die Schließbewegung lässt sich aus den Einzelkomponenten (links) die Gesamtkraft (rechts) errechnen, mit der der Kondylus nach kranial bewegt wird und die Kraft über den Discus articularis auf das Os temporale überträgt.

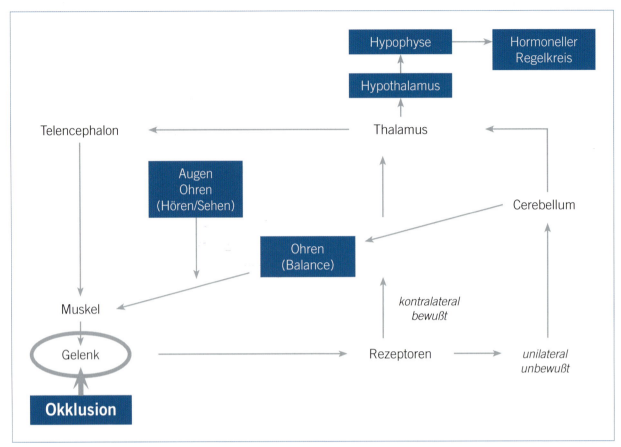

Abb. 3-4 Darstellung der Beziehung zwischen der Okklusion und den damit verbundenen neurologischen Wechselwirkungen sowohl auf die Körperhaltung als auch auf den hormonellen Regelkreis (mod. nach M. Allen). Während alle Gelenke durch das neuromuskuläre System eingestellt werden, diktiert in der finalen Schlussbisssituation die Okklusion die Gelenklage. Die Muskulatur führt lediglich den Kieferschluss herbei (M. Allen, Vortrag Köln 1999).

einwirken, kann eine Fg beschrieben werden, wie sie in Abbildungen 3-3 ersichtlich ist[64–73].

Lange Zeit wurde angenommen, dass während der Funktion die Kiefergelenke nicht belastet sind. Aufgrund der vorliegenden mathematischen Modelle, der experimentellen Untersuchungen sowie der In-vivo-Untersuchungen ist heute allgemein akzeptiert, dass das Kiefergelenk belastet ist, d. h., die Kaukraft wird z. T. ins Kiefergelenk und darüber hinaus in den Schädel übertragen (Abb. 3-3a und b)[64–73]. Die biomechanische Belastung der Kiefergelenke und der Eminentia articularis steht in direkter funktioneller Interaktion mit der Kaumuskulatur und der Okklusion und deren räumlicher Zuordnung zueinander[74,75]. Die Gelenkstrukturen benötigen Belastung. Fehlende Belastung führt ebenso wie exzessive Belastung zu Gewebeschäden[76]. Dies gilt für alle Synovialgelenke.

Der Knorpel der Kondylen besteht in der Hauptsache aus kollagenen Fasern und Proteoglykanen. Dadurch entsteht eine viskoelastische Oberfläche, die während einer physiologischen Funktion die Druckbelastung im Kiefergelenk absorbieren kann.

Hatcher et al. betonen, dass eine der Funktionen des Discus articularis die bessere Belastungsverteilung im Kiefergelenk ist. Fehlt der Diskus, werden bestimmte Anteile im Gelenk stärker belastet[65].

In der HIKP kommt es bei einer physiologischen Okklusion nicht zu einer Kompression im Gelenk und damit zu einer unphysiologischen Kraftübertragung auf das Os temporale sowie auf die zusammenhängenden kraniosakralen Strukturen im Sinne einer geschlossenen kinematischen Kette[77–80].

Jedes Gelenk wird durch das neuromuskuläre System gesteuert, sowohl die Ruhestellung als auch die aktive Bewegung. Abbildung 3-4 stellt die Zusammenhänge zwischen den einzelnen Komponenten dar. Gelenkrezeptoren geben die Informationen kontralateral-bewusst im Thalamus, und unilateral-unbewusst über das Cerebellum im Thalamus weiter. Über den Thalamus sind der Hypothalamus und die Hypophyse und damit der hormonelle Regelkreis mitbetroffen. Die Informationen gelangen weiter in das Telencephalon, welches wiederum die Muskulatur steuert, die das Gelenk bewegt.

Beim Kieferschluss führt zwar die Muskulatur die untere Zahnreihe zur oberen, aber die HIKP bestimmt letztendlich die Lage der Kondylen.

Im Kiefergelenk wird bei einer Fehlokklusion die passive Bewegung durch den falschen Zahnkontakt gesteuert. Wie beim Joint play wird der Kondylus nach seiner aktiven Bewegung passiv weitergeführt. Dies kann einige Zeit kompensiert werden, langfristig jedoch zu Pathologien unterschiedlicher Art führen.

Es existieren zahlreiche Zusammenhänge zwischen dem CMS und dem Gesamtorganismus sowie eine wechselseitige funktionelle Beziehung zwischen der Okklusion und peripheren Strukturen. Die Zusammenhänge sind komplex und vielschichtig und sollen in den folgenden Kapiteln aufgezeigt werden. Aus didaktischen Gründen teilen wir das Gesamtsystem in anatomische Funktionsbereiche, um die Wirkung der Okklusion auf das Gesamtsystem herausarbeiten zu können:

- Beziehung der Okklusion zum neuromuskulären System,
- Beziehung der Okklusion zum muskuloskelettalen und kraniosakralen System.

KAPITEL 4

Nelson Annunciato, Damir Lovric

Die Beziehung der Okklusion zum neuromuskulären System

4.1 Allgemeine Grundlagen

Um die Zusammenhänge zwischen der Okklusion und dem neuromuskulären System besser darstellen zu können, kann folgendes Beispiel herangezogen werden: Was passiert, wenn Sie äußerst hungrig eine frisch zubereitete Kartoffel vor sich sehen? Ihre Augen werden bei diesem schmackhaften Anblick groß, Ihnen fließt das Wasser im Munde zusammen, Sie greifen sich eine Gabel, stechen sie in die Kartoffel und führen dieselbe zum geöffneten Mund. Erst jetzt bemerken Sie, dass die Kartoffel noch kochend heiß ist! Wie reagieren sie nun? Sie spucken die Kartoffel sofort aus!

Der hier geschilderte Akt der Aufnahme, Wahrnehmung und Reaktion stellt einen komplexen sensomotorischen Prozess dar, der von einem fein abgestimmten Zusammenspiel diverser neurologischer Strukturen getragen wird. Um dieses näher darstellen zu können, sollen im Folgenden – im Stile einer kleinen Hirnkunde – die wichtigsten Hirnstrukturen, die im Kontext der Okklusion Relevanz besitzen, vorgestellt werden. Am Ende wird das angeführte Beispiel mithilfe des erworbenen Wissens ausführlicher dargelegt.

Das Nervensystem mit seinen peripheren und zentralen Anteilen ist ein Ganzes. Es ist unteilbar und wird im Folgenden nur aus didaktischen Gründen untergliedert.

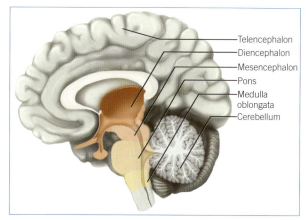

Abb. 4-1 Das Gehirn im Überblick: Für die Entstehung von Bewusstsein ist die Aktivität des Kortex im Telencephalon eine notwendige, wenn auch nicht hinreichende Grundlage. Viele Prozesse im Kontext des CMS spielen sich im Hirnstamm (= Medulla oblongata, Pons und Mesencephalon) ab. Grafik: © Lovric & Bohr ‚neda-brain'

Das Zentralnervensystem (ZNS) benötigt Informationen aus der Peripherie, um die entsprechenden motorischen Aktivitäten und Funktionen planen und steuern zu können. Es ist wichtig zu verstehen, dass viele dieser Informationen nicht bewusst wahrgenommen, aber sehr wohl – und zwar unbewusst – effektiv verarbeitet werden. In Bezug auf das CMS werden viele der peripheren Informationen im Hirnstamm (Truncus encephali) verarbeitet (Abb. 4-1). Dessen Funktionen sind dem Bewusstsein prinzipiell nicht zugänglich.

KAPITEL 4 Die Beziehung der Okklusion zum neuromuskulären System

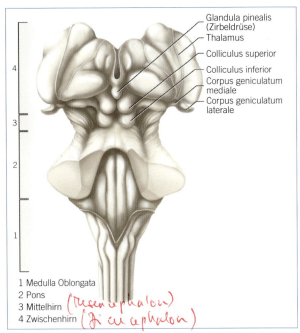

Abb. 4-2 Der Hirnstamm setzt sich aus den Strukturen 1 bis 3 zusammen. Grafik: © Lovric & Bohr ‚neda-brain'

1 Medulla Oblongata
2 Pons
3 Mittelhirn (Mesencephalon)
4 Zwischenhirn (Diencephalon)

Alle an der Okklusion beteiligten Strukturen wie Zähne, Kiefergelenk und Kaumuskulatur stehen in einem engen funktionellen Zusammenhang. Allen ist das ZNS übergeordnet, da es sie steuert, aber von ihnen auch beeinflusst wird. Die aus diesem wechselseitigen Zusammenspiel resultierenden Informationen münden zunächst in den Hirnstamm, wo sich zahlreiche Hirnstammkerne (Kern = Nucleus = graue Substanz) befinden. Der Hirnstamm besteht aus Mesencephalon (Mittelhirn), Pons (Brücke) und Medulla oblongata (verlängertem Mark) (Abb. 4-2).

In den genannten Abschnitten haben neun der zwölf Hirnnerven (III bis XII) ihre Hirnnervenkerne. Diese stellen die primären Projektionsorte der sensiblen Hirnnerven bzw. die Ursprungsorte der motorischen Hirnnerven dar. Während die Hirnnerven nach ihrem Innervationsort organisiert sind, zeigen die Kerngebiete eine Anordnung nach ihrer Qualität (sensorisch bzw. motorisch). Aus diesem Grund kann ein Kerngebiet Fasern an mehrere Hirnnerven senden, umgekehrt kann ein Hirnnerv Fasern aus mehreren Kerngebieten empfangen (Abb. 4-3).

Der Raum zwischen den Hirnnervenkernen wird durch ein dichtes Geflecht aus Nervenfortsätzen und Kernen ausgefüllt. Die Dendriten der Nervenzellen verlaufen dabei typischerweise in Bündeln, die zusammen eine netzartige Anordnung entstehen lassen. Die durch den Hirnstamm ziehenden auf- und absteigenden Fasern verlaufen durch die „Maschen" dieses Netzwerks. So war es naheliegend diesen Strukturen den Namen Formatio reticularis (retikulär = netzförmig) zu geben.

Für das grundlegende Verständnis der Zusammenhänge auf neurologischer Ebene werden wir im Folgenden die einzelnen relevanten Bereiche inklusive der dazugehörigen, sie versorgenden Hirnnerven näher erläutern.

Für das CMS sind die sogenannten Kiemenbogennerven (auch: Schlundbogennerven) von besonderer Bedeutung. Sie versorgen die Schlundbogenderivate, d. h. vor allem den Atem- und den Verdauungstrakt mit den Organen der Nahrungsaufnahme. Zu ihnen gehören:

- V: N. trigeminus
- VII: N. facialis
- IX: N. glossopharyngeus
- X: N. vagus
- XI: N. accessorius.

Wenn wir noch den zwölften Hirnnerv (XII), den N. hypoglossus, hinzunehmen, haben wir alle für unseren Kontext bedeutsamen Hirnnerven beisammen. Sie sollen nun genauer vorgestellt werden.

4.2 Aufteilung der einzelnen neurologischen Gebiete des CMS

4.2.1 N. trigeminus (V)

Der fünfte Hirnnerv – auch Drillingsnerv genannt – ist ein gemischter Nerv: Mit seiner sensiblen Wurzel (Radix sensoria) versorgt er das Gesicht, die Zähne, die Schleimhäute von Mund, Nase und Nasennebenhöhlen sowie den größten Teil der Hirnhäute. Seine motorische Wurzel (Radix motoria) innerviert u. a. die Kaumuskeln.

Der Ursprung des Drillingsnervs verteilt sich auf vier Kerngebiete zwischen Mittelhirn und Zervikalmark (Abb. 4-4).

4.2 Aufteilung der einzelnen neurologischen Gebiete des CMS

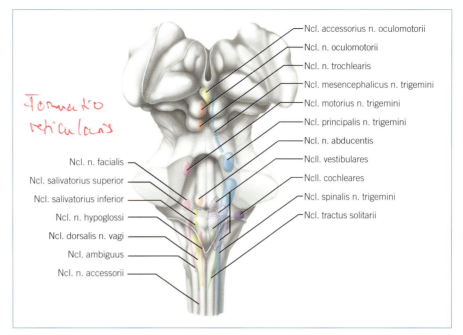

Abb. 4-3 Die Hirnnervenkerne. Aus Gründen der Übersichtlichkeit sind auf der linken Seite nur die motorischen, auf der rechten nur die sensiblen Kerne dargestellt. Grafik: © Lovric & Bohr ‚neda-brain'

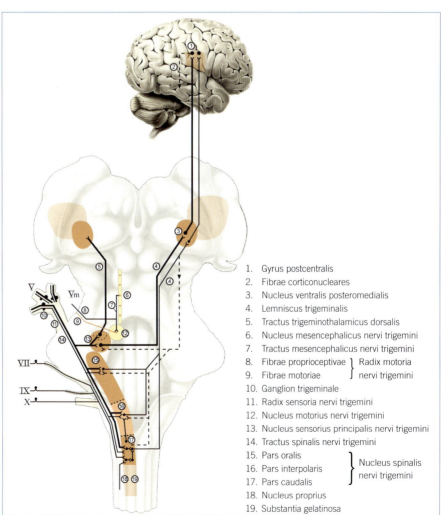

Abb. 4-4 Verbindungen des N. trigeminus. Grafik: © Lovric & Bohr ‚neda-brain'

1. Gyrus postcentralis
2. Fibrae corticonucleares
3. Nucleus ventralis posteromedialis
4. Lemniscus trigeminalis
5. Tractus trigeminothalamicus dorsalis
6. Nucleus mesencephalicus nervi trigemini
7. Tractus mesencephalicus nervi trigemini
8. Fibrae proprioceptivae } Radix motoria
9. Fibrae motoriae } nervi trigemini
10. Ganglion trigeminale
11. Radix sensoria nervi trigemini
12. Nucleus motorius nervi trigemini
13. Nucleus sensorius principalis nervi trigemini
14. Tractus spinalis nervi trigemini
15. Pars oralis
16. Pars interpolaris } Nucleus spinalis nervi trigemini
17. Pars caudalis
18. Nucleus proprius
19. Substantia gelatinosa

KAPITEL 4   Die Beziehung der Okklusion zum neuromuskulären System

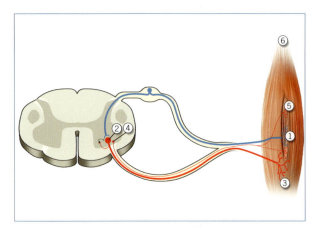

Abb. 4-5 „Neuromuskuläre Spindel": Die anulospiralen Endigungen (1) werden bei Dehnung des Muskels (und somit auch der Spindel) erregt. Der Impuls wandert zum Rückenmark und erregt dort das α-Motoneuron (2), was wiederum zur Kontraktion und somit Verkürzung des zuvor gedehnten Muskels führt (3). Der gleiche Effekt stellt sich ein, wenn das kleine γ-Motoneuron (4) die Enden der Muskelspindel (5) zur Kontraktion veranlasst und damit ebenfalls die Mitte der Spindel zur Dehnung bringt. (6) zeigt die Lage des Golgi-Sehnenorgans. Seine Aktivierung führt zur Hemmung des α-Motoneurons, um die entstandene Spannung zu senken. Grafik: © Lovric & Bohr ‚neda-brain'

Die motorische Wurzel stammt aus dem Ncl. motorius nervi trigemini im Mittelhirn, die sensible aus den drei übrigen Kerngebieten:
- Ncl. mesencephalicus n. trigemini im Mittelhirn (Mesencephalon)
- Ncl. principalis n. trigemini in der Brücke (Pons)
- Ncl. spinalis n. trigemini im oberen Halsmark und Medulla oblongata.

Der N. trigeminus tritt mit seinen beiden Wurzeln in der Mitte des Pons seitlich aus dem Hirnstamm aus. Er verläuft weiter über die Felsenbeinpyramidenkante bis unter die Dura mater. In einer Duratasche (Cavitas trigeminalis) bildet er ein sensibles Ganglion (Ganglion trigeminale, Ganglion Gasseri) und spaltet sich in drei Hauptäste:
- N. ophthalmicus   Augenast   sensibel (V_1)
- N. maxillaris   Oberkiefernerv   sensibel (V_2)
- N. mandibularis   Unterkiefernerv   sensibel und motorisch (V_3)

Funktionell darf der N. trigeminus als Haupteingangspforte des CMS gesehen werden. Er setzt sich aus exterosensiblen, propriozeptiven und motorischen Fasern zusammen. Die exterosensiblen Fasern übertragen Schmerz, Temperatur sowie Tast- und Druckempfindung. Propriozeptoren übermitteln den Dehnungszustand und die Länge der Muskeln, die Gelenkstellung und damit die Bewegung an das Kleinhirn, die Formatio reticularis, die Vestibulariskerne und – via Thalamus – den Kortex. Damit kontrollieren sie die Körperhaltung und die gesamte muskuläre Choreografie.

Zu den Propriozeptoren zählen Muskelspindeln, Golgi-Sehnenorgane und Gelenkrezeptoren. Bei den Gelenkrezeptoren werden verschiedene Formen unterschieden:
- Typ-I-Rezeptoren entsprechen den Ruffini-Körperchen und werden durch mechanische Spannung erregt.
- Typ-II-Rezeptoren entsprechen den Vater-Pacini-Körperchen und reagieren auf Bewegung und rasche Druckänderung.
- Typ-III-Rezeptoren sind mit den Golgi-Sehnen-Organen identisch.
- Typ-IV-Rezeptoren stellen freie mechanorezeptive Nervenendigungen dar.

Die allgemein übliche Bezeichnung „Muskelspindel" stellt leider eine verkürzte Übersetzung der korrekten lateinischen Bezeichnung dar. Diese lautet nämlich „Fusus neuromuscularis" und sollte unserer Meinung nach mit „Neuromuskuläre Spindel" übersetzt werden. Als Hauptrezeptoren des Stellungs- und Bewegungssinns bestehen die neuromuskulären Spindeln nicht nur aus spezialisierten Muskelfasern (den „intrafusalen" Muskelfasern), sondern auch aus sensorischen, motorischen und wahrscheinlich auch vegetativen Nervenfasern. Erst diese machen die neuromuskulären Spindeln zu dem, was sie sind: Längenmesser (bzw. Dehnungsrezeptoren) (Abb. 4-5).

Gleiches trifft auf das Golgi-Sehnenorgan zu. Die Bezeichnung „Neurosehnenorgan" wäre in diesem Falle eine treffendere Beschreibung, da in den Sehnenkapseln ebenfalls Nervenendigungen als Rezeptoren dienen.

Einige der im N. trigeminus transportierten Signale erreichen auch den Kortex (Großhirnrinde) und gelangen dort „zu Bewusstsein". Bewusste Wahrnehmung erweist sich dabei als komplexer Prozess, der die Funktion kortikaler Neuronenverbände zur Grundlage hat. Wie oben beschrieben, werden viele Informationen aus dem CMS jedoch nicht bewusst wahrgenommen, sondern unbewusst auf subkortikaler Ebene verarbeitet (z. B. in den Hirnnervenkernen, in der Formatio reticularis und im Kleinhirn).

1) Exterozeptive Informationen des N. trigeminus

Die Exterozeptoren befinden sich in der Haut und in der Schleimhaut. Sie übertragen die Oberflächensensibilität. Die Übertragung von dort erfolgt über die drei sensorischen Äste des N. trigeminus.

Alle diese Informationen werden im Hirnstamm verarbeitet und von dort weitergeleitet. Dabei kommt es zu einer Aufspaltung in vier Richtungen: Ein Teil der Informationen wird über den Thalamus zum Kortex gesandt, ein anderer Teil zieht ins Cerebellum, ein weiterer Teil in die Formatio reticularis und ein letzter Teil in das Rückenmark (Medulla spinalis).

Die Exterozeptoren befinden sich:
- in der Gesichtshaut,
- in den Schleimhäuten von Nasenhöhle (Cavitas nasi) und Nasennebenhöhlen (Sinus paranasales),
- in der gesamten Mundhöhle (Cavitas oris) mit Ausnahme der Zungenwurzel,
- in der Kopfhaut,
- in Teilen der Ohrmuschel, Teilen des äußeren Gehörganges und der Außenseite des Trommelfells,
- in Teilen der Ohrtrompete (Tuba auditiva),
- in der Hornhaut (Cornea),
- in der Pulpa der Zähne,
- im dentoalveolären Komplex,
- im Kiefergelenk (dort fast ausschließlich in der bilaminären Zone, aber auch vereinzelt im Diskus und in der Gelenkkapsel),
- in den harten und weichen Hirnhäuten der vorderen und mittleren Schädelgrube (einschließlich ihrer Gefäße).

Alle exterozeptiven Informationen münden in den mittleren Kern (Ncl. principalis) und den unteren Kern (Ncl. spinalis) des N. trigeminus. Der mittlere Kern befindet sich, wie oben beschrieben, im Pons, der untere Kern beginnt im Pons, verläuft durch die Medulla oblongata, reicht bis zur Höhe von C2–C3 und vermischt sich schließlich mit der Substantia gelatinosa in einem fließenden Übergang. Auf dieser großen Fläche erhält der untere Kern Informationen aus zahlreichen anderen Hirnnerven, darunter die Nn. facialis, glossopharyngeus und vagus, sowie aus den Spinalnerven der Segmente C1–C3.

Hervorzuheben ist an dieser Stelle, dass sowohl die Kiefergelenke wie auch die Hirnhäute durch den N. trigeminus innerviert werden. Dies liefert uns die anatomische Erklärung für den Umstand, dass Kiefergelenkdysfunktionen häufig als Kopfschmerzen deklariert werden. Die Schmerzinformationen aus den Kiefergelenken münden in denselben Kern, in den auch die Informationen aus den Hirnhäuten einmünden (s. Abschnitt 4.6). Der Kortex tendiert jedoch dazu, diese Schmerzinformation dem Kopf statt den Kiefergelenken zuzuordnen. Dies ist vergleichbar mit der Situation, die bei einer Angina Pectoris anzutreffen ist: Obwohl die Hauptstörung am Herzen liegt, wird der Impuls vom Zentralnervensystem in der Art decodiert, dass er als Schmerzwahrnehmung aus dem Arm erscheint. Die Erklärung hierfür ist in der Evolution des menschlichen Schmerzsystems zu finden: Beide Impulse (vom geschädigten Organ und von einer anderen Struktur, z. B. einem Hautareal) schalten im Rückenmark auf dasselbe 2. sensible Neuron um. Der Kortex hat sich im Laufe der Zeit darauf spezialisiert, den somatischen Informationen mehr Aufmerksamkeit zu widmen als den viszeralen (vgl. WDR-Neurone in Abschnitt 4.6). So wird der Schmerz im Arm empfunden, obwohl das Neuron im Rückenmark von sensiblen Fasern des Herzens erregt wurde.

2) Propriozeptive Informationen

Die Propriozeptoren, deren Informationen durch den N. trigeminus transportiert werden, befinden sich:
- in den Unterkiefermuskeln (entsprechen der Kaumuskulatur; der Begriff „Kaumuskulatur" deckt jedoch nicht alle Funktionen dieser Muskelgruppe ab),
- vermutlich auch in der mimischen Muskulatur,
- im Kiefergelenk,

KAPITEL 4 Die Beziehung der Okklusion zum neuromuskulären System

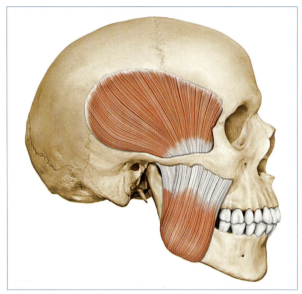

Abb. 4-6 Kaumuskulatur (M. temporalis, M. masseter). Grafik: © Dr. Rolf Schätz ‚me-di-kom'

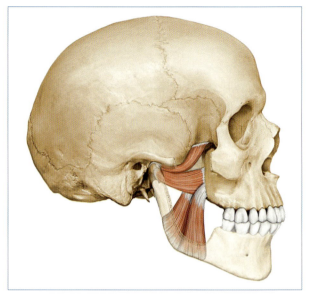

Abb. 4-7 Kaumuskulatur (Mm. pterygoideus medialis und pterygoideus lateralis). Grafik: © Dr. Rolf Schätz ‚me-di-kom'

- im Parodontium und
- in der äußeren Augenmuskulatur.

Alle diese Informationen münden in den oberen Kern des Trigeminus, nämlich den Nucleus mesencephalicus n. trigemini, der sich im Mittelhirn befindet. Durch die anatomische Umschaltung der propriozeptiven Informationen aus dem CMS und der äußeren Augenmuskulatur ist eine Beeinflussung der Sehfunktion durch das CMS möglich.

3) Motorische Fasern

Im Gegensatz zu den bisher aufgeführten sensorischen Nervenfasern, die Informationen aus der Peripherie in das ZNS transportieren, verhält es sich bei den motorischen Fasern umgekehrt: Das Kommando wird vom ZNS ausgehend über die motorischen Kerne und durch die motorischen Nervenfasern bis zu den Muskeln weitergeleitet. Der Nucleus motorius n. trigemini (motorischer Kern des N. trigeminus) befindet sich im Pons, und seine motorischen Nervenfasern innervieren die Unterkiefermuskulatur. Mit dem Begriff „Unterkiefermuskulatur" meinen wir alle Muskeln, die Ansatz oder Ursprung an der Mandibula haben und diese bewegen, nämlich: Die Mm. temporalis, masseter, pterygoideus medialis und pterygoideus lateralis

sowie den M. mylohyoideus und den anterioren Anteil des M. digastricus (Abb. 4-6 und 4-7).

Darüber hinaus werden auch die Mm. tensor veli palatini und tensor tympani vom motorischen Trigeminuskern innerviert.

4.2.2 N. facialis

Der N. facialis besteht aus exterosensiblen, speziell viszerosensiblen (gustatorischen), viszeromotorischen (parasympatischen) und somatomotorischen Fasern:

1. Die *exterosensiblen Informationen*, die aus der Peripherie vom N. facialis transportiert werden, münden in den unteren Kern des N. trigeminus. Sie bringen Schmerz-, Temperatur- und Druckreize aus der Haut hinter der Ohrmuschel.

2. Die *gustatorischen Fasern* ziehen aus den vorderen zwei Dritteln der Zunge und dem harten Gaumen in den Nucleus solitarius, der sich in der Medulla oblongata befindet.

3. Die *viszeromotorischen Fasern*, deren Namensgebung „viszero" wie bei den Drüsen auf der Entstehung aus den Kiemenbögen beruht, sind dem ve-

getativen bzw. parasympathischem Nervensystem zuzuordnen. Die Hauptaufgabe des vegetativen Nervensystems besteht in der Konstanterhaltung des inneren Milieus im Organismus und der Regulierung der Organfunktionen entsprechend den wechselnden Umwelterfordernissen. Die folgenden Drüsen werden durch vegetative Fasern innerviert:
- Tränendrüsen,
- Drüsen der Nasenhöhle,
- Gaumen- und Zungendrüsen und
- Speicheldrüsen (Gaumen-, Zungen-, Submandibular- und Sublingualdrüsen).

Diese Fasern stammen aus einem im Pons, genauer an der Grenze zur Medulla oblongata beherbergten Kern, dem Nucleus salivatorius superior (oberer Speicheldrüsenkern), der dem Parasympathikus angehört.

4. Der motorische Kern des N. facialis befindet sich im Pons, und seine *motorischen Fasern* innervieren:
    - mimische Muskulatur und Platysma
    - M. occipitofrontalis
    - M. digastricus (Venter posterior)
    - M. stylohyoideus
    - M. stapedius.

4.2.3 N. glossopharyngeus

Der N. glossopharyngeus versorgt vor allem den Bereich von Zunge und Schlund. Er besteht aus exterosensiblen, speziell viszerosensiblen (gustatorischen), allgemein viszerosensiblen sowie allgemein und speziell viszeromotorischen Fasern.

1. Die *exterosensiblen Fasern* entstammen:
    - der Region des Mittelohrs,
    - der inneren Wand des Trommelfells (Schmerz),
    - dem hinteren Drittel der Zunge.

   Alle gesammelten Informationen münden in den Nucleus spinalis des N. trigeminus.

2. Die *gustatorischen Fasern* innervieren die Bereiche:
    - hinteres Drittel der Zunge,
    - weicher Gaumen.

   Sie münden in den Nucleus solitarius.

3. Die *viszerosensiblen Fasern* aus:
    - dem Sinus caroticus (Blutdruck) und
    - dem Glomus caroticum (O_2- und CO_2-Gehalt des Blutes) münden in den Nucleus solitarius und den dorsalen Vaguskern.
    - dem Oropharynx (Schluckreflex) münden in den Hirnstamm bzw. in die Medulla oblongata.

4. Die *viszeromotorischen Fasern* zur Glandula parotidea entspringen dem Nucleus salivatorius inferior (unterer Speicheldrüsenkern).

5. Die *speziell viszeromotorischen Fasern* versorgen folgende Muskelgruppen:
    - M. levator veli palatini
    - M. uvulae (beide gemeinsam mit N. Vagus)
    - M. palatopharyngeus
    - M. palatoglossus
    - M. stylopharyngeus.

Alle genannten motorischen Fasern entspringen dem Nucleus ambiguus, der auch der Ursprung für die motorischen Fasern des N. vagus und des N. accessorius ist und sich in der Medulla oblongata befindet.

4.2.4 N. vagus

Der N. vagus ist der bedeutendste Nerv des parasympathischen Systems. Diese Tatsache führte dazu, dass die Bezeichnungen „Vagus" und Parasympathikus oft synonym verwendet werden. Neuroanatomisch ist dies nicht korrekt, da der N. vagus unterschiedliche Faserqualitäten mit sich führt. Er besteht aus exterosensiblen, gustatorischen, viszerosensiblen, allgemein und speziell viszeromotorischen Fasern:

1. Die *exterosensiblen Fasern* kommen aus der Dura Mater der hinteren Schädelgrube und dem äußeren Gehörgang.

2. Die *gustatorischen Informationen* vom Zungengrund münden in den Nucleus solitarius.

3. Die *viszerosensiblen Fasern* des N. vagus machen 80 % des gesamten Faserbündels aus und innervieren bzw. bringen Informationen von folgenden Strukturen:
   - Aortenbogen (Glomus aorticum) zur Messung von pH-Wert, O_2- und CO_2-Gehalt des Blutes
   - Sinus caroticus (mit Pressorezeptoren zur Blutdruckerfassung)
   - Kehlkopf- und Rachenschleimhaut
   - Atemtrakt
   - Oesophagus (Speiseröhre)
   - Verdauungsapparat.

Alle aufgeführten Fasern führen in den Nucleus solitarius.

4. Die *viszeromotorischen Fasern* (gehören dem vegetativen bzw. parasympathischen Nervensystem an) ziehen vom Ncl. dorsalis n. vagi zu folgenden Muskelgruppen und innervieren diese motorisch:
   - Herz
   - Atmungsapparat
   - Oesophagus (Speiseröhre)
   - Verdauungsapparat.

5. Die *speziell viszeromotorischen Fasern* entspringen (wie die motorischen Fasern des N. glossopharyngeus) dem Nucleus ambiguus und innervieren:
   - M. levator veli palatini
   - Mm. constrictores pharyngis (Schlundschnürer)
   - innere Kehlkopfmuskulatur.

4.2.5 N. accessorius

Der N. accessorius innerviert den M. sternocleidomastoideus und den oberen Anteil des M. trapezius.

4.2.6 N. hypoglossus

Der N. hypoglossus innerviert die innere und äußere Zungenmuskulatur. Hierzu gehören:
Innere Zungenmuskulatur:

- M. longitudinalis superior
- M. longitudinalis inferior
- M. verticalis linguae
- M. transversus linguae

Äußere Zungenmuskulatur:
- M. genioglossus
- M. hyoglossus
- M. styloglossus
- M. chondroglossus.

Zusammenfassend lässt sich sagen, dass die gesamten Muskelgruppen des Kopf- und Halsbereiches von den oben beschriebenen Kernen innerviert werden. Ausgehend von der häufig verwendeten anatomischen Einteilung in suprahyoidale Muskulatur (M. geniohyoideus, M. mylohyoideus, M. digastricus, M. stylohyoideus) und infrahyoidale Muskulatur (M. sternohyoideus, M. sternothyroideus, M. thyrohyoideus, M. omohyoideus), muss jedoch die zusätzliche Innervierung der infrahyoidalen Muskulatur durch C1, C2 und C3 genannt werden.

Was geschieht nun mit den Informationen, die von den sensiblen Trigeminusfasern zu den Kernen des Trigeminus ziehen? Alle sensiblen Informationen werden über synaptische Verschaltungen (mit Ausnahme des oberen Kernabschnitts, der eine direkte Verbindung zum motorischen Trigeminalkern im Pons hat) zu motorischen Kernen weitergeleitet. Dies sind die Kerne des N. trigeminus, N. facialis, N. hypoglossus, N. accessorius und der Nucleus dorsalis des N. vagus.

4.3 Formatio reticularis

Neben auf- und absteigenden Fasern und Hirnnervenkernen enthält der Hirnstamm die Formatio reticularis (FR), eine aus vielen kleinen verstreuten Nervenzellgruppen und kleinen Fortsätzen bestehende „Netzsubstanz", die sich von der Medulla oblongata bis zum Mittelhirn erstreckt. Davon ausgehend ziehen Anteile sowohl zum Zwischenhirn (und von dort weiter zum Kortex) hinauf als auch in das Rückenmark hinab. Die Kerne der Formatio reticularis sind an einer Vielzahl von Funktionen beteiligt, so der Koordination der

4.3 Formatio reticularis

Hirnnerven, der Kontrolle lebenswichtiger vegetativer Körperfunktionen (z. B. Wach-Schlafzentrum im Mesencephalon, Atem-, Kreislauf- u. Brechzentrum in der Medulla oblongata), der Mitsteuerung der Sensomotorik (Schmerzschwelle, Halte- und Stützmotorik) und über das aufsteigende retikuläre aktivierende System (ARAS) an der Beeinflussung des Bewusstseins. Das ARAS projiziert über die „unspezifischen" Kerne des Thalamus zum Kortex und reguliert über diese Bahnen dessen allgemeinen Aktivitätszustand. Wachheit, Aufmerksamkeit und damit auch Bewusstsein können nur im Wechselspiel von Kortex und ARAS entstehen. Läsionen dieses Systems, und damit ein Wegfall der aktivierenden Befeuerung, können zu kompletter Handlungsunfähigkeit, zu fehlenden Reaktionen auf die Umwelt und sogar zum Koma führen.

Die Kerne der Formatio reticularis finden sich in drei nebeneinanderliegenden Reihen oder Zonen (Abb. 4-8).

Entlang der Mittelachse befindet sich die mediane Zone, in der die Serotonin bildenden Raphe-Kerne untereinander verteilt liegen. Zwischen der medianen und der außen liegenden lateralen Zone befindet sich die mediale Zone. Sie ist von herausragender Bedeutung, da sie die eigentliche retikuläre Kernzone darstellt. Hier nehmen die meisten der oben beschriebenen auf- und absteigenden Bahnen der FR ihren Ausgang. Die Zellen der medialen Zone erhalten folgende Zuflüsse (Afferenzen):

- Kollateralen (Abzweigungen) des Tractus spinothalamicus (Schmerzbahn),
- Kollateralen von allen einlaufenden sensiblen Bahnen (außer der Geruchsbahn),
- Kollateralen vom Hypothalamus,
- Kollateralen vom limbischen System und nicht zuletzt
- Kollateralen der absteigenden motorischen Bahnen.

Eine der zentralen Aufgaben der medialen Zone der FR besteht darin, die von allen Seiten gesammelten Erregungen in Form des aufsteigenden Aktivierungssystems (ARAS) weiterzuleiten (Abb. 4-9).

Das Aktivierungssystem erscheint als Knotenpunkt sensibler, limbischer, vegetativer und motorisch-ex-

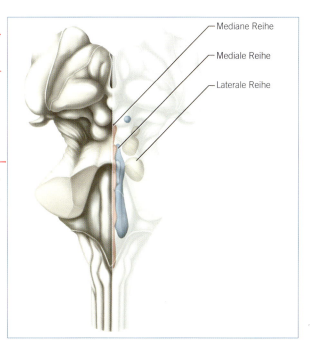

Abb. 4-8 Die drei Zellreihen der Formatio reticularis im Hirnstamm. Grafik: © Lovric & Bohr ‚neda-brain'

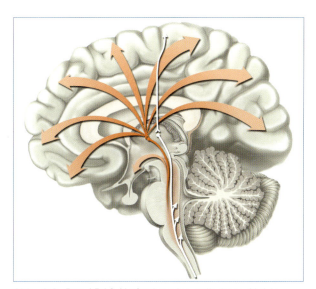

Abb. 4-9 Das ARAS (Aufsteigendes retikuläres Aktivierungssystem), hier mit den breiten Pfeilen dargestellt, zieht vom Hirnstamm über den Thalamus zum Kortex und entscheidet mit darüber, wie der somatosensorischen Input (dünne Pfeile) verarbeitet wird. Grafik: © Annunciato, Lovric & Bohr ‚neda-brain'

ekutiver Anteile. Somit entsteht hier eine komplexe Schnittstelle, der sich gleichsam der gesamte Organismus mitteilt. Erregungen von innen wie auch von außen treffen hier zusammen.

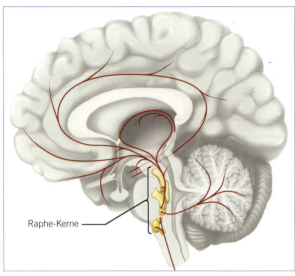

Abb. 4-10 Die Raphe-Kerne des Hirnstamms als Hauptbildungsort des Neurotransmitters Serotonin mit den wichtigsten Projektionen. Grafik: © Lovric & Bohr ‚neda-brain'

Der insbesondere in den Raphe-Kernen synthetisierte Neurotransmitter Serotonin spielt bei vielen dieser Prozesse eine bedeutende Rolle (Abb. 4-10), so bei:

- der Ausprägung der Stimmungslage (ein Kontinuum von manisch bis depressiv),
- der Steuerung des Schlaf-Wach-Rhythmus (je höher der Serotonin-Pegel, desto höher die Aufmerksamkeit),
- der Schmerzwahrnehmung (je höher der Serotonin-Pegel, desto geringer die Schmerzwahrnehmung) (s. Abschnitt 4.6),
- der Körpertemperatur (je höher der Serotonin-Pegel, desto weniger ausgeprägt das Kältegefühl),
- der Nahrungsaufnahme (je höher der Serotonin-Pegel, desto weniger Hunger).

Das eben Dargelegte könnte den Eindruck erwecken, dass die FR die Macht besitzt, den Kortex mittels ihres ARAS als alleinige Instanz zu kontrollieren. Dies wäre eine zu verkürzte Sichtweise. Die Annahme, eine Region des Nervensystems könne „allein für sich" arbeiten und ganz „allein" Entscheidungen treffen, entspricht nicht der Realität. Jede Region steht mit einer Vielzahl von Gebieten in wechselseitigem Austausch. Nur mit diesem – für die Organisation des Nervensystems bedeutsamen – Prinzip der gegenseitigen Beeinflussung (bidirektionale Verbindungen) kann das Zentralnervensystem die für Wahrnehmung, Haltung und Bewegung notwendigen Prozesse steuern und kontrollieren.

Deshalb erstaunt es auch nicht, dass enge Zusammenhänge zwischen der FR und dem Kortex bestehen. Dieser Sachverhalt ist von herausragender Bedeutung, denn nur unter optimaler Aktivierung des Kortex können:

- Bewegungsintentionen und (als Folge) willkürliche Bewegungen stattfinden,
- die unterschiedlichen sensiblen Informationen von den verschiedenen Sinneskanälen sorgfältig verarbeitet werden,
- kognitive Prozesse (Erleben, Erfahren, Erkennen) stattfinden,
- verbale, nonverbale, geschriebene, gelesene, gestikulierte, mathematische und musikalische Informationen die richtigen neurophysiologischen Pfade finden,
- die in den verschiedenen Hirnregionen gespeicherten Informationen abgerufen und dadurch das Gedächtnis entwickelt werden sowie
- Emotionen erlebt und verarbeitet werden.

Damit diese höheren Funktionen des Nervensystems ablaufen können, bedarf es eines kortikalen Tonus, der u. a. von der FR unterhalten wird. Dies erfolgt durch das oben beschriebene ARAS. Dieses System nimmt eine entscheidende Rolle bei der Regulation von Wachheit und Bewusstsein ein.

So ist verständlich, dass der kortikale Erfolg, sich auf einen Aspekt konzentrieren zu können, hauptsächlich und unmittelbar von einer harmonischen Zusammenarbeit zwischen dem Kortex und der FR abhängt. Dabei beeinflusst die FR primäre, sekundäre und assoziative kortikale Felder (Abb. 4-11).

In den *Primärfeldern* enden die Sinnesafferenzen (Repräsentationsgebiete der Sinnessysteme) bzw. nehmen die motorischen Bahnen zur Körperbewegung ihren Ausgang. Sie sind somatotopisch gegliedert, d. h., jedes Hautareal und jede Muskelgruppe ist auf der Hirnrinde repräsentiert (motorischer bzw. sensorischer ‚Homunculus'). Abbildung 4-12 zeigt das motorische Primärfeld bzw. den motorischen Homunculus.

4.3 Formatio reticularis

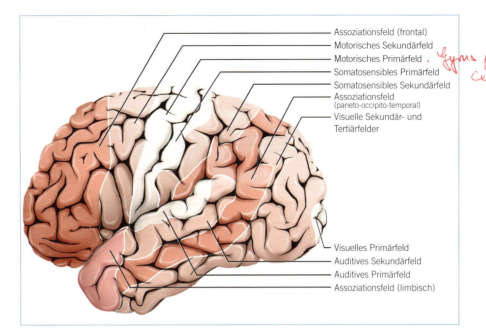

Abb. 4-11 Funktionelle Gliederung des Kortex. Grafik: © Lovric & Bohr ‚neda-brain'

Die motorischen *Sekundärfelder* sind ihren Primärfeldern planend und modulierend vorgeschaltet, während die sensorischen Sekundärfelder den ihrigen interpretierend nachgeschaltet sind. Obgleich komplexere Informationsverarbeitungsprozesse durchführend, bleiben die Sekundärfelder auf einen Sinneskanal (eine Modalität) begrenzt.

Im Gegensatz zu dieser ‚unimodalen' Arbeitsweise können die *Assoziationsfelder* unterschiedliche Modalitäten integrieren, weshalb ihre Arbeitsweise auch als ‚multimodal' bzw. ‚heteromodal' bezeichnet wird. Als sehr komplexe Kortex-Bereiche stellen sie eine notwendige, wenn auch nicht hinreichende Voraussetzung für bewusste, geistige Prozesse dar. Die hier ablaufenden Integrationsleistungen, in deren Rahmen z. B. verschiedene sensorische Modalitäten verknüpft sowie miteinander und mit Gedächtnisinhalten verglichen werden, können als Grundlage für komplexes und flexibles menschliches Verhalten angesehen werden. Es werden drei große assoziative Kortexareale unterschieden: präfrontaler Kortex, parietal-temporal-okzipitaler Kortex und limbischer Kortex.

Wie in diesen unterschiedlichen Arealen Informationen verarbeitet werden, wird u. a. von den modulierenden Einflüssen der FR mitbestimmt. Jeder sensori-

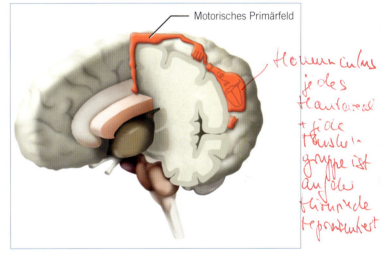

Abb. 4-12 Motorisches Primärfeld im Gyrus precentralis. Grafik: © Lovric & Bohr ‚neda- brain'

sche Input, der an einem der zahlreichen peripheren Rezeptoren seinen Ausgang genommen hat, wird von einem modulierenden Einfluss der FR begleitet. Dieser gibt – im Zusammenspiel mit dem limbischen System – der Information erst die Relevanz, die über die Weiterverarbeitung entscheidet.

Um den Einfluss der FR auf die Körperhaltung ausführlicher darzustellen, muss erneut die Anatomie der FR genauer betrachtet werden:

Die in diesem Zusammenhang wichtigen Kerne sind der Ncl. reticularis caudalis pontis und der Ncl. reticularis gigantocelularis. Diese speziellen Kerne tragen die Verantwortung für die antizipatorischen posturalen Anpassungen/Justierungen (APAs = anticipatory postural adjustments) oder, anders formuliert, die Verantwortung für die Anpassung der Körperhaltung und des dadurch bedingten Tonus vor jeglicher auszuführenden Bewegung. Das bedeutet also, dass ohne die Anpassung und Vorbereitung des Körpers über die APAs kein Bewegungsablauf optimal gesteuert werden kann. Die Kerne der APAs weisen dementsprechend ein besonderes Merkmal auf: Sie feuern 100 bis 300 ms vor der Bewegungsinitiierung („feuern" entspricht hier der Depolarisation und damit der elektrischen Weiterleitung, die als Aktionspotenzial bezeichnet wird).

In der Tat wirken APAs nicht nur vorbereitend für den Bewegungsablauf. Auch während des Bewegungsablaufes üben sie eine kontrollierende Funktion aus. Konkret bedeutet dies, dass bei jedem ausgeführten Bewegungsablauf eine Vorbereitung der antizipatorischen posturalen Anpassungen (preparatory anticipatory postural adjustments, pAPAs) notwendig ist und dass darüber hinaus die Bewegungsabläufe auch während der Bewegung selbst durchgehend begleitet und neu angepasst werden müssen (accompanying anticipatory postural adjustments, aAPAs).

Ferner besitzt der Kortex zahlreiche absteigende Fasern, die in der FR enden. Es wird geschätzt, dass die Zahl der kortikoretikulären Fasern bei 18 Millionen liegt. Vergleichend wissen wir, dass die Pyramidenbahn aus ca. einer Million Fasern besteht. Die Entdeckung dieser beachtlichen kortikoretikulären Verknüpfungen stellt einen Meilenstein in der Entschlüsselung der neuronalen Mechanismen der kortikalen Aktivitäten dar.

Abschließend sei hervorgehoben, dass ein reduzierter Stimulus der FR die Körperhaltung, den Schlaf und die Konzentration ebenso wie alle anderen durch die FR gesteuerten Prozesse zu beeinflussen vermag.

4.4 Informationsverwertung am „Beispiel der heißen Kartoffel"

Kommen wir nun noch einmal auf das eingangs erwähnte Beispiel der heißen Kartoffel zurück: Um Ihnen die Situation noch mal ins Gedächtnis zu rufen, stellen Sie sich bitte erneut folgendes Szenario vor: Sie haben einen maßlosen Hunger und finden eine herrlich schmackhaft aussehende Kartoffel in einer Schüssel vor. Sie nehmen sofort eine Gabel, stechen sie in die Kartoffel und führen diese zu Ihrem Mund (Beteiligung der motorischen Neurone im Rückenmark für die Führung der Armbewegungen), ohne jedoch bemerkt zu haben, dass diese Kartoffel siedend heiß ist. Als Reaktion auf diese sensible Information (Schmerzinformation aufgrund der großen Hitze) werden Sie dem menschlichen Schutzmechanismus folgend den Mund öffnen müssen, den Kopf und den Oberkörper nach vorn beugen (Flexion), und mit der Zunge die Kartoffel aus dem Mund befördern. Analysieren wir nun die neurologischen Mechanismen hierzu:

Die heiße Kartoffel wird im Mundbereich Rezeptoren ansprechen. Deren Informationen werden durch den N. trigeminus weitergeleitet und münden in den Truncus encephali, wo die sensiblen Kerne des Trigeminus beherbergt sind. Der Hauptkern in diesem Beispiel ist der untere Kern des Trigeminus (Ncl. spinalis). Hier befinden sich Nervenzellkörper, deren Axone auf- und absteigende Bahnen bilden. Aus didaktischen Gründen beginnen wir mit der Verdeutlichung der aufsteigenden Bahnen: In unserem Beispiel sind alle Sinne geweckt (die Aufmerksamkeit nimmt über die Formatio reticularis zu) und der Speichel beginnt zu fließen (Aktivierung der Speicheldrüsen der parasympathischen Kernen im Truncus encephali; s. viszeromotorische Innervation des N. facialis und N. glossopharyngeus, Abschnitte 4.2.2 und 4.2.3). Die aufsteigenden Fasern erreichen außerdem den motorischen Kern des N. facialis, der die mimische Muskulatur innerviert. Die Augen werden groß durch die Aktivierung des M. orbicularis oculi. Weiterhin wird die Mundöffnung vorbereitet, indem der M. orbicularis oris und M. mentalis durch Hemmung der Innervation entspannt werden.

Dagegen werden der M. zygomaticus major und minor, M. levator anguli oris, M. risorius, und M. depressor anguli oris angespannt – alles Muskelaktionen, die die Mundöffnung und dadurch das Ausspucken der heißen Kartoffel unterstützen. Diese aufsteigenden Fasern erreichen darüber hinaus den motorischen Kern des N. trigeminus, der die Kaumuskulatur innerviert. Dabei wird die Unterkieferhebermuskulatur relaxiert und die Unterkiefersenkermuskulatur angespannt. Dadurch wird der Mund geöffnet.

Betrachten wir nun die absteigenden Fasern. Zeitgleich mit den aufsteigenden Fasern erreichen die absteigenden Fasern den Ncl. n. hypoglossi, der die Zungenmuskulatur motorisch innerviert. Nach Ansprechen dieses motorischen Kerns wird die Zungenmuskulatur vorbereitet, um die kochend heiße Kartoffel auszuspucken. Um diesen Vorgang noch zu vereinfachen, erreichen die absteigenden Fasern zusätzlich den Ncl. accessorius. Der Akzessorius senkt in diesem Fall den Tonus im oberen Teil des M. trapezius und aktiviert die beiden Mm. sternocleidomastoidei: Der Kopf wird leicht nach vorn geneigt. Der Prozess ist hier jedoch noch nicht beendet, da die absteigenden Fasern zusätzlich die Motoneurone des Rückenmarks erreichen, wodurch der Oberkörper ebenfalls in die Flexion geht. Für den Prozess der Flexion des Oberkörpers wird also – genauso wie für das Aufstechen der Kartoffel mit der Gabel und der dazugehörigen Armbewegung – eine motorische Beteiligung des Rückenmarks notwendig. Die oben erwähnten APAs, die für die antizipatorische posturale Anpassung und damit der Körperhaltung vor Bewegungsabläufen zuständig sind, kommen auch hier ins Spiel. Die APA-Kerne der FR aktivieren die Motoneurone des Rückenmarks und erzeugen dadurch eine Anpassung bzw. Stabilität der unteren Extremitäten, damit der Rumpf nach vorn gebeugt werden kann (pAPAs). Um diese Stabilität zu gewährleisten, ist eine Anspannung der Muskulatur der Beine und Füße bis in die Fußzehen notwendig, um die Gewichtsverlagerung nach vorn abzufangen und auszugleichen. Der Körper erhält also durch die angespannte untere Extremitätenmuskulatur das Punctum stabile, d. h. die notwendige Stabilität, um das Punctum mobile bewegen, d. h. die Beugung nach vorn durchführen zu können. Weiterhin wird die Bewegung selbst durch die aAPAs unterstützt und justiert, um ein Überkippen des Körpers nach vorn zu vermeiden und die posturale Kontrolle zu gewährleisten. Im Falle der oben genannten Anspannung der Fußzehen ist dies eine weitere Flexion (Plantarflexion), die sich in einem krallenartigen Zustand der Fußzehen äußert.

Diese komplexen Zusammenhänge und Verknüpfungen, die hier anhand des „Kartoffelbeispiels" dargestellt werden, laufen also ständig in unserem Körper ab. Schauen wir uns aber nicht nur die kurzfristigen Abläufe ab, die durch eine heiße Kartoffel im Mund ausgelöst werden, sondern Zusammenhänge, die auch langfristig Einfluss auf den Gesamtorganismus zeigen. Dies kann am Beispiel der Kopfhaltung abhängig von der Atmung demonstriert werden.

4.5 Kopfhaltung und Atmung

Befinden sich Kopf- und Körperhaltung bei normaler Nasenatmung in Harmonie, fließt der Luftstrom über die Nasenlöcher an den Nasenmuscheln vorbei durch den Nasenraum. Die Nasenmuscheln bündeln zusätzlich den Luftstrom und leiten ihn in Richtung Rachen weiter. Hier bildet der Luftstrom eine nahezu gerade Linie Richtung Trachea (Luftröhre). Die Luft strömt ohne nennenswerten Widerstand in die Lungen. Die Kopf- und Körperhaltung ist gerade, das Blickfeld nach vorn ohne größere Anstrengung der Augenmuskulatur uneingeschränkt nutzbar.

Bei Mundatmern finden wir ein anderes Bild. Hier stößt der Luftstrom auf drei verschiedene Widerstände: zuerst auf Lippen, Zähne und Zunge, danach auf den Zungengrund und den weichen Gaumen und schließlich auf die Rückwand des Rachens, wo der Luftstrom in einer abgekrümmten Linie in Richtung Luftröhre weiterströmt. Durch dieses Auftreffen auf die hintere Rachenwand im spitzen Winkel kommt es zu einer Verwirbelung des Luftstromes anstelle des gebündelten geraden Luftstromverlaufs beim Nasenatmer. Dies führt dazu, dass die Zwischenrippenmuskel und das Zwerchfell stärker und mühevoller arbeiten müssen, um dieselbe Menge Luft mit Unterdruck anzusaugen. Dieser starke Energieverbrauch wird sich für den Körper auf längere Sicht als ungünstig erweisen, und unbewusst versucht das Nervensystem einen anderen Weg zu finden, der mit weniger Muskelaktivität und in der Folge mit einem reduzierten Energieverbrauch einhergeht. Unbewusst agierende subkortikale Strukturen, wie die Formatio reticularis, reagieren automatisch, und führen über eine Veränderung der Kopfhaltung zu einem veränderten Verlauf des Luftstroms: Der Kopf wird nach hinten überstreckt, der Mund wird etwas weiter geöffnet und die Zunge nach vorn verlagert. Durch diese Veränderungen kommt es zu einer Umwandlung des Luftstromes aus seiner ehemals abgekrümmten Verlaufsbahn in eine annähernd gerade Linie. Die genannten Kompensationsmechanismen erleichtern zwar die Atmung, führen jedoch zu anderen relevanten Veränderungen: Durch die nach hinten gestreckte Kopfposition wird das Blickfeld ebenfalls nach retral verlagert, und die Augenmuskulatur ist gezwungen, die Augen nach kaudal zu bewegen, um nicht den Himmel zu sehen, sondern das anteriore Gesichtsfeld zu erhalten. Darüber hinaus führt die retrale Kopfhaltung zu einem permanenten Überschuss an Informationen durch die beanspruchten Muskelspindeln der Nackenmuskulatur und die Gelenkkapselrezeptoren der Halswirbelsäule. Alle genannten Faktoren führen wiederum unbewusst, d. h. wieder durch Hirnstammelemente wie die FR realisiert, zu einer erneuten Veränderung der Körperhaltung. Um das Gesichtsfeld wieder uneingeschränkt nutzen zu können, geht der Körper mit dem nach retral gestreckten Kopf mit dem Oberkörper in eine nach anterior gebeugte Position über. Diese nach vorn geneigte Position des Oberkörpers signalisiert dem Nervensystem unbewusst eine potenzielle Gefahrenquelle, nämlich das Umkippen des Körpers nach vorn. Um dem drohenden Sturz entgegenzuwirken, reagiert der Körper dank des vestibulären Systems und der APAs der FR mit einer Aktivierung der Flexoren des gesamten Körpers. Dies resultiert in dem für Mundatmer typischen Erscheinungsbild: Die Schulterposition ist nach anterior geneigt, der Schulterabstand ist verringert und die Gesamterscheinung wirkt gebeugt.

Dieses Beispiel zeigt erneut die engen Verknüpfungen zwischen Atmung und Kopfhaltung sowie zwischen Kopf- und Körperhaltung. All dies basiert auf einer Vielzahl von Verbindungen zwischen dem vestibulären System, der FR und dem Rückenmark (Tractus vestibulospinalis und reticulospinalis). Diese Verknüpfungen können sich, wie von Rocabado beschrieben, bereits im Kindesalter manifestieren, in dem die Haltung des im Wachstum befindlichen Kindes durch eine Verlegung der Atemwege verändert wird[81]. Als Ausgleich für eine behinderte Nasenatmung erfolgen die oben beschriebenen Prozesse mit der Veränderung der Kopfhaltung und Zungenlage. Die spontane Absenkung der Zunge bei der Mundatmung bewirkt hierbei eine Verengung des Oberkiefers durch fehlenden Wachstumsimpuls sowie ein vertikales Wachstum. Als direkte Folge der anschließenden Vorverlagerung des Kopfes rückt der Unterkiefer, der über das Os hyoideum und die supra- und infrahyoidale Muskulatur mit dem Brustkorb verbunden ist, nach hinten. Rocabado fand in einer Untersuchung eine Korrelation zwischen Angle-Klasse II und anteriorer Kopfhaltung von 70 %[81].

Die Mundatmung ist also eine häufige Ursache von Haltungsänderungen. Umgekehrt ist aber auch eine falsche Körperhaltung als Auslöser für eine Mundatmung möglich, wie dies bspw. bei Kindern mit Down-Syndrom beobachtet werden kann, die aufgrund der oftmals verkürzten Arme eine nach anterior verlagerte Körperhaltung einnehmen, um in sitzender Position zusätzliche Abstützung zu erlangen.

Nicht nur die Haltung wird direkt durch die Mundatmung beeinflusst, sondern auch die Konzentration. Durch eine niedrigere Sauerstoffzufuhr, bedingt durch die erhöhten Widerstände bei der Mundatmung, kommt es zu einer signifikanten Reduktion der Aufmerksamkeit und zu schnellerer Ermüdbarkeit. Aus physiologischer Sicht ist hierfür die geringere Sauerstoffzufuhr verantwortlich.

Aus neurologischer Sicht stellt sich dagegen eine andere, sauerstoffunabhängige Situation dar. Bei Mundatmern findet sich ein allgemein verminderter Muskeltonus (Kopf, Unterkiefer, Zungenbein, Zunge, Wirbelsäule, Schulter- und Beckengürtel und untere Extremitäten) ebenso wie ein verringertes Hörvermögen durch Verlegung der Tuba auditiva und fehlerhafte Kontrolle des M. tensor tympani (vom motorischen Trigeminuskern innerviert) und M. stapedius (vom motorischen Facialiskern innerviert). Die dadurch bedingten reduzierten Reize aus der Peripherie erreichen die FR, die ihrerseits wiederum nur stark reduzierte

Informationen an den Kortex weiterleitet. Diese reduzierten Stimuli spiegeln sich ebenfalls in einer Reduktion des Schlaf-Wach-Zustandes wieder: Ist der Kortex voll funktionstüchtig, besteht ein normaler Rhythmus mit erholsamem Tiefschlaf in der Schlafphase und voller Aufmerksamkeit im Wachzustand. Bei reduzierter Funktion der FR kann jedoch weder der Wach- noch der Schlafzustand für den Körper zufriedenstellend erreicht werden. Der Körper reagiert auf dieses Schlafdefizit mit Konzentrations-, Aufmerksamkeits- und Schlafstörungen. Dies erklärt auch, weshalb viele Mundatmer im jugendlichen Alter häufig mit Leistungsabfall und schulischen Problemen konfrontiert sind.

Mit diesen Beispielen werden die wichtigen Zusammenhänge zwischen dem CMS und allen damit verknüpften anatomischen, funktionellen und neuronalen Strukturen, die den Gesichtsausdruck, die Unterkiefer- und Zungenlage sowie die Kopf- und Körperhaltung beeinflussen, nachvollziehbar. Dementsprechend ist nicht nur die Diagnostik im Mundbereich entscheidend, sondern eine umfassende Diagnostik über den Gesichtsbereich hinaus.

4.6 Chronischer Schmerz

Jede sensorische Information, die wahrgenommen wird, muss den Kortex via Thalamus erreichen. Die einzige Ausnahme sind die olfaktorischen Informationen, die den Kortex direkt über die N. olfactorius erreichen.

Die sensorische Übertragung zum Kortex passiert dabei verschiedene Stationen:
- Rezeptoren in der Peripherie empfangen den Reiz (Reizcodierung).
- Die Weiterleitung der Reizinformation erfolgt über die Hirn- und/oder Spinalnerven.
- Die Informationen der Hirnnerven münden größtenteils in den Hirnstamm bzw. die der Spinalnerven in das Rückenmark.
- Vom Hirnstamm bzw. Rückenmark steigen die Fasern auf und entsenden kollaterale Äste an die FR bevor sie im Thalamus enden.
- Vom Thalamus steigen diese Informationen weiter auf und münden in die primären somatosensiblen Areale (Primärfelder) des Kortex.
- Von den Primärfeldern gelangen die Informationen zu den sekundären und schließlich den assoziativen Arealen.
- Erst die rückläufigen Impulse von den assoziativen Arealen an die Primärfelder schließen gleichsam den Kreis und lassen die Wahrnehmung bewusst werden. Teile des präfrontalen Kortex (Arbeitsgedächtnis) unterstützen dabei noch das funktionelle „Zusammenbinden" der am bewussten Wahrnehmungsprozess beteiligten Areale.

Die Informationen durchlaufen auf ihrem Weg zum Gehirn (und durch das Gehirn) somit mehrere Stationen und unterschiedliche Verarbeitungsebenen. Erst die letzte Stufe führt zur bewussten Wahrnehmung.

Betrachtet man die Informationsübertragung nun in Bezug auf die Schmerzübertragung, findet man folgende Abläufe:

Die Schmerzrezeptoren sind freie Nervenendungen, die sich überall im Körper befinden. Werden diese Endungen angeregt, lösen sie Nervenimpulse aus, die über die Hirn- und Spinalnerven in das ZNS transportiert werden. Die Weiterleitung erfolgt im gesamten Kopfbereich sowie im Halsbereich von C3 aufsteigend über die Hirnnerven. Alle Informationen, die außerhalb dieses Gebietes empfangen werden, gelangen über die Spinalnerven und aufsteigend über das Rückenmark zum Gehirn.

Genauer betrachtet erfolgt bei den Spinalnerven die Übertragung über das erste sensible Neuron zum Rückenmark. Die Zellkörper der ersten Sensoneurone befinden sich in Nervenknoten nahe dem Rückenmark, den sogenannten Spinalganglien. Als Ganglion wird eine Ansammlung von Nervenzellkörpern außerhalb des ZNS bezeichnet. Eine Ansammlung von Nervenzellkörpern im ZNS wird dagegen Nukleus (= Kern) genannt.

In der Substantia gelatinosa im Hinterhorn des Rückenmarks erfolgt die Impulsübertragung auf das 2. Sensoneuron, dessen Fasern vor allem im Tractus spinothalamicus lateralis aufsteigen, um im Nucleus ventralis posterolateralis (VPL) des Thalamus am 3. Sensoneuron zu enden. Vom Thalamus schließlich erfolgt die Weiterleitung in das somatosensible Primärfeld des Kortex (Area 3, 1, 2) und schließlich die Weiterleitung in die sekundären und assoziativen Kortex-Areale, in denen der Schmerz nun wahrgenommen wird. Die Wahrnehmung der Schmerzinformation beinhaltet hierbei die Einteilung in Kategorien und den Vergleich mit den schon gespeicherten Schmerzinformationen. Das heißt, Wahrnehmung ist ein komplexer kortikaler Vorgang, der erst nach einer langen Kette von Umschaltungen über verschiedene Nervenfasern und -endungen im Kortex stattfindet.

Es soll an dieser Stelle betont werden, dass die Fasersysteme im Tractus spinothalamicus in zwei Gruppen aufgeteilt werden können:

- Neospinothalamischer Anteil: Diese Fasern entsprechen dem oben beschriebenen Bahnsystem, das auf dem Weg zum Kortex im VPL des Thalamus umschaltet. Da der VPL lateral im Thalamus liegt, wird hier auch vom „lateralen System" gesprochen.
- Paläospinothalmischer Anteil: Diese Fasern ziehen ebenfalls im Tractus spinothalamicus nach oben, haben jedoch in medialen Thalamuskernen ihre Umschaltung (deshalb das „mediale System"). Von den medialen Thalamuskernen geht es dann zu „limbischen" Kortexarealen, dem Insel-Kortex und dem Gyrus cinguli, wo es zu einer „Bewertung" und emotionalen Anfärbung der Schmerzinformation kommt. Wie der Schmerz „empfunden" wird, entscheiden also vor allem diese limbischen Areale, die durch das mediale System gespeist werden.

Bei den Hirnnerven ist dagegen ein anderer Informationsweg anzutreffen: Die freien Nervenendungen (Schmerzrezeptoren) des Kopf- und Halsbereichs empfangen Informationen, die über das erste Sensoneuron analog zu den Spinalnerven über die Hirnnerven und dadurch bedingt über verschiedene Hirnnervenganglien in den Nucleus spinalis n. trigemini münden. Die sensorischen Afferenzen verlaufen dabei in folgenden Hirn- bzw. Zervikalnerven:

- N. trigeminus,
- N. facialis,
- N. glossopharyngeus,
- N. vagus,
- N. accessorius,
- Zervikalnerven C1, C2, C3.

Alle Nervenendungen dieser Nerven verlaufen zum Ncl. spinalis n. trigemini, in dem eine Umschaltung der Informationen erfolgt, die auch als trigeminale Konvergenz bezeichnet wird (Abb. 4-4). Diese trigeminale Konvergenz mit der Umschaltung aller eben genannten Hirnnerven (N. trigeminus, N. facialis, N. glossopharyngeus, N. vagus) sowie der Zervikalnerven C1–C3 in einem Ganglion erklärt auch die spezielle Problematik, die sich aus der umfangreichen Informationsbündelung ergeben kann: In Anbetracht der Komplexität der zahlreichen Informationsweiterleitungen ist es durchaus nachzuvollziehen, warum ein Kiefergelenkschmerz von jedem Menschen unterschiedlich wahrgenommen werden kann.

Im Nucleus spinalis n. trigemini befinden sich die Zellkörper der zweiten Sensoneurone, deren Fasern im Hirnstamm durch den Lemniscus trigeminalis aufsteigen, um im Thalamus zu enden. Im Thalamus, genauer gesagt im Nucleus ventralis posteromedialis (VPM), befindet sich der Zellkörper der dritten Sensoneurone, über deren Fortsätze die Informationen zu den primären und anschließend sekundären und tertiären Feldern des Kortex weitergeleitet werden.

Besondere Aufmerksamkeit soll an dieser Stelle dem Nucleus spinalis n. trigemini geschenkt werden: Er gliedert sich in drei Abschnitte: Pars oralis, Pars intermedia und Pars caudalis. Von diesen kommt der Pars caudalis bei der Schmerzübertragung eine besondere Rolle zu. Alle Schmerzinformationen, die durch die oben genannten Hirnnerven weitergeleitet werden, münden in diesen unteren Teil des Ncl. spinalis n. trigemini. Der mittlere und der obere Kernabschnitt empfangen dagegen hauptsächlich Informationen der Mechanosensorik. Beim zweiten Sensoneuron der Pars caudalis kann man zwischen dem *wide dynamic range neuron* (WDR-Neuron) und dem spezifisch *nozizeptiven Neuron* (NS-Neuron) unterscheiden. Das NS-Neuron hat ein kleines definiertes Rezeptionsfeld und reagiert nur auf nozizeptive Reize (Schmerzreize). Dabei kann die Reizinformation über das NS-Neuron äußerst exakt lokalisiert werden. Das multirezeptive WDR-Neuron empfängt dagegen nicht nur Informationen von Schmerzrezeptoren, sondern auch von taktilen Rezeptoren (Druck- und Tastsinn). Das WDR-Neuron besitzt dabei ein wesentlich größeres Rezeptionsfeld als das NS-Neuron. Aufgrund dieses größeren Rezeptionsfeldes und der oben beschriebenen Konvergenz erfolgt die Umschaltung sowohl der Schmerzinformationen als auch der taktilen Informationen vermehrt beim WDR-Neuron. Die Schmerzübertragung läuft nicht alleine über das NS-Neuron. Dadurch kommt es zu einer erhöhten Weiterleitung der eigentlich schmerzfreien Tastinformation über das WDR-Neuron zum Kortex, wo diese dann jedoch als Schmerz wahrgenommen wird. Die Schmerzlokalisation und Spezifität ist beim WDR-Neuron im Vergleich zum NS-Neuron stark reduziert. Dies führt wiederum dazu, dass Schmerzen bei Informationsübertragung durch die WDR-Neurone nicht genau lokalisiert werden können.

Durch das Empfangen von Schmerz- und Tastinformationen gleichermaßen wird die Erregungsschwelle des Sensoneurons gesenkt, oder anders formuliert, die Reizbarkeit des Sensoneurons wird erhöht. Dadurch können schon kleinste Tast- und Drucksinninformationen zu denselben Reizübertragungen führen, die normalerweise durch Schmerzinformationen ausgelöst werden. Die Konsequenz ist, dass der Körper nach längerem Zeitraum schon auf kleinste taktile Reize mit Schmerzwahrnehmung reagiert. Dieses plastische Phänomen des zentralen Neurons beim chronischen Schmerz wird als „zentrale Sensibilisierung" bezeichnet.

Zum einfacheren Verständnis: Vergleichbar ist dies vielleicht mit einem großen Hauptgefäß (in diesem Fall dem zentralen Neuron, „synaptic pool"). In dieses Hauptgefäß (Neuron) laufen verschiedene Flüssigkeitsspender (Informationsweiterleitungen aus der Peripherie), die das Gefäß immer wieder mit Flüssigkeit auffüllen. Ist dieses Flüssigkeitssystem im Gleichgewicht, filtert (kategorisiert) das Hauptgefäß die ankommenden Flüssigkeiten nach Herkunft und leitet sie in die entsprechenden kleineren Hilfsgefäße (in diesem Fall bezeichnen die Hilfsgefäße Schmerz, Tastsinn und propriozeptive Informationen) weiter. Es wird also permanent in diese Hilfsgefäße Flüssigkeit abgeleitet, um einen konstanten Pegel und dadurch ein Gleichgewicht zwischen den Zuflüssen (Reizen) und dem Hauptgefäß (Neuron) aufrechtzuerhalten (Abb. 4-13).

Kommt es jedoch zu einer zentralen Sensibilisierung, ist die Kategorisierungsfähigkeit des Hauptgefäßes gestört, und die Weiterleitung der Flüssigkeiten an die Nebengefäße nicht mehr intakt: Anstatt die Flüssigkeiten aufzuspalten, wird die komplette Flüssigkeit in das Schmerzgefäß weitergeleitet, das dadurch überläuft. Auf unser Nervensystem bezogen bedeutet dies eine durchgehende Schmerzweiterleitung – auch durch nicht in den Schmerzrezeptoren entstandene Informationen, also Zuflüssen aus taktilen und propriozeptiven Rezeptoren (Abb. 4-14). Diese „überzogene" Reaktion des Zentralnervensystems auf äußere Reize beschränkt sich nicht nur auf die Informationsweiterleitung der Tastrezeptoren der Haut und Schleimhaut, sondern erstreckt sich auch auf Pulpa, Zahnhalteapparat, Blutgefäße des Hirnareals, Kiefergelenk oder Muskeln. Das Phänomen wird als „zentrale Wahrnehmungstäuschung" bezeichnet. In Bezug auf den Zahnhalteapparat bedeutet dies, dass die Tastrezeptoren, die im Desmodont anzutreffen sind, schon auf kleinste Druckreize mit Schmerzen reagieren können.

WDR-Neurone, sogenannte multireceptive Neurone, können nach stetig wiederkehrenden, identischen Schmerzreizen ihre Informationen und deren Weiterleitung steigern, um schließlich spontan, also ohne konkreten Anlass „angebliche" Reize weiterzuleiten. Auch wenn die eigentliche Schmerzursache ausgeschaltet ist, können WDR-Neurone tätig/aktiv bleiben, und infolge der Konvergenz nozizeptiver und sensibler Informationen entwickeln sich Schmerz aktivierende Bereiche, ohne dass sich in diesen eine diagnostisch relevante Ursache finden lassen würden.

So zeigen nicht nur die zentralen Neurone eine plastische (griech. plastós = geformt, ausgeformt) Veränderung, sondern auch die Rezeptionsfelder der Rezeptoren in der Peripherie. Die umgrenzten Gebiete des Informationsempfangs weiten sich aus, und es entsteht die sogenannte „periphere Sensibilisierung". Übertragen auf unser Bild vom Gefäßsystem bedeutet dies, dass die Flüssigkeitsspender (Informationsweiterleitung aus der Peripherie, freie Nervenendungen) an Größe zunehmen, und eine größere Flüssigkeitsmenge in das Hauptgefäß eingießen (Ausweitung der Rezeptionsfelder der freien Nervenendungen). Das Hauptgefäß kann den Flüssigkeitspegel nicht mehr

KAPITEL 4 Die Beziehung der Okklusion zum neuromuskulären System

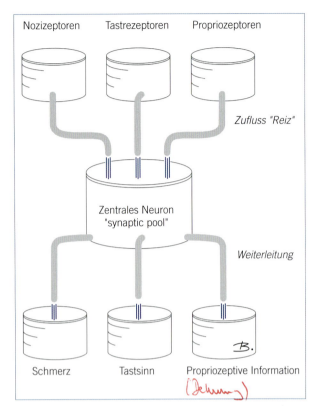

Abb. 4-13 Informationsweiterleitung aus der Peripherie – Nozizeptoren, Tastrezeptoren, Propriozeptoren – in den „synaptic pool" und die Weiterleitung zu Schmerz-, Tast- und propriozeptiven Information.

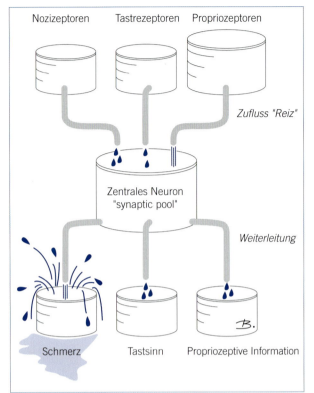

Abb. 4-14 Bei einer „Störung" der zentralen Sensibilisierung ist die Kategorisierungsfähigkeit des Hauptgefäßes gestört und die Weiterleitung nicht mehr intakt. Die gesamte Flüssigkeit wird in das „Schmerzgefäß" geleitet, welches überläuft. Der Reiz-Zufluss aus den Propriozeptoren war zu mächtig.

puffern und es kommt zum Überlaufen des Hauptgefäßes, das wiederum in seiner Kategorisierungsfähigkeit gestört ist.

Wie bereits bei der zentralen Sensibilisierung dargestellt, kommt es auch hier in der Peripherie zu einer erhöhten Schmerzübertragung, einer sogenannten Hyperalgesie. Die zentrale und periphere Sensibilisierung führen also zu einer Verwirrung des zentralen Neurons, das dadurch in eine Alarmsituation versetzt wird und auch auf nicht nozizeptive Reize mit Schmerz reagiert. Dieser Zustand kann Tage oder auch Wochen andauern. Die Kenntnis dieser Zusammenhänge ist besonders für die Therapie und Differenzialdiagnostik lang anhaltender Schmerzen unklarer Ursache wichtig, die häufig auch nach erfolgreichem Therapiebeginn bestehen bleiben können. Das Phänomen wird als Schmerzgedächtnis bezeichnet und lässt sich dadurch erklären, dass die NS- und WDR-Neurone sich nicht nur im Hirnstamm befinden, sondern auch im Thalamus, der seine Informationen wiederum zum Kortex weiterleitet. Auch der Kortex besitzt NS- und WDR-Neurone, die ebenfalls plastischen Veränderungen unterliegen können. Durch diese Weiterleitung und Reizübertragung über die Nervenbahnen in vielen verschiedenen Ebenen des ZNS kommt es zur Entstehung der oben genannten Phänomene nicht nur in der Peripherie, sondern auch in übergeordneten Hirnzentren. Das Schmerzgedächtnis entsteht. Allgemein besteht das Gedächtnis aus vier Phasen:
- Erwerben (Lernen)
- Konsolidieren
- Archivieren (Speichern)
- Abrufen.

Ein wichtiger Bestandteil für den Gedächtnisprozess ist die Wiederholung. In Bezug auf die Entstehung des

Schmerzgedächtnisses kann dies so formuliert werden: (1) Die ersten Schmerzinformationen werden erworben (Übertragung aus der Peripherie in das ZNS analog der Schmerzübertragung; s. oben). (2) Diese Schmerzinformationen werden konsolidiert, d. h. im ZNS auf verschiedenen Ebenen verarbeitet. (3) Danach findet eine Speicherung dieser Informationen in den sekundären und tertiären kortikalen Assoziationsarealen statt, wie bereits bei der Entstehung des chronischen Schmerzes ausführlicher dargestellt wurde. (4) Um nun den Gedächtnisprozess zu vervollständigen, müssen die Informationen, die archiviert wurden, von diesen Assoziationsarealen abgerufen werden. Je häufiger dieser Weg mit den genannten vier Phasen aktiviert wird, desto gefestigter ist das Gedächtnis. Oder anders formuliert: Die Festigung des Schmerzgedächtnisses führt auch zu einem schnelleren Abrufen der Schmerzinformationen, ganz ähnlich wie bei den Prozessen, die das Gedächtnis beim Erlernen einer Fremdsprache durchläuft. Muss man sich zu Beginn des Lernprozesses noch mühsam einzelne Vokabeln ins Gedächtnis rufen, ist man nach häufigem Wiederholen bald in der Lage, die Worte zügig abzurufen und in einen fließenden Sprechtext einzufügen. Dieses gefestigte Gedächtnis ist auch der Grund dafür, dass Patienten mit ausgeprägtem Schmerzgedächtnis bei chronischen Schmerzen auch nach erfolgreichem Therapieansatz längere Zeit noch Beschwerden zeigen können. Trotz Beseitigung der Schmerzursache ist das Schmerzgedächtnis noch aktiv, und der Schmerz bleibt, wenn auch häufig verringert, bestehen. Der Zeitrahmen, der benötigt wird, um ein komplettes Abklingen der Beschwerden zu erreichen, ist individuell sehr unterschiedlich. Faktoren, die hierbei eine Rolle spielen, sind Schmerzdauer und -häufigkeit, Schmerzausmaß, Schmerzursache, Schmerzort, allgemeiner emotionaler Zustand sowie kulturelle Herkunft, Geschlecht und Biografie, also das in der Vergangenheit Erlebte. Auch genetische Faktoren sind für das Ausmaß der Schmerzempfindung verantwortlich, so z. B. die Serotoninausschüttung, der Serotonintransport, Serotoninrezeptorenveränderungen in der postsynaptischen Membran oder anatomische Variationen. Hierbei können selbst Gefäßvariationen zu einer unterschiedlichen Blutzufuhr der besagten Hirnareale führen, und dadurch indirekt die Schmerzwahrnehmung beeinflussen.

Chronische Schmerzen können darüber hinaus mit einem weiteren Phänomen, dem des sogenannten „referred pain", vergesellschaftet sein. Am Beispiel des Kiefergelenks betrachtet findet dabei Folgendes statt: Bei lang anhaltenden Schmerzen im Kiefergelenk wird die Schmerzinformation aus den Rezeptoren der Gelenkkapsel oder der bilaminären Zone über den N. trigeminus in den unteren Kern des Trigeminus weitergeleitet. Wie bereits beschrieben, treten hier auch Informationen von den anderen Hirnnerven ein. Bei länger bestehendem nozizeptiven Input aus dem Kiefergelenk kommt es zu einer Erregung auch der benachbarten konvergierenden Neurone, also von Neuronen, die ihre Informationen nicht vom N. trigeminus erhalten, sondern aus anderen Hirnnervenafferenzen. Durch diese zentrale Sensibilisierung entsteht der „referred pain", also ein Schmerz in Regionen, die eigentlich von anderen Nerven innerviert werden. Im Falle des Kiefergelenkes sind dadurch Schmerzprojektionen in andere Bereiche des Kopfes möglich, wie z. B. ins Temporalisgebiet und in den Frontbereich. Häufig wird auch über ein Augendruckgefühl und vor allem über Schmerz- und Druckgefühl des Ohres berichtet. Aufgrund dieser komplexen Erscheinungsmöglichkeiten bei chronischen Schmerzen des Kiefergelenks müssen bei der Untersuchung eines Patienten immer auch die benachbarten Strukturen des Kiefergelenkes in die Diagnostik einbezogen werden.

In jedem Organ unseres Körpers sind die Interaktion und die Zusammenarbeit der Zellen von großer Bedeutung. Nirgendwo sind sie jedoch so komplex, bedeutungsvoll und/oder kritisch für eine effektive Funktion wie im Nervensystem. Primäre Störungen können diese Interaktion und deren Funktionen dramatisch beeinflussen – der Mensch ist rezeptorgesteuert.

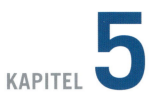

KAPITEL 5

Rainer Heller

Die Beziehung der Okklusion zum kraniosakralen System

Das kraniomandibuläre System (CMS) und das kraniosakrale System (CSS) stehen in unmittelbarer anatomischer Beziehung zueinander. Das kraniosakrale System bezeichnet die Interaktion aller Schädelknochen (Kranium) mit dem Sakrum im Rahmen eines Bewegungsrhythmus, der maßgeblich durch die Liquorzirkulation des Gehirns hervorgerufen ist. Die knöchernen Strukturen des kraniomandibulären Systems (Maxillae, Mandibula, Ossa palatina, Ossa temporalia) sind gleichzeitig Teile des kraniosakralen Systems. Über die Okklusion (Maxillae – Mandibula), die Kiefergelenke (Mandibula – Ossa temporalia) und die an verschiedenen Schädelknochen ansetzende Kaumuskulatur besteht eine unmittelbare Verbindung zwischen den beiden Systemen.

Diesem Sachverhalt entsprechend widmet sich das folgende Kapitel ausführlich dem kraniosakralen System und seiner Beziehung zur Okklusion.

5.1 Das kraniosakrale System[82]

Das Kranium ist aus 22 knöchernen Bausteinen zusammengesetzt; zusätzlich werden je drei Gehörossikel in den Mittelohren und das Os hyoideum dazugezählt. 9 Knochen bilden den Gehirnschädel (Neurokranium), 16 Knochen den Gesichtsschädel (Viszerokranium).

Es werden paarige (z. B. Os temporale) von unpaaren Schädelknochen (z. B. Vomer, Os sphenoidale) unterschieden. Die unpaaren Knochen finden sich in der Mittellinie oder an der Schädelbasis.

Das Sakrum am kaudalen Ende des Systems bildet sich ontogenetisch durch Synostosierung von 5 Sakralwirbelanlagen und hat die mechanische Funktion eines Fundaments für die übrige Wirbelsäule. Als Komponente des Sakropelvis verbindet es die Wirbelsäule mit den unteren Extremitäten.

Die anatomische Beziehung zwischen Schädel und Sakrum gewährleistet der spinale Duraschlauch. Er inseriert in Höhe des zweiten Sakralwirbels am Sakrum und läuft darüber hinaus als Filum terminale externum, die pialen Ausläufer des Filum terminale internum umschließend, in die Bandstrukturen des Steißbeins aus. Am kranialen Ende weist der Duraschlauch mit anatomischer Konstanz Anheftungen am Foramen magnum und an den oberen beiden Halswirbeln Atlas und Axis auf (Abb. 5-1).

Die kraniosakrale Methode der osteopathischen Medizin wurde von W. G. Sutherland (1873–1954) erarbeitet. Sutherland beschäftigte sich seit dem Ende des 19. Jahrhunderts auf der Grundlage anatomischer Beobachtungen an Explosionsmodellen von Schädeln mit der Idee einer globalen Schädelbeweglichkeit. Er postulierte eine regelmäßige Rhythmik dieser Schädelbewegung. Dabei wurde er inspiriert von der

KAPITEL 5 Die Beziehung der Okklusion zum kraniosakralen System

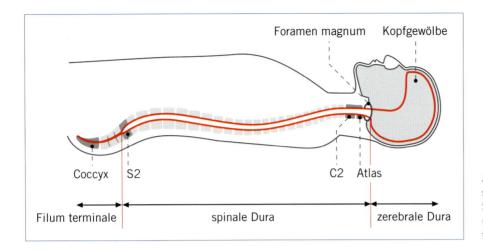

Abb. 5-1 Schematische Darstellung des kraniosakralen Systems mit der Dura mater (in rot) und ihren Anheftungsstellen am Knochen

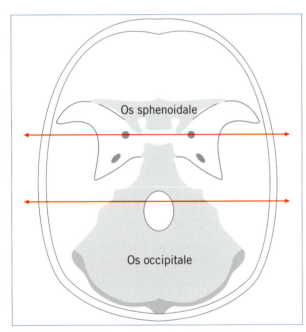

Abb. 5-2 Die Flexion und Extension infolge Rotation um transversale Achsen durch Os sphenoidale und Os occipitale (mit freundlicher Genehmigung mod. nach © Deutsche Gesellschaft für Osteopathische Medizin – DGOM e.V.)

gelenkähnlichen Anatomie der Nähte der einzelnen Schädelknochen. In den Suturen fand sich histologisch zudem eine aus fünf Lagen bestehende, teilweise vaskularisierte Bindegewebsschicht mit einem dichten, von meningeal aus einstrahlenden Innervationsgeflecht[83,84]. Theorie und Technik der Methode fanden Anfang des 20. Jahrhunderts zunächst nur langsam Verbreitung[85]. In der Folgezeit etablierten die Schüler Sutherlands die Methode durch intensive Lehre ihrer weitreichenden praktischen Erfahrungen und durch wissenschaftliche Bearbeitung, was der Methode in der osteopathischen Medizin zu weitreichender Akzeptanz verhalf[86–88] (s. Kapitel 17).

5.2 Der kraniosakrale Bewegungsmechanismus

Sutherland definiert eine Globalbewegung des Schädels, die eine Summe des Bewegungspotenzials der einzelnen Schädelknochen darstellt. Dieses Bewegungspotenzial wurde induktiv anhand umfangreicher anatomischer Analysen, insbesondere der Suturenarchitektur abgeleitet und für jeden einzelnen Knochen des Neuro- und Viszerokraniums beschrieben[88–90].

Die Bewegung der unpaaren Knochen der Schädelbasis und des Viszerokraniums wurde als Flexion und Extension um transversale Achsen erkannt (Abb. 5-2). Davon unterschieden wird die Bewegungsform der paarigen Knochen, da diese symmetrische Bewegungen um jeweils spezifische Achsen im Sinne der Außenrotation während der Flexion und der Innenrotation während der Extension ausführen.

Die Synchondrosis sphenobasilaris (SSB) zwischen Os sphenoidale und Os occipitale kann modellhaft als das zentrale Scharnier des kraniosakralen Bewegungsmechanismus angesehen werden. Abhängig von ihrer

5.2 Der kraniosakrale Bewegungsmechanismus

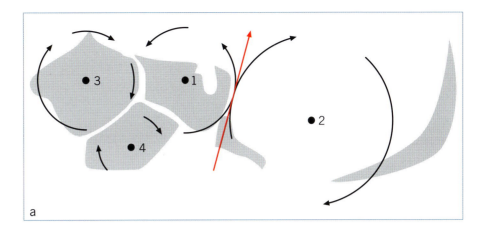

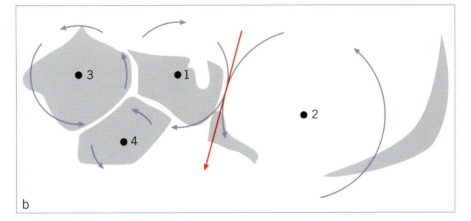

Abb. 5-3a, b Zahnradmechanismus zwischen Os sphenoidale (1) und Os occipitale (2), Os ethmoidale (3) bzw. Vomer (4) während der Flexionsphase (oben, schwarz) und Extensionsphase (unten, blau).

Position in der Bewegungskette relativ zur SSB werden Flexion oder Extension in den übrigen Mittellinienknochen (Os ethmoidale, Vomer) wie im Zahnradsystem eines Uhrwerks oder Maschinengetriebes herbeigeführt (Abb. 5-3).

Synchron zur Flexionsbewegung der SSB führen die paarigen Schädelknochen eine Außenrotation aus, während in der Extensionsphase eine Innenrotation erfolgt. Die Kombination der knöchernen Einzelbewegungen ändert die Gesamtform des Schädels. Apparative experimentelle und auch kernspintomografische Untersuchungen konnten die Änderungen der Schädeldurchmesser darstellen und die rhythmischen Bewegungen der Schädelkalotte beweisen[91–93]. In der Flexions- oder Außenrotationsphase nimmt der Längsdurchmesser des Schädels ab, während der Querdurchmesser zunimmt (Abb. 5-4). Die umgekehrte Situation liegt in der Extensions- oder Innenrotationsphase vor[86,94].

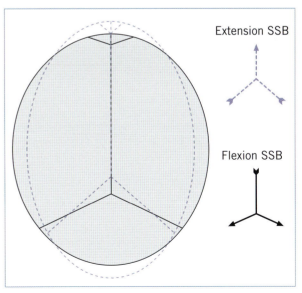

Abb. 5-4 Schematische Darstellung der Formänderungen des Schädels während Flexion und Extension der Synchondrosis sphenobasilaris (SSB) (© Deutsche Gesellschaft für Osteopathische Medizin – DGOM e.V., mit freundlicher Genehmigung mod.).

KAPITEL 5 Die Beziehung der Okklusion zum kraniosakralen System

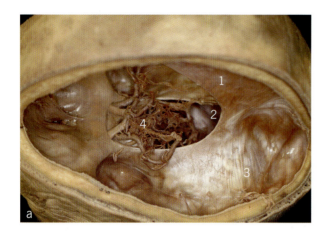

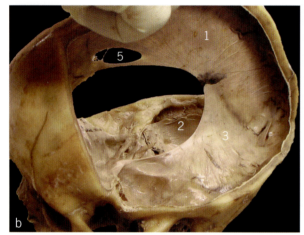

Abb. 5-5a, b Anatomisches Präparat des kranialen Durasystems mit Präparation von Falx cerebri (1), Tentoriumschlitz (2) und Tentorium cerebelli (3) in (a) und (b) sowie subtiler Präparation der neuralen und vaskulären Strukturen der Schädelbasis (4) in (a).
(a) Aufsicht schräg, entfernt sind die Ossa parietalia und Anteile der Ossa occipitalia und frontalia (Präparat und Fotodokumentation von Prof. Dr. M. Beck, Institut für Anatomie am AVT-College für osteopathische Medizin in Nagold, Veröffentlichung mit freundlicher Genehmigung).
(b) Aufsicht halbschräg von rostrolateral (Präparat von Prof. Dr. M. Beck, s. oben, Veröffentlichung mit freundlicher Genehmigung). Häufig findet man Fensterungen der mittleren Falx cerebri (5), bei denen es sich nicht um Artefakte handelt. Abbildung 5-5b zeigt in der linken Bildecke das Viszerokranium.

5.3 Das reziproke membranöse Spannungssystem

Die duralen Hirnhäute (Abb. 5-5) stehen im Ablauf der kraniosakralen Formveränderungen des Organismus in einem reziproken Spannungsverhältnis. Der Spannungsaufbau an der Falx cerebri führt zu einer Spannungsminderung im Tentorium cerebelli. Die Flexion der SSB bewirkt eine Entspannung großer Anteile der Falx cerebri und eine Anspannung wesentlicher Anteile des Tentorium cerebelli. Das Umgekehrte gilt für die Extension des kraniosakralen Mechanismus. Die Summe der Drehpunkte dieser reziproken Bewegung befindet sich in der Verbindungslinie der Falx cerebri mit dem Giebel der beiden Kleinhirnzelte, in der sich der Sinus rectus eingebettet findet. Dieses Areal wurde auch als „Fulcrum von Sutherland" bezeichnet[94,95]. Hier verteilt sich durch eine Kombination aus Dreh- und Scharnierbewegung die Spannung im membranösen duralen System.

Eine zweite membranöse Beziehung entsteht zwischen Falx cerebri und Falx cerebelli einerseits und der spinalen Dura mater andererseits. Durch die Anheftung des anterioren Duralschlauchs am Foramen magnum entsteht in der Flexionsphase eine Spannungserhöhung und damit eine nach kranial gerichtete Bewegung der vorderen spinalen Dura. Gleichzeitig bewegt sich die Dura am hinteren Foramen magnum minimal nach anterior und inferior. Da Duragewebe kaum Elastizität aufweist und die schlauchförmige Dura spinalis in Höhe des ventralen zweiten Sakralwirbels inseriert, folgt das Kreuzbein (Os sacrum) dieser duralen Bewegung und führt eine synchrone Bewegung nach kranial mit einer Drehbewegung durch. Dabei entspricht die kraniosakrale Flexionsphase des Kreuzbeins der aus der manuellen Medizin bekannten Gegennutation, verbunden mit einer kleinen kranialen Bewegung. Entsprechend kippt das Kreuzbein in der Extensionsphase im Sinne der Nutation. Gleichzeitig bewegt es sich nach kaudal (Abb. 5-6).

Die Verbindung zwischen SSB und Sakrum über die Dura mater stellt die zentrale Mittellinienverbindung der kraniosakralen Bewegung dar, ähnlich der Beziehung zwischen Zylinder, Pleuelstange und Kurbelwelle bei einem Kolbenmotor. Sie wird auch als „core-link" bezeichnet[96].

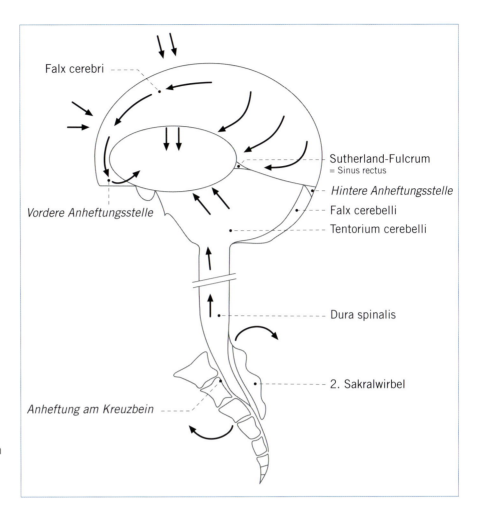

Abb. 5-6 Spannungsänderung der duralen Membranen in der Flexionsphase und die resultierende Gegennutation des Sakrums.

5.4 Der primär respiratorische Mechanismus und der kraniosakrale Rhythmus

Sutherland beeindruckten seine Entdeckungen so sehr, dass die von ihm gefundene Dynamik der Bewegungen von Schädel und Sakrum in Analogie zur Respiration als „primär respiratorischer Mechanismus" und synonym als „primäre Atmung" bezeichnet wurde.

Neben den drei Postulaten eines persistierenden Gelenkmechanismus der Schädelsuturen, der passiven gelenkigen Beweglichkeit des Sakrums zwischen den Hüftbeinen und der Membranspannungen des duralen Systems begründen zwei weitere Grundforderungen das Verständnis des primär respiratorischen Mechanismus (Tab. 5-1).

Tab. 5-1 Komponenten des primär respiratorischen Mechanismus

Die fünf Komponenten des primär respiratorischen Mechanismus
1. Ossärer Gelenkmechanismus der Schädelsuturen
2. Reziproke Membranspannungen des duralen Systems
3. Fluktuation des Liquor cerebrospinalis
4. Inhärente Bewegung des zentralen Nervensystems
5. Passive artikuläre Bewegung des Os sacrum zwischen den Ossa ilia

Die erste dieser Grundforderungen umfasst die Bedeutung der Liquordynamik mit Liquorproduktion (vor allem in den Plexus chorioidei), mit Liquorzirkulation (über die Hirnventrikel in den Subarachnoidealraum)

und Liquorresorption (via Pacchionische Granulationen in die Hirnsinus; via Lamina cribrosa nach retropharyngeal und in durale Lymphendigungen vor allem der Spinalwurzeln). Sie wurde von Sutherland erkannt und im Rahmen des Mechanismus als „Fluktuation des Liquor cerebrospinalis" beschrieben. Spätere kontinuierliche intraventrikuläre und intraspinale Druckmessungen haben verschiedene Formen von rhythmisch undulierenden Liquordruckschwankungen messen können. Dabei wurden neben den vaskulären und respiratorischen Druckänderungen auch andere Druckwellen registriert[97,98]. Die Liquordynamik wird ergänzt durch die Forderung einer inhärenten Bewegung (Motilität) des zentralen Nervensystems. Diese eigenständige rhythmische Formänderung des Hirngewebes wird im Verein mit der Liquordynamik als das Prinzip verstanden, das den Mechanismus antreibt.

Als Resultat der Abläufe im primären respiratorischen Mechanismus entsteht ein rhythmisches, dem Geübten palpatorisch zugängliches Phänomen, das als „kraniosakraler Rhythmus" bezeichnet wird. Es stellt das palpable physiologische Korrelat der Funktion des kraniosakralen Systems dar und basiert auf den fünf axiomatischen Grundforderungen des primär respiratorischen Mechanismus (s. Tab. 5-1).

Der kraniosakrale Rhythmus setzt sich im gesamten Organismus durch. Damit wird er ubiquitär am Körper palpatorisch erfassbar und kann ergänzend diagnostisch und therapeutisch auch bei peripheren Körper- und Organstörungen genutzt werden. Eine besondere Korrelation besteht zwischen dem kraniosakralen Rhythmus und anderen Körperrhythmen, hier insbesondere zur „sekundären Atmung" – also den respiratorischen Abläufen der Atmung im Rippenthorax, in den Lungen und im Zwerchfell. Einatmung akzentuiert die Flexion oder Außenrotation, Ausatmung die Extension oder Innenrotation des kraniosakralen Mechanismus.

Der kraniosakrale Rhythmus oszilliert mit einer Frequenz von 8 bis 14 Hz. Amplitude, Qualität, Symmetrie und Verteilung der Schädeloszillation auf die einzelnen Schädelregionen erlauben die differenzialdiagnostische Eingrenzung auf Art und Ort eventueller Dysfunktionen. Es stellt sich also die Frage der Lokalisation und die Frage, ob sich die Störung im Knochengewebe (intraossär), in einer Schädelnaht (sutural) oder in der Hirnhaut (membranös) befindet. Woher rührt die Störung? Ist sie primär lokal entstanden (z. B. nach traumatischer Geburt, Schädelprellung oder bei psychoemotionalen Ereignissen) oder ist sie wie bei einer CMD sekundär fortgeleitet über die Krafttrajektorien des Gesichtsschädel in die Frontobasis bzw. über das Kiefergelenk in die Schläfenbeine. Welche Rolle haben Atlas und Axis als Schaltstelle zwischen Wirbelsäule und Schädel? Welchen Anteil haben aufsteigende Dysbalancen aus gestörten myo- und viszerofaszialen Strukturen, die ja sämtlich in Kontinuität zur äußeren Schädelbasis stehen. Die Erfassung subtiler kraniosakraler Tastbefunde und die Beantwortung solcher Fragen setzt Ausbildung und eine intensive Schulung kinästhetischer Fähigkeiten voraus.

5.5 Kraniosakrale Bewegungsmuster einzelner kraniomandibulär relevanter Schädelknochen[99]

Besondere Bedeutung bei der Betrachtung der kraniosakralen Zusammenhänge im CMS haben die paarigen Ossa temporalia, die Maxillae und die Mandibula sowie die als Schaltknochen zwischen Gehirn- und Gesichtsschädel interponierten Ossa palatina.

5.5.1 Os temporale

Durch Anlagerung an die Ossa temporalia bilden sich die embryologisch sekundären Temporomandibulargelenke (Kiefergelenk). Es formt sich eine sinusförmig geschwungene Gelenkpfanne präaurikulär. Das transversale Gleiten bei Mundöffnung wird im oberen temporodiskalen Gelenkkompartiment durch die nach anterior deszendierende Anatomie der Tubercula articularia gewährleistet.

Die Gelenkpfanne wird durch die Pars squamosa und die Pars petrosa gebildet. Dazwischen behält die Fissura petrosquamosa zeitlebens als Durchtrittspforte der Chorda tympani eine erhebliche Bedeutung bei

5.5 Kraniosakrale Bewegungsmuster einzelner kraniomandibulär relevanter Schädelknochen

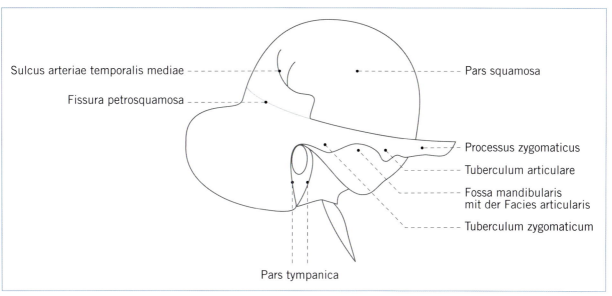

Abb. 5-7 Schematische Darstellung des rechten Os temporale von lateral.

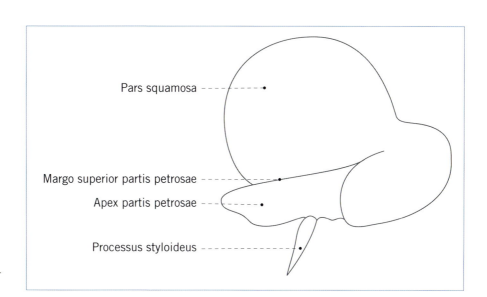

Abb. 5-8 Schematische Ansicht des rechten Os temporale von posteromedial.

dezentrierenden oder degenerativen Veränderungen des Kiefergelenks. Bei der Geburt besteht das Os temporale aus drei noch nicht fusionierten Knochenteilen, der Pars squamosa, der Pars tympanica und der Pars petromastoidea, die im Verlaufe des ersten Lebensjahres verknöchern (Abb. 5-7). Der Pneumatisierungsprozess der Mastoidzellen setzt erst anschließend ein.

Durch die exponierte Lokalisation der Schläfenbeine und ihre zentrale topografische Relation zu wichtigen Strukturen sowohl des CMS als auch des Gesamtorganismus erklärt sich ihre Bedeutung für das kraniosakrale System. Entlang der intrakraniellen Kante des Felsenbeins (Abb. 5-8) setzen die anterioren Ausläufer des Kleinhirnzelts an, was eine direkte Interaktion mit dem System der reziproken Spannungsmembranen bedingt. Die Pars petrosa begrenzt Teile der mittleren und hinteren Schädelgrube und bildet mit der Impressio trigemini ein Bett für das Ggl. trigeminale

KAPITEL 5 Die Beziehung der Okklusion zum kraniosakralen System

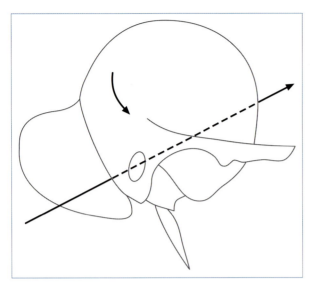

Abb. 5-9 Schematische Darstellung des rechten Os temporale von lateral mit Andeutung der Außenrotation um die kraniosakrale Rotationsachse.

und mit dem Os sphenoidale eine anatomische Wiege für die drei Nervenstämme des Ganglions. Die äußeren und die inneren Partien des Hörorgans und der sensorische Teil des Gleichgewichtsorgans sind integraler Bestandteil der Partes petrosa et tympanica. Die Tuba auditiva Eustachii entlüftet und belüftet das sonst hermetisch von der Umgebung abgeschottete Mittelohr. Sie schafft eine direkte Verbindung zum pharyngealen Muskelschlauch und zum viszeralen System.

Die Beziehungen zu wichtigen Nachbarstrukturen sind zahlreich und wir finden vaskuläre (A. carotis int., V. jugularis und Sinus sigmoideus, A. labyrinthi und A. meningea media) und zentralnervöse Elemente (Ggl. trigeminale Gasseri und Hirnnerven III bis VIII, Temporallappen und Kleinhirn, Sympathikus via Gefäßplexus und parasympathische Begleitfasern des N. facialis, Chorda tympani).

Von extrem wichtiger Bedeutung ist die Nachbarschaft zum Foramen jugulare. Hier verlaufen so essenzielle Strukturen wie die venösen Drainagegefäße des kranialen ZNS und neurale Strukturen der Hirnnerven. Der N. glossopharyngeus (IX) mit seinem Ggl. superius befindet sich wie der zufließende Sinus petrosus inferior (Drainage des Sinus cavernosus mit Verlauf an der unteren Felsenbeinkante) im vorderen Abschnitt des Foramens. Der N. vagus (X) mit seinem superioren und inferioren Ganglion sowie der N. accessorius (XI) verlaufen mit der A. meningea posterior durch das hintere Foramen. Hervorgehoben sei dabei, dass der N. vagus den Hauptteil der parasympathischen Aktivität des Organismus bewältigen muss. Funktionseinschränkungen der durchtretenden neurologischen und vaskulären Elemente des Foramens durch kraniosakrale Dysfunktionen des Os temporale sind vorstellbar und werden in der Osteopathischen Medizin häufig diagnostiziert.

Die Nachbarschaft zu suturalen, ligamentären und myofaszialen Geweben ist vielfältig. Zunächst wirkt die Verzapfung der Pars petrosa zwischen Keilbein und Hinterhauptsbein ähnlich einem Verschraubungsmechanismus. Die zentrale Scharnierbewegung wird nach lateral in die Rotationsbewegungen der paarigen Schädelknochen umgesetzt und über die komplexe Suturenmorphologie auf das Schädeldach übertragen. Die Procc. zygomatici führen dabei die Bewegungen des Viszerokraniums wie an Zügeln.

Interaktionen mit dem myofaszialen System können über die Pars mastoidea entlang der Ansätze des M. sternocleidomastoideus nach anterokaudal oder entlang des hinteren Bauchs des M. digastricus nach hyoidal und mental, über den Proc. styloideus via M. stylohyoideus zum Os hyoideum und über das Lig. stylomandibulare – ein Relikt des zweiten Kiemenbogens – mit dem Unterkieferwinkel bestehen. Klinisch beobachtet man häufig Dysfunktionen nach Akzelerations-/Dezelerationstraumen (Schleudertraumen).

Durch die Faszie des M. temporalis und dessen Insertionen liegt Kontinuität zum muskulären Kausystem vor. Basale Insertionen von Halsfaszien und Pharynx präformieren die Wege dysfunktioneller Verkettungen in Halsweichteile und Eingeweide.

So ist es wohl die Vielfältigkeit dieser Bezüge gewesen, die Magoun veranlasste, das Os temporale als „troublemaker of the head" zu bezeichnen[79].

Die Rotationsachse der Ossa temporalia verläuft in Richtung der Felsenbeine schräg nach medial mit anteriorer Komponente (Abb. 5-9). Das Kiefergelenk ist vor der Drehachse lokalisiert und wird durch unilaterale Gelenkkompression eine Innenrotation des Schläfenbeins induzieren, während eine Traktion manuell oder durch Schienenversorgung eine

Außenrotationsstellung bewirken kann. Alle hinter der Drehachse inserierenden Muskeln beinhalten eine Innenrotationskomponente, alle anterior dieser Linie inserierenden Muskeln eine Außenrotationskomponente. So sollte die isolierte Aktivierung des M. temporalis über den Muskelansatz am Proc. coronoideus eine Außenrotation hervorrufen, während die Verspannung eines M. sternocleidomastoideus, z. B. beim Torticollis, durch den Ansatz am Proc. mastoideus eine Innenrotation erzeugen wird. Selbstverständlich sind isolierte Betrachtungen solcher Zusammenhänge in dem vielfältigen Konzert der angreifenden Kraftvektoren akademisch. So kann der M. temporalis in funktionell verschiedene Anteile untergliedert werden. Das vordere Drittel weist einen vertikalen Muskelfaserverlauf auf und die längsten Fasern inserieren an der Linea temporalis des posterioren Os frontale und des anterioren Os parietale. Durch die kombinierte Wirkung bei Ansteuerung dieser Fasern auf die Squama temporalis und die resultierende Kiefergelenkskompression beim Mundschluss wird eine Innenrotation resultieren.

Die Notwendigkeit einer harmonischen Ausgewogenheit aller beeinflussenden Faktoren auf das kraniosakrale System unterstreicht die Bedeutung der Okklusion, des Kiefergelenks und der Kaumuskulatur im Gesamtensemble.

5.5.2 Mandibula

Die Mandibula entwickelt sich ontogenetisch membranös aus beidseitigen Anlagen und wird als paariger Knochen verstanden, der kraniosakral einer Außen- und Innenrotation unterliegt. Die Bewegungen der Kiefergelenksköpfchen folgen den Bewegungen der Fossa articularis ossis temporalis, was einer Medialisierung der oberen Anteile der Rami ascendentes bei der Außenrotation des Os temporale entspricht. Gleichzeitig führen die Kieferwinkel eine gegenläufige Lateralisierungsbewegung aus. Die Rami horizontales spreizen sich dadurch auf, was den Unterkiefer sagittal verkürzt und transversal breiter macht. Das Umgekehrte läuft bei der Innenrotation des Os temporale, also der Extension des kraniosakralen Mechanismus ab (Abb. 5-10). Störanfälligkeit und Kompensationspotenzial der Mandibula sind gleichermaßen erheblich.

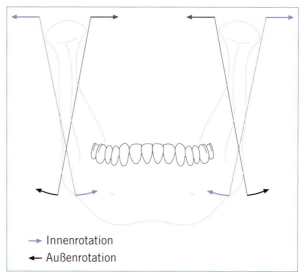

Abb. 5-10 Die Mandibulabewegungen im Ablauf des kraniosakralen Rhythmus.

Dysfunktionen durch Verdrehungen oder Zwangsstellungen einzelner Zähne finden sich oft. Durch adäquate osteopathische Behandlung dieser Zähne lassen sich pathologische Spannungsmuster in den angrenzenden Kieferknochen beseitigen. Man kann diese Befunde typischerweise passager als Ausdruck einer effektiven Therapie bei kieferorthopädischer Versorgung beobachten. Bei symptomatischen Patienten muss dann begleitend manuell-osteopathisch behandelt werden. Eine weitere häufige Ursache stellen die verschiedenen Formen der Okklusionsstörungen dar. Anpralltraumen und Schläge bewirken kurzzeitig asymmetrische Torquierungen, die je nach Kraftvektor zu gleich- oder gegensinnigen Wirkungen auf die Kiefergelenke und damit die Ossa temporalia führen. Bizarre, meist suturale Dysfunktionen im kraniosakralen System sind die Konsequenz. In der Knochensubstanz der Mandibula werden anschließend intraossäre Läsionen (kernspintomografisch als „Bonebruises" bekannt) feststellbar. Die diversen Muskelansätze von M. temporalis, M. masseter und M. pterygoideus medialis über Mundboden- und suprahyoidale Muskulatur bis hin zu den Ansätzen der Halsfaszien bieten bei muskulärer Dysbalance oder zentripetaler Störungsausbreitung aus der Körperperipherie weitere pathogenetische Faktoren, die intraossäre Verspannungen

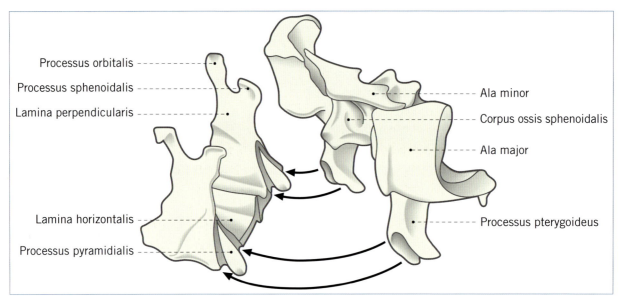

Abb. 5-11 Os palatinum (links) und Os sphenoidale (rechts) mit Darstellung ihrer anatomischen Beziehungen.

hervorrufen können. Im Kindes- und Jugendalter kommen Störungen der Entwicklung des CMS vor, die bis hin zu Gesichtsskoliosen reichen können.

Durch die kraniosakrale Palpation der Mandibula werden lokale Störungen erfasst und lokalisiert.

5.5.3 Os palatinum

Die Gaumenbeine sind zwischen Maxillae und Os sphenoidale lokalisiert und kommunizieren mit Gehirn- und Gesichtsschädel. Sie stellen somit die dorsale Schaltstelle zwischen beiden Systemen dar. Sie grenzen dorsal die großamplitudigen, dural dominierten neurokraniellen Bewegungen von den niedrigamplitudigen viszerokraniellen Bewegungen ab. Sie müssen die Anforderungen an einen Amplitudendämpfer erfüllen. Aus mehreren dünnen Lamellen filigran zusammengesetzt, ähneln sie in der Form einem Abdruck der benachbarten Knochenstrukturen oder einer erstarrten Dichtungsmasse zwischen den benachbarten Schädelknochen. Ihr komplizierter dreidimensionaler Aufbau erschwert es dem Anatomen erheblich, die Gaumenbeine in toto unversehrt aus dem Schädelknochen zu präparieren. Morphologisch fallen horizontale und vertikale Lamellen auf, die die dorsalen Abschnitte des harten Gaumens, des Nasenboden und der lateralen Nasenwand formen. Die vertikalen Lamellen fügen sich zwischen die lateralen und medialen Kämme der Processus pterygoidei ossis sphenoidalis. Sie verlaufen in kraniokaudaler Richtung von anteromedial nach posterolateral wie Schienen, auf denen die Procc. pterygoiden gleiten. Im unteren Anteil verdickt sich diese Schiene auf jeder Seite und bildet den Proc. pyramidalis aus (Abb. 5-11). Ein nach kraniolateral abzweigender Fortsatz jedes Gaumenbeins erreicht die Orbitaspitze am Orbitaboden und hat eine enge anatomische Relation zum N. infraorbitalis (V_2), weshalb die Gaumenbeine differenzialdiagnostisch bei einem entsprechenden Gesichtsschmerz berücksichtigt werden sollten.

Das Ganglion sphenopalatinum ist in unmittelbarer anatomischer Nähe in der Fossa pterygopalatina lokalisiert. Hierdurch ergeben sich Störungsmöglichkeiten des Ganglions, die sich in neurovegetativen Symptomen der Nebenhöhlen und Nasenschleimhaut (Parasympathikus mit Umschaltung im Ganglion) und in verstärktem Tränenfluss (Sympathikus ohne Umschaltung im Ganglion) äußern können. Beim Clusterkopfschmerz soll das Ganglion involviert sein.

M. pterygoideus medialis und lateralis konvergieren am Proc. pyramidalis, weshalb Muskeldysbalancen die Bewegungskinetik stören und Einkeilungen des Proc. pyramidalis im Proc. pterygoideus bewirken. Eine primäre, möglicherweise traumatische Dysfunktion in diesem Bereich würde vice versa eine muskuläre Dysbalance im CMS hervorrufen.

Sekundäre Dysfunktionen der Ossa palatina im Sinne von fortgeleiteten Störungen aus der SSB oder aus dural membranösen Verspannungen werden beobachtet. Der überwiegende Anteil palatinaler Läsionen ist jedoch traumatischer und iatrogener Genese. Hier sind direkte Anpralltraumen nach Unfällen, Stürzen und Schlägen, aber auch zahnheilkundliche (Extraktionen, lange Mundöffnung, Kronen, Füllungen und Zahnersatz mit Fehlkontakten) und kieferorthopädische (z. B. Oberkieferverblockung) Interventionen zu erwähnen. Es lässt sich die superiore von einer inferioren Fixation beim Os palatinum abgrenzen. Schwieriger als die Therapie dieser Dysfunktionen ist deren Diagnose. Eine entsprechende Störung wird oft schlichtweg nicht in die differenzialdiagnostischen Betrachtungen einbezogen. Mitchell Jr. hat das Os palatinum in Analogie zum Os temporale als „troublemaker of the face" bezeichnet[100].

5.5.4 Maxilla

Während die paarigen Gaumenbeine die Amplitude der Flügelfortsätze des Keilbeins abfedern und die Bewegungen der Nachbarknochen mitformen, folgt die Mittellinie der Flexion und Extension der unpaaren Mittellinienknochen, wobei das Keilbein das Ethmoid und den Vomer zahnradförmig mitführt. Die Verwringung der Gaumenbeine bewegt dabei die hinteren Maxillapfeiler im Sinne der Außen- und Innenrotation (Abb. 5-12). Diese Bewegungskomponente wird zusätzlich lateral über die Jochbeine via Procc. zygomatici durch die außenrotierenden Ossa temporalia wie an Zügeln geführt.

Der deutsche Name des Vomers („Pflugscharbein") verdeutlicht anschaulich seine kraniosakrale Bedeutung. Der Keilbeinkörper überträgt über diesen lamellären Mittellinienknochen die Flexion und Extension auf die medialen Abschnitte der Maxillae, indem sein rostrokaudaler Ausläufer wie ein Pflug in einer anatomisch komplizierten Sutur reitet, die diese am Boden des Cavum nasi oberhalb der Sutura intermaxillaris ausbilden[90]. Der harte Gaumen folgt der stempelartigen Exzenterbewegung des Vomers, wobei die Extension ein höheres („gotisches"), die Flexion ein flacheres („romanisches") Gewölbe der hinteren palatinalen Maxillafortsätze induziert (Abb. 5-13).

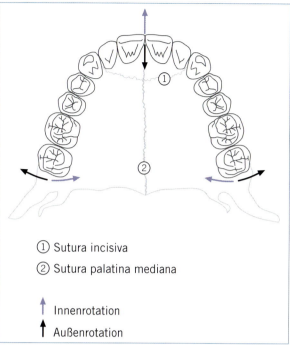

① Sutura incisiva
② Sutura palatina mediana

↑ Innenrotation
↑ Außenrotation

Abb. 5-12 Schematische Aufsicht auf den knöchernen Gaumen mit Darstellung der kraniosakralen Bewegungen der Maxillae in der Transversalebene.

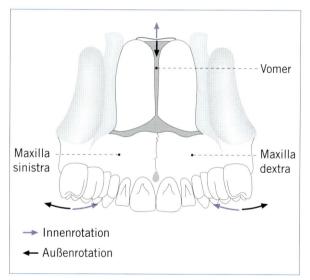

→ Innenrotation
← Außenrotation

Abb. 5-13 Schematische Aufsicht auf den knöchernen Gaumen von dorsal mit Darstellung der kraniosakralen Bewegungen von Vomer und Maxillae in der Frontalebene.

Die Resultante der einzelnen Komponenten der maxillären Dynamik lässt sich vereinfachend auch über die Bewegungsachsen der Ossa frontalia beschreiben, da beide Knochen die gleiche Rotation um

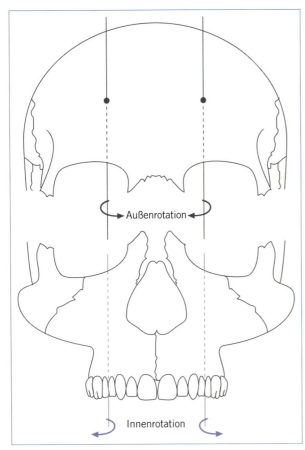

Abb. 5-14 Schematische Darstellung der kraniosakralen Bewegungen der Maxillae in Bezug auf die Ossa frontalia.

eine kraniokaudale Achse im Sinne einer Außen- und Innenrotation durchzuführen scheinen (Abb. 5-14).

Die paarigen Maxillae können nicht nur in ihrer formgebenden Funktion als zentraler Bestandteil des Gesichts angesehen werden. Sie beherbergen auch die Nasen- und Tränenwege sowie die Kieferhöhlen, sie halten die obere Zahnreihe über ihre Procc. alveolares und stützen die Augäpfel, indem sie den Boden der Orbitae bilden. Sie leiten die Aufzweigungen des zweiten Trigeminusastes (N. infraorbitalis und Rami alveolares) und bieten myofaszial dem M. buccinator und damit der Fascia buccopharyngea sowie der mimischen Muskulatur Insertionsflächen.

Die Maxillae leiten die beim Kauen auftretenden Kompressionskräfte über Krafttrajektorien in den Schädel. Die medialen Trajektorien oder Stirnnasenpfeiler leiten den Kaudruck aus der Region der Inzisivi und der Prämolaren via Procc. frontales maxillae nach frontomedial. Diese Trajektorien setzen sich entlang des Verlaufs der Sutura metopica ossis frontalis zur Sagittalnaht fort. Eine weitere Trajektorie zweigt jeweils in den orbitalen Bereich der Frontobasis ab. Molare Kaubelastungen werden über die horizontalen und vertikalen Jochpfeiler wie von einer Weiche im Os zygomaticum auf den Orbitarahmen sowie auf das laterale Os frontale, das Os sphenoidale und auf das Os temporale verteilt (Abb. 5-15).

5.6 Okklusion und Otologie

5.6.1 Epidemiologie

Der Zusammenhang zwischen der Okklusion und den Innenohrempfindungsstörungen Hörsturz, Tinnitus und Schwindel kann als nicht abschließend untersucht gelten. Epidemiologische Studien legen Korrelationen nahe. Ciancaglini et al. fanden bei 815 Patienten signifikante Beziehungen zwischen Hypakusis, Schwindel und CMD, jedoch nicht zwischen Tinnitus und CMD[101]. Patienten nach sensorineuralen Hörverlusten (vulgo: Hörsturz) weisen häufiger als Personen aus Vergleichskollektiven Störungen im CMS auf[102]. Tinnitus ist jedoch ein oft persistierendes Begleitphänomen nach sensorineuralen Hörstörungen. Bei 95 % der Tinnitus-Patienten finden sich auch Hörminderungen[103,104]. Bei CMD-Patienten liegen die Prävalenzen für Ohrgeräusche zwischen 3,8 % und 7,3 %[105,106]. CMD-Symptome finden sich bei Tinnitusbetroffenen hingegen häufig und die angegebenen Zahlen schwanken zwischen 33 und 60 %[107,108]. Eine Okklusionsschienentherapie der CMD ist in der Lage, Ohrgeräusche zu verbessern[109].

5.6.2 Phylogenese und Neurophysiologie des N. trigeminus

Das CMS ist keine spezifische Errungenschaft der Wirbeltiere. In der Evolution konnten sich aber kieferlose Vertebraten, als deren alleinige Vertreter die Neunaugen und die Schleimaale übrig geblieben sind, nicht durchsetzen. Einerseits zeigen kieferlose Vertebraten

5.6 Okklusion und Otologie

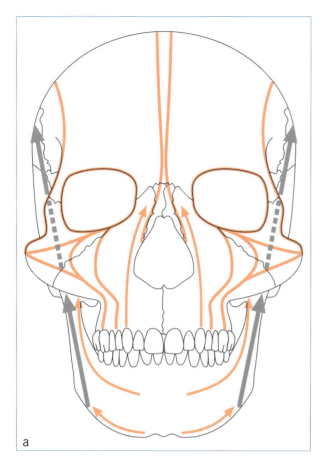

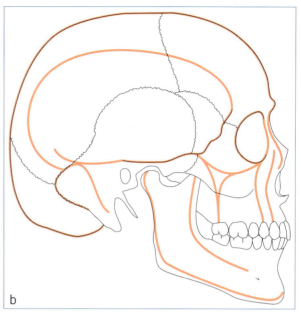

Abb. 5-15a, b Trajektorien der Kraftfortleitung aus dem kraniomandibulären System in die Schädelkalotte. (a) Ansicht von frontal, (b) Ansicht von lateral.

nur ein archaisches Immunsystem[110], andererseits geht erst das Auftreten des Kiefergelenks und dessen komplexer neuronaler Verschaltung im Hirnstamm mit der Entwicklung höherer Lebensformen einher. Die Entstehung des kraniomandibulären Systems (CMS) scheint in der Evolution einen der wesentlichen Entwicklungsschritte darzustellen, der den Milieuwechsel vom Wasser zum Land durch die Entwicklung eines leistungsfähigen Gleichgewichtssinns ermöglichte.

Bei primitiven Wirbeltieren bildet sich das Kiefergelenk aus dem ersten Schlundbogen (synonym: Kiemenbogen, Pharyngealbogen), dem sogenannten Mandibularbogen. Leitnerv ist der N. mandibularis (V_3). Auf der Stufe des Übergangs zum Landleben bei den Amphibien bildet sich ein Mittelohr. Als eines der Schlüsselmerkmale aller Säugetiere gilt der dreigliedrige Aufbau der Hörknöchelchen. Dabei sollen sich Hammer und Amboss aus dem primitiven Kiefergelenk ableiten, was neuerdings aber nicht unwidersprochen blieb[111,112]. Stapes, M. stapedius und Os hyoideum leiten sich aus dem zweiten Schlundbogen her, dessen Leitnerv der N. facialis (VII) ist. Der N. glossopharyngeus (IX) begleitet den dritten Schlundbogen. Der N. abducens (VI) und der N. vestibulocochearis (VIII) verschalten sich räumlich zwischen diesen Schlundbögen und gehen besondere neuronale Vernetzungen mit den Leitnerven der Schlundbögen ein. Irritation eines Labyrinths oder des N. vestibularis ruft bekanntlich das Phänomen des horizontalen Nystagmus, der über den N. abducens efferent geleitet wird, hervor. Als embryologisches Korrelat der neuralen Vernetzung zwischen Cortex und Thalamus wurden kürzlich sogenannte „subplate neurons" lokalisiert[113,114]. Ähnliche zelluläre Mechanismen könnten zwischen Neuralrohr und Schlundanlagen (Hirnnervenplakoden) aktiv sein und die Vernetzung der Hirnstammzentren bewirken.

Die embryonalen Entwicklungsschritte laufen strikt reguliert ab, wobei Genorte der Homöoboxfamilie und die verschiedenen genetischen Transkriptionsfaktoren zeitgerecht exprimiert werden müssen[115–117].

Für das trigeminale System sei an dieser Stelle auf die Besonderheit der Divergenz der somatosensiblen Afferenzen der pseudounipolaren Neurone im Ncl. mesencephalicus hingewiesen. Synaptische Umschaltungen im Nucleus finden nicht statt. Die Axone dieser Neuronen werden erst in den Zielkerngebieten umgeschaltet. In Analogie könnte man vom Spinalganglion des N. trigeminus sprechen. Die Axone divergieren einerseits zum Ncl. motoricus n. trigemini und haben damit eine Wirkung an der trigeminal innervierten Muskulatur. Sie divergieren andererseits über die Formatio reticularis zum limbischen System, zum aufsteigendem retikulären Wecksystem und zu ins Rückenmark absteigenden nozifensiven Bahnen mit inhibierenden Synapsen an den Wide Dynamic Range Neuronen (WDR-Neuronen) der Hinterhörner. Des Weiteren projizieren sie in den nozizeptiven Ncl. spinalis n. trigemini, wo Informationen aus den unteren Hirnnerven VII und IX bis XI sowie den oberen Zervikalwurzeln zusammentreffen, was einer zervikotrigeminalen Konvergenz entspricht. Ein weiterer Adressat der Axone aus dem Ncl. mesencephalicus ist das Vestibulocerebellum, in dem die Informationen zur Koordination und Steuerung von Körperbewegungen verarbeitet werden. Es bestehen sogar – vorwiegend über den Ramus mandibularis des N. trigeminus – histochemisch bewiesene neurologische Beziehungen zu cochleären Gefäßstrukturen[118], zu den cochleären Kerngebieten[119,120] und zum vertebrobasilären Gefäßsystem[121].

So führt die Ausbildung des sekundären Kiefergelenks durch Anlagerung der Mandibula an die Squama temporalis (Squamosum-Dental-Gelenk der Evolutionsbiologen) zu einer neurologischen Integration des Trigeminussystems in den Hirnstamm und den Gesamtorganismus. Die afferenten und efferenten neuronalen Verflechtungen des N. trigeminus haben bei der Einbindung der Kiefergelenke und des CMS in den Gesamtorganismus herausragende Bedeutung. Sie erklären die Beziehung der Okklusion zu Gesichts- und Kopfschmerzsyndromen, HNO-Symptomen, absteigender Schmerzmodulation, Anbindung an die Kopfgelenke und Halsmuskulatur und zu psychopathologischen Entwicklungen.

5.6.3 Tinnitus

Die Definition eines Tinnitus umfasst die Perzeption eines Hörphänomens bei fehlender äußerer Geräuschquelle. Die Lebenszeitprävalenz für Tinnitus beträgt für kurze akute Attacken 45 %[122]. Man unterscheidet einen akuten (< 3 Monate), einen subakuten (3 bis 6 Monate) und einen chronischen Tinnitus (> 6 Monate).

Es werden objektive Formen mit substanziellem Nachweis einer Geräuschquelle (Hämangiome, AV-Fisteln, Hypertonie mit pulssynchronem Hämmern, Knacken bei Tubendysfunktionen etc.) von subjektiven Formen unterschieden. Zenner grenzt beim subjektiven Tinnitus periphere Formen mit Innenohrperzeptionsstörung (sensorineural) oder Schallleitungsstörung von einer zentralen Form ab. Nach dem Mechanismus der Entstehung des sensorineuralen Tinnitus sollte untergliedert werden in einen Motortinnitus (Typ I) mit gestörter Funktion der äußeren Haarzellen, einen Transduktionstinnitus (Typ II) und einen Transformationstinnitus (Typ III) mit Störung der inneren Haarzellen und einen extrasensorischen Tinnitus (Typ IV) mit Störung der vaskulären Versorgung[123].

Tinnitusauslöser schädigen vorwiegend direkt die Cochlea (Tab. 5-2). Häufig kann ein Zustand nach Hörsturz eruiert werden, wobei ein Hörsturz auf subzellulärer Ebene vermutlich durch neurokininduzierte Gefäßspasmen (Substanz P u. a.) im Versorgungsbereich der A. labyrinthi erklärt werden kann[124]. Andere Ursachen finden sich in Lärmtraumen, nach Virusinfektionen, bei ototoxischer Pharmakotherapie oder nach Barotraumen in der Folge von Flugreisen oder Tauchurlauben. Psychoemotionaler und psychosozialer Stress begleiten die Symptomatik und kommen auch als genuine Auslöser infrage. Intrakranielle Raumforderungen (Akustikusneurinom, zerebellopontine Meningeome etc.) und neurodegenerative Erkrankungen (Encephalomyelitis disseminata, hypertensive Enzephalopathie etc.) tragen nur einen verschwindend geringen Teil zur Häufigkeitsverteilung der Tinnitusauslöser bei.

In vielen Fällen bleibt die Ursache des Tinnitus kryptogen, weshalb man auch von idiopathischem Tinnitus spricht, häufig wird dieser Tinnitus als „zentrale Form" eingeordnet.

Aktuelle neurophysiologische Untersuchungen stützen eine Hypothese, die dem Ncl. cochlearis dorsalis eine besondere Bedeutung für die Tinnitusätiologie beimisst[125]. Lokale Neurostimulation erhöht die Tinnituslautstärke, Tinnitusauslöser wie Lärm und Cisplatin erzeugen eine persistierend erhöhte elektrische Aktivität, und diese entspricht derjenigen bei normaler Stimulation durch Töne. Zudem zeigten Versuchtiere (Meerschweinchen) nach Induktion solcher Hyperaktivitäten tinnitusadäquate Verhaltensmuster, die ein entsprechendes Perzept nahelegen. Das Kernzentrum integriert polysensorisch, da es bimodale Neurone enthält und eine erhebliche Plastizität besitzt. Plastizität wird auf zellulärer Ebene als Übergang vom Kurz- zum Langzeitgedächtnis durch Ausbildung entsprechender interneuronaler Synapsen definiert[126,127]. Der Ncl. cochlearis dorsalis erhält Afferenzen aus dem Gebiet des N. trigeminus[128,129], was den modulierenden Einfluss, den viele Tinnituspatienten bei Bewegungsmanövern im Kopfbereich empfinden, verständlich macht[120]. Zudem gibt eine akute periphere Deafferenzierung (Hörverlust) durch die polysensorische Verschaltung Anstoß zu einem Reintegrationsprozess mit neuronaler Hyperaktivität im dorsalen Hörkern. Diese scheint das neurophysiologische Korrelat des Tinnitus darzustellen.

Tinnitus ist ein Symptom, das multikausal induziert wird. Seine klinische und psychophysische Präsentation kann nur individuell verstanden werden. Die Ausprägung einer eventuellen Begleitsymptomatik basiert auf der wahrnehmungspsychologischen Integration des Ohrgeräuschs durch den Patienten. Diese wiederum findet ihr Substrat in den komplexen neuralen Netzwerken, die von den Innenohrprojektionen mit Hirnstamm- und Mittelhirnkernen eingegangen werden und die auf jeder Etage komissural zur Gegenseite sowie zu höheren Zentren im limbischen System und in die kortikalen akustischen Assoziationszentren projizieren. Im zeitlichen Verlauf wird die Symptomatik

Tab. 5-2 Induktoren einer Tinnitusentwicklung.

Cochleäre Ursachen
1. Hörsturz mit Tinnitus
2. akuter kryptogener Tinnitus (psychoemotionaler Stress? hereditär?)
3. Lärm-/Knalltrauma
4. postkontusionelle Innenohrschäden
5. Innenohrbarotrauma
6. Innenohrdekompressionskrankheit
7. bakterielle und virale Infektionen

vom Patienten subjektiv deshalb häufig auch auf dem gegenseitigen Ohr wahrgenommen, also als beidseitig empfunden, was dann manchmal nicht als Ohrgeräusch, sondern als Kopfgeräusch wahrgenommen wird.

Auf mögliche Therapieoptionen bei Tinnitus und Schwindel wird ausführlich in Kapitel 16.5 eingegangen.

5.6.4 Schwindel

Die Beurteilung der Einflüsse pathologischer Zustände im CMS und der Bedeutung afferenter Informationen des N. trigeminus auf die Induktion eines so uncharakteristischen Symptoms wie Schwindel ist noch schwieriger als beim Tinnitus. Eine Innervation vaskulärer Gewebe der Bogengänge durch den N. trigeminus konnte bisher nicht nachgewiesen werden. Das Labyrinth ist aber durch seine Kerngebiete im Hirnstamm, den Nucleus lateralis (Deiters) und den Nucleus medialis (Schwalbe) eng mit den Augenmuskelkernen, der Halsmuskulatur und dem extrapyramidalen System verschaltet. Trigeminale Afferenzen zum Vestibulozerebellum über den Nucleus mesencephalicus sollen über den Tractus mesencephalicus trigeminalis Probst[130–132] bestehen[133]. Unser Gleichgewichtsorgan ist eng in die Steuerung der Körperhaltung und die Steuerung der Körperbewegungen eingebunden und es erfordert die Integration afferenter Informationen aus Augen, Halsmuskulatur und peripherer

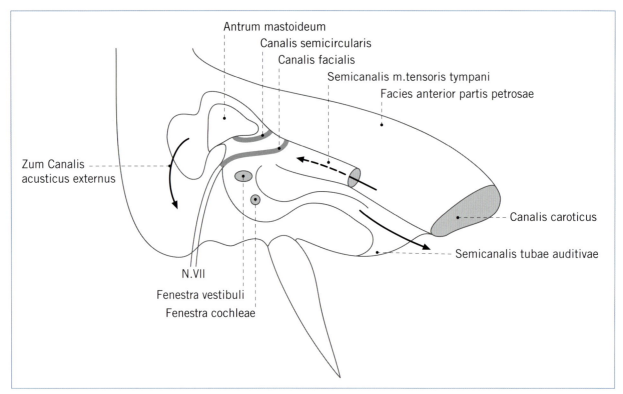

Abb. 5-16 Schematische Aufrisszeichnung des Felsenbeins mit Darstellung der kanalikulären und kavitären Strukturen. Aufsicht von anterolateral.

Propriozeption. Informationen aus dem CMS, die für einen geordneten Ablauf so banaler Tätigkeiten wie der Nahrungsaufnahme notwendig sind, involvieren den Gleichgewichtssinn. Die bei einer CMD auftretende Schwindelform wird ungerichtet und diffus sein. Sie ist als Korrelat einer Dyskoordination zu betrachten. Eine Vertigo im Sinne des Drehschwindel oder ein gerichteter sonstiger Schwindel bedarf immer einer HNO-ärztlichen und neurologischen Diagnostik, da er auf eine herdförmige Pathologie von Vestibularorgan oder zerebralen Zentren der Informationsverarbeitung hinweist.

5.6.5 Effekte durch mechanische Belastung der Felsenbeinanatomie

Die mechanischen Auswirkungen geburtsbedingter oder erworbener Verwringungen im Os temporale rufen intraossäre Läsionen hervor, die durch die Lokalisation von Cochlea, Labyrinth und Tuba auditiva im oder am Felsenbein zu otologischen Symptomen wie Hörsturz, Tinnitus, Schwindel und Tubenbelüftungsstörungen Anlass geben können. Diese Verwringungen finden sich häufig und sind Gegenstand der kraniosakralen Osteopathie (Abb. 5-16). Der Einfluss von Störungen im CMS, am Kiefergelenk oder während der Okklusion bei der mechanischen Induktion von Dysfunktionen im Schläfenbein erscheint bei der engen räumlichen Verflechtung von wichtigen ossären, vaskulären und neurologischen Strukturen plausibel. In der zentrifugalen Verkettung finden wir eine Weiterleitung der Spannungen in den knöchernen und membranösen Schädel.

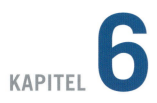

KAPITEL 6

Julia Haubrich

Das kraniomandibuläre System (CMS) und die wechselseitige Beziehung zum muskuloskelettalen System (MSS) – eine Literaturübersicht

Die Zusammenhänge zwischen dem kraniomandibulären System und seinen Verbindungen und Auswirkungen auf das gesamte muskuloskelettale System waren in der Vergangenheit Gegenstand zahlreicher Studien und Forschungsarbeiten. Zur besseren Übersicht ist die folgende Literaturaufzählung in mehrere Abschnitte gegliedert:
1. Zusammenhänge zwischen Unterkieferlage/Okklusion und HWS
2. Zusammenhänge zwischen Unterkieferlage/Okklusion und orthopädischen Befunden im MSS
3. Zusammenhänge zwischen Okklusion und Innenohrsymptomatik
4. Zusammenhänge zwischen Okklusion und Schmerzsymptomatik
5. Interdisziplinäre Therapie von CMD
6. Fazit für die Praxis

Aufgrund der Vielzahl von Studien wird dieses Kapitel lediglich einen kleinen Teil der mannigfaltigen Veröffentlichungen aufführen können.

6.1 Zusammenhänge zwischen Unterkieferlage/Okklusion und HWS

Die Kaumuskulatur und die supra- und infrahyoidale Muskulatur haben jeweils eine eigene und spezifische Funktion. In Ruheposition sind es vor allem die postzervikalen Muskeln, welche die Haltung des Kopfes sichern. Während der verschiedenen Bewegungen des Unterkiefers wird der Kopf auch von Muskulatur stabilisiert, die ihre Ansatzstellen nicht am Unterkiefer hat. Dieses Zusammenwirken verstärkt die Annahme, dass die Halswirbelsäule und ihre Muskulatur, das atlantookzipitale Gelenk und der Bewegungsapparat des Kausystems als funktionelle Einheit betrachtet werden müssen[134]. Die Okklusion dominiert durch das Höckerfurchenrelief die Stellung der Mandibula zum Schädel. Durch Zahnkontakte bedingte Fehlstellungen der Mandibula können dadurch mitverantwortlich für Probleme im Halte- und Bewegungssystem sein[30,49,135,140]. Hansson et al. konstatieren, dass die Haltung des Kopfes in Beziehung zum Rumpf nicht nur Einfluss auf das Funktionieren der Halswirbelsäule, sondern auch auf die vielseitigen Funktionen des Bewegungsapparates des Kausystems hat. Funktionsstörungen innerhalb dieser Bewegungsapparate sollen deshalb einzeln, aber auch in gegenseitigem Zusammenhang beurteilt werden[134]. Die anatomischen und funktionellen Beziehungen im Halsbereich spielen hierbei eine entscheidende Rolle, wie Studien von Huggare und Houghton zeigten. In ihrer Untersuchung an prähistorischen polynesischen und thailändischen Schädeln konnten sie den Nachweis erbringen, dass anatomische Berührungspunkte zwischen Schädelbasis und Atlaskonfiguration vorhanden sind[141]. Zusätzlich enthält die obere Halswirbelsäule wichtige Verbindungsbahnen wie Rückenmark und Blutgefäße, die ein anatomisch und funktionell zusammenhängendes System erzeugen[142].

Lange Zeit herrschte die Lehrmeinung, dass das Kiefergelenk während aller Funktion grundsätzlich nicht belastet („loaded") ist. Dank mathematischer Modelle, experimenteller Studien und In-vivo-Studien ist heute jedoch akzeptiert, dass das Kiefergelenk belastet wird. Kondylus und Kiefergelenk insgesamt sind sowohl bei unilateraler als auch bei bilateraler Okklusion belastet. Eine optimale Belastung des artikulären Gewebes ist dabei zur Erhaltung der Form und Funktion notwendig[65,69,70,143]. Slavicek wies darauf hin, dass Bewegungsmuster des neuromuskulären Systems propriozeptiv reguliert werden. Die Signale der Propriozeption treten dabei in den Zähnen selbst, im Parodont, im Kiefergelenk und in den Muskeln auf. Von diesen Strukturen leiten am schnellsten die Zähne die Informationen ins Gehirn weiter. Psyche und mastikatorisches Organ sind also eng miteinander verbunden[144]. Beyer konstatiert, dass bereits kurze Zeit andauernde, auf Motoneurone oder motorische Interneurone wirkende Reize zu anhaltenden Veränderungen motorischer Grundfunktionen führen, die sich als Änderung der Muskelspannung und Haltungsänderung, insbesondere als Asymmetrie, eingeschränkte Beweglichkeit oder Schmerz, äußern. Der Ort des Auftretens der Symptome muss dabei nicht mit dem Ursprungsort der auslösenden Reize identisch sein[19].

Verschiedene tierexperimentelle Studien dokumentierten den Zusammenhang zwischen Veränderungen der Okklusion (und dadurch bedingt der Kieferstellung) und Veränderungen der Halswirbelstellung[145,146], die ebenfalls Reaktionen im motorischen und autonomen Nervensystem bewirken können. Diese äußerten sich in Veränderung der Augenbewegung und Zungenmotorik sowie in EKG-Abweichungen, die die Autoren als direktes Resultat der Beeinflussung des trigeminalen Systems ansahen[146].

Dass Interaktionen zwischen CMD und der Körperhaltung bzw. der Funktion der Wirbelsäule bestehen, haben zahlreiche Studien in der Vergangenheit gezeigt. So konnten beispielsweise Clark et al.[147] sowie Keil et al. aufzeigen[148], dass bei Patienten mit CMD vermehrt Fehlhaltungen und Fehlfunktionen der Halswirbelsäule auftreten. Biedermann und Koch konstatierten umgekehrt, dass funktionelle Störungen im Bereich der oberen Halswirbelsäule sich in anderen Bereichen der Halswirbelsäule und/oder im Kopf manifestieren können[141–143]. Olivo et al. konnten eine Assoziation zwischen CMD und Nackenschmerzen bzw. Bewegungseinschränkungen mit erhöhter Schmerzintensität und -dauer darstellen im Vergleich zur Kontrollgruppe bei Frauen zwischen 18 und 50 Jahren[149]. Lotzmann belegte in einer orthopädisch ausgerichteten experimentellen Studie, dass die Kopfhaltung durch okklusale Eingriffe verändert werden kann[150]. Andere Autoren wiesen umgekehrt bei Patienten mit Fehlfunktionen und Fehlstatik der Halswirbelsäule vermehrt auf Symptome von CMD hin[151,152]. Zusammen mit Kopp untersuchte Plato[153] die Änderung der dreidimensionalen Lage des Unterkiefers durch Atlasimpulstherapie. Er kam zu dem Fazit, dass die Atlasimpulstherapie nach Arlen die dreidimensionale Lage des Unterkiefers relativ zum Oberkiefer in allen Fällen verändern kann. Kopp et al.[154] untersuchten die Beeinflussung des funktionellen Bewegungsraumes von Hals-, Brust- und Lendenwirbelsäule durch Aufbissbehelfe mit dem Bewegungsaufzeichnungs- und Bewegungsanalysesystem sonoSens®. In dieser Pilotstudie konnte objektiv die eindeutig positive Beeinflussung einer kraniozervikalen Dysfunktion durch die Therapie im CMS mithilfe von Aufbissbehelfen nachgewiesen werden.

Die Auswirkungen von Veränderungen der Unterkieferposition auf die Körperhaltung und umgekehrt der Körperhaltung auf die Unterkieferposition untersuchten Sakaguchi et al. in ihrer Studie. Die Studienergebnisse belegen, dass eine Veränderung der Unterkieferlage signifikant die Körperhaltung beeinflusste und umgekehrt[155]. Dos Santos et al.[156] ebenso wie Wolff[157] erklären in ihren Veröffentlichungen, dass orthopädische Krankheitsbilder klinisch als CMD imponieren können. In vielen Fallstudien konnten Autoren Patientenbeispiele aufzeigen, die sich monodisziplinär behandelt als therapieresistent erwiesen, nach der interdisziplinären Behandlung zwischen Zahnarzt, Orthopäden und Physiotherapeuten jedoch eine Besserung zeigten[158–160]. Danner et al. konstatieren in diesem Zusammenhang: „Für die Entstehung von kraniomandibulären Dysfunktionen oder einer Beteiligung daran ist insbesondere der Zusammenhang zwischen der Kopfhaltung und der Kieferposition relevant. Mögliche Auswirkungen der beschriebenen Haltungsveränderungen auf die Kieferposition entstehen infolge der Interaktion von hyoidaler Muskulatur mit der Bewegung des Kopfes und Kiefers. Haltungsveränderungen können somit körperliche Voraussetzungen für eine veränderte Kieferposition schaffen. Die Veränderung der Kieferposition ist insofern indirekt abhängig von den Einflüssen auf die Körperhaltung. Diese wiederum kann durch Beschwerden oder Erkrankungen, wie Verspannungen, vor allem aber durch antrainierte Fehlhaltungen bei der Arbeit verändert sein."[161].

Gresham und Smithells[162] untersuchten 61 Kinder mit vermehrter Lordose der Halswirbelsäule. Sie fanden damit verbunden ein Long-Face-Syndrom und eine Angle-Klasse II (Unterkieferrücklage) im Vergleich zur Kontrollgruppe. Ebenso berichten Balters und Duyzings von einer verstärkten Lordose der Halswirbelsäule bei Angle-Klasse-II-Patienten[163,164] und schließen auf gemeinsame Ursachen von Zahn- und Kieferstellungen sowie Körperfehlhaltungen. Dieser Meinung schließen sich auch Nobili et al. an, die Abhängigkeiten zwischen Overjet und veränderter Körperhaltung ermitteln konnten[165]. Mertensmeier und Diedrich[166] beschrieben bei einem frontal offenen Biss und einer vergrößerten sagittalen Stufe (Unterkieferrücklage) eine Atlasfehlstellung. Mit der kieferorthopädischen Therapie ergab sich eine statistisch signifikante Aufrichtung des Dens axis bei Distalbisspatienten (Unterkieferrücklage). Mit zunehmendem Alter wird laut Hellsing et al. die Ausprägung der Halswirbelsäulenlordose reduziert[167]. Die Autoren heben hervor, dass ein wichtiger Aspekt dabei die Umstellung von der Mund- auf die Nasenatmung und die damit zu erwartende Neuorientierung der Kopfhaltung, Halswirbelstellung und Muskulatur sei. Einen ähnlichen Effekt der Aufrichtung beschrieb auch Howard in seiner 1983 veröffentlichten Studie[168]. Nicht zu verifizieren war die von Balters angenommene gerade bis kyphotische Stellung der Halswirbelsäule bei Klasse-III-Fällen (Progenie)[166]. Rocabado fand in seiner Untersuchung eine Korrelation zwischen einer Angle-Klasse II (Unterkieferrücklage) und der anterioren Kopfhaltung von 70 %[81]. Kritsineli und Shim[137] zeigten eine Korrelation zwischen anteriorer Kopfhaltung und CMD bei Kindern im Wechselgebissstadium auf. D'Attilio et al. untersuchten in ihrer Studie aus dem Jahr 2005 die Stellung der Halswirbelsäule bei Kindern mit skelettaler Klasse I, II und III. Ihre Untersuchung ergab, dass Kinder mit skelettaler Klasse III einen signifikant größeren Winkel der Lordose des unteren Abschnitts der Halswirbelsäule aufwiesen als Kinder mit skelettaler Klasse I oder II. Kinder mit skelettaler Klasse II demonstrierten dagegen eine signifikant höhere Kopfposition auf der Wirbelsäule im Vergleich zu Kindern mit skelettaler Klasse I und III. Sie konnten ebenfalls signifikante Unterschiede zwischen allen drei Gruppen in Bezug auf Ober- und Unterkieferinklination im Verhältnis zur Wirbelsäule erkennen. Sie zogen deswegen die Schlussfolgerung, dass die Haltung der Halswirbelsäule eng mit den vertikalen und sagittalen Gesichtsstrukturen verbunden ist[169]. Solow et al. fanden eine Reduktion des Kraniozervikalwinkels bei einer anterioren Rotation des Unterkiefers sowie eine Zunahme des Kraniozervikalwinkels bei einer posterioren Rotation des Unterkiefers. Basierend auf diversen Studien ließen sich für die Autoren eindeutige Zusammenhänge zwischen Haltung und Schädelentwicklung erschließen[170–176]. Sonnesen et al. zeigten in ihrer Studie einen Zusammenhang zwischen der vertikalen Kieferrelation, dem Overbite und der Inklination der oberen Inzisiven mit der Halswirbelsäule. Sie folgerten hieraus, dass morphologische Abweichungen der Halswirbelsäule nicht nur mit Dysgnathien, sondern ebenso mit der kraniofazialen Morphologie und der Okklusion in Zusammenhang stehen[177]. Sonnsesen und Svenson kamen 2008 in ihrer Studie zum Ergebnis, dass ein tiefer Biss, besonders in Verbindung mit reklinierten Oberkieferfrontzähnen, einen Risikofaktor für CMD darstellt[179]. Auch Schupp et al. konnten in ihrer Studie Zusammenhänge zwischen CMD und

Patienten mit Angle-Klasse II,2 darstellen[178]. Patienten mit tiefem Biss gaben in ihrer Studie an, nachts häufig zu knirschen, beschrieben ihren Biss selbst als unangenehm und äußerten, häufig unter Kiefersteifheit und Ohrgeräuschen zu leiden. Kopfschmerzen, Muskelschmerzen, Diskusverlagerungen und andere Kiefergelenkbefunde zeigten sich signifikant häufiger in dieser Tiefbissgruppe als in der Kontrollgruppe[178].

Festa et al.[145] erhöhten mit Komposit einseitig die Okklusion bei Ratten. Eine Woche später stellte sich eine Deviation der Wirbelsäule ein. Nach Erhöhung ebenfalls der Gegenseite mit Komposit auf den gleichen vertikalen Abstand kam es zu einem Ausgleich der durch die einseitige Erhöhung ausgelösten Deviation. Poikela et al. verminderten die Okklusion einseitig in der vertikalen Dimension durch Beschleifen der Zähne von Kaninchen. Im Vergleich zur Kontrollgruppe ergab sich dadurch eine Position der Fossa glenoidalis mehr anterior und inferior[180].

Pirttiniemi[181] zieht die Schlussfolgerung, dass eine okklusale Disharmonie ein Grund für die Entwicklung einer kraniofazialen Asymmetrie sein kann. Nach Kraus kann eine falsche Relation des Unterkiefers zum Oberkiefer zu einer falschen Stellung der Kopfgelenke sowie zu Fehlstellungen der Wirbelsäule, des Beckens und des Schultergürtels führen. Hierbei können Symptome in Mund-, Ohr-, Gesichts- und Brustbereich sowie Bauchhöhle auftreten[182]. Kobayashi und Hansson erhöhten bei gesunden Probanden die Okklusion an einem Zahn um 0,1 mm und fanden daraufhin schmerzhafte Kaumuskulatur, Kiefergelenkknacken, verlängerte Apnoephasen im Schlaf und einen signifikant erhöhten Adrenalin-, Noradrenalin- und Hydroxykortikosteroidspiegel[183].

Kopp et al. beschreiben die Zusammenhänge zwischen pathologischer Schneidezahnstufe, festem Endgefühl bei passiver Bewegung, Palpationsbefund und veränderter Mundöffnung. Die Autoren konnten zeigen, dass in der Altersgruppe der 5- bis 9-jährigen Kinder häufig über Schmerzen im CMS geklagt wird, strukturelle Veränderungen der Kiefergelenke, die sich durch Knacken und Reiben äußern können, jedoch noch fehlen. Daraus leite sich ab, dass neben morphologischen Parametern auch funktionelle Gesichtspunkte im Alter des Milch- und frühen Wechselgebisses zu diagnostizieren und dann zu behandeln sind, um eine sinnvolle Prävention von Funktionsstörungen – meist struktureller Art – im späteren Lebensalter zu gewährleisten[136]. Nach Sonnesen et al. kann eine kraniomandibuläre Dysfunktion bei Kindern durch eine verstärkte Lordose der Halswirbelsäule und erhöhte kraniozervikale Angulation bedingt sein[184]. Bei einer Gruppe gesunder Versuchspersonen konnte Davies während verschiedener Aktivitäten des Unterkiefers deutlich simultane Aktivität im M. semispinalis capitis, M. temporalis und M. sternohyoideus nachweisen[185]. Nicolakis et al.[186] fanden einen signifikant vergrößerten Schulterblattabstand von der Mittellinie mit einem kontralateralen Hypertonus des M. masseter und Beckenhochstand mit einem ipsilateralen Hypertonus des M. masseter vergesellschaftet. Allgemein sollten auch Schwächen im Binde- und Stützgewebe und somit ein Hypotonus der Muskulatur in Betracht gezogen werden, die ebenfalls als Kofaktor für CMD diskutiert werden[57,162,164,187].

Huggare et al.[188] stellten in ihrer Untersuchung einen deutlichen Zusammenhang zwischen einer Skoliose und einem lateralen Kreuzbiss fest. Pirttiniemi et al.[181] beschrieben eine Korrelation zwischen muskulär bedingtem Torticollis und einem Kreuzbiss. Prager konnte eine Übertragung der Körperasymmetrie durch den Kreuzbiss feststellen[189], die von Müller-Wachendorf mit einem Anteil von 36 % Kreuzbissen bei 164 Skoliosepatienten bestätigt wurde[190]. Hirschfelder und Hirschfelder vertreten die Ansicht, dass ein ungeklärter Wirkungsmechanismus die Gesichtsskoliose als Ausgleichskrümmung im Gesichtsschädel widerspiegelt[191]. Bei diesen Patienten wird von diesen Autoren einstimmig eine frühe interdisziplinäre Behandlung gefordert[191-193]. Da sich die Skoliose besonders während des präpubertalen Wachstumsschubs manifestiert, wird von Orthopäden vor allem bei einer Skolioseausprägung von mehr als 10° eine kieferorthopädische Diagnostik zur Früherkennung von CMD bei Kindern mit Verdacht auf Tortikollis empfohlen[181]. Nach Rocabado manifestieren sich Funktionsstörungen bereits früh im Leben eines Menschen. Der junge Patient weist evtl. noch keine Symptome auf. Diese treten erst mit der 3., 4. oder 5. Lebensdekade in Erscheinung. In diesem Zusammenhang erweitern Rocabado et al.[57,187],

Bahnemann[194,195] und Balters[163] ihre kieferorthopädische Behandlung um zusätzliche spezielle Übungen für den Kopf- und Halsbereich.

6.2 Zusammenhänge zwischen Unterkieferlage/Okklusion und orthopädischen Befunden

In seiner Dissertationsarbeit beschäftigt sich Lippold[196] mit den Beziehungen zwischen physiotherapeutischen und kieferorthopädischen Befunden. Mithilfe des exakten Tests nach Fisher wurden statistisch gesicherte Zusammenhänge zwischen thorakaler Hyperkyphosierung und Beckenschiefstand, Skoliosierung der Wirbelsäule und Beckenschiefstand, Beckenschiefstand und Asymmetrie sowie zwischen funktioneller Beinlängendifferenz und Asymmetrie offensichtlich. Lippold folgert daraus, dass bei der Diagnose von Asymmetrien im stomatognathen Bereich mit dem Vorliegen von Haltungsauffälligkeiten und Symmetriestörungen des übrigen Körpers zu rechnen ist. Daher sollte bei Patienten mit Asymmetrien im stomatognathen Bereich laut Autor die Überweisung an einen Physiotherapeuten erfolgen, damit ganzkörperliche Haltungsauffälligkeiten und Funktionsstörungen diagnostiziert und behandelt werden können[196]. Lippold, Ehmer und van den Bos[197] beschreiben die Beziehung zwischen kieferorthopädischen und orthopädischen Befunden. In ihrer Studie ergaben sich statistisch signifikante Korrelationen zwischen thorakaler Hyperkyphosierung und Kopfvorhaltung, thorakaler Hyperkyphosierung und Beckenschiefstand sowie Beckenschiefstand und Skoliose der Wirbelsäule. Bei Patienten mit Asymmetrien im Zahn- und Kieferbereich war eine statistisch signifikante Korrelation zu Beckenschiefstand und funktioneller Beinlängendifferenz zu finden. Funktionelle Einschränkungen im Bereich der Bewegungssegmente der Wirbelsäule fanden sich häufig im Bereich der Halswirbelsäule. Die Autoren konnten bei 54 % der Patienten druckdolente Muskeln im Kopf- und Halsbereich aufzeigen. Der M. masseter war am häufigsten druckschmerzhaft, gefolgt vom M. pterygoideus medialis und der suprahyoidalen Muskulatur. Diese Ergebnisse lassen laut den Autoren den Schluss zu, dass bei Patienten mit Angle-Klasse I, II und III keine generelle Notwendigkeit für eine interdisziplinäre physiotherapeutische und kieferorthopädische Behandlung besteht. Bei Patienten mit Kiefersymmetrie ließen sich in ihrer Studie statistisch signifikante Korrelationen zu den untersuchten physiotherapeutischen Befunden nachweisen. Die Autoren wiesen darauf hin, dass bei diesen Patienten eine generelle Notwendigkeit für einen interdisziplinären Ansatz in Diagnostik und Therapie bestehe[197].

Zu einem anderen Resultat gelangen Dußler et al.[198], die weder in der Gruppe der Patienten ohne noch in der mit Mittellinienverschiebungen Häufungen von orthopädischen Störungen feststellen konnten. Auch fanden sie keine Korrelation zwischen den einzelnen kieferorthopädischen Befunden und orthopädischen Auffälligkeiten, die jedoch zu einem hohen Prozentsatz auftraten. Zu ähnlichen Ergebnissen kamen auch Hirschfelder et al., die zwar eine gewisse Tendenz einer Abhängigkeit zwischen Haltungsstörungen und sagittalen Bissanomalien sahen, diese jedoch bei statistischen Überprüfungen nicht absichern konnten[199].

Ohlendorf et al. führten eine dreidimensionale Untersuchung mithilfe des Arcus-Registriergerätes® durch, deren Ziel es war, einen Nachweis für eine Beeinflussung der Bewegung des Unterkiefers sowie der zentrischen und dynamischen Okklusion durch eine erzwungene Beinlängendifferenz im Stehen zu erbringen. Die Ergebnisse ihrer Studie belegen, dass ein Zusammenhang zwischen der Kiefergelenkbewegung und der provozierten Beinlängendifferenz besteht[200].

Den Zusammenhang zwischen dem CMS und der Wirbelsäule untersuchten Fink et al.[201] an 20 Probanden, die keine CMD aufwiesen. Um eine Störung der Okklusion hervorzurufen, wurde bilateral im Bereich der Prämolaren eine 0,9 mm starke Zinnfolie eingelegt und die Testpersonen aufgefordert, auf diese Provokation zu beißen. Bei der Untersuchung fand sich bei 16 Probanden ein Vorlaufphänomen positiv, bei 14 Probanden war der Spine-Test positiv. Der Derbolowski-Test war während der Testphase bei 15 % positiv. Die Unterschiede waren statistisch signifikant. Die Autoren ziehen daraus die Schlussfolgerung, dass eine Störung der Okklusion nicht nur isoliert das CMS beeinflusst, sondern auch Auswirkung weit darüber hinaus besitzt. Die wesentliche Bedeutung dieses Zusammenhanges könnte ein pathogenetischer Einfluss von kraniomandibulären Störungen auf die Wirbelsäule sein. Deshalb erscheint es den Autoren sinnvoll, eine Beurteilung der HWS, der LWS und der Beckenregion in die Untersuchung von Patienten mit CMD aufzunehmen und umgekehrt auch das kraniomandibuläre System bei Patienten mit Nacken- und Rückenschmerzen zu untersuchen. Kopsahilis et al. untersuchten den Einfluss von kurzfristigen Okklusionsveränderungen auf die mit dem Formetric®-System anaylsierten Funktion der Wirbelsäule. Ihre Schlussfolgerung war, dass – anders als in der Diagnostik und Verlaufsbetrachtung der Skoliose oder des Beckenschiefstandes – die Wertigkeit der rasterstereografischen Untersuchung in der Diagnostik der kurzfristigen okklusionsbedingten Haltungsstörung im Rahmen der Evaluation von Patienten mit Schmerzsyndromen in Gesicht, Kopf, Hals und/oder Wirbelsäule derzeit nicht bzw. nur eingeschränkt beurteilt werden kann. Um Sicherheit diesbezüglich zu schaffen, fordern die Autoren weitere Untersuchungen auf diesem Gebiet[202]. Schupp et al. untersuchten in ihrer Studie, ob der Befund der manualmedizinischen Untersuchung durch kurzfristige okklusale Veränderungen bei Probanden ohne CMD beeinflusst wird. Die Untersuchungen erfolgten an insgesamt 11 Probanden (9 weiblich, 2 männlich), bei denen durch das Einlegen von 0,6 bzw. 0,9 mm starken Zinnfolien „künstliche" Okklusionsstörungen provoziert und deren Auswirkungen auf den Halte- und Bewegungsapparat untersucht wurden. Der manualmedizinische Befund wurde durch die Intervention deutlich verändert; die Beinlänge wurde auf der ipsilateralen Seite der eingelegten Folie als länger bewertet als auf der kontralateralen Seite, und auch im Leg-Turn-In-Test zeigten sich deutliche Unterschiede. Sie folgerten, dass für die Evaluation okklusaler Veränderungen und deren Auswirkungen auf den Halte- und Stützapparat im Rahmen der Funktionsdiagnostik manualmedizinische Untersuchungen durchaus aussagekräftig sind[203].

6.3 Zusammenhänge zwischen Okklusion und Innenohrsymptomatik

Ohlendorf et al. befassten sich mit einer experimentellen Studie von herbeigeführten Veränderungen der Okklusion durch Aufbeißen auf Watterollen und Veränderungen im menschlichen Gleichgewicht. Sie konnten messtechnisch Zusammenhänge zwischen der Okklusion und Körperschwankungen belegen, die sich in einer Verbesserung oder Verschlechterung der Gleichgewichtsverlagerung äußern konnten[204].

Neben dem Gleichgewicht scheint auch das Hören durch die CMD beeinflusst zu werden. So konnten Pekkan et al. in ihrer Studie eine signifikante Verschlechterungen der Wahrnehmung von niedrigen und hohen Frequenzen bei CMD-Patienten im Vergleich zur Kontrollgruppe aufzeigen[205]. Umgekehrt konnte Axelsson bei Patienten nach Hörsturz häufiger Störungen im CMS aufzeigen als in der Vergleichsgruppe[102]. Ciancaglini et al. konnten signifikante Zusammenhänge zwischen Hypakusis, Schwindel und CMD darlegen, jedoch nicht zwischen Tinnitus und CMD[101]. Andere Studien zeigten dagegen signifikante Zusammenhänge zwischen CMD-Symptomen und Tinnitus mit Häufigkeiten zwischen 33 % und 60 %[107,108]. Die Prävalenz für Ohrgeräusche wird bei CMD-Patienten mit 3,8 % bis 7,3 % angegeben[105,106]. Bei Patienten mit bestehenden otalgischen Symptomen wie Ohrgeräuschen, Tinnitus, Schwindel und Hörverminderungen berichten diverse Autoren über eine Verbesserung der Beschwerden durch die CMD-Therapie[109,206].

6.4 Zusammenhänge zwischen Okklusion und Schmerzsymptomen

Auf spinaler Ebene bestehen Verbindungen mit primären Afferenzen des N. trigeminus, die im Tractus spinalis nervi trigemini auf die sekundären Neurone umgeschaltet werden. Über das Konvergenzprinzip ist grundsätzlich erklärbar, dass primäre Afferenzen des

N. trigeminus im HWS-Bereich wahrgenommen werden können und umgekehrt[207,208].

Plato fand in seiner Untersuchung bei 85 % der Patienten mit Schmerzen im Bereich des Nackens und bei 50 % der Patienten mit tiefem Kreuzschmerz Dysfunktionen im CMS. Alle chronischen Schmerzpatienten mit den Diagnosen „atypischer Gesichtsschmerz" und „chronischer Kopfschmerz" wiesen Dysfunktionen im Bereich der Okklusion und der Kiefergelenke auf[50].

Fischer et al. untersuchten die Abhängigkeit von extrakraniellen Schmerzlokalisationen im CMS und konnten eine eindeutige Korrelation von einseitigen Beschwerden am Bewegungsapparat mit vermehrten pathologischen Funktionsbefunden im gleichseitigen Kiefer-Kau-System feststellen. Sie sahen hierin einen weiteren Hinweis für die Wechselbeziehung zwischen einem extrakraniellen Schmerzgeschehen und dem CMS. Dies unterstreiche für die Praxis die Notwendigkeit einer frühzeitigen Diagnostik von pathologischen Funktionsbefunden im Kiefer-Kau-System bei rezidivierenden Funktionsstörungen und Schmerzen im Bewegungssystem. Als Konsequenz dieser Studie fordern die Autoren, dass die Therapie des CMS mit manualtherapeutischen Muskel- und Gelenktechniken erfolgen und je nach Befund durch kieferorthopädische Maßnahmen, wie z. B. Okklusionsschienen, begleitet werden sollte[209]. Ein hohes Schmerzniveau der CMD ist laut Fischer et al. assoziiert mit einem erhöhten Schmerzniveau des wahrgenommenen Schmerzes im Bewegungsapparat[210]. Auch die Hüftfunktion kann aufgrund temporomandibulärer Gelenksdysfunktion eingeschränkt sein, wie die Autoren 2009 berichten; erneut heben sie den engen Zusammenhang zwischen diesen beiden Körperregionen hervor[211]. In einer weiteren Studie untersuchte Fischer zusammen mit Bernateck die Störfähigkeit des CMS in einer prospektiven kontrollierten Studie bei Patienten mit komplex-regionalem Schmerzsyndrom (CRPS Typ1, M. Sudeck). Sie kamen zu dem Ergebnis, dass eine Okklusionsstörung nicht nur das CMS beeinflusst, sondern auch Auswirkungen auf das extrakranielle Schmerzsyndrom hat. Auch sahen sie umgekehrt einen rückwirkenden Zusammenhang von diesen Schmerzsyndromen auf eine CMD. Aus diesem Grund sollten Patienten mit CMD auch im Wirbelsäulen- und Beckenbereich frühzeitig untersucht und Schmerzsyndrom-Patienten frühzeitig auf CMD getestet werden[212]. Riedlinger untersuchte in ihrer Dissertation den Zusammenhang zwischen temporomandibulärer Dysfunktion und Schmerzen im Bewegungssystem. Sie fand unabhängig von der Lokalisation eine signifikant positive Korrelation zwischen der Schmerzintensität und der Funktionsstörung im Kiefer-Kau-System. Extrakranielle seitenspezifische Schmerzangaben korrelierten mit seitenspezifischen Funktionsstörungen im Kiefer-Kau-System. Die Störfähigkeit des Kiefer-Kau-Systems auf manualmedizinisch-orthopädische Funktionstests war abhängig von der Schmerzintensität. Eine Probebehandlung mit Traktion der Mandibula konnte beide Funktionstests signifikant beeinflussen. Zudem war das Ausmaß der Funktionsstörung gemessen mit den manualmedizinisch-orthopädischen Funktionstests signifikant mit der Schmerzintensität korreliert. Die Ergebnisse dieser Studie zeigten laut der Autorin die Bedeutung des Kiefer-Kau-Systems bei der Entwicklung und Aufrechterhaltung von chronischen Schmerzsyndromen[213].

Eines der häufigsten Symptome, die mit der CMD einhergehen, sind Kopfschmerzen im Erwachsenen- oder Kindesalter. 73 % der CMD-Patienten zeigten in einer Studie von Cooper et al. Kopfschmerzen und umgekehrt berichteten 60 % der Kopfschmerz-Patienten über CMD-Symptome[214]. Auch gibt es eine signifikante Häufigkeit bei Kindern: Bille konnte in seiner Studie bei 39 % der 7-jährigen und bei bis zu 70 % der 15-jährigen schwedischen Schulkinder über wiederkehrende Kopfschmerzen berichten[215].

Andere Studien konnten eine Assoziation zwischen den wiederkehrenden Spannungskopfschmerzen und Palpationsschmerzen der Kaumuskeln aufzeigen. Es ist evident, dass eine erhöhte Kaumuskelaktivität Spannungskopfschmerzen (vasomotorischer Kopfschmerz) verursachen kann. Auslöser sind Bruxismus bzw. Fehlkontakte in der Okklusion, die zu ständiger muskulärer Hyperaktivität führen. So sind Kopfschmerzen vorherrschend bei Patienten mit CMD. Okeson stellte fest, dass Kopfschmerzen bei 70 bis 58 % der Patienten mit CMD rezidivierend sind im Vergleich zu 20 % der Normalbevölkerung[216].

Migräne und Spannungskopfschmerzen werden von einigen Wissenschaftlern als zwei verschiedene Präsentationen des gleichen pathologischen Mechanismus angesehen. Laut Okeson könnte demnach die Migräne eine schmerzhafte Erkrankung mit vaskulärem Input, der Spannungskopfschmerz eine schmerzhafte Erkrankung mit myofaszialem Input sein[216]. Als Ursachen wird heute eine große Zahl an potenziellen Faktoren angegeben. Dazu gehören unilateraler Kreuzbiss, anteriorer offener Biss, unilateral retrudierte Höckerinterferenzen, Interferenzen bei Seitwärtsbewegungen, Klasse-II-Verzahnungen und Overjet größer als 6 mm[217]. Außerdem Pressen, Knirschen, Nagelkauen und Lippen- oder Backenkauen[218]. Für die kieferorthopädische Praxis ist es wichtig, wie häufig Kopfschmerzen und Migräne bereits im Kindesalter auftreten. In den Ländern der Europäischen Union (Stand 2000) liegt die Prävalenz von Migräne, der häufigsten neurologischen Erkrankung im Kindesalter, bei 10 %. In Ergänzung dazu ergab eine Studie, dass knapp 90 % der Kinder und Jugendlichen im Alter von 8 bis 16 Jahren Kopfschmerzerfahrung haben[219]. Nach Bumann et al.[220] sollte jeder Patient mit Kopf- und Gesichtsschmerzen zahnmedizinisch untersucht werden, um folgende Punkte abzuklären:

- Stammen die Symptome von einer Struktur im Kausystem?
- Ist der Belastungsvektor okklusal bedingt?
- Ist eine Reduktion des okklusal bedingten Anteils am Gesamtbelastungsvektor mit einem verhältnismäßigen Aufwand möglich?
- Ist eine symptomatische Therapie in der zahnärztlichen Praxis sinnvoll?

Liljestrom et al.[221] fanden eine hohe Korrelation zwischen kindlicher Migräne und CMD. Bonjardim et al.[222] untersuchten 99 Kinder im Alter von 3 bis 5 Jahren. 34,3 % der untersuchten Kinder zeigten Symptome einer CMD. Die dominierenden Befunde waren Deviation und Kopfschmerzen. Ekberg et al.[223] untersuchten Patienten nach einer Schienentherapie, die einen Spannungskopfschmerz aufwiesen, der länger als 7 Monate bestand. 6 bis 12 Monate nach der Therapie zeigte die Nachuntersuchung einen signifikanten Rückgang des Spannungskopfschmerzes.

Auch Lambourne et al. führten eine Studie durch, in der sie den Zusammenhang zwischen okklusalen Faktoren bei Kindern und Erwachsenen mit Kopfschmerzen, die keine andere CMD-Symptomatik aufwiesen, untersuchten. Die Ergebnisse zeigten, dass Overbite, Overjet und posteriorer Kreuzbiss signifikant mit einem erhöhten Risiko für Kopfschmerzen einhergingen[217].

Lotzmann et al. kommen in ihrer Studie zu dem Ergebnis, dass bei Patienten mit einer vom Neurologen festgestellten „Trigemiusneuralgie" in bis zu 50 % der Fälle Okklusionsstörungen die eigentliche Ursache der neuralgiformen Symptomatik waren[224]. Graber untersuchte den psychischen Einfluss bei der Ätiologie der CMD. Er zeigte, dass seelische Stressoren wie der Tod des Ehepartners oder naher Familienangehöriger, eigene Krankheiten oder Behinderung sowie Arbeitslosigkeit und Pensionierung entscheidende Verstärkerfaktoren dysfunktionsbedingter Erkrankungen des CMS sein können[225].

Neben den psychischen Faktoren scheinen auch physische Faktoren des Kiefergelenks und der umgebenden Strukturen eine Rolle zu spielen. So konnten Costa et al. in ihrer Studie von 2008 einen signifikanten Zusammenhang zwischen Diskusverlagerungen, Blutergüssen im Kiefergelenk und Kopfschmerzen durch MRT-Darstellungen zeigen[226].

6.5 Interdisziplinäre Therapie von CMD

Der Unterkiefer übt auf die Fossa mandibularis des Os temporale eine Kraft aus. Diese nach kranial gerichtete Kraft führt zu einer Kranialbewegung der Ossa temporalia und beginnt, die Sutura squamosa zu entkoppeln[227]. In seinem Artikel „The temporal bone: trouble maker in the head" beschreibt Magoun[79] die Zusammenhänge und Bewegungen zwischen Os temporale und Mandibula. Mit einer externen Rotation der Ossa temporalia bewegen sich die Fossae temporales etwas posterior-medial. Dieses führt zu einer bilateralen Distalbewegung des Unterkiefers. Mit einer internen Rotation beider Ossa temporalia bewegen sich beide

Fossae temporales anterior-lateral. Dieses führt zu einer Protrusion der Mandibula. Wenn ein Os temporale der Gegenseite extern rotiert ist, kommt es zu einer Schwenkung der Mandibula zur Seite der externen Os-temporalis-Rotation. Dieser Typ ist am häufigsten zu beobachten und für die zahnmedizinische und kieferorthopädische Behandlung von großer Bedeutung. Bei einer Fehlpositionierung der Ossa temporalia scheint nach Magoun die osteopathische Behandlung der kranialen Strukturen einfacher und logischer als die reine Bewegung von Zähnen. Eine richtige Positionierung der Ossa temporalia ist übergeordnet[228]. Eine Funktionsstörung des Temporomandibulargelenkes, die nicht auch eine Funktionsstörung der Ossa temporalia zur Folge hat, scheint durch die dargelegten Zusammenhänge, die in der Literatur aufgeführt sind, unmöglich. Lewit konstatiert in seinem Lehrbuch: „Das Temporomandibulargelenk ist zwar ein peripheres Gelenk; klinisch wirkt sich seine Störung jedoch wie die eines Kopfgelenkes aus." Nach seiner Meinung ist die Vernachlässigung des Kiefergelenks und der Kaumuskulatur mit dem Mundboden eine der häufigsten Ursachen therapeutischer Fehlschläge bei Kopf- und Gesichtsschmerzen sowie bei Schwindel[229].

Die Bewegung des Kondylus aus einer Fehlposition in der Fossa temporalis beeinflusst möglicherweise das Foramen jugulare. Dadurch kann es zu einem negativen Input auf den N. glossopharyngeus und den N. vagus kommen, was sich in pharyngealen Symptomen, Geschmacksveränderung, verstärkter vagaler Stimulation, Schwindel oder gastritischen Symptomen äußert. Für Magoun gilt daher, dass die Kooperation zwischen Kieferorthopäden und Osteopathen wünschenswert ist[79]. Auch nach Baier-Wolf und Kienle ist die Kombination aus osteopathischer Behandlung und Okklusionstherapie optimal für eine erfolgreiche Behandlung. Sie vergleichen diese mit einer physiotherapeutischen Nachbehandlung nach einer Operation am Bewegungsapparat[230].

Angesichts der vorliegenden Literatur ist schon heute unstrittig, dass Veränderungen der Körperhaltung und Dysfunktionen im Kauorgan ätiologisch verknüpft sein können. So wird auch der mittelbare Einfluss von Fehlhaltungen und anderen orthopädischen Problemen auf den Funktionszustand der Kaumuskulatur und damit wiederum auf die okklusale Harmonie verständlich. Ismail et al. berichten von der Effektivität physiotherapeutischer Behandlung bei CMD. Sie konnten nach physiotherapeutischer Therapie eine signifikante Verbesserung der aktiven Mundöffnung sowie eine Verbesserung der protrusiven Unterkieferbewegung bei elektronischer Registrierung mit geringerem Schmerzempfinden bei den Patienten aufzeigen[231].

Auch die Akupunktur wurde in der Vergangenheit als Therapieansatz für CMD beschrieben. So konnten Smith et al. in ihrer Studie zeigen, dass Akupunktur einen signifikant größeren Einfluss auf die Symptome der CMD zeigte, als die Vergleichsstudie mit Placebo-Behandlung[218].

Nach Slavicek ist die interdisziplinäre Zusammenarbeit unter Einschluss der Körperhaltung aus der Diagnostik der Strukturen und Funktionen des Kauorgans eine Conditio sine qua non. Fehlstellungen der Mandibula und dadurch evtl. bedingte Probleme im CMS sind nicht primär therapeutischer Bereich des Physiotherapeuten, sondern des kundigen Zahnarztes[30]. Auch Ahlers und Jakstat[232] fordern die Einbeziehung anderer Fachgebiete für die optimale Therapie und Diagnostik bei CMD. Sie beklagen, dass die unglückliche Trennung zwischen Medizin und Zahnmedizin lange verhindert hat, dass Zusammenhänge jenseits der einzelnen Fachgebiete in der täglichen Praxis ausreichend Berücksichtigung finden. Bei einer Okklusopathie könne laut den Autoren selbstverständlich der primäre respiratorische Mechanismus korrigiert werden, aber sobald der Patient zubeiße oder kaue, sei die kraniale Störung wieder vorhanden[233].

6.6 Fazit für die Praxis

Aufgrund der aufgeführten multiplen Zusammenhänge scheint eine interdisziplinäre Zusammenarbeit zwischen Physiotherapie, manueller Medizin und Orthopädie, Hals-Nasen-Ohren-Heilkunde und Zahnheilkunde empfehlenswert. Viele Autoren, wie Bahnemann[194,195], von Treuenfels und Torklus[234] oder Schupp und Zernial[235,236], unterstrichen bereits in der Vergangenheit die Bedeutung einer interdisziplinären frühzeitigen Zusammenarbeit. Daraus resultiert die Notwendigkeit eines frühzeitigen kieferorthopädischen Behandlungszeitpunktes[237–240].

In der Stellungnahme der DGFDT wird der medizinische Stellenwert ausdrücklich betont, die reversible Vorbehandlung verlangt und die mögliche weiterführende prothetische und kieferorthopädische Behandlung beschrieben. Auch die DGZMK hat diesbezüglich Stellung bezogen. So konstatiert Ahlers: „Erstmals erkennt auch die Deutsche Gesellschaft für Zahn-, Mund- und Kieferheilkunde (DGZMK) nunmehr zudem die konsiliarische Einbeziehung verwandter medizinischer Berufsgruppen ausdrücklich an. Dies schafft den inhaltlichen und rechtlichen Rahmen etwa für Überweisungen an den Arzt für Orthopädie sowie zum mitbehandelnden Physiotherapeuten"[241].

TEIL 2

Funktionsstörungen des CMS

TEIL 2

Allgemeine Grundlagen

„Die dysfunktionsbedingten Erkrankungen des kraniomandibulären Systems haben eine schwer überschaubare und komplexe Äthiopathogenese", so Graber[225]. Wie im vorherigen Kapitel deutlich wurde, ist die Funktionseinheit Okklusion-Kiefergelenke-Muskulatur unmittelbar mit dem neurologischen System und der Psyche verbunden. Weiterhin steht das kraniomandibuläre System (CMS) in unmittelbarer Wechselwirkung mit dem kraniosakralen System (CSS) und dem muskuloskelettalen System (MSS). Ferner besteht eine enge Beziehung zum hormonellen System[183].

Aus diesem Grund ist es nicht verwunderlich, dass weltweit äußerst kontrovers über die Ursachen und Wirkungen der CMD diskutiert wird. Das wird besonders an Betrachtungen zur ätiologischen Wertigkeit der Okklusion deutlich: Während die einen die Okklusion als wesentlichen Faktor völlig negieren, weisen die anderen der Okklusion eine extrem wichtige Rolle zu[3].

Für den Praktiker ist die Vielfalt unterschiedlicher wissenschaftlicher Positionen Grund für eine gewisse Überforderung und Orientierungslosigkeit in der zahnärztlichen Funktionsdiagnostik und -therapie, da die kontroversen Darstellungen zur Ätiologie klare und verbindliche Untersuchungs- und Behandlungskonzepte behindern.

Wir möchten in unserem Buch einen anderen Weg einschlagen.

Aus unserer zahnmedizinischen Sicht steht bei allen Fragen zur Funktionsdiagnostik und -therapie zuerst die Okklusion im Mittelpunkt der Betrachtungen.

Konkret geht es um die Fragen, ob und in welcher Weise unser „Arbeitsgebiet", die Okklusion des Patienten, Ursache für Funktionseinschränkungen und Beschwerden des Patienten im Bereich des CMS, aber auch im MSS werden kann bzw. wie diese gegebenenfalls mit der Okklusion in Verbindung stehen.

Darüber hinaus ist es unerlässlich, vor okklusalen Therapien zu ermitteln, in welchem funktionellen Zustand sich das CMS befindet (adaptiert, kompensiert, dekompensiert), um eine Aussage treffen zu können, ob die habituelle Okklusion beibehalten werden kann oder ob und in welcher Weise die Okklusion vor einer Behandlung korrigiert werden sollte.

Deshalb stellen wir im Folgenden die Rolle der Okklusion im dysfunktionellen Geschehen der CMD dar. Darauf folgt eine Beschreibung und Einteilung der häufigsten Okklusionsstörungen.

Auf der Basis der in Teil I dargelegten Grundlagen sollen die Wirkungen okklusaler Abweichungen
- auf Strukturen des CMS und
- auf den übrigen Organismus, im Besonderen auf das auf das MSS,

aufgezeigt werden.

Die sich daraus ergebenden Leitsymptome weisen den Weg für eine zielgerichtete Untersuchung der entsprechenden Strukturen am CMS und am MSS. Es geht dabei um die Fragestellung, ob dysfunktionelle Wirkungen durch die Okklusion vorliegen, die mit Befunden und Beschwerden der Patienten im Zusammenhang stehen.

Bei diesem Vorgehen tritt die allgemeine theoretische Beschreibung der Ätiologie in den Hintergrund. Sie wird abgelöst durch die Möglichkeit der genauen Analyse des Einzelfalles im Bezug auf okklusionsbedingte Dysfunktionssymptome, sodass für den Einzelfall eine möglichst genaue Ätiologie in der Diagnosestellung aufgezeichnet werden kann. Dies ist die Basis für ein logisches und zielgerichtetes Therapiekonzept sowie für die Formulierung einer Prognose für den Behandlungsverlauf.

KAPITEL 7

Ursachen der CMD

Als häufigste Ursache für eine CMD werden in der Literatur Okklusionsstörungen in Verbindung mit Parafunktionen beschrieben[9,35,80,135,184,197,242–244]. Iatrogene Okklusionsstörungen können durch Füllungen, Zahnersatz oder kieferorthopädische Maßnahmen ebenso herbeigeführt werden wie durch Extraktionen oder Einschleifmaßnahmen. Als nicht iatrogene Ursachen können Hypodontie, Zahnverlust mit und ohne Wanderungen der Nachbarzähne oder Antagonisten sowie Parodontopathien mit Veränderungen der Zahnstellung und Verschleiß der Zahnhartsubstanz (Abrasion) zu Okklusionsstörungen führen. Zahnfehlstellungen, wie z. B. die Reklination der Oberkieferinzisiven und Dysgnathien, wie der skelettal offene Biss, sind Okklusionsstörungen per se. Auch eine nie erreichte physiologische vertikale Abstützung, „lack of posterior support", wie Ricketts es formulierte, ist eine Okklusionsstörung[77].

Durch Kauen und Schlucken ergeben sich in der Summe ca. 10 Minuten Zahnkontakt am Tag. Rezeptoren im Desmodont sorgen dafür, dass die Druckbelastung bei Nahrungszerkleinerung und Schlucken minimal bleibt[245]. Diese physiologische Belastung wird vom kraniomandibulären System toleriert und führt – auch in Verbindung mit Okklusionsstörungen – nicht zwangsläufig zu einer CMD[50,245].

Ob es zur Auslösung oder sogar zur Manifestation einer CMD kommt, hängt von folgenden zusätzlichen Faktoren ab (Abb. 7-1):

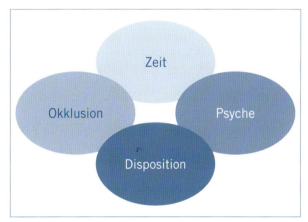

Abb. 7-1 Die Abbildung zeigt das Ineinandergreifen verschiedener Ursachen, die zur Entstehung einer CMD führen können (mod. nach Lauritzen).

- Dauer des Bestehens der Okklusionsstörung
- Disposition des Gewebes
- psychische Disposition.

7.1 Physiologie und Pathologie der oralen Aktivität

Zur Darstellung des komplexen Zusammenspiels der verschiedenen Strukturen des CMS innerhalb der Ätiopathogenese okklusal bedingter Dysfunktionen soll das

KAPITEL 7 Ursachen der CMD

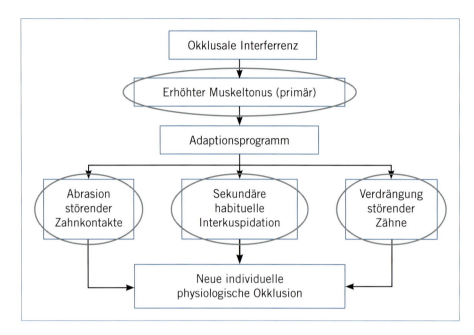

Abb. 7-2 Adaptionsprozess bei okklusalen Störungen nach Graber: Okklusale Störungen bewirken einen sofortigen Muskelhypertonus. Die muskuläre Hyperaktivität führt zur Abrasion störender Zahnkontakte, zur Verdrängung störender Zähne durch reversibles, okklusales Trauma und zu Vermeidungsmechanismen (Die blauen Kreise markieren die Strukturen, an denen Okklusionsstörungen erkennbar werden). In der Folge entsteht eine neue individuelle Okklusion in adaptierter Unterkiefer- und Kondylenposition. Die Disposition bestimmt den Schädigungsgrad der einzelnen Strukturen.

didaktisch übersichtliche Modell von Graber herangezogen werden[225]. Dieses Modell berücksichtigt die okklusionsbedingte Pathogenese der einzelnen Strukturen des CMS sowie die Einflüsse von Psyche und Stress.

Die physiologischen oralen Aktivitäten beim Kauen und Schlucken verlaufen nach kybernetischen Grundsätzen durch Selbstregulation in Form von Reflexmechanismen[30,246–254].

Eine ausgewogene Funktion während der oralen Aktivitäten wird durch übergeordnete Regelkreise gewährleistet. Gesteuert werden diese Regelkreise durch Rezeptorensysteme in den Strukturen des CMS. Dazu gehören die verschiedenen Rezeptoren des Zahnhalteapparates, Rezeptoren der Muskelspindeln, der Sehnen, der Ligamente und der Gelenkkapsel. Der rezeptorische Bereich des Systems ermöglicht gezielte adaptive Reaktionen bei Störungen (s. Kap. 4).

Durch diese Wechselwirkung ist es den Regelkreisen möglich, Störungen auszugleichen.

7.1.1 Adaptationsmechanismen bei okklusalen Störungen

Okklusale Störungen führen über die propriozeptiven Mechanismen reflexartig zu einem erhöhten Muskeltonus. Auslöser sind okklusale Vorkontakte in Statik und/ oder Gleithindernisse in der Unterkieferdynamik. Diese werden über die empfindlichen Desmodontalrezeptoren an das ZNS „gemeldet". Der resultierende erhöhte Muskeltonus bzw. die erhöhte Muskelaktivität setzt einen Adaptationsmechanismus in Gang, der sich an typischen Strukturen des CMS abspielt (Abb. 7-2 und 7-3):

- *Zahnhartsubstanz:*
  Durch Abrieb versucht das System die störenden Kontakte zu eliminieren. Dabei kommt es zu „kurzfristigen, intermittierenden isometrischen neuromuskulären Funktionsmustern. Diese werden sofort unterbrochen, wenn durch die Belastung der Muskulatur deren Stoffwechsellage in die schädigenden Bereiche gelangt. Nach einer gewissen Ruhephase erfolgt die nächste Phase der Abriebvorgänge."[225]
- *Zahnhalteapparat:*
  Durch Verdrängung versucht das System den Zahn in eine weniger störende Position zu bringen.
- *Kiefergelenke:*
  Schließlich entsteht eine neue individuelle Okklusion, mit entsprechend adaptierter Unterkiefer- und Kondylenposition.

Ein weiterer Adaptationsmechanismus ist die Vermeidung der Störkontakte durch neuromuskuläre Umbahnung.

7.1 Physiologie und Pathologie der oralen Aktivität

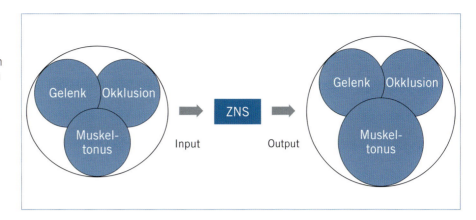

Abb. 7-3 Okklusionsbedingter Muskelhypertonus nach Graber: Die Schicksalsgemeinschaft Gelenk, Okklusion und Muskulatur befindet sich normalerweise in einem ausgewogenen Gleichgewicht. Eine Okklusionsstörung führt über eine Information des Zentralnervensystems zu einer Erhöhung des Muskeltonus und der Muskelaktivität. Die Muskelaktivität ermöglicht adaptive Prozesse.

7.1.2 Dekompensation der oralen Aktivität

Allgemein führt erhöhte Muskelaktivität durch Training, aber auch durch Bruxismus zu einem Anstieg des Metabolismus mit verstärkter Durchblutung des Gewebes. Die mechanischen Eigenschaften des Bindegewebes werden modifiziert, um die Belastung der Sehne zu verringern, wobei die Kollagensynthese in den Sehnen selbst zunimmt. Die Adaption benötigt immer Zeit. Die Widerstandsfähigkeit des Gewebes gegen Überbelastung wird erhöht[255].

Ist die Belastung des Gewebes durch die dysfunktionsbedingt erhöhte muskuläre Aktivität zu groß, kommt es zur Kompensation. Dieser Zustand wird vom Patienten häufig noch nicht bemerkt, in der Funktionsdiagnostik jedoch als CMD auffällig[256].

Ist die Kompensationsfähigkeit erschöpft, weil die Dysfunktion oder andere Störfaktoren über die Zeit anhalten oder nicht behandelt werden, entwickelt sich aus der kompensierten Funktionsstörung eine dekompensierte Funktionsstörung, die auch vom Patienten als Erkrankung mit ihren Symptomen wahrgenommen wird. Bei fortschreitender, unbehandelter Dekompensation werden auch periphere Strukturen von der Dysfunktion erfasst, die häufig von der primären, auslösenden Läsion weit entfernt sind. Die Zusammenhänge zwischen der primären Läsion und dem akuten Schmerz an anderer Stelle sind mit fortschreitender Zeit immer schwerer zu erkennen. Nach Plato[256] handelt es sich um eine Dysfunktion im Bereich der Verkettung. Eine interdisziplinäre Zusammenarbeit

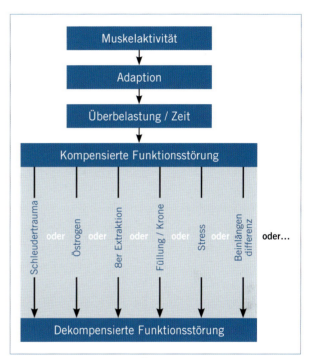

Abb. 7-4 Darstellung des Übergangs von der kompensierten Funktionsstörung in eine dekompensierte Funktionsstörung.

mindestens zwischen Zahnmedizin und Manueller Medizin ist unabdingbar.

Die Auslöser, die zu einer Dekompensation kompensierter okklusaler Störungen führen, sind vielfältiger Natur, wie die Abbildung 7-4 zeigt. Es sind Faktoren, die die Dysfunktion und/oder die Muskelaktivität verstärken. Infrage kommen:

- Stress,
- weitere Okklusionsstörungen,

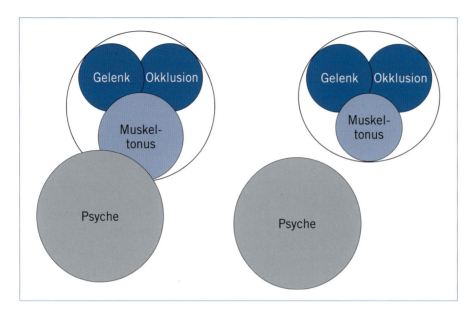

Abb. 7-5 nach Graber: Ein psychisch bedingter Muskelhypertonus führt zu einer Dekompensation der okklusalen Adaptationsmechanismen, wenn er diese überlagert. Gelingt es den okklusal bedingten Hypertonus zu beseitigen, kann sich die ursprüngliche Lage wieder einstellen.

- metabolische und hormonelle Faktoren, wie z. B. Klimakterium, Schilddrüsenerkrankungen etc.[225],
- Traumata und
- aszendierende Funktionsstörungen, wie z. B. Körperfehlhaltungen.

Laut Graber stellen vor allem Stress mit seiner ausgesprochenen Auswirkung auf das muskuläre System sowie psychoemotionale Aspekte einen wesentlichen verstärkenden Faktor dar[225,257–260]. Disstress induziert Bruxismus. Die hauptsächlich isometrischen Muskelaktivitäten führen zu schädigenden Langzeitbelastungen der Strukturen des kraniomandibulären Systems[225] (Abb. 7-5).

7.2 Allostase und Bruxismus

Während noch vor wenigen Jahren Bruxismus und Pressen als Bewegungsmechanismen zu nicht funktionellen Zwecken erachtet wurden[225,250,261–264], zeigen die neuesten Ausführungen von Sato und Slavicek[265], dass Bruxismus als ein notwendiger physiologischer Vorgang zum Stressabbau verstanden werden muss.

Das Kauorgan ist entwicklungsgeschichtlich direkt mit dem limbischen System verbunden. Es diente in Vorzeiten zum Ausdruck von Aggression. So steht das Kauorgan in enger Korrelation mit dem emotionalen Zustand des Menschen und bildet mit dem limbischen System des Gehirns als Ausdruck von Emotionen eine funktionelle Einheit.

Der Begriff „Allostase" bezeichnet eine Reihe von Anpassungsprozessen, die den Körper durch Reaktion auf internen und externen Stress schützen. Sato und Slavicek beschreiben, dass die Kauaktivität – einschließlich Bruxismus – eine wichtige Rolle für die Abschwächung stressinduzierter psychosomatischer Funktionsstörungen durch „Downregulation" im limbischen System spielt[265].

Demnach gehört Stressabbau zu den biologischen Funktionen des Kauorgans. Auch Slavicek sieht den Bruxismus daher nicht als Parafunktion, sondern zählt „Knirschen und Pressen" zu den physiologischen Funktionen des Kausystems[266]. Bruxismus ist demnach ein physiologischer Stressabbaumechanismus. Durch eine Unterdrückung können Magenulzera und ähnliche stressinduzierte Erkrankungen verursacht oder verstärkt werden[267–269].

Bruxismus führt zu erheblichen biomechanischen Belastungen, die zu den entsprechenden, mit mechanischer Kraft zusammenhängenden Problemen an den Strukturen des CMS ablesbar sind, wie etwa Zahnabrasion bzw. -attritionen, Destruktion der

Parodontalgewebe und Funktionsstörungen der Kiefergelenke und der assoziierten Schädelstrukturen.

Die Gesundheit des Kauorgans hängt deshalb erheblich von der Okklusion ab, die in ausreichender Qualität gewährleistet sein muss, um die wichtige Aufgabe der Stressbewältigung erfüllen zu können. Die Funktion des Kauorgans als Stressabbauventil ist somit ein äußerst wichtiger Bestandteil bei der Betrachtung der Okklusionsfunktion[270–272].

7.3 Circulus vitiosus der Okklusionsdestruktion

Veränderungen der Okklusion führen über die propriozeptiven Mechanismen zu den oben beschriebenen Adaptationsprozessen. Zusätzlich können sie im Sinne der Allostase sogenannte parafunktionelle Regelkreise auslösen, die zu Bruxismus und Pressen führen. Ebenso kann ein bereits bestehendes Knirschen und Pressen verstärkt werden. Bei diesen ungehemmten Kaufunktionen sind die auftretenden Kräfte bis zu 10-mal höher als bei der Nahrungszerkleinerung. Die Bruxismusphasen können bis zu 90 Minuten andauern[273].

Hieraus wird deutlich, dass Bruxismus und Pressen als Auslöser für eine CMD zu Okklusionsstörungen hinzukommen. Okklusionsstörungen sind also in der Summation mit Bruxismus und Pressen Ursache für massive Überbelastungssymptome an Zähnen, Zahnhalteapparat und angrenzenden Geweben. Die Überbelastungen können sekundäre arthrogene Probleme durch Stellungsveränderungen der Kondylen sowie myogene Probleme durch anhaltenden muskulären Hypertonus und Überlastung hervorrufen.

Schließlich kann die zunehmende Destruktion okklusaler Führungsflächen wiederum Auslöser für kontinuierlich fortbestehenden Bruxismus sein. Es entsteht ein Circulus vitiosus der Okklusionsdestruktion.

Wird eine kompensierte okklusionsbedingte Funktionsstörung nicht erkannt, folgt unweigerlich eine dekompensierte Funktionsstörung, wenn zu dem okklusalen Problem weitere verstärkende Faktoren hinzutreten. Es entwickelt sich der chronische Schmerzpatient.

Die vielfältigen Verknüpfungen der Strukturen des CMS mit Strukturen der Körperperipherie bringen eine große Bandbreite an Symptomen der CMD mit sich. Häufig nehmen sie auch das Erscheinungsbild vieler anderer Erkrankungen an. Dies führt dazu, dass das Krankheitsbild der CMD oft falsch diagnostiziert wird oder völlig unerkannt bleibt.

Deshalb ist es notwendig, das Puzzle aus Ursache, Wirkung/Folge und Symptomen der CMD in seinen Einzelheiten präzise darzustellen, um im Weiteren die Zusammenhänge erklären und ein logisches Diagnose- und Therapie-Konzept entwickeln zu können.

Hansson[274], Hesse[275], Freesmeyer[276], Kopp[48] und Slavicek[30] ebenso wie Bumann, Meyer und weitere Kollegen verwiesen schon in der Vergangenheit auf die Notwendigkeit einer exakten Diagnostik bei Funktionsstörungen des Kiefergelenks und einer spezifisch darauf ausgerichteten Therapie[31,241,277–285].

7.4 Störungen der statischen und dynamischen Okklusion

Okklusale Störungen können zu statischen Problemen führen, wenn die funktionsgerechte, physiologische Position des Unterkiefers nicht eingenommen werden kann. Ebenso können sie dynamische Probleme auslösen, wenn die funktionsgerechte Führung nicht möglich ist, und die Führung daher über Molaren und Prämolaren in Protrusion und Laterotrusion erfolgt. Im Folgenden gehen wir auf diejenigen Okklusionsstörungen ein, die als Primärfaktor für eine CMD angesehen werden können:

1. Einzelzahnfehlkontakte
2. Fehlende anteriore Führung (FAF)
3. Fehlende posteriore Abstützung (FPA)
4. Unilaterale fehlende Abstützung (UFA)

7.4.1 Einzelzahnfehlkontakte

Häufige Ursachen okklusaler Störungen durch Einzelzahnfehlkontakte:

KAPITEL 7 Ursachen der CMD

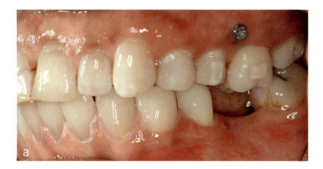

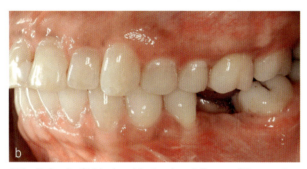

Abb. 7-6a, b Okklusionshindernis mit Zwangsführung des Unterkiefers durch einen extrudierten Zahn 26 infolge eines seit Längerem fehlenden Antagonisten. Zur kieferorthopädischen Behandlung mit der Invisalign-Technik wurden Attachments auf die Zähne 25, 26 und 27 geklebt und zur intraossären Verankerung je eine Minischraube vestibulär mesial sowie palatinal distal von Zahn 26 inseriert. Abbildung 7-6b zeigt die intraorale Ansicht nach Intrusion des Zahnes 26 und Ausformung des Zahnbogens mit der Invisalign-Technik zur Vorbereitung der anschließenden implantatchirurgisch-prothetischen Versorgung.

iatrogen:
- Restaurative/prothetische Maßnahmen, Kieferorthopädie
- Extraktionen
- Einschleifmaßnahmen

nicht iatrogen:
- Hypodontie/Hyperdontie
- Zahnverlust mit Wanderung, Kippung, Extrusion
- Parodontopathie
- Abrasion/Attrition
- Einzelzahnfehlstellung, z. B. Rotation eines Zahnes

Gerade Weisheitszähne extrudieren häufig aufgrund fehlender Gegenzähne und verursachen dadurch exzentrische okklusale Interferenzen, aus denen nicht selten ein dynamisches Problem resultiert. Ist bei Weisheitszähnen in der Regel die Extraktion indiziert, können über die Kauebene hinaus extrudierte erste und zweite Molaren mithilfe einer osseofixierten Verankerung kieferorthopädisch intrudiert werden (Abb. 7-6a, b). Wenn keine kieferorthopädische Intrusion erwünscht ist, bleibt oftmals nur die Möglichkeit, die vertikale Erhöhung durch Einschleifen der Krone zu reduzieren. Hierbei ist es gegebenenfalls notwendig, den Zahn endodontisch zu behandeln, um die gewünschte Kronenreduktion zu erreichen.

7.4.2 Fehlende anteriore Führung (FAF)

Diese okklusale Störung kann ihre Ursache in der Frontzahngruppe oder im Seitenzahnbereich haben (Abb. 7-7). In jedem Fall ist die anteriore Führung nicht ausreichend oder fehlt ganz.

Besteht die Ursache in einer fehlenden anterioren Führung (FAF) im Frontzahnbereich, liegt eine vertikale Diskrepanz mit fehlendem Kontakt oder fehlender anteriorer Führung bei Exkursionsbewegungen im Frontzahnsegment vor. Der anterior offene Biss kann dental/alveolär oder skelettal bedingt sein. Eine klare Trennung zwischen der dentalen und der skelettalen Ursache ist schwierig[286]. Der dentoalveolär offene Biss ist meistens funktionell bedingt, und seine Ausprägung beginnt bereits im Kindesalter. Habits wie Daumenlutschen, Zungendysfunktion, Lippeneinlagerung und

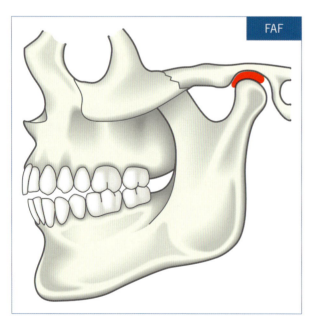

Abb. 7-7 Fehlende anteriore Führung, frontal offener Biss mit Abstützung lediglich auf den Molaren.

Mundatmung sind die häufigsten Ursachen und sollten daher frühzeitig interdisziplinär behandelt werden. Dagegen ist der skelettal offene Biss wachstumsbedingt.

Der frontal offene Biss geht mit einer Prädisposition für die CMD einher[287,288]. Mohlin und Thilander ebenso wie Egermark-Eriksson et al. fanden eine häufige Verbindung zwischen CMD und offenem Biss ebenso wie zwischen CMD und Kreuzbiss[289,290].

Die Prävalenz des offenen Bisses ist gering, die Behandlung häufig schwierig (s. Kap. 21.4) und umso umfangreicher, je mehr die skelettale Ursache überwiegt.

Zusammenfassung der Ursachen für FAF:

Eine fehlende Führung im Fronzahnbereich kann basieren auf:
- einer skelettalen Ursache → vertikales Gesichtswachstum,
- einer dentalen Ursache → funktionell,
- einem stark vergrößerten Overjet.

Liegt die Ursache einzelzahnbezogen im Seitenzahngebiet, kann die Frontzahngruppe das Hindernis im Seitenzahngebiet nicht ausschalten, da die Frontzahnführung nicht stark genug ausgeprägt ist. Beispiele sind:
- nach anterior gekippte Molaren bei Zahnverlust mesial des gekippten Molars.
- Extrusion im Oberkiefer-/Unterkiefer-Molarensegment bei fehlendem Antagonisten.

Besagte Faktoren bewirken Balancen, Hyperbalancen sowie Hindernisse in Protrusion und Laterotrusion. Durch die fehlende Front-Eckzahn-Führung entsteht ein dynamisches Problem, die funktionsgerechte Führung ist nicht mehr möglich und erfolgt über Molaren und Prämolaren in Protrusion und Laterotrusion. Dies kann Bruxismus induzieren.

7.4.3 Fehlende posteriore Abstützung (FPA)

Eine fehlende posteriore Abstützung oder, wie Ricketts dies bezeichnet hat, ein „lack of posterior support" kann auf verschiedene Ursachen zurückgeführt werden. Die fehlende vertikale Höhe im Seitenzahnbereich kann auf einer Unterentwicklung des posterioren Segmentes, Abrasion der Seitenzähne, vertikal zu niedrigem Zahnersatz oder unversorgten Lücken basieren. Weitere mögliche Entstehungsfaktoren sind: vertikale Überentwicklung des unteren Frontzahnsegmentes oder proklinierte Unterkieferfrontzähne, Reklination/Extrusion des oberen Frontzahnsegmentes, transversal eingeengter Oberkieferzahnbogen, durchgeführter Lückenschluss im Oberkiefer trotz Bolton-Diskrepanz oder extreme Randleisten der Oberkieferinzisiven. Alle genannten Faktoren führen zu Vorkontakten in der Zentrik auf den Front- und/oder Eckzähnen. Der Unterkiefer wird in seiner funktionellen Bewegungsfreiheit eingeschränkt. Bei der FPA sind häufig Schlifffacetten an den unteren Inzisiven zu erkennen (Abb. 8-6c), gelegentlich auch palatinal an den oberen Inzisiven (Abb. 8-6b). Walter Schöttel hat dieses in seinen Kursen treffend mit den Worten beschrieben: „Schaut Euch die Facetten in der Unterkieferfront an und Ihr wisst, wo der Unterkiefer hin will!"

Der Verlust posteriorer Höhe im Seitenzahnbereich ist der häufigste strukturelle Fehler im CMS und geht meist mit einer retrokranialen Verlagerung der Kondylen einher.

Zusammenfassung der Ursachen für FPA:

Ursachen im Seitenzahngebiet:
- Unterentwicklung des posterioren alveolären Segmentes, unzureichender Durchbruch der 1. Molaren (s. Kap. 20.8).
- Abrasion der Seitenzähne
- vertikal zu niedriger Zahnersatz
- abgesunkener herausnehmbarer Zahnersatz
- unversorgte Lücken
- Prämolarenextraktionen im Oberkiefer, dadurch häufig zu kleiner oberer Zahnbogen; oder Fehler in der Planung, da der Unterkiefer nach anterior hätte eingestellt werden müssen

Ursachen im Frontzahngebiet:
- vertikale Überentwicklung des unteren Frontzahnsegmentes mit ausgeprägter Spee-Kurve
- Proklination/Extrusion der Unterkieferfrontzähne

KAPITEL 7 Ursachen der CMD

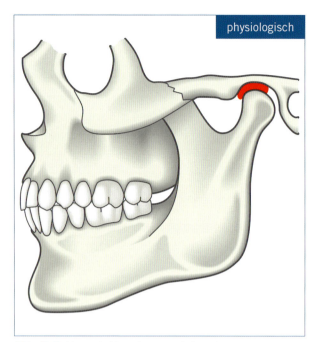

Abb. 7-8 Neutrale Verzahnung mit korrekter posteriorer Abstützung und physiologischer Front-Eckzahn-Beziehung. Hierbei liegt eine physiologische Kondylus-Diskus-Fossa-Relation vor.

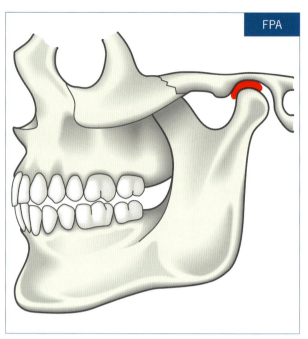

Abb. 7-9 Bei fehlender posteriorer Abstützung kommt es in der Zentrik zu einem Frontzahnkonakt. Der Kondylus-Diskus-Komplex zeigt hierbei eine physiologische Zuordnung.

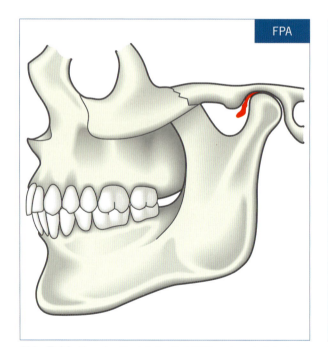

Abb. 7-10 Von der Zentrik in die HIKP verlagert sich der Kondylus in den Bereich der bilaminären Zone nach retral und kranial. Dies führt zu einer Verlagerung des Diskus artikularis nach anterior.

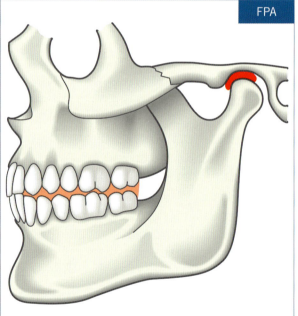

Abb. 7-11 Bei Vorliegen einer FPA wird eine Okklusionsschiene (COPA) in Zentrik eingesetzt, die die korrekte vertikale Abstützung reversibel wiederherstellt. Die Kondylenposition wird korrigiert und gegebenenfalls der Diskus reponiert. Die Einstellung des Kondylus scheint dabei die entscheidende therapeutische Konsequenz zu sein.

7.4 Störungen der statischen und dynamischen Okklusion

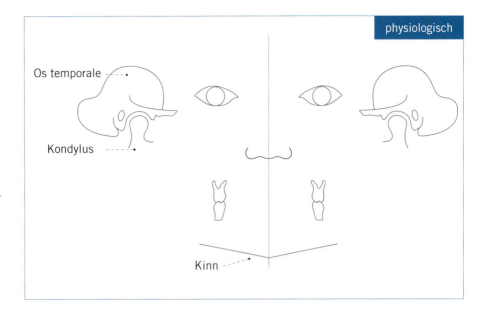

Abb. 7-12 Physiologische Situation in Zentrik: Es besteht rechts und links gleichmäßiger und gleichzeitiger Zahnkontakt, die Kondylen befinden sich in physiologischer Zentrik, das Kinn ist in der Gesichtsmitte; das Os temporale ist physiologisch positioniert.

- Reklination/Extrusion der Oberkieferfrontzähne
- erfolgter Lückenschluss im Oberkiefer trotz Bolton-Diskrepanz, dadurch bedingter fehlender Overjet und zu kleiner oberer Zahnbogen
- Kontakt auf stark ausgeprägten Randleisten der oberen Inzisiven

Ursachen im Front- und Seitenzahngebiet:
- komplettes Abrasionsgebiss

Die fehlende posteriore Abstützung führt zu einem statischen Problem, nämlich einer retrokranialen Unterkiefer- bzw. Kondylusverlagerung.

Abbildung 7-8 zeigt schematisch eine korrekte Kiefergelenkposition mit einem zentrierten Discus articularis und einer ungestörten Okklusion. Liegt eine Zahnfehlstellung bzw. Okklusionsstörung im Sinne der oben aufgeführten Ursachen für eine FPA vor, so kommt es zu einer mehr oder weniger starken Verlagerung der Kondylen relativ zur Eminentia articularis. Abbildung 7-9 zeigt eine korrekte Zuordnung der Kiefergelenkkomponenten, aber es besteht dabei lediglich Frontzahnkontakt, die Seitenzähne sind nicht in Okklusion. Wenn es nun, wie in Abbildung 7-10 dargestellt, zum Schluss der Zahnreihen kommt (HIKP), führt die Zahnfehlstellung die Kondylen in eine retrale und kraniale Zwangsposition. Hierbei ist der Diskus artikularis zum Kondylus nach anterior verlagert und der Kondylus liegt posterior verlagert in der bilaminären Zone.

7.4.4 Unilaterale fehlende Abstützung (UFA)

Bei der unilateralen fehlenden Abstützung besteht ein erster einseitiger zentrischer Kontakt auf den Prämolaren und/oder Molaren mit Nonokklusion auf der Gegenseite. Dies kann skelettal auf einer vertikalen Asymmetrie basieren, dental auf Extrusionen, oder iatrogen herbeigeführt worden sein. Nach den Angaben in der Literatur wie auch nach der Erfahrung der Autoren ist die UFA neben der FPA eine sehr häufige Ursache für CMD[291]. Wie die FPA muss auch die UFA in Zentrik diagnostiziert werden.

Zusammenfassung der Ursachen für die UFA:
- skelettale Asymmetrien, Gesichtsskoliose
- Extrusion im Seitenzahnbereich
- iatrogen, z. B. einseitig zu hohe oder zu niedrige restaurative/prothetische Arbeiten, vertikal falsch eingestellte Okklusion nach kieferorthopädischer Behandlung

KAPITEL 7 Ursachen der CMD

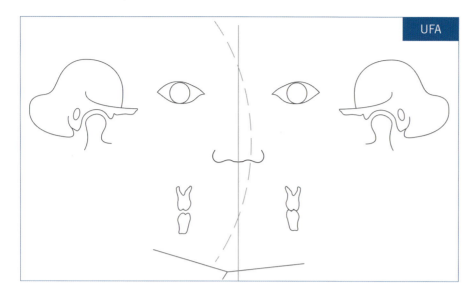

Abb. 7-13 Links konvexes Gesicht in Zentrik. In Zentrik ist der erste Kontakt links, rechts dagegen fehlt posterior die vertikale Abstützung. Hierbei befinden sich die Kiefergelenke in einer physiologischen Position.

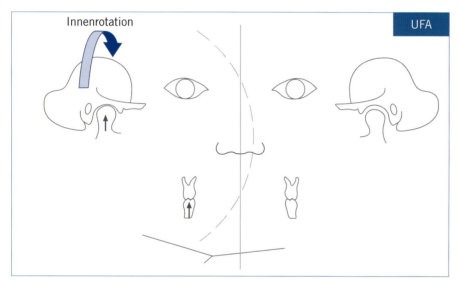

Abb. 7-14 Links konvexes Gesicht in HIKP: Aus der Zentrik gleitet der Unterkiefer in die HIKP, auch rechts kommt ein Kontakt zustande. Dabei wird die Gesichtsskoliose deutlicher, die rechte Seite ist verkürzt und die Kinnmitte ist weiter nach rechts verschoben. Am rechten Os temporale kommt es zu einer deutlichen Innenrotation.

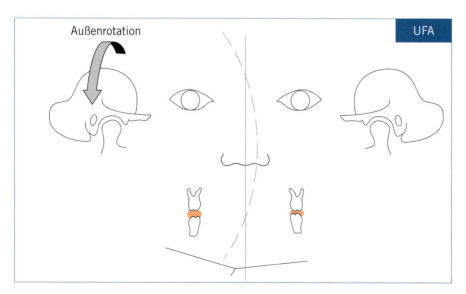

Abb. 7-15 Links konvexes Gesicht mit COPA in Zentrik. Mit einer Okklusionsschiene wird die fehlende Höhe rechts ausgeglichen. Die Konvexität wird weniger deutlich und das Kinn kommt wieder mehr zur Gesichtsmitte. Am Os temporale kommt es zu einer Außenrotation.

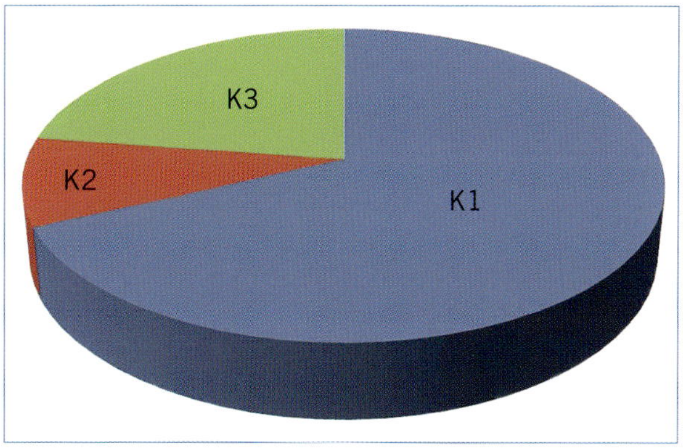

7.4 Störungen der statischen und dynamischen Okklusion

Abb. 7-16 K1, die fehlende posteriore Abstützung (FPA), ist die häufigste Ursache einer CMD sowie von Dysfunktionen im MSS, gefolgt von der Gruppe K3 mit unilateraler fehlender Abstützung (UFA). Die geringsten Störungen weisen Patienten mit Kontakten der Prämolaren und Molaren beidseits auf (K2).

Sinn[459] untersuchte in der Diplomarbeit „Zusammenhang der Lokalisation von okkluslaen Frühkontakten in zentrischer Kondylenposition im Artikulator mit Beschwerden im Kopf-Halsbereich, des Kiefergelenkes und der Kaumuskulatur" bei standardisiert montierten Modellen von Patienten mit CMD das Erscheinen des ersten zentrischen Kontaktpunktes. Hierzu wurden drei Gruppen gebildet:
- *Gruppe K1*: Kontakt der oberen Inzisiven und/oder Canini zu den unteren Inzisiven und/oder Canini (entspricht FPA)
- *Gruppe K2*: Kontakt der Prämolaren und Molaren zu den Prämolaren und Molaren beidseits
- *Gruppe K3*: Prämolaren und Molaren mit Kontakt zu Prämolaren und Molaren einseitig (entspricht UFA)

Es ergab sich folgendes Verteilungsmuster:
- K1: n = 45
- K2: n = 6
- K3: n = 15

Somit zeigt sich, dass in der Patientengruppe mit Frühkontakten in der Front und/oder Eckzahnregion dreimal so häufig wie unilaterale Frühkontakte im Bereich der Prämolaren und Molaren vorkommen (UFA). Am seltensten wurden bilaterale Frühkontakte im Prämolaren- und Molarenbereich diagnostiziert.

KAPITEL 8

Symptome okklusionsbedingter Störungen an Strukturen des CMS

8.1 Allgemeine Grundlagen

Verschiedene Dysfunktionen, die mit Störungen der statischen und dynamischen Okklusion in Verbindung mit Parafunktionen einhergehen, münden häufig in der sogenannten Okklusopathie[241].

Okklusale Interferenzen oder okklusale Veränderungen haben durch die beschriebenen physiologischen und pathologischen Adapationsmechanismen eine direkte, unmittelbare Wirkung auf typische Strukturen des CMS. Diese okklusionsbedingten Anpassungs- und Belastungsvorgänge sind im CMS an folgenden Strukturen diagnostizierbar:
- Zahnhartsubstanz (durch Überbelastung)
- Parodont (durch Überbelastung)
- Muskulatur (durch Hyperaktivität)
- Kiefergelenke (durch veränderte Kondylenposition und/oder veränderte kondyläre Bewegung)
- Angrenzende Schädelstrukturen (durch Belastung)

An welchen Strukturen die Manifestation der okklusalen Störung am intensivsten stattfindet, ist von Patient zu Patient unterschiedlich. Sie ist abhängig von der individuellen Situation und Disposition.

Die folgende Bilderreihe soll das verdeutlichen. Das okklusale Problem ist bei allen drei Patientenbeispielen mehr oder weniger das gleiche: Es handelt sich um eine fehlende posteriore Abstützung (FPA). In zentrischer Kieferrelation war bei jedem dieser Beispiele Erstkontakt in der Front. Die Regelsysteme der einzelnen Patienten haben das okklusale Problem vorwiegend über jeweils unterschiedliche Strukturen kompensiert: Im ersten Fall durch Abrasion der störenden Front, also durch Eliminierung von Zahnhartsubstanz (Abb. 8-1a–c). Im zweiten Fall durch eine Auffächerung der Oberkiefer-Frontzahnstellung, also durch Verdrängung der störenden Zähne (Abb. 8-2). Im dritten Fall durch eine Retralverlagerung des Unterkiefers, um in maximale Okklusion gelangen zu können; hier erfolgte eine Veränderung der Kondylenposition nach retrokranial mit entsprechend veränderten Druckvektoren in den Gelenken (Abb. 8-3a–e). Treibende Kraft war in allen Fällen das neuromuskuläre System.

Innerhalb der Funktionsdiagnostik ist die Manifestation okklusaler Störungen in den meisten Fällen an allen vier Strukturen: Zahnhartsubstanz, Parodont, Muskulatur und Kiefergelenken feststellbar. Diese Manifestationen können auch als Symptome gesehen werden, die auf eine okklusionsbedingte Dysfunktion hinweisen. Jede der Strukturen zeigt ihre gewebespezifischen Symptome. Diese werden in der Funktionsdiagnostik als Leitsymptome zur Analyse der jeweiligen Funktionsstörung herangezogen.

Im Folgenden werden die typischen Dysfunktionssymptome der einzelnen Strukturen des CMS als Folgen okklusaler Störungen dargestellt.

KAPITEL 8 Symptome okklusionsbedingter Störungen an Strukturen des CMS

Abb. 8-1 bis 8-3 Darstellung unterschiedlicher Disposition bei ähnlicher okklusaler Problematik.

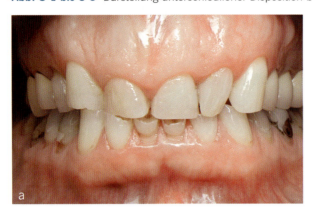
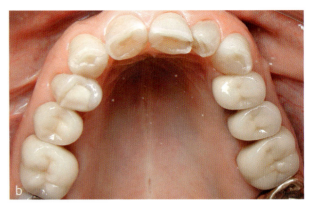
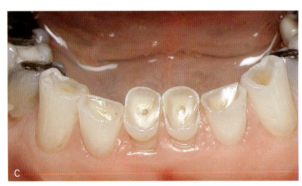

Abb. 8-1a–c Kompensation der Okklusionsstörung durch Eliminierung von Zahnhartsubstanz.

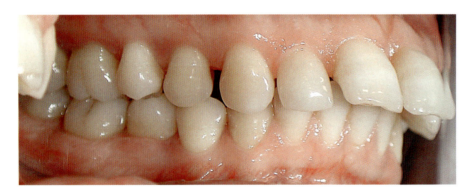

Abb. 8-2 Intraoraler Befund mit extrudierter Unterkieferfront und ausgeprägter Spee-Kurve mit Vorkontakt der Frontzähne und Kompensation der Okklusionsstörung durch Verdrängung und dadurch bedingter lückiger Stellung der Zähne im Oberkiefer.

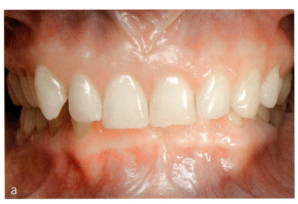
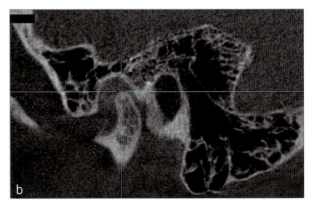

Abb. 8-3a, b Kompensation der Okklusionsstörung durch Veränderung der Unterkiefer- und Kondylenlage in eine retrale Position (DVT Picasso, Orange Dental).

8.2 Schädigungen an der Zahnhartsubstanz

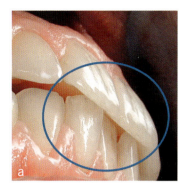
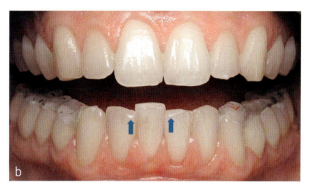

Abb. 8-4a, b Erstkontakt an den Frontzähnen 42 und 31 bei fehlender posteriorer Abstützung, Dreh- und Engständen im Frontzahnbereich und extrudierter Unterkieferfront. Der Unterkiefer wird in eine retrale Position geführt. Typische Abrasionsspuren: Unterkieferfront inzisal.

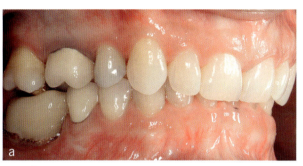
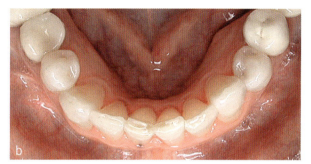

Abb. 8-5a, b Typische Zeichen einer Frontüberlastung mit Abrasion der Inzisalkanten 42 bis 32.

8.2 Schädigungen an der Zahnhartsubstanz

Dysfunktionelle Belastungen der Zähne hinterlassen Spuren an der Zahnhartsubstanz infolge übermäßiger Belastung. Ursachen dafür sind Okklusionsstörungen und/oder Bruxismus und Pressmechanismen. Sie weisen auf ein okklusionsbedingtes dysfunktionelles Geschehen hin. Erscheinungsformen dysfunktioneller Belastung der Zähne sind nach Freesmeier[276]:
- Abrasion, Attrition, Schlifffacetten (bezeichnen Zahnhartsubstanzverlust infolge übermäßiger Belastungen),
- keilförmige Defekte im Bereich der Zahnhälse (entstehen durch Aussprengungen von Schmelzprismen im Zervikalbereich der Zähne, ebenfalls durch Überlastung und Torquierung der Zähne),
- Sprünge,
- Längsfrakturen,
- Temperaturempfindlichkeit,
- unspezifische Schmerzen.

Nach Meinung der Autoren gibt es drei hauptsächliche Ursachen für dentale Überlastungen und lokalen Zahnsubstanzverlust:
- Zentrische Früh- oder Vorkontakte in statischer Okklusion,
- Gleithindernisse in der Dynamik,
- Bruxismus und Pressen.

8.2.1 Zentrische Früh- oder Vorkontakte in statischer Okklusion

Kontaktflächen, die verhindern, dass der Unterkiefer eine physiologische Position in statischer Okklusion einnehmen kann, kommen beim Kieferschluss als erste in Kontakt. Diese Kontaktflächen führen den Unterkiefer in eine Dysfunktionsposition. Die Zähne, die zuerst in Kontakt kommen, weisen entsprechende Abnutzungsspuren auf. Die Lokalisation der Abnutzungen gibt Auskunft über das okklusale Problem (Abb. 8-4 und 8-5).

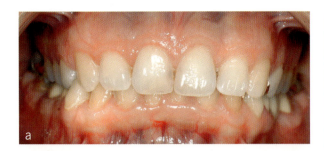
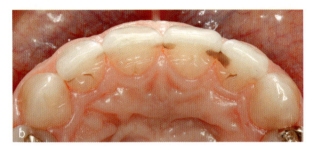
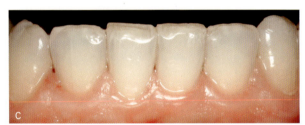

Abb. 8-6a–c Zeichen einer Frontüberbelastung mit palatinaler Zahnschmelzabrasion sowie Abrasion der Inzisalkanten 42 bis 32 (s. Kap. 21.1).

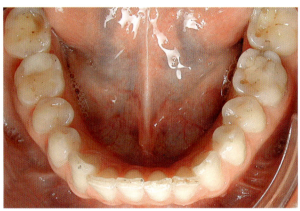

Abb. 8-7 Beispiel für Gleithindernisse in der Dynamik: Massive Abrasionen im Molarengebiet durch eine balancierte Okklusion. Gleichzeitig wird die Frontführung abradiert.

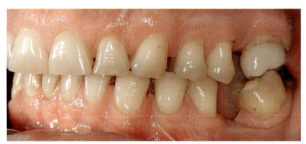

Abb. 8-8 Hyperbalancen durch nach anterior gekippten Zahn 37 nach Extraktion von Zahn 36 und ausbleibender Lückenversorgung.

Ein weiteres Beispiel für eine überlastete Front infolge reklinierter Oberkieferfrontzähne und inkompetenter posteriorer Abstützung zeigt Abbildung 8-6.

8.2.2 Gleithindernisse in der Dynamik

Hierbei stören Zahnflächen die Dynamik der Unterkieferbewegungen. Eine physiologische Führung des Unterkiefers über Frontzähne und Prämolaren wird behindert (s. Kap. 1).

Gleithindernisse können alle Bewegungsrichtungen des Unterkiefers betreffen. Ungünstig sind Balancen in der Mediotrusionsbewegung (Abb. 8-7). Der Unterkiefer wird nicht nur über die Frontzähne, sondern auch über die kontralateralen Molaren geführt. Noch ungünstiger sind Hyperbalancen, da sie eine Frontführung verhindern. Die Führung in der Dynamik erfolgt dann ausschließlich über die Hyperbalancen (Abb. 8-8).

Okklusale Ursachen können sein:
- extrudierte Weisheitszähne,
- gekippte Molaren,
- ausgeprägte Wilson-Kurve.

Dabei kollidieren in der Mediotrusionsbewegung die palatinalen Oberkieferhöcker mit den bukkodistalen Unterkieferhöckern (s. Kap. 1).

Diese dynamischen Okklusionsstörungen lösen häufig Bruxismus aus. Es hat den Anschein, als wolle das mastikatorische System die Hindernisse durch Abrasion eliminieren. Im Sinne des Thielemann'schen Diagonalgesetzes kommt es in diesen Fällen zu einem zunehmenden Verlust der Frontführung. Die zentrischen Kontakte liegen in diesen Fällen nach unseren Erfahrungen häufig im Molarengebiet.

8.2 Schädigungen an der Zahnhartsubstanz

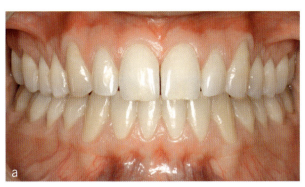 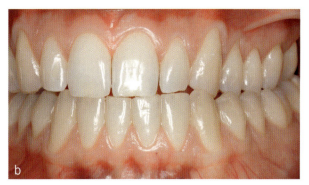

Abb. 8-9a, b Rein psychisch bzw. stressbedingter Bruxismus bei regelrechter Okklusion. In dynamischer Okklusion (links) ist die Abrasion der Eckzähne deutlich zu erkennen.

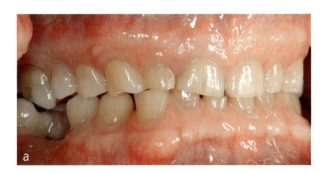 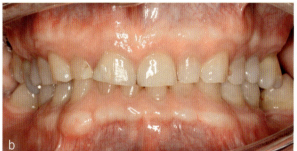

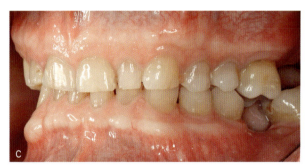

Abb. 8-10a–c Ausgeprägter Verlust an Zahnhartsubstanz. Zunehmende Destruktion der Okklusion bei zusätzlicher bruxistischer Aktivität.

8.2.3 Bruxismus und Pressen

Bruxismus wird heute aus Sicht der Allostase als ein physiologischer Vorgang zum Stressabbau verstanden. Insofern kann Bruxismus im intakten Gebiss bei regelrechter Okklusion vorkommen (Abb. 8-9a, b). Die Überbelastungsmechanismen erfolgen dann rein psychisch bzw. stressbedingt. In diesen Fällen ist der schnelle Wiederaufbau der Funktionsflächen notwendig, bevor es zu einer ernst zu nehmenden Schädigung der Gesamtokklusion kommt. Anschließend sollte das mastikatorische System über eine Schutzschiene, die nachts getragen wird, vor erneutem Verschleiß geschützt werden (s. Kap. 22.3).

Die Ätiologie des Bruxismus liegt häufig zusätzlich in einem okklusalen Problem, das zu Adaptations- bzw. Kompensationsmechanismen geführt hat. Die Grenzen zum Bruxismus werden fließend.

Aus der Schädigung der Zahnhartsubstanz erfolgt wiederum eine okklusale Störung. Die bruxistische Aktivität führt zu einer zunehmenden Destruktion der gesamten Okklusion, da durch Gleithindernisse in der Dynamik die Frontführung abradiert wird und sich das Gesamtsystem zusehends selbst zerstört (Abb. 8-10a–c).

KAPITEL 8 Symptome okklusionsbedingter Störungen an Strukturen des CMS

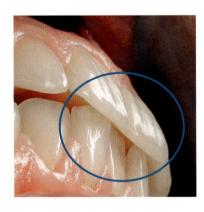

Abb. 8-11 Dreh- und Engstände in der Unterkieferfront.

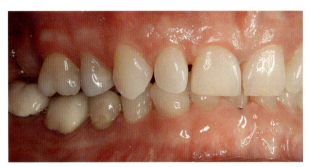

Abb. 8-12 Lücken in der Oberkieferfront bei Frontzahnkontakt und Bolton-Diskrepanz.

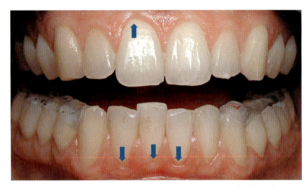

Abb. 8-13 Rezessionen an den am stärksten belasteten Zähnen.

Die Interpretation der Zahnhartsubstanzdefekte erfolgt an Modellen, die zentrisch im Artikulator montiert sind. Sie zu interpretieren ist ein wesentlicher Baustein der Funktionsdiagnostik und Grundlage der Gesamtplanung (s. Kap. 15.5.4).

8.3 Folgen am Zahnhalteapparat – Parodontopathien

Die dysfunktionelle Belastung des Zahnes überträgt sich unmittelbar auf das Parodont. Folgen einer übermäßigen Belastung des Parodonts können sein:
- Verdrängungen „störender" Zähne (Abb. 8-11, 8-12),
- Perkussionsempfindlichkeiten,
- Lockerungen,
- Rezessionen (Abb. 8-13),
- Knochenverlust (unter bestimmten Voraussetzungen) (Abb. 8-15),
- Knochenapposition (Abb. 8-16).

Überlastung infolge eines okklusalen Traumas kann an einzelnen Zähnen oder an Zahngruppen bei Frühkontakten auftreten. Diese werden gegebenenfalls durch Bruxismus und/oder Pressen noch verstärkt.

Bei Druckbelastung des Parodonts durch okklusale Kräfte wirken diese Kräfte auch auf den alveolären Knochen (Kompakta und Spongiosa) ein. Bei Belastung in einem plaquefreien Gebiss mit gesunden parodontalen Verhältnissen kann eine Lockerung

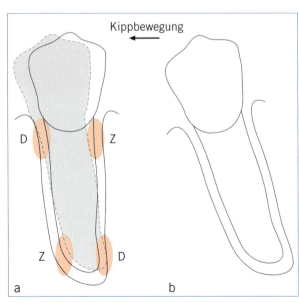

Abb. 8-14a, b Nach Lindhe bilden sich bei exzessiven horizontalen Kräften Druck- (D) und Zugzonen (Z) im marginalen und apikalen Parodont. (a) In diesen Zonen kommt es zu Gewebeveränderungen, die zu einer Zahnkippung führen. (b) Das marginale Parodont bleibt davon unberührt[292].

zu lokalem Knochenverlust führen, der reversibel ist. Kommt es hingegen bei reduzierten parodontalen Verhältnissen und Plaque zu einer solchen Belastung, so kann die Lockerung mit progressivem Knochenverlust einhergehen. Dieser ist nicht komplett reversibel, da eine Adaptation nur noch bedingt möglich ist.

Die Muskulatur beeinflusst die Formgebung der Kieferknochen[293]
- *direkt* über Zug und Druck auf den Knochen,
- *indirekt* über das Parodont.

Die übermäßigen Kräfte der Kaumuskulatur lösen am Parodont adaptive Prozesse aus.

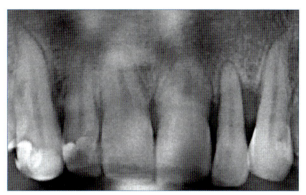

Abb. 8-15 OPG-Ausschnitt regio 12–22. Erstkontakt Zahn 22 bei chronischer Parodontitis. Der belastete Zahn weist den stärksten Knochenverlust auf. Weiter auffällig sind erhebliche Wurzelresorptionen.

8.3.1 Verdrängung störender Zähne

(Damit verbunden: Perkussionsempfindlichkeit, Lockerungen und evtl. Rezessionen.)

Gesundes Parodont, in der Höhe nicht reduziert

Bei exzessiven horizontalen Kräften entwickeln sich Druck- und Zugzonen im marginalen und apikalen Parodont. Das supraalveoläre Bindegewebe bleibt davon unberührt. Die Druck- und Zugzonen sind charakterisiert durch Anzeichen einer akuten Entzündung, einschließlich Kollagen-, Knochen- und Zementresorption (Phase der Perkussionsempfindlichkeit).

Als Ergebnis der Knochenresorption verbreitert sich der Desmodontalspalt rings um den Zahn. Sobald die Wirkung der Kräfte durch Verbreiterung des Desmodontalspaltes kompensiert ist, verschwinden die Entzündungsreaktionen im Gewebe des Desmodontalspaltes. Die Zähne zeigen erhöhte Beweglichkeit (Phase der Lockerung).

In den Druck- und Zugzonen stellen sich Gewebeveränderungen ein, die eine Zahnkippung ergeben. Wenn der Zahn dem Trauma ausgewichen ist, regeneriert sich das Parodont vollständig. Nach okklusaler Stabilisierung normalisiert sich die Breite des Desmodontalspaltes, und die Zähne festigen sich. Es kommt nicht zu einem apikalen Tiefenwachstum des Epithels. Ein okklusales Trauma allein ist nicht in der Lage, eine parodontale Gewebezerstörung zu verursachen[292].

Gesundes Parodont, in der Höhe reduziert

Es erfolgen die gleichen Reaktionen, wie beim gesunden Parodont. Es kommt zu keinem weiteren Verlust an bindegewebigem Attachement. Nach okklusaler Adjustierung stabilisieren sich die Breite des Desmodontalspaltes und die Zähne[292].

8.3.2 Knochenverlust

Parodont in der Höhe reduziert, jedoch mit supra- und subgingivaler Plaque

Bei Zähnen mit progressiver plaqueassoziierter Parodontitis kann ein okklusales Trauma unter bestimmten Voraussetzungen zu Knochen- und Attachmentverlust führen.

In der Zone des Parodonts, wo die plaquebedingte Entzündung das entzündliche Infiltrat ist, kommt es zu pathologischen Veränderungen, die zu Knochenverlust führen können. In diesem Falle ist die zunehmende Zahnlockerung auf den Verlust an bindegewebigem Attachement und apikales Wachstum des dentogingivalen Epithels zurückzuführen.

Die okklusale Adjustierung allein führt zu einer Verbesserung des Desmodontalspaltes, nicht aber des Attachmentniveaus[292] – daher die Wichtigkeit von Prophylaxemaßnahmen und sorgfältiger Behandlung der Parodontitis bei okklusalem Trauma.

KAPITEL 8 Symptome okklusionsbedingter Störungen an Strukturen des CMS

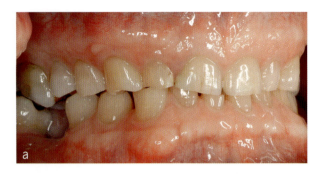

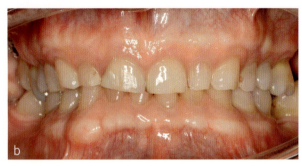

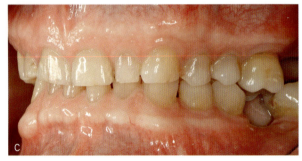

Abb. 8-16a–c Knochenapposition im Bereich der Alveolarfortsätze bei exzessivem Bruxismus.

8.3.3 Knochenapposition

Die Ausformung der Kieferknochen erfolgt durch das sogenannte „Adaptive Bone Modelling" bzw. „Remodelling". Das bedeutet, dass Knochenareale, auf die Zugkräfte ausgeübt werden, stärker aufgebaut werden als Areale, auf die Druck ausgeübt wird. So passt sich der Knochen der jeweiligen Beanspruchung unmittelbar an, entsprechend dem Leitsatz: „Form folgt Funktion". Über die Sharpey-Fasern wird der Kaudruck als Zugbelastung auf die Alveole übertragen. Der dabei entstehende piezoelektrische Reiz fördert im Zusammenhang mit den piezoelektrischen Eigenschaften des Knochens die Knochenneubildung. Diese Zugbelastung ist also ein physiologischer Reiz auf den Kieferknochen, der sich der muskulären Belastung – auch in der Alveole – anpasst. Entsprechend passt sich der Knochen auch dem Muskelzug an (s. Kap. 20).

Gerade bei Bruxismus mit exzessiven Belastungen der Zähne findet man häufig entsprechend verdickte Alveolarfortsatzzonen und nicht den erwarteten Verlust infolge einer Überlastung.

So beeinflusst die Muskulatur die Formgebung des Knochens direkt über den Muskelzug und indirekt über das Parodont[293].

8.4 Folgen an der Muskulatur: Myopathien

Okklusionsbedingte muskuläre Hyperaktivität kann zu folgenden muskulären Symptomen führen:
1. Muskelverspannungen, Hypertonus,
2. Triggerpunkte,
3. Referred pain, Projektionsschmerzen,
4. Muskelhypertrophie.

8.4.1 Muskelverspannungen, Hypertonus

Muskelschmerzen entstehen infolge ständiger Verspannungen und ständiger Hyperaktivität. Diese Verspannungen können durch Palpation diagnostiziert werden. Betroffen sind die Kaumuskulatur, die Hals-Nacken-Muskulatur und die infrahyoidale Muskulatur, darüber hinaus die weiteren absteigenden Muskelketten.

Die Kaumuskulatur kann niemals als alleinige funktionelle Einheit gesehen werden.

8.4.2 Triggerpunkte

Triggerpunkte entstehen aus ständig verspanntem Muskelgewebe nach länger anhaltendem Spasmus oder Verspannung infolge muskulärer Hyperaktivität und können auch die Folgeerscheinung einer chronischen oder akuten Traumatisierung sein. Triggerpunkte sind kleine, stark schmerzempfindliche Knoten aus degeneriertem Muskelgewebe. Myofaszialer Schmerz ist definiert als Schmerz, der durch einen myofaszialen Triggerpunkt im Skelettmuskel entsteht. Das myofasziale Schmerzsyndrom ist eines der am häufigsten anzutreffenden chronischen Probleme in der heutigen Praxis[294], jedoch zugleich eines der am wenigsten diagnostizierten und therapierten Krankheitsbilder[295], die latent vorhanden sein können und keine Symptome erzeugen, bis plötzlich durch eine unvorhersehbare Bewegung oder Druck starke Schmerzen und Muskelspasmen ausgelöst werden.

Aktive Triggerpunkte können zur Ausstrahlung von Schmerzen in weiter entfernt liegende Gebiete[295], zu motorischen Dysfunktionen oder zu einem eigenen Schmerzerscheinungsbild führen[294].

Die Anordnung von Triggerpunkten ist nach Kraus häufig typisch[182]. Durch Palpation mit der Fingerspitze entdeckt man sie in verdickten, hypertrophen Muskelarealen als eng begrenzte Zonen, die stark schmerzhaft und ausstrahlend sind (s. Kap. 16.6).

8.4.3 Referred pain/Projektionsschmerz

Ein besonderes Phänomen im Zusammenhang mit Triggerpunkten ist der sogenannte „Referred pain" oder „übertragene Schmerz". Es handelt sich um Schmerz, der nicht dort empfunden wird, wo er entsteht. So kann ein Schmerz im Kiefergelenk seine Ursache in einem Triggerpunkt im M. trapezius haben, da Informationen aus dem Kiefergelenk im kaudalen Trigeminuskern auf dieselben sekundären Neurone umgeschaltet werden können wie Informationen aus dem M. trapezius, der sehr häufig Triggerpunkte aufweist (Abb. 8-17).

Die Kiefergelenke sowie die Dura mater des vorderen und mittleren Anteils werden sensibel vom N. trigeminus versorgt. Afferenzen aus dem Kiefergelenk und der Dura mater münden im spinalen Trigeminuskern (s. Kap. 4). Der Schmerz des Kiefergelenks wird im ZNS als Kopfschmerz erkannt, obwohl die Krankheitsursache im Kiefergelenk liegt. Der Kiefergelenkschmerz kann im ZNS als Kopfschmerz identifiziert werden[216].

Als „Referred pain" bezeichnen wir einen spontanen heterotopen Schmerz, der in einem Gebiet erscheint, das von einem anderen Nerv innerviert wird als dem Nerv, der den Schmerz primär leitet. Die Be-

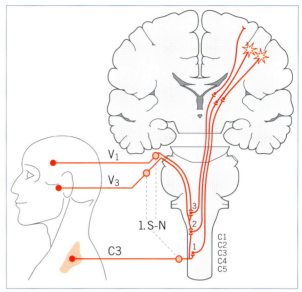

Abb. 8-17 Schmerzen im Kiefergelenk können ihre Ursache im M. trapezius, frontaler und parietaler Kopfschmerz kann seine Ursache im Kiefergelenk haben.
Vom aktiven Triggerpunkt im M. trapezius gelangt die Information über C3 unter Umschaltung im 1. Sensoneuron (1. SN) in den unteren Trigeminuskern zu den zweiten Senso-Neuronen, hier als 1 und 2 bezeichnet. Die ersten Sensoneurone (1. SN) transportieren die Information aus der Peripherie in das ZNS. Die Information vom zweiten Sensoneuron (1) wird aufgrund der axonalen Verzweigungen als alleinige Information im unteren Trigeminuskern zu einem anderen Senso-Neuron (2) weitergeleitet. Dieses Senso-Neuron (2) erhält nicht nur vom M. trapezius, sondern auch vom Kiefergelenk Informationen. Hier kann das ZNS nicht unterscheiden, woher die Information kommt, sodass der Schmerz als Kiefergelenkschmerz im ZNS wahrgenommen werden kann.
Auch Sensoneuron 3 erhält wegen der Informationsdivergenz zwei Informationen, eine aus dem Kiefergelenk über V_3, die andere aus der Dura mater über V_1. Auch hier kann das ZNS keine Unterscheidung treffen, sodass aufgrund der höheren Rezeptorendichte in der Dura mater der Schmerz als Kopfschmerz angegeben wird, die Ursache kann aber in der Kiefergelenkpathologie zu suchen sein. Ursache der Schmerzen und das Gebiet, wo der Schmerz wahrgenommen wird, sind oft voneinander getrennt. Wir sprechen von einem Projektionsschmerz.

handlung sollte auf die Ursache des Schmerzes („source of pain") ausgerichtet sein, nicht auf den Ort des Schmerzes („site of pain") (Abb. 8-17).

Störungen können nach Solberg et al. zu Skelettmuskelschmerzen wie auch zu Schmerzen führen, die in entfernte Regionen ausstrahlen[296,297]. Zu den lokalen Symptomen zählen eingeschränkte Beweglichkeit,

Steifheit und Schmerz der Muskeln sowie degenerative osteoarthritische Veränderungen der Wirbelsäule. Diese Symptome sind Ausdruck andauernder Muskelkontraktionen, einer schlechten Haltung und einer dadurch bedingten mechanischen Kompression der neurovaskulären Elemente, der Halswirbelgelenke und ihrer Nervenwurzeln. Weitere lokale Symptome sind gegebenenfalls ein rauer, verspannter Hals und ein abnormes Schluckverhalten. Diese Symptome sind möglicherweise einer Verspannung der anterioren Halsmuskeln und dem Verlust der normalen Haltung des Halses zuzuschreiben. Sie können bei einer abnormen Vorwärtsneigung des Kopfes beobachtet werden. In den kraniomandibulären Bereich oder in die Schulter-Arm-Region ausstrahlende Schmerzen können durch eine Kompression von Nervenwurzeln, eine neurovaskuläre Kompression, Irritation und Restriktion der Facies vertebrales posteriores oder durch eine chronische Druckschädigung ausgelöst werden. Sie lassen sich nur durch eine neurologische Untersuchung und eine Überprüfung der Beweglichkeit der Halswirbelsäule diagnostizieren. Eine mechanische Kompression oder Irritation der Wurzeln der mittleren und unteren Nn. cervicales (C4–C7) führen zu Strahlungsschmerzen im Schulter-Arm-Bereich. Patienten mit Irritationen der oberen Nn. cervicales leiden unter Schmerzen, die in den Schädelbereich und manchmal auch in die Region des Unterkiefers ausstrahlen. Dadurch kommt es zu einer schmerzhaften Hyperästhesie oder gar Anästhesie. Am häufigsten strahlen die Schmerzen in einen hemikranialen Bereich aus oder in das Gebiet des Suborbital- oder des Unterkieferwinkels. In der Regel sind es die hinteren Äste der Spinalnerven C1, C2 und C3, die durch die Wirbelfortsätze, deren Kapsel, Ligamente oder gar Muskeln gereizt werden, durch die diese Nerven verlaufen.

Neben einer direkten Irritation der Nervenwurzel kann eine Läsion in der oberen Halswirbelsäule kraniomandibuläre Schmerzen erzeugen, indem Schmerzimpulse auf den Trigeminuskern im Rückenmark treffen, der in der Medulla bis zum Spinalnerven C1, C2 oder gar C3 herabreicht. Eine Kompression der Spinalnerven kann neurovaskuläre Elemente verändern, wodurch möglicherweise die neurale Funktion beeinträchtigt und Strahlungsschmerzen ausgelöst werden. Auch wenn die Mechanismen noch nicht im Einzelnen bekannt sind, verändert das Ganglion cervicale superius die Funktion des sympathischen Nervensystems. Die motorischen und neurosensorischen Systeme von Hals und Unterkiefer sind so eng miteinander verbunden, dass eine Dysfunktion des einen unweigerlich auch das anderer beeinträchtigen müsste[296,297].

8.4.4 Muskelhypertrophie

Die Pathogenese der CMD ist unabhängig von ihrer Ursache mit der Aktivität des neuromuskulären Systems verbunden. Neben okklusalen Störungen können zusätzlich ganz unterschiedliche Faktoren, wie Stress oder Körperfehlhaltungen, ätiologisch mitverantwortlich sein. Durch die übermäßige muskuläre Aktivität kommt es häufig zu einer Hypertrophie der entsprechend aktiven Kaumuskulatur. Klinisch auffällig ist dies am häufigsten am M. masseter und kann als Zeichen einer Dysfunktion bewertet werden (Abb. 8-18a, b).

Muskuläre Hyperaktivität kann zu Muskelhartspann führen. In diesen Muskelarealen befinden sich häufig aktive oder passive Triggerpunkte. Durch Hyperaktivität können einzelne muskuläre Bereiche, einzelne Muskeln oder die gesamte Muskelgruppe betroffen sein.

8.5 Sekundäre Arthropathien

Gelenkerkrankungen allgemein können unter dem medizinischen Überbegriff der Arthropathien zusammengefasst werden. Hierbei unterscheidet man zwischen den primären und sekundären Arthropathien. Dysfunktionsbedingte Arthropathien, auf die wir im Folgenden intensiver eingehen werden, sind sekundäre Arthropathien, die infolge okklusal bedingter Veränderung der Kondylenposition entstehen. Dadurch unterscheiden sie sich von den primären Gelenkerkrankungen, können aber mit diesen vergesellschaftet sein (s. Kap. 11.2, Dysfunktionsgruppe IV).

Zu den strukturellen Ursachen der primären Arthropathien zählen die entzündlich bedingten Arthrosen, wie die Polyarthritis, metabolisch und hormonell

8.5 Sekundäre Arthropathien

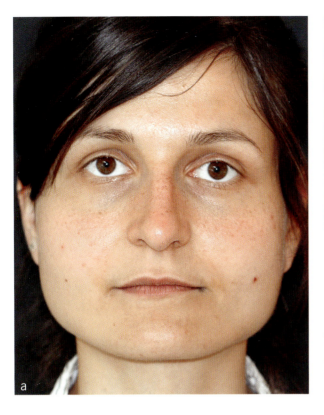

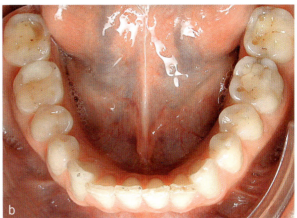

Abb. 8-18a, b Sichtbare Hypertrophien der Kaumuskulatur betreffen häufig den M. masseter, insbesondere bei dynamischen okklusalen Problemen und im Zusammenhang mit Bruxismus, der an den Abrasionen der Zähne deutlich wird (s. auch Kap. 22.2.1).

bedingte Arthrosen sowie bakterielle bzw. iatrogene Entzündungen. Die entzündlichen Gelenkschmerzen werden unterteilt in die Entzündung der Membrana synovialis, die Entzündung der Membrana fibrosa, den Gelenkerguss (Hydrops articularis) und die Entzündung der bilaminären Zone[298,299]. Die metabolisch bedingten Arthrosen können durch Diabetes, Gicht und Psoriasis verursacht werden, ebenso wie die hormonell bedingten Arthrosen durch Östrogenmangel, Hypothyreose oder altersbedingt. Beachtet werden müssen ebenfalls Tumoren, Zysten[300] und Frakturen. Zysten und Tumoren am Kiefergelenk kommen außerordentlich selten vor, zystische Veränderungen wurden in der Vergangenheit jedoch bereits als Ursache für Kiefergelenkknacken durch Oberflächenveränderungen im oberen Gelenkanteil beschrieben[301]. Die Therapie der Wahl bei Zysten ist die chirurgische Entfernung[302,303], für die exakte Diagnosestellung von Tumoren bzw. intraossären Läsionen sind zusätzliche bildgebende Verfahren notwendig[304]. Eine ausführliche Darstellung der primären Gelenkerkrankung folgt in Kapitel 10.4.

Die sekundären Arthropathien sind im Gegensatz zu den primären Arthropathien funktionell bedingt, d. h., sie sind als direkte Folgeerscheinungen der CMD zu betrachten. CMD kann Beschwerden hervorrufen, die kaum von kraniozervikalen Beschwerden zu unterscheiden sind und mit Kopfschmerzen einhergehen können. Die Kiefergelenke sind zwar periphere Gelenke, klinisch wirkt sich die Störung aber wie die eines Kopfgelenks aus[229]. Bei der Primärdiagnostik ist häufig hilfreich, dass der degenerative Gelenkschmerz vom Patienten als dumpf und ziehend angegeben wird, während der entzündliche Gelenkschmerz eher als heftig, scharf und als pulsierend beschrieben wird[298,299].

Die sekundären Arthropathien wurden von Freesmeyer[276] beschrieben und aufgeteilt in:
- Kondylusverlagerung – Kiefergelenkkompression
- Diskusverlagerung
- Arthrose
- Kapsulitis
- Kiefergelenkdistraktion
- Kondylushypermobilität
- Kondylusluxation.

8.5.1 Kondylusverlagerung – Kiefergelenkkompression

Im Gegensatz zur Diskusverlagerung ist in diesem Falle der Kondylus aus seiner physiologischen Position verlagert. Hierbei wird der Kondylus aufgrund von fehlender Seitenzahnabstützung in das Gelenk hinein verlagert, was zu einer Kompression der bilaminären Zone führt. Die fehlende Seitenzahnabstützung kann durch Zahn- oder Zahnsubstanzverlust, iatrogen oder durch Intrusion der Seitenzähne entstehen und sich über lange Zeit symptomlos zeigen. Nach Jahren können Kiefergelenkschmerzen auftreten, die sich jedoch relativ unspezifisch verhalten und sich als Bewegungseinschränkungen im Kiefergelenk, als Kiefergelenkgeräusche (Krepitation) und als Kiefergelenkschmerzen selbst durch Projektion aus der bilaminären Zone äußern können[276].

8.5.2 Diskopathien

Stellungsveränderungen des Diskus in statischer Okklusion und bei exkursiven Kiefergelenkbewegungen sind ein Bestandteil der sogenannten „Diskopathien". Der Diskus kann hierbei nach anteromedial, selten nach lateral oder nach posterior verlagert sein. Ebenfalls unterschieden werden muss zwischen der Diskusverlagerung in statischer Okklusion mit und ohne Reposition, wobei die Diskusverlagerung ohne Reposition (Diskusprolaps, „closed lock", „locked joint") dieselben Symptome aufweist, wie die Diskusverlagerung mit Reposition. Bei einer akuten Diskusverlagerung ohne Reposition befindet sich der Diskus vollständig nach anteromedial verlagert, was sich klinisch in einer Blockierung der Kiefergelenkbewegung mit geringer Mundöffnung (18–22 mm), häufig in Verbindung mit starken Schmerzen, äußert. Bei dieser Blockade dominiert der Anteil der Rotationsbewegung gegenüber der Translationsbewegung, die kaum stattfinden kann. Der Diskusprolaps kann jedoch auch über einen längeren Zeitraum entstehen, und schleichend zu einer ähnlichen Symptomatik führen[276]. Ein anderer Aspekt der sekundären Arthropathien sind, neben den Verlagerungen des Diskus, Veränderungen der Morphologie des Diskus. Diese morphologischen Veränderungen reichen bis hin zur Perforation, die in dieser Gruppe den größten Anteil ausmacht[276]. Ursache ist die Kiefergelenkkompression.

Anteriore Diskusverlagerung

Die anteriore Diskusverlagerung gehört mit 80 bis 90 % zu den häufigsten Diskusverlagerungen[276]. Als Störung der Biomechanik der Gelenkfunktion ist ein in der HIKP nach anterior verlagerter Diskus zu sehen. Der Diskus liegt vor dem und meist zusätzlich medial des Kondylus (Farrar-Knacken). Bei der Kondylenbewegung wird der verlagerte Diskus durch den Kondylus nach vorn unten an der Eminentia entlang geschoben. Bei einem reziproken Gelenkknacken springt der Kondylus nach einer bestimmten Strecke mit einem Knacken über den posterioren Rand des Diskus, sodass die dünnste Stelle des Diskus korrekt zwischen Os temporale und Kondylus liegt. Klinisch ist ein initiales, intermediäres oder terminales Öffnungsknacken wahrzunehmen. Im weiteren Verlauf der Vorschub- bzw. Öffnungsbewegung gleitet der Diskus-Kondylus-Komplex an der Eminentia entlang nach anterokaudal und wieder zurück nach distokranial. Distokranial überläuft der Kondylus jedoch den posterioren Rand und liegt dann erneut distokranial hinter dem Diskus in der bilaminären Zone. Während das Öffnungsknacken – je nach morphologischer Gestalt des Diskus – häufig sehr laut ist, ist das Schließknacken meist nur mit einem Stethoskop zu hören. Der Zeitpunkt des Öffnungsknackens ist abhängig vom Ausmaß der Schädigung des Diskus-Kondylus-Komplexes. Minimale Elongation der Ligamente und minimaler Verlust der Diskuskontur führen zu einem frühen Öffnungsknacken, während vermehrte Elongation und größere Konturveränderungen des Diskus zu einem späteren Öffnungsknacken führen. Kann der anterior verlagerte Diskus in der Öffnungsphase nicht mehr in seine physiologische Lage zwischen Kondylus und Os temporale gelangen, tritt klinisch kein Knacken mehr auf. Es kommt zur akuten Bewegungseinschränkung des Unterkiefers, zur Limitation: Das Gelenk ist blockiert[296,305–307].

Nach Freesmeier weisen 80 % der Patienten mit funktionellen Kiefergelenkstörungen eine retrale Kondylenposition mit anteromedial verlagertem Diskus auf[276].

Die retrale Kondylenposition ist die wohl häufigste Ursache für eine anteriore Diskusverlagerung und kann auf mehreren Faktoren basieren:
- funktionelle Verlagerung des Kiefergelenkes bei fehlender posteriorer Abstützung oder unilateralem Frühkontakt (s. Kapitel 7.4.3 und 7.4.4),
- muskuläre Verlagerung des Kondylus durch die Hyperaktivität der Retraktoren, also des M. digastricus posterior und des M. temporalis posterior, die den Unterkiefer nach retral und somit den Kondylus in die bilaminäre Zone verlagern; oder im Sinne einer anterioren Diskusverlagerung durch Hyperaktivität der Pars superior des M. pterygoideus lateralis,
- skelettale Verlagerung des Kiefergelenkes, hervorgerufen durch ungünstiges Wachstumsmuster.

In diesen Fällen sollten wir von einer retralen Kondylenlage, nicht von einer anterioren Diskusverlagerung sprechen, worauf Ricketts immer wieder hingewiesen hat. Freesmeier betont, dass jede Retralverlagerung des Unterkiefers eine höhere Belastung im Kiefergelenk verursacht, und zwar in der bilaminären Zone. Diese Druckbelastung führt zu einer Ausdünnung des bindegewebigen, elastischen posterioren Bandapparates und zu einer funktionellen Beeinträchtigung. Somit kann der Diskus anteromedial verdrängt werden. Die Fasern verlieren ihre elastische Rückstellkraft, die Pars superior des M. pterygoideus lateralis kann den Diskus zusätzlich nach anterior ziehen[276,307].

Posteriore Diskusverlagerung

Durch Traumen, meist Schleudertraumen (s. Kapitel 14.3, Abb. 14-26), oder vermehrte parafunktionelle Tätigkeit in exzentrischer Okklusionsstellung, kann es bei der Rückwärtsbewegung zu einer posterioren Verlagerung des Diskus kommen, der durch den Kondylus ohne Reposition in die Fossa geschoben wird. Die posteriore Diskusverlagerung ist jedoch extrem selten[276].

Eine Adhäsion zwischen Diskus und Kondylus, die durch Traumen, Infektion oder Arthritis entstehen kann, kann die normale Rotation des Gelenkes ebenfalls behindern, und dadurch zu einer posterioren Diskusverlagerung führen[308]. Da der Kondylus im inferioren Gelenkraum frei gleiten kann, verlagert er sich nach anterior und überspringt dabei den anterioren Rand des Diskus. Hieraus ergibt sich eine Diskusverlagerung nach distal.

Eine weitere, seltene posteriore Diskusverlagerung tritt bei Kiefergelenkbewegungen auf, bei denen der Diskus in HIKP in der physiologischen Zuordnung zwischen Kondylus und Os temporale liegt, bei der Kieferöffnung den Kondylus jedoch verlässt und unter Erzeugung eines exkursiven Knackgeräusches aus dem Gelenkspalt herausspringt (Klett'sches Knackgeräusch)[309,310]. Im Laufe der Rückwärtsbewegung nimmt er dann wieder die physiologische Position ein.

Als Ursache hierfür kommt, laut Freesmeyer, eine Hypermobilität im Kiefergelenk infrage (Distraktion), die dem Kondylus einen vergrößerten Spielraum gegenüber dem Discus articularis eröffnet und so am Ende der Kieferöffnungsbewegung dazu führt, dass der Kondylus den Diskus verlässt[307]. Möglicherweise sind schlaffe Ligamente und eine schwache Gelenkkapsel ätiologische Faktoren[311]. Häufig ist dieses Phänomen mit einer generellen Hypermobilität verbunden, die bei Frauen häufiger anzutreffen ist als bei Männern[276].

8.5.3 Arthrose

Arthrose ist eine entzündliche Erkrankung, die zu einer Schädigung der Struktur und Form des Kiefergelenks mit starken Schmerzen und Bewegungseinschränkung führt. Dabei ist der myofasziale Schmerz, ausgehend vom CMS, eine wichtige Schmerzursache bei rheumatoider Arthritis[312].

Man kann bei Arthrose zwischen zwei Gruppen unterscheiden: der aktivierten und der inaktiven Form. Die aktivierte Arthrose wird auch als Arthritis bezeichnet, muss jedoch klar abgegrenzt werden von der primär chronischen Polyarthritis, die unter den primären Gelenkerkrankung beschrieben wird. Bei dieser Form der Arthrose muss daher immer zuerst eine internistische Abklärung des Entzündungsgeschehens erfolgen, um zum richtigen Therapieansatz zu gelangen. Liegt keine bakterielle Ursache vor, ist das arthritische Geschehen meist auf Mikrotraumen zurückzuführen, die durch einen vorübergehenden starken Druck ausgelöst werden können. Der Patient leidet in diesem Fall an stechenden Schmerzen im Bereich des Kiefergelenks, die bis in das Ohr oder weiter in den Ober-

und Unterkiefer ausstrahlen können. Die Kieferöffnung ist stark eingeschränkt und klinisch fällt häufig eine Nonokklusion der erkrankten Seite auf. Bei dieser aktivierten und akuten Form ist nicht selten ebenfalls eine starke Druckempfindlichkeit des Kiefergelenkes auffällig, die auch mit Schwellungen und Rötungen in diesem Gesichtsbereich einhergehen können.

Bei der inaktiven Form reagiert das Kiefergelenk mit struktureller Veränderung auf länger anhaltende starke Druckbelastungen an der Gelenkoberfläche. Klinisch imponiert dieses (in der Vergangenheit auch als „Arthrosis deformans" bezeichnete) Geschehen durch Reibegeräusche, die durch die Sklerose der artikulierenden Gelenkflächen ausgelöst wird. Auch hier ist eine Abweichung zur erkrankten Seite erkennbar, die häufig mit einer Kieferöffnungsbehinderung verbunden ist.

8.5.4 Kapsulitis

Die Kapsulitis bezeichnet die Entzündung der Kiefergelenkkapsel, die den Kiefergelenkkomplex umgibt, und ist somit von den anderen Formen der sekundären Kiefergelenkerkrankungen und deren Symptomen abzugrenzen. Durch hohe Zug- und Druckkräfte auf den ligamentären Bandapparat des Kiefergelenkes kann es zu einer intraartikulären Entzündung und dadurch bedingt zum Gelenkerguss kommen.

8.5.5 Kiefergelenkdistraktion und Kondylushypermobilität

Bei der Kiefergelenkdistraktion kommt es im Gegensatz zur Kompression zu einer Bewegung des Kondylus vom Gelenk weg, also zu einer Überdehnung des Bandapparates. Diese Gelenkdistraktion, die sich früh in ziehenden Schmerzen äußert, entsteht durch einen vorzeitigen posterioren okklusalen Kontakt, der durch Elongationen, Kippungen und Wanderung von Molaren oder aber auch iatrogen durch zu hohe prothetische oder restaurative Versorgungen entstehen kann. Durch diesen Vorkontakt wird beim Kieferschluss eine Überdehnung des Bandapparates herbeigeführt, die häufig mit einer Hypermobilität des Kondylus und infolgedessen unkoordinierten Bewegungen im Kiefergelenk einhergeht.

Weist der Patient eine stark vergrößerte Kieferöffnung auf, die von intermediärem oder auch terminalem Knacken begleitet wird, sprechen wir von einer Kondylushypermobilität. In diesem Fall bewegt sich der Kondylus während der Öffnungsbewegung über das Tuberculum articulare hinaus nach anterior, was z. B. beim Gähnen beobachtet werden kann. Früher wurde dieses Phänomen auch als „Kondylussubluxation" bezeichnet, die die Nähe zur Luxation und der damit verbundenen Problematik deutlich macht. Die Therapie der Kondylushypermobilität besteht in der Behandlung mit Äquilibrierungsschienen und dem Vermeiden übermäßiger Öffnungsbewegungen des Kiefers, um eine Straffung des Kapselapparates zu ermöglichen. Meist liegt eine generelle Hypermobilität vor.

Die Hypermobilität des Gelenkes lässt sich durch Gelenktests abklären. Bei einem stark gelockerten Bandapparat lässt sich das Gelenk leicht über das Tuberculum articulare bewegen. Diese Bewegung kann ein terminales Knacken auslösen, wobei der Diskus im letzten Moment abrutschen kann. Bei einem Verdacht auf lockere Bänder werden auch andere Gelenke auf ihre Beweglichkeit hin untersucht, um festzustellen, ob eine generelle Hypermobilität der Gelenke vorliegt.

Parafunktionen und eine gleichzeitig vorliegende systemische Hypermobilität stellen für das Kiefergelenk ein großes Risiko dar. Patienten mit systemischer Hypermobilität entwickeln häufig ab dem 40. Lebensjahr Symptome einer Osteoarthritis. Hypermobilität kann auf eine erbliche Genese zurückgeführt werden. Die Osteogenesis imperfecta, das Marfan-Syndrom und das Ehlers-Danlos-Syndrom sind erblich und sind unter anderem durch Bindegewebsschwäche und Hypermobilität gekennzeichnet[313].

Rocabado hat in diesem Zusammenhang einen Mobilitätsindex vorgeschlagen[57]:

1. Dorsalflexion des kleinen Fingers über 90 Grad hinaus: 1 Punkt für den rechten Finger, 1 Punkt für den linken Finger, falls sie über 90 Grad hinaus bewegt werden können
2. Beugung des Daumens bei angewinkelter Hand zum Unterarm: jeweils 1 Punkt für rechts bzw. links
3. Hyperextension des Ellenbogens über 10 Grad: jeweils 1 Punkt für rechts bzw. links

4. Hyperextension der Kniegelenke über 10 Grad: jeweils 1 Punkt für rechts bzw. links
5. Beugung des Rückens nach vorne mit durchgedrückten Knien: 1 Punkt, wenn die Handflächen den Boden berühren

Eine schwere Hypermobilität liegt vor, wenn 5 bis 9 Punkte erreicht werden, eine mittlere Hypermobilität, wenn 3 bis 4 Punkte erreicht werden und eine physiologische Hypermobilität, wenn 0 bis 2 Punkte erreicht werden. Mithilfe dieses Mobilitätsindex kann man sich sehr schnell einen Eindruck von der Mobilität des Patienten verschaffen. Das Ergebnis wird im Untersuchungsblatt eingetragen.

Die Kondylusluxation stellt eine extreme Steigerung der vorher beschriebenen Kondylushypermobilität dar: Der Kondylus gleitet über das Tuberculum hinaus und bleibt davor gefangen. Dem Patienten ist es nicht möglich, sich eigenständig aus dieser Lage zu befreien; er kann sich weder klar artikulieren noch den Mund schließen. Der sogenannte Handgriff nach Hippokrates befreit den Patienten aus dieser misslichen Lage: Mit den Daumen wird beidseits auf die Unterkiefermolaren ein nach unten-hinten gerichteter, drehender Druck ausgeübt, mit dem die Gelenkköpfchen über das Tuberculum articulare zurückgeführt und in die ursprüngliche Position gebracht werden können. In vielen Fällen bleibt jedoch eine Hypermobilität mit Diskusverlagerung bestehen.

8.6 Zusammenfassung: Leitsymptome okklusionsbedingter funktioneller Störungen im CMS

Die Folgen dentogener Störungen im CMS sind als Leitsymptome an vier Strukturen des CMS ablesbar:

1. **Zahnhartsubstanz:** *Okklusopathien*
- Attritionen/Abrasionen
- keilförmige Defekte
- Sprünge und Frakturen
- Temperaturempfindlichkeit
- unspezifische Schmerzen

2. **Zahnhalteapparat:** *Parodontopathien*
- Zahnlockerung
- Rezessionen
- Knochenverlust
- Knochenapposition
- unspezifische Schmerzen

3. **Muskulatur:** *Myopathien* im CMS
(infolge anhaltender Hyperaktivität aufgrund permanent bestehender Okklusionsstörung, die z. B. bei jedem Schluckakt rezeptorisch wahrgenommen wird)
- Verspannungen
- Triggerpunkte
- Projektionsschmerzen
- Hypertrophie

4. **Kiefergelenke:** *sekundäre Arthropathien*
(Pathologie durch okklusionsbedingt nicht zentrierte Kondylen; gestörte Höcker-Fossa-Relation führt zu strukturellen Veränderungen der Kiefergelenke)
- Kondylusverlagerung – Kiefergelenkkompression
- Diskusverlagerung, Diskusformveränderung
- Arthrose
- Kapsulitis
- Kiefergelenkdistraktion

KAPITEL 9

Symptome okklusionsbedingter Störungen an Strukturen des Gesamtorganismus

9.1 Allgemeine Grundlagen

Okklusale Störungen führen nicht nur zu Adaptations- und Kompensationsvorgängen an den beschriebenen Strukturen des CMS. Sie können auch adaptive und kompensatorische Vorgänge über den Bereich des CMS hinaus im Gesamtorganismus verursachen.

Zwei wesentliche Ursachen können dabei beteiligt sein:
1. die neuromuskuläre Verknüpfung zwischen Unterkieferposition und Kopfhaltung und
2. die Übertragung des kondylären Kraftvektors auf benachbarte Schädelstrukturen.

Die neuromuskuläre Verknüpfung zwischen Unterkieferposition und Kopfhaltung

Okklusale Störungen verursachen in den meisten Fällen eine Veränderung der Unterkiefer-Position in maximaler Interkuspidation. Durch die neuromuskuläre Beziehung zwischen Unterkieferposition und Kopfhaltung muss sich die Kopfhaltung einer veränderten Unterkieferposition anpassen. Mit einer veränderten Kopfhaltung verändert sich wiederum die gesamte Körperstatik.

Einen grundlegenden Einfluss hat dabei die neurologische Organisation durch den N. trigeminus. Als absteigende Störung betrifft dieses Zusammenspiel die Funktion der gesamten Wirbelsäule (s. Kap. 4).

Die Übertragung des kondylären Kraftvektors auf benachbarte Schädelstrukturen

Okklusale Störungen führen durch eine veränderte Unterkieferposition zu entsprechend veränderten Kraftvektoren im Kiefergelenk. Die häufigste Kiefergelenkproblematik ist die Kiefergelenkkompression infolge ungenügender Abstützung des Kondylus über die Zahnreihen.

Ein erhöhter mechanischer Druck auf die Kiefergelenke wird auf die benachbarten Schädelstrukturen weitergegeben. Dies betrifft im Wesentlichen das Os temporale.

Von kondylären Druckverhältnissen sind drei Strukturen hauptsächlich betroffen:
- das äußere (Gehörgang und Mittelohr) und innere (Felsenbein) Ohr,
- das kraniosakrale System,
- das Foramen jugulare.

Die Zusammenhänge zwischen Okklusion und Gesamtorganismus sollen im Folgenden auf Basis der Grundlagen (s. Kap. 3 bis 6) zusammengefasst und im Bezug auf die Diagnostik strukturiert werden.

9.2 Die zervikotrigeminale Konvergenz

Pathologische Afferenzen aus dem „Rezeptorenfeld Nacken"[314] sind mit dem Kernbereich des N. trigeminus verknüpft (s. Kap. 4). Die Übertragung dieser Afferenzen aus dem Rückenmark erfolgt im unteren Trigeminuskern. Die spinalen Kernbereiche des N. trigeminus reichen bis auf die Ebene der Halswirbelsäule (C1–C3) herab. Hieraus wird ersichtlich, dass vom N. trigeminus ausgehende projizierte Schmerzen in den Nacken möglich sind – und selbstverständlich vice versa, wie Abbildung 8-17 zeigt. Die Endungsgebiete der Nn. trigeminus, vagus, accessorius, hypoglossus und fazialis sowie der zervikalen Afferenzen überlappen sich auf Höhe der oberen Zervikalsegmente. Sekundäre Neurone erhalten konvergierenden Input aus Hals- und Trigeminusafferenzen sowie den anderen oben genannten Nerven. Andererseits gelangen exterozeptive Afferenzen aus dem Hals-Nacken-Bereich zum unteren Trigeminuskern. Dieses Phänomen kann als „zervikotrigeminale Konvergenz" bezeichnet werden[315]. Neuromuskulär sollte nicht außer Acht gelassen werden, dass die Kopf-, Kau-, mimische und Zungenmuskulatur sowie die Muskulatur des Pharynx und des Larynx eine funktionelle Einheit mit der Nacken- und Rückenmuskulatur bilden. Bei Kaubewegungen werden Kaumuskeln, Zungenbeinmuskeln und Nackenmuskeln zu Muskelschlingen zusammengeschlossen. Zum Mundöffnen und -schließen sowie für die biomechanisch komplexen Mastikationsvorgänge werden die Kopfgelenke durch die tonische Wirkung der Nackenmuskulatur stabilisiert. Erst dadurch können die hyoidalen Muskeln den Widerstand der Kaumuskeln – und vice versa – überwinden. Nur so kann beim Kauen ein sich ständig wiederholendes „Kopfnicken" vermieden werden[315].

Es ist somit unstrittig, dass die kraniomandibuläre Funktion neuromuskulär unmittelbar mit dem kraniozervikalen Übergang verknüpft ist – und wiederum vice versa. Bei einer Dysfunktion in dem einen Bereich (kraniomandibuläres System) sollte auch eine mögliche Dysfunktion in dem anderen Bereich (Kopfgelenk/Halswirbelsäule) – und umgekehrt – untersucht werden.

Aber weder anatomisch noch funktionell kann die Halswirbelsäule das neuromuskuläre Endglied einer Kette sein, die vom kraniomandibulären System absteigt. Zudem ist der Ort des Auftretens der Symptome, also der Ort, den der Patient als schmerzhaft angibt, häufig nicht der Ursprungsort des Schmerzgeschehens. Wirken Reize (s. Kap. 4.6, Abb. 4-13 und 4-14) auf Motoneurone der motorischen Interneurone ein, kann dieses zu anhaltenden Änderungen der motorischen Grundfunktion führen. Daraus ergibt sich die Änderung der Muskelspannung, die zu Haltungsänderungen im muskuloskelettalen System führen kann. Eine Bewegungseinschränkung verbunden mit Schmerzen sind häufige Folgeerscheinungen. Eine solche Störung breitet sich zuerst im Segment selbst, danach segmentübergreifend nach kranial und kaudal aus. Eine Primärläsion lässt sich in der Regel am Ursprungsort nicht mehr identifizieren[19]. Sollte das Kiefergelenk „Primärläsionsgelenk" gewesen sein, das jetzt asymptomatisch erscheint, sollten wir die Peripherie zur Diagnose mit heranziehen.

9.3 Okklusionsbedingte statische Veränderungen im muskuloskelettalen System

Neuromuskuläre Verkettungen führen zu auf- und absteigenden Veränderungen der Körperstatik, wenn, wie eben beschrieben, eine Primärläsion auftritt. Kommt es durch eine Malokklusion zu einer veränderten Lage des Unterkiefers zum Oberkiefer, kann im Sinne einer Verkettung eine Fehlhaltung des Schädels auf der HWS mit sich daraus ableitender Fehlstatik der HWS eintreten, die über die Zeit bis ins Becken absteigt. Ebenso kann es bei Kindern durch eine behinderte Nasenatmung zur dauerhaften Mundatmung kommen, die zur anterioren Kopfhaltung führt, die wiederum häufig mit einer skelettalen Unterkieferrücklage einhergeht (s. Kap. 4, Abb. 10-1). Bereits Rocabado und Hansson beschreiben den Zusammenhang zwischen Kopfneigung und der Kieferrelation[81,316].

Das kann man selbst sehr einfach testen: In Flexion kommt man eher mit den Frontzähnen in Kontakt, der

9.3 Okklusionsbedingte statische Veränderungen im muskuloskelettalen System

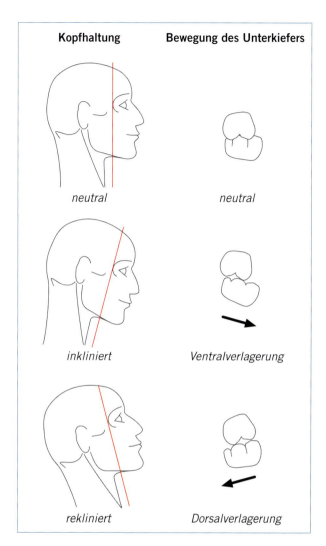

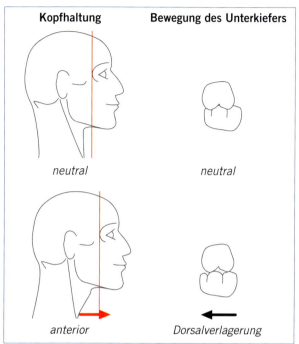

Abb. 9-1 Bei gerader Kopfhaltung steht der Unterkiefer neutral zum Oberkiefer. In Flexion kommt es zu einer anterioren Verlagerung, bei Extension zu einer Dorsalverlagerung des Unterkiefers.

Abb. 9-2 Bei neutraler, lotrechter Kopfhaltung ist die Unterkieferlage neuromuskulär entspannt und neutral eingestellt. Bei einer anterioren Kopfhaltung kommt es zu einer Dorsalverlagerung des Unterkiefers. Vice versa führt eine okklusionsbedingte Dorsalverlagerung des Unterkiefers zu einer anterioren Kopfhaltung.

Unterkiefer positioniert sich weiter anterior. In Extension kommen die Molaren vermehrt in Kontakt, der Unterkiefer geht in eine retrale Position (Abb. 9-1).

Umgekehrt besteht eine Korrelation zwischen Unterkieferrelation und Kopfhaltung: Steht der Unterkiefer in einer neutralen Stellung, kann eine neutrale und physiologische, lotgerechte Kopfhaltung eingenommen werden. Ist der Unterkiefer okklusionsbedingt nach dorsal verlagert, wird dies über eine Anteriorisierung der Kopfhaltung ausgeglichen (Abb. 9-2)[243]. Diese Fehlhaltung des Kopfes verursacht eine Veränderung der Wirbelsäulenfunktion. Umgekehrt kann eine Fehlhaltung der Wirbelsäule und des Beckens eine Fehlhaltung des Unterkiefers zum Oberkiefer bedingen. So stellen wir häufig fest, dass sich die Okklusion nach Korrektur der Fehlstatik durch manuelle Techniken und physiotherapeutische Behandlung verändert.

Da Fehlrelationen des Unterkiefers zum Oberkiefer zu absteigenden Verkettungen führen können, sollten diese in der Peripherie mituntersucht werden. Diese Interdisziplinarität gilt ebenso, wenn aufsteigende Verkettungssymptome diagnostiziert werden.

Im Jahr 1950 veröffentlichte Brody erstmals ein Modell, welches die Gelenk- und Muskelbeziehungen vom Schädel bis zum Schultergürtel aufzeigte. Als skelettale Strukturen zeigte er den Schädel, den Unterkiefer, das Zungenbein, die HWS und den Schultergürtel sowie, in Abbildung 9-3 rot dargestellt, die Muskelketten zwischen den skelettalen Komponenten. Diese

KAPITEL 9 Symptome okklusionsbedingter Störungen an Strukturen des Gesamtorganismus

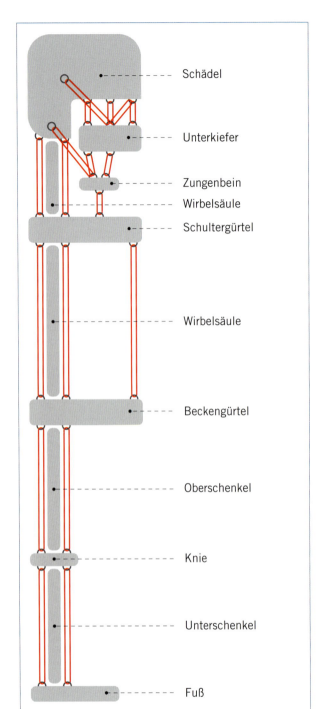

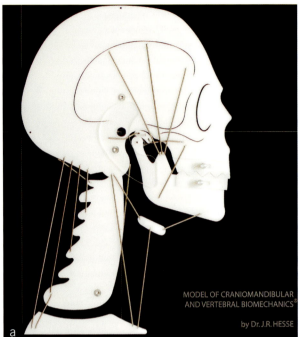

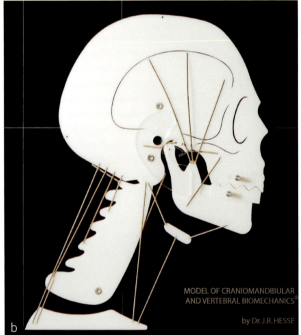

Abb. 9-3 Das erweiterte Brody-Schema zeigt die skelettalen und muskulären kybernetischen Wechselbeziehungen im CMS und im MSS sowie die Verkettung beider Systeme.

Abb. 9-4a, b Modell zur Darstellung der kraniomandibulären und vertebralen Biomechanik nach Hesse (mit freundlicher Genehmigung von Dr. J. R. Hesse, Amsterdam). (a) Physiologische Kopfhaltung und Unterkieferlage, (b) anteriore Kopfhaltung mit retraler Unterkieferlage und anteriorem Diskus.

Beziehungen sind im Modell von Hesse (Abb. 9-4a, b) aufgezeigt. Die skelettalen Anteile sind beweglich, ebenso der Discus articularis. Die Muskeln bestehen in diesem Modell aus Federn. Eine veränderte Unterkieferposition verändert über die Kopfhaltung die skelettalen HWS-Anteile.

Im ursprünglichen Brody-Schema endete die Bewegung im Schultergürtel. In Kapitel 4 beschreiben Annunciato und Lovric aus neurologischer Sicht, welche muskulären und skelettalen Strukturen beteiligt sind, wenn wir eine „heiße Kartoffel ausspucken". Nicht nur der Mund wird geöffnet und der Kopf nach vorne bewegt. Der ganze Körper mit seinem Bewegungsapparat ist betroffen, sogar die Muskulatur der Zehen kontrahiert sich, um einen Ausgleichsschritt nach vorne abzufangen.

Deshalb stellen wir heute das Brody-Schema bis zu den Füßen dar. Umgekehrt kann eine Änderung der Stellung des Fußes, eine falsche Schuheinlage oder ein Beinlängenunterschied auf Dauer – die Zeit spielt immer eine Rolle – die Okklusion verändern. Das erweiterte Brody-Schema zeigt eindrucksvoll die kybernetischen Beziehungen zwischen den skelettalen und den muskulären Anteilen und den wechselseitigen Abhängigkeiten im gesamten muskuloskelettalen System.

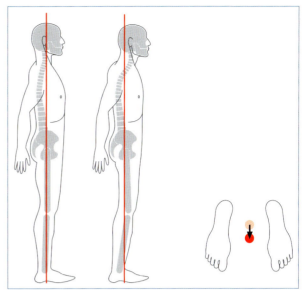

Abb. 9-5 Eine anteriore Kopfhaltung verursacht die Verlagerung des Schwerpunktes nach anterior. Die gesamte Körperstatik ist verändert.

9.4 Zusammenfassung wesentlicher Effekte auf das kraniosakrale System und das Foramen jugulare

Die Okklusion nimmt über die Position der Kondylen direkten Einfluss auf das kraniosakrale System. Alle Schädelknochen sind gegeneinander beweglich und unterliegen einem rhythmischen Bewegungsablauf, dem „primären respiratorischen Mechanismus" (s. Kap. 5), der sich kranial als eine Kombination von Knochenbewegung und Bewegung innerhalb der Suturen (Nahtstellen der einzelnen Schädelknochen) zeigt. Zentrales Scharnier der knöchernen Bewegung ist die Verbindung zwischen Keilbein (Os sphenoidale) und Hinterhauptbein (Os occipitale), die Synchondrosis sphenobasilaris (SSB). Diese Bewegung findet in der Sagittalen, als Flexions- bzw. Extensionsbewegung (Auf- und Abbewegung der SSB) statt. Von hier aus setzt sich die rhythmische Bewegung über die einzelnen Schädelknochen fort und wirkt sich über die Dura mater (harte Hirnhaut) bis zum Sakrum und Steißbein am Ende der Wirbelsäule aus. Zwischen der SSB und dem Os sacrum sollte normalerweise ein synchroner Bewegungsablauf bestehen. Fehlbelastungen und Störungen innerhalb des kraniosakralen Systems, wie z. B. ein fehlgestelltes Schläfenbein infolge eines komprimierten Kiefergelenkes (Os temporale) können das gesamte kraniosakrale System bis in den Beckenbereich hinein betreffen.

Die Interaktion der einzelnen Schädelknochen lässt sich mit einer geschlossenen kinematischen Kette vergleichen. Wenn sich ein Teil bewegt, bewegen sich alle anderen gemäß ihrer Bewegungsachsen und gemäß ihres Bewegungspotenzials beim primären respiratorischen Rhythmus mit. Eine Kompression des Kiefergelenks führt über Fehlbelastungen zu Störungen innerhalb der kinematischen Kette des kraniosakralen Systems. Ein infolge einer Kiefergelenkkompression fehlgestelltes, bewegungsgestörtes oder gar fixiertes Schläfenbein kann das ganze kraniosakrale System bis in den Beckenbereich hinein betreffen (Abb. 9-6).

9.4.1 Dysfunktion des Os temporale

Der verlagerte Kondylus, nicht abgestützt infolge einer inkompetenten posterioren Abstützung, wird durch die stärkste Muskulatur des menschlichen Körpers in maximaler Okklusion mit aller muskulären Kraft gegen das

KAPITEL 9 Symptome okklusionsbedingter Störungen an Strukturen des Gesamtorganismus

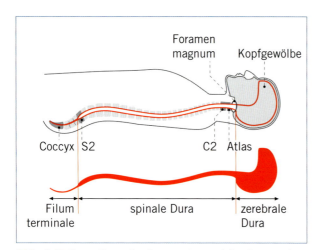

Abb. 9-6 Darstellung der Dura mater und des Durasacks.

Schläfenbein gedrückt, evtl. noch zusätzlich verstärkt durch Bruxismus.

Das Os temporale weist eine anatomische Einbindung in die anderen Schädelknochen auf, die es ihm erlaubt, dem Kaudruck auszuweichen. Das Schläfenbein liegt dem Scheitelbein auf. Die Sutur der Schläfenbeinschuppe ist nicht verzahnt, wie alle anderen, sondern als Schuppennaht außen aufgelegt. Druck auf das Os temporale bedingt eine besondere Spannungskomponente, die – neben Bewegungen in dessen anderen Freiheitsgraden (s. Kap. 5) – insbesondere eine ausgleichende Bewegung nach kranial ermöglicht (Abb. 9-7a, b). Diese erscheint phylogenetisch plausibel, da sich im Verlauf des Lebens die Okklusion verändert. So kann ein posteriorer Höhenverlust durch Abrasion oder Zahnverlust entstehen.

9.4.2 Einfluss auf den kraniosakralen Rhythmus

Die Dura mater haftet als embryologisches Periostderivat der Innenseite der Schädelknochen mehr oder weniger an und ist teilweise fest mit ihnen verwachsen. Die Dura mater übermittelt den primären respiratorischen Mechanismus, den kraniosakralen Rhythmus. Eine Dysfunktion des Os temporale bedeutet Zug auf die Dura mater, die durch den Wirbelkanal bis zum Sakrum reicht (s. Kap. 5.3, Abb. 5-5 und Abb. 5-6).

Das Felsenbein des Os temporale liegt wie ein Keil zwischen Os sphenoidale und Os occipitale. Sein Apex ist dabei auf die sphenobasilare Synchondrose, das zentralen Scharnier des kraniosakralen Rhythmus, gerichtet (Abb. 9-8).

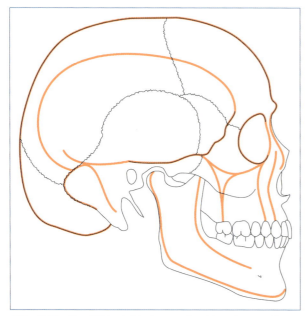

Abb. 9-7a Das Bild zeigt bei eugnather Verzahnung die Kraftverteilung des Kaudrucks in die knöchernen Schädelstrukturen.

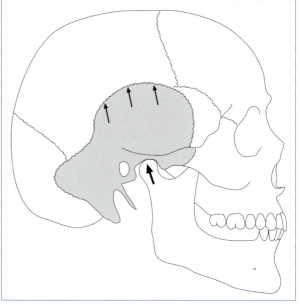

Abb. 9-7b Bei fehlender posteriorer Abstützung wird die muskuläre Kraftkomponente über den Kondylus unmittelbar auf das Os temporale übertragen.

9.4.3 Foramen jugulare

Durch Verschiebung des Os temporale wird das Foramen jugulare kompromittiert. Es ist zwischen Os temporale und Os occipitale an der Schädelbasis gelagert, in der Gegend der Nahtstelle dieser Schädelknochen. Eine Störung der Schläfenbeinbeweglichkeit oder eine Verlagerung kann die darin liegenden Strukturen irritieren. Das Foramen jugulare ist Durchtrittsstelle dreier Hirnnerven: des N. glossopharyngeus (IX), des N. vagus (X) und des N. accessorius (XI).

9.5 Effekte durch mechanische Belastung der Ohrfunktion

In unmittelbarer Nachbarschaft des Kiefergelenkes finden sich die Strukturen des äußeren Gehörgangs, des Mittel- und Innenohres im Felsenbein sowie die vielfältigen Anteile und anatomischen Beziehungen des Os temporale (s. Kap. 5). Ein okklusionsbedingt fehlstehender Kondylus belastet nicht nur das Kiefergelenkgewebe, sondern auch die umgebenden Strukturen. Das Kiefergelenk gibt den Druck direkt an diese weiter. Dabei kann sowohl eine retrokraniale als auch eine mediale Verlagerung des Kondylus Auswirkungen auf die Ohranatomie haben:

- **Verlagerung nach retral/kranial**
  Zwar nach medial knöchern geschützt, kann der Kondylus doch, nach retral und kranial verlagert, den äußeren Gehörgang einengen. Dadurch können Druckgefühl, Obstruktionsgefühl, Retention von Cerumen (Ohrschmalz), Ohrenschmerz und eine Prädisposition zu Otitis externa bedingt sein.
- **Verlagerung nach medial**
  Durch die Nähe zum Innenohr und zum Gleichgewichtsorgan sind auch hier Irritationen möglich.

Die anatomischen Beziehungen und pathophysiologischen Vorgänge sind ausführlich in Kapitel 5 beschrieben.

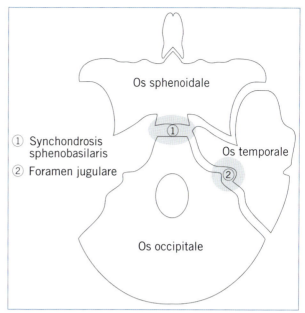

Abb. 9-8 Das Felsenbein des Os temporale liegt wie ein Keil zwischen Os sphenoidale und Os occipitale. Der Apex ist auf die sphenobasilare Synchondrose, das zentrale Scharnier des kraniosakralen Systems, gerichtet.

9.6 Zusammenfassung: Symptome okklusionsbedingter Störungen an Strukturen des Gesamtorganismus

Anamnestisch
1. *Durch Veränderungen der Kopfhaltung und Wirbelsäulenstatik*
   - Kopf- und Gesichtsschmerzen, migräneartige Schmerzen
   - Nackenschmerzen, Schulterschmerzen
   - Rückenschmerzen
   - BWS-Beschwerden
   - Schmerzen in den Schultern mit pseudoradikulären Ausstrahlungen
   - Beckenschiefstand
   - statische Wirbelsäulenveränderungen

2. *Symptome durch neurophysiologische Dysfunktion*
   - Stimmungsveränderung, Schlafstörung, Schlafapnoe
   - Lernstörungen, Verhaltensstörungen bei Kindern
   - Konzentrationsstörungen
   - hormonelle Störungen

3. *Symptome durch mechanische Belastung der Ohrfunktion*
   - Hörstörungen, Ohrgeräusche, Gleichgewichtsstörungen

4. *Neuromuskuläre Hyperaktivität*
   - Motorische Störungen: Pressen und Bruxismus mit Verspannung und Triggerpunkten der Muskulatur

Diagnostisch

1. *Veränderte Körperstatik*
   - Kopfhaltung, Körperhaltung, Körperebenen

2. *Wirbelsäule*
   - Bewegungseinschränkungen
   - Druckdolenz repräsentativer Muskulatur

3. *Rumpfrotation*
   - Bewegungseinschränkungen

4. *Becken*
   - Funktioneller Beckenschiefstand (Beinlängendifferenz, variable Beinlänge, Befunde im Leg-Turn-In-Test und Priener Abduktionstest)

KAPITEL 10

Kofaktoren

10.1 Allgemeine Grundlagen

Der Ausdruck „Kofaktoren" bezeichnet weitere Faktoren der Ätiologie (neben okklusalen Störungen), die eine CMD-Problematik allein nicht auslösen können, aber daran beteiligt sein und/oder diese verstärken können. Diese Faktoren unterstreichen, dass CMD kein monokausales okklusales Problem darstellt. In unserer Einteilung beschränken wir uns auf die wesentlichen Faktoren:

1. *Bruxismus und Pressen sowie psychologische Übersteigerung okklusaler Störungen*
- Stress
- hormonelle Faktoren
- psychologische Aspekte

2. *Aufsteigende Funktionsstörungen, die die Körperstatik und die Kopfhaltung verändern. Diese bewirken eine entsprechende sekundäre Veränderung der Okklusion*
- orthopädische Probleme, z. B. Skoliose, Senkfuß, Iliosakralgelenksblockade
- Körperfehlhaltungen durch metabolische Faktoren

3. *Primäre Gelenk- und Muskelerkrankungen*
- rheumatisch bedingte Arthritiden, Psoriasisarthritis
- Zysten
- Tumor
- Trauma

4. *Pharmakologische Intoxikationen durch Schmerzmittelabusus*

10.2 Ko- und Hauptfaktor Psyche

Psyche und Soma sind beim Menschen untrennbar miteinander verwoben. Ängste führen zu Muskelverspannungen, und anhaltende, schmerzhafte Muskelverspannung führt zu Angst. Psychosomatisch bedingte Schmerzen sind weitgehend mit neuromuskulärem Hypertonus assoziiert, der bei lang anhaltendem chronischen Verlauf in einen Hypotonus umschlagen kann. Selye unterteilte das „Stress syndrome" (er nannte es das „General adaptation syndrom") in drei Stadien[317]:
1. Alarmreaktion,
2. Phase des Widerstandes,
3. Phase der Erschöpfung.

Die chronische Muskelverspannung ist der Ursprung der psychosomatischen Schmerzentstehung[318]. Der sich daraus entwickelnde Schmerz verstärkt die Verkrampfung, die wiederum den Schmerz verstärkt. Bei psychosomatischen Schmerzen, wie sie u. a. bei der CMD angetroffen werden, sind die auslösenden psychischen, somatischen und sozialen Faktoren nicht exakt voneinander abzugrenzen. Die Faktoren sind vielmehr komplex miteinander verbunden (s. Kap. 4.5).

Jeder Patient kann seine Reaktion auf Schmerzen, aber auch den Schmerz selbst in erheblichem Maße modifizieren: So kann die Konzentration weg vom Schmerz auf andere Themen schmerzlindernd sein oder sogar Schmerz löschende Wirkung haben. Auf der anderen Seite kann die Konzentration auf eine vom Patienten als mögliche angenommene Schmerzursache (Zahn, Okklusion, Kiefergelenk) die Psyche somatisieren, wovon der Patient ab einem bestimmten Zeitpunkt nur noch schwer abzubringen ist. Unterstützung oder Behandlungsübernahme durch den Psychosomatiker ist zwingend notwendig.

So wie einige somatische Erkrankungen durch Psychotherapie erfolgreich behandelt werden können, kann umgekehrt z. B. der psychogene Kopfschmerz auch pharmakologisch, durch Manuelle Therapie oder durch Akupunktur erfolgreich behandelt werden. Wenn aber unsere Behandlungsmöglichkeiten nicht zum Erfolg führen und eine Chronifizierung absehbar wird, sollte eine Psychotherapie eingeleitet werden[318].

Eine chronische Schmerzüberflutung kann mit der Erschöpfung des antinozizeptiven Systems einhergehen. „Der oft leichtfertigen Interpretation dieser Leidensbarriere als Folge einer psychosomatischen Kausalkette kann gar nicht energisch genug entgegengetreten werden. Bis zum Beweis des Gegenteils sollte man bei jedem Patienten mit entsprechender Symptomatik, bei dem eindeutig posttraumatische Funktionsstörungen im Kopfgelenkbereich [und Kiefergelenkbereich, Anmerkung des Verfassers] vorliegen, von einem somatopsychischen Zusammenhang ausgehen."[314]

10.3 Aszendierende Faktoren

Aufsteigende Funktionsstörungen verändern die Körperstatik und die Kopfhaltung. Diese bewirken eine entsprechende sekundäre Veränderung der Okklusion.

10.3.1 Orthopädische Probleme

Die Auswirkungen der Okklusion auf das kraniosakrale System wurden bereits ausführlich in Kapitel 9.4 beschrieben. Zu den aszendenten orthopädischen Problemfaktoren zählen u. a.:

- anatomische Beinlängendifferenzen,
- Hüftgelenksprothesen (verkürzen oft das operierte Bein),
- Senkfüße, Spreizfüße,
- Lordosen, Kyphosen, Skoliosen,
- Wirbelsäulenprobleme, die die Statik verändern.

10.3.2 Metabolisch bedingte Körperfehlhaltungen

Der österreichische Arzt Franz Xaver Mayr begründete die nach ihm benannte Mayr-Diagnose und -Therapie, die von seinen Schülern weiter entwickelt wurde. Die Mayr-Therapie kann für viele muskuloskelettale Erkrankungen als Basistherapie angesehen werden[319,320].

Eine Enteropathie nach Mayr führt zu einer intestinalen Autointoxikation. Die chronische Verdauungsschwäche verursacht langfristig organische Veränderungen des Darms. Eine länger anhaltende Enteropathie hat neben biomechanischen Auswirkungen auch eine biomechanische Folgekette:

Form- und Größenveränderungen des Abdomens beeinflussen die Haltung von Wirbelsäule und Thorax. Neben Fehlbelastungen der Gelenke kommt es zu Veränderungen der Faszien und zu Asymmetrien in der Muskulatur, die zu Muskeldysbalancen führen. Eine ideale Bauchform, wie sie Mayr beschreibt, ist symmetrisch, zeigt ein deutliches Relief und hat erkennbar eine Taille. Der Zwischenrippenwinkel sollte nur etwa 30 Grad betragen. Von der Brustbeinspitze führt zum Nabel eine gerade Rille hinab, die Medianlinie. Die Dünndarmwölbung, die gerade in die eigene Hand passen sollte, befindet sich in der Mitte des Bauches und hat den Nabel als Zentrum. Ihre Grenze zum Dickdarm, der den Dünndarm wie ein nach unten offenes Hufeisen umspannt, bildet die sogenannte U-Delle. Der gesamte Bauch ist weich, an keiner Stelle druckempfindlich und schon gar nicht schmerzhaft[320].

Durch die Enteropathie lässt die Spannung des Darmes nach. Er wird weiter, länger und größer. Dadurch benötigt er mehr Platz. Kompensatorisch wird das Zwerchfell nach oben verschoben, während das Becken durch Kippung nach kaudal zur Vergrößerung des Abdomens beiträgt. Die muskuläre Bauchdecke

wölbt sich nach anterior. Zwei Beispiele einer Fehlform sollen dieses näher erläutern:
1. Der *schlaffe Kotbauch*, die „Anlaufhaltung" nach Mayr (Abb. 10-1). Durch den schlaffen Kotbauch kommt es bei muskel- und bindegewebsschwachen Menschen schnell zu einer Vorneigung des Oberkörpers mit LWS-Entlordisierung, BWS-Hyperkyphose und HWS-Hyperlordose, der anterioren Kopfhaltung mit Retrallage des Unterkiefers.
2. Durch Fäulnisvorgänge kann sich ein *entzündlicher Kotbauch* entwickeln. Um für den vergrößerten Darm Platz zu schaffen, wird das Becken extrem nach dorsal verlagert, die BWS durchgestreckt und der gesamte Brustkorb höher gestellt. Die Beckenkippung führt zu einer hyperlordotischen LWS und dadurch bedingter muskulärer Hyperaktivität im Nackenbereich (Abb. 10-2).

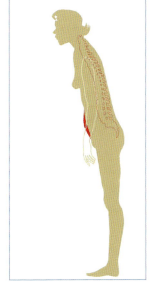

Abb. 10-1 „Anlaufhaltung" (mit freundlicher Genehmigung von Dr. H. Stossier, Med. Dir. Vivia, Maria Wörth, Österreich).

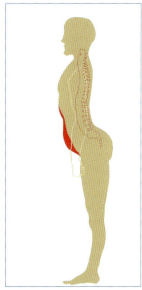

Abb. 10-2 Haltung „Ente" (mit freundlicher Genehmigung von Dr. H. Stossier, Med. Dir. Vivia, Maria Wörth, Österreich).

10.4 Primäre Gelenkerkrankungen

Ursachen primärer Gelenkerkrankungen können sein:
- rheumatisch bedingte Arthritiden, Psoriasisarthritis,
- Zysten,
- Tumor,
- Traumata.

Bei den primären Arthropathien werden unterschieden:
- rheumatoide Erkrankungen:
  - entzündlich bedingt,
  - metabolisch bedingt,
- strukturelle Veränderungen (Zysten, Tumor),
- traumatisch bedingte Gelenkveränderungen (Frakturen; verändern die Kondylenlage).

Millionen Menschen in Deutschland leiden an rheumatischen Erkrankungen, im Volksmund kurz als „Rheuma" bezeichnet. Bei dieser Erkrankung gibt es zwei Erscheinungsformen: die degenerative und die entzündliche rheumatische Erkrankung. Die rheumatische Arthritis ist die am häufigsten anzutreffende entzündliche Form und beruht auf einem fehlgesteuerten körpereigenen Immunsystem. Dabei sind besonders Frauen von Schwellungen und starken Schmerzen in multiplen Gelenken betroffen, z. B. an Händen und Füßen. Bei 19 % ist in Fällen rheumatischer Arthritis und Osteoarthritis auch das Kiefergelenk beteiligt[321], an dem es dann häufig zum Verlust der Struktur sowie der Funktion kommen kann[322].

Die Ursachen der rheumatoiden Arthritis sind bis heute nicht vollständig geklärt. Betrachtet man die Abläufe auf biochemischer Ebene, führen permanente mechanische Be- und Entlastungsprozesse des Knochens in Kombination mit Hormoneinflüssen zu einer ständigen Remodellierung des Knochens. Dabei wird unter dem Einfluss mechanischer Kräfte bei den Osteozyten die vermehrte Rekrutierung von Osteoklasten in den Lakunen der Knochenresorption veranlasst. Dies geschieht über die Ausschüttung von RANKL (Receptor activator of nuclear factor κB ligand), das durch die Osteoblasten freigesetzt wird[323]. Das RANK/RANKL-System ist ein biochemischer Regelkreislauf, der für ein natürliches Gleichgewicht zwischen Knochenauf- und abbau sorgt, und dadurch eine grundlegende Voraussetzung für die natürliche dynamische Architektur des Knochens bildet. Dieses System kann durch verschiedene Faktoren beeinflusst werden, bspw. durch das ebenfalls von Osteoblasten sezernierte Regulatorprotein Osteoprotegerin (OPG)[324], aber auch Entzündungsmoleküle wie Interleukin-1β (IL-1β) und Tumornekrosefaktoren (Tumornekrosefaktor-α [TNF-α]) scheinen eine grundlegende Rolle zu spielen[325,326]. Dabei initiieren und unterhalten sie den Entzündungsprozess über längere Zeit, was zu Schmerzen und Destruktion der Gelenkstrukturen führt. Dieser Entzündungsprozess aktiviert wiederum die Zellen der Synovialmembran der Gelenkkapsel, die mit weiterer Produktion von proinflammatorischen und chemotaktischen Molekülen wie Zytokinen, B-Zellen und Antikörpern reagieren[322]. Der Entzündungsprozess wird dadurch verstärkt und unterhalten, was auf lange Sicht zur Destruktion des Knochens führt[327].

Ein weiteres beteiligtes Enzym ist die Matrix-Metalloprotease (MMP), ein von TNF-α stimuliertes, körpereigenes Enzym, das für die eigentliche Substanzschädigung des Knorpels verantwortlich zu sein scheint. Im regulären Zustand wird dieses Enzym bei Entzündungsreaktionen aktiviert[328,329] und führt durch Proteinspaltung zu einer Auflockerung des Gewebes, wie dies bspw. im Falle von bakteriellen Entzündungen für die Einwanderung von weißen Blutkörperchen notwendig sein kann. MMPs und „Tissue Inhibitors of MMPs" kurz TIMPs, stehen beim Gesunden im natürlichen Gleichgewicht. Es konnte gezeigt werden, dass Interleukin (IL-1) und Tumornekrosefaktoren (TNF) die Ausschüttung von MMP, jedoch nicht von TIMP induzieren. Durch die Zunahme von MMP wird das Gleichgewicht MMP/TIMP gestört und führt dadurch zur Zerstörung von Knorpel, Bändern, Sehnen und fibrösen Kapseln der Gelenke allgemein. Durch die unzureichende Neutralisierung der MMPs durch die TIMPS kommt es außerdem indirekt zu einer chemotaktischen Wirkung auf die Entzündungszellen vor Ort und, dadurch bedingt, zu einer weiteren Rekrutierung von Entzündungszellen[328]. Die gesteigerte Expression von MMP scheint eine Hauptrolle in der Pathogenese von rheumatischen Arthritiden einzunehmen[330].

IGF (Insulin like growth factor) ist ein insulinähnlicher Wachstumsfaktor, der bei physiologischer Gelenkbelastung oder bei Reparaturprozessen geschädigter Gelenkstrukturen knorpelaufbauend wirkt. Bei bereits bestehenden Arthritiden ist IGF in seiner Synthese in der Regel jedoch gehemmt, wodurch wiederum die Schädigung des Knorpels unvermeidbar ist[322].

KAPITEL 11

Einteilung der Auslöser der kraniomandibulären Dysfunktion (CMD) in vier ätiologische Gruppen

11.1 Die Komplexität in der Ätiologie der CMD

Die Ursachen für die Manifestation einer CMD sind mannigfaltig und, wie in den letzten Kapiteln dargestellt, häufig kompliziert mit- und untereinander verknüpft. Abbildung 11-1 zeigt die komplexen Verflechtungen, die zu einer CMD führen können. Selten sind die Ursachen eindeutig, wie dies bei der primären arthrogenen Gelenkerkrankung oder primär psychogenen Ursache der Fall sein kann. Bei vielen Patienten aber hat die Okklusion eine Beteiligung in diesem komplexen Geschehen als Ursache der CMD. Es kann sich immer nur um eine „Mitursache" handeln, da sich die Okklusionsstörung nur dann auswirkt, wenn der Patient parafunktioniert, sprich seinen Stress durch bruxistische Aktivität ableitet[331]. Sato und Slavicek bewerten die bruxistische Aktivität bei adäquater Dentition als ein pro-

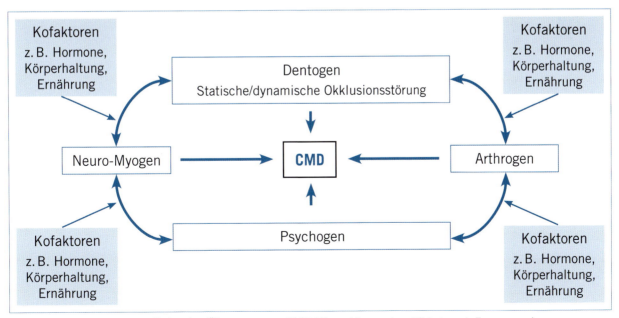

Abb. 11-1 Ursachen, die in fließenden Übergängen zu CMD führen können (modifiziert nach Freesmeyer).

phylaktisches System zur Reduzierung stressbedingter Krankheiten. Sie führen weiterhin aus, dass Bruxismus sowohl einen physiologischen als auch einen pathophysiologischen Charakter hat. Zum einen trägt Bruxismus zur Aufrechterhaltung der Allostase bei, zum anderen führt er zu pathologischen Zuständen im CMS. „Durch eine harmonische Okklusion ist es möglich, diese physiologische Reaktion zu vermindern."[265]

Wir können den Patienten nicht von seinem Stress befreien. Als ZahnMediziner können und sollten wir dem Patienten ein Kauwerkzeug/Kauorgan herstellen, mit dem er so parafunktionieren kann, dass hieraus möglichst geringe oder gar keine Folgeschäden resultieren.

11.2 Einteilung in vier ätiologische Gruppen (modifiziert nach Graber)

Gruppe 1: Okklusion ist Primärfaktor der CMD

Okklusale Störungen in statischer und/oder dynamischer Okklusion bilden im Zusammenhang mit Parafunktionen die auslösenden Faktoren für eine physiologische Adaptation.

Die Dauer der Störung, die Adaptationsdisposition des Gewebes und die psychische Lagerung des Patienten können den Adaptationsprozess in eine Funktionsstörung übergehen lassen.

Die kompensierte Funktionsstörung zeigt bei der Untersuchung entsprechende Symptome im CMS und in der Peripherie. Der Patient ist noch beschwerdefrei.

In der dekompensierten Funktionsstörung der CMD zeigt sich die große Vielfalt an Beschwerden im CMS und in der Peripherie.

Bei Patienten, deren dysfunktionelle Erkrankungen auf die beschriebene Weise entstehen, kann durch Korrekturen im okklusalen Bereich der primäre, okklusionsbedingte Muskelhypertonus reduziert werden. Das System wird dabei wieder in den adaptativen Funktionsbereich zurückversetzt. Eine Heilung ist möglich. Werden zugleich die zur sekundären Muskelhypertonizität führenden Faktoren, z. B. Stress, eliminiert, so erhöhen sich die Heilungschancen.

Gruppe 2: Okklusion ist nicht alleinige Ursache der CMD

Die Okklusion ist nicht Primärfaktor der CMD, sondern am ursächlichen Geschehen beteiligt. Mögliche Kofaktoren sind:

1. Bruxismus, Pressen
2. Aufsteigende Funktionsstörungen
3. Psychische Übersteigerung okklusaler Störungen:
   - Stress
   - psychologische Aspekte
   - hormonelle Faktoren

Gruppe 3: Die CMD ist Ausdruck einer echten psychischen Erkrankung

Die Beschwerden im Kiefer-Gesichts-Bereich sind Ausdruck einer echten psychischen Erkrankung.

Gruppe 4: CMD durch primäre Gelenkerkrankungen

1. Rheumatisch bedingte Arthritiden, Psoriasisarthritis
2. Trauma
3. Zysten
4. Tumor

TEIL 3

Das diagnostische Konzept

Allgemeine Grundlagen

Funktionsstörungen im CMS können einen erheblichen störenden Einfluss auf die Funktion der Schädelknochen und zugehörigen Organe (Ohren, Gleichgewichtsorgan, Augen), der Halswirbelsäule und der angrenzenden Wirbelsäulenabschnitte bis hinab zum Becken ausüben. Da das CMS im Zentralnervensystem propriozeptiv ausgeprägt repräsentiert ist, sind die Störmöglichkeiten entsprechend groß.

Um die Wirkungen des kraniomandibulären Systems auf den gesamten Organismus beurteilen zu können, müssen wir die bekannte zahnärztliche Funktionsdiagnostik und -therapie: Anamnese, Befund, Diagnose und Therapie im Bereich Zähne, Okklusion, Kaumuskulatur und Kiefergelenke erweitern, um die engen Verbindungen zum menschlichen Bewegungsapparat zu erfassen.

Würden wir die Untersuchung auf das kraniomandibuläre System beschränken, könnten uns strukturelle Fehler (z. B. ein Beckenschiefstand, der seine Ursache in der Okklusion haben oder vice versa eine Okklusionsstörung auslösen kann) entgehen.

Wenn eine strukturelle Störung vorhanden ist, so interessiert uns, ob das Problem über die Okklusion bzw. über eine Veränderung der Kondylenposition zu lösen ist. Handelt es sich um ein eher absteigendes (deszendentes), ein eher aufsteigendes (aszendentes) oder ein gemischtes Problem?

Die Differenzialdiagnose aszendent/deszendent/gemischt besteht in der Veränderung der Okklusion. Hierzu wird die Okklusion deblockiert oder temporär therapeutisch verändert.

Es empfiehlt sich, den Patienten danach gehen und schlucken zu lassen, um alle wesentlichen neuromuskulären Rezeptorsysteme, gemäß der neuen temporär therapeutischen Kiefergelenkposition, zu reorganisieren. Sind die vorab erhobenen Befunde, z. B. der Beckenschiefstand, aufgehoben oder wesentlich verbessert, so handelt es sich eher um ein deszendierendes Problem. Die primäre Therapie ist eine kieferorthopädisch/zahnärztliche Angelegenheit, wenngleich Begleittherapien oft notwendig sind.

Die Auswirkung einer Okklusionskorrektur wird durch eine Kieferrelationsbestimmung sofort nachgetestet. Wir haben somit die Möglichkeit, die Auswirkungen einer Kieferrelationsveränderung auf den Gesamtorganismus zu überprüfen, bevor wir mit korrektiven Maßnahmen durch eine Okklusionsschiene beginnen[203].

Was wollen wir also im Rahmen der Funktionsuntersuchung diagnostisch herausfinden?

- In welchem Zustand befindet sich das kraniomandibuläre System: adaptiert, kompensiert (noch symptomfrei), dekompensiert?
- Ist die Okklusion Ursache für Befunde und Beschwerden des Patienten?
- Kann eine korrigierte Bisslage Befunde und Beschwerden des Patienten aufheben oder verbessern?

Dysfunktionssymptome als Folge okklusaler Störungen zeigen sich (s. Teil II):

im kraniomandibulären System an folgenden Strukturen:

- **Zahnhartsubstanz:** Attrition, Abrasion, keilförmige Defekte, Sprünge etc.
- **Zahnhalteapparat:** erhöhte Mobilität, Rezessionen, Perkussionsempfindlichkeit, Knochenverlust, Knochenapposition
- **Muskulatur:** Verspannungen, Schmerzen, Triggerpunkte, Bewegungseinschränkungen, Hypertrophie
- **Kiefergelenke:** Schmerzen, Bewegungseinschränkungen, Geräusche

im muskuloskelettalen System an folgenden Strukturen:
- **Veränderte Körperstatik:** Kopfhaltung, Körperhaltung, Körperebenen
  - **Wirbelsäule:**
    - *HWS:* Bewegungseinschränkungen, Druckdolenz repräsentativer Muskulatur
    - *Rumpfrotation:* Bewegungseinschränkungen
    - *Becken:* Funktioneller Beckenschiefstand (Beinlängendifferenz, variable Beinlänge) Befunde u. a. im Leg-Turn-In-Test und Priener Abduktionstest

Allgemeine Grundlagen

Entsprechend ist die Funktionsanalyse folgendermaßen aufgebaut:

1. **Anamnese**
   - breit angelegt zur Erfassung dentaler Probleme, aber auch typischer Schlüsselsymptome, die über das kraniomandibuläre System hinausgehen und mit Störungen im muskuloskelettalen System in Verbindung stehen können

2. **Untersuchung okklusionsbedingter Störungen im kraniomandibulären System (CMS)**
   - Gesichtssymmetrie
   - Kontakte in habitueller Interkuspidation und in dynamischer Okklusion
   - Muskulatur des CMS
   - Kiefergelenke

3. **Untersuchung okklusionsbedingter Störungen im muskuloskelettalen System (MSS)**
   - Körperstatik, -symmetrie
   - Untersuchung der Muskulatur des MSS
   - Untersuchung des MSS in den folgenden Untersuchungsgängen:

   a) Untersuchungsgang in maximaler Okklusion:
      - ☐ Rotation HWS
      - ☐ Flexion HWS
      - ☐ Extension HWS
      - ☐ Seitneigung HWS
      - ☐ Rumpfrotation
      - ☐ Beinlängendifferenz
      - ☐ Variable Beinlänge
      - ☐ Leg-Turn-In-Test
      - ☐ Priener Abduktionstest

   b) Untersuchungsgang des muskuloskelettalen Systems nach dreidimensionaler Traktion der Kiefergelenke und neurologische Reorganisation

   c) Bei absteigender oder gemischter Problematik zusätzlich: Untersuchungsgang des muskuloskelettalen Systems mit Zentrikregistrat oder therapeutischem Konstruktionsbiss

4. **Untersuchung der Okklusion im Bezug auf gestörte Funktionen des CMS und MSS**
   - Modellanalyse in physiologischer Zentrik mit getesteter Kieferrelationsbestimmung

KAPITEL 12

Allgemeine und spezielle Anamnese

Grundsätzlich kann jede okklusale Funktionsstörung über sogenannte „Ketten" arthrogen, myogen oder über die nervale (Fehl-)Steuerung andernorts am Bewegungsapparat wiederum zu Störungen führen. Über das Kraniosakralsystem bestehen zusätzliche Störmöglichkeiten über Schädel und Dura mater bis zum Os sacrum.

Bei der Anamnese ist hierauf Rücksicht zu nehmen. Sie muss anfänglich breit angelegt sein, und die Kunst des Fragenden besteht darin, möglichst rasch die Verbindung zum CMS in den beklagten Beschwerden zu finden oder auszuschließen.

Das Zentralblatt (s. Abb. 12-1) deckt alle wichtigen Fragen ab und trainiert den Fragenden durch Festschreibung eines immer gleichen Vorgehens.

Die Anamnese gibt Hinweise auf die Schwerpunkte der Untersuchung. Sie ist eine grundlegende Säule bei der späteren Diagnosestellung im Hinblick auf eine strukturelle, internistische und/oder psychische Ursache der Dysfunktion.

Das Gespräch sollte nach einem festen Plan ablaufen. Es ist wichtig, dem Patienten Zeit und Aufmerksamkeit zu widmen. Der Patient muss spüren, dass ihm die ganze Aufmerksamkeit gilt, denn nur so kann sich eine Vertrauensbeziehung entwickeln, die eine Problemlösung zulässt.

12.1 Anamnesegespräch und Anamnesebogen

Die Anamnese baut auf der von Gutowski vorgegebenen Struktur auf[332]. Ihre Dokumentation erfolgt im **Zentralblatt** (Abb. 12-1).

1. **Einleitende Fragen** (s. Zentralblatt – Vorderseite; Abb. 12-1a)
- Womit kann ich Ihnen helfen? Was ist Ihr Anliegen? Was sind Ihre aktuellen Probleme?
  Dokumentation: einzelne Punkte werden nummeriert notiert
- Fragen zu vorherigen Behandlungen: Ablauf bisheriger Behandlungen; wie viele Vorbehandler gab es?
  Dokumentation
- Was erwarten Sie von mir bzw. von einer Behandlung?

2. **Allgemeine Anamnese** (s. Zentralblatt – Rückseite, linke Spalte; Abb. 12-1b)

3. **Spezielle Anamnese** (s. Zentralblatt – Rückseite, rechte Spalte; Abb. 12-1b)
- Haben Sie Probleme mit den Zähnen? („Schmerzen, Empfindlichkeiten bei heiß/kalt/auf Druck, stechend/dumpf …")
- Haben Sie Probleme mit dem Zahnfleisch? („Bluten: lokal, generell? Schlechter Geschmack?")

KAPITEL 12 Allgemeine und spezielle Anamnese

ZENTRALBLATT

Patient(in):　　　　　　　　　　　　　　　　　Datum:　　　　　　Empfehlung:

Probleme/Erwartungen

Vorherige Behandlungen

Befunde/Diagnosen

Behandlungsplanung

Überweisungen

Pl. II															
Pl. I															
Bef.															
	18	17	16	15	14	13	12	11	21	22	23	24	25	26	27	28
	48	47	46	45	44	43	42	41	31	32	33	34	35	36	37	38
Bef.															
Pl. I															
Pl. II															

Fotodokumentation

Datum				

© Dr. Boiserée/Dr. Schupp, Köln

Abb. 12-1a Zentralblatt – Vorderseite.

Allgemeine Anamnese

1. **Infektionskrankheiten:** ....
   (Hepatitis, Tbc, HIV...)

2. **Anfallsleiden:** ....
   (Epilepsie)

3. **Stoffwechselerkrankungen:** ....
   (Diabetes, Psoriasis, Schilddrüsen Unter- oder Überfunktion)

4. **Herz- und Kreislauf:** ....
   (R.R., Arrhythmie, Herzinfarkt, Herzfehler, Herzschrittmacher)

5. **Blutgerinnungsstörungen:** ....
   (Gerinnungshemmer, rotes und weisses Blutbild)

6. **Gefäßerkrankungen:** ....
   (Thrombose, Durchblutungsstörungen, Gefäßdurchlässigkeit)

7. **Haut-, Schleimhauterkrankungen:** ....
   (Herpes, Candida Infektion, Lichen planus...)

8. **Augenerkrankungen:** ....
   (Glaukom, Sehstörungen, Tränenfluss: re li)

9. **Respirationstrakt:** ....
   (Stirnhöhlen, Kieferhöhlen, Mandeln: re li, Lunge)

10. **Verdauungsorgane:** ....
    (Speiseröhre, Magen, Darm, Leber, Gallenblase, Bauchspeicheldrüse, Magen-Darm-Stenose, Verdauung gestört: Obstipation/Diarr.)

11. **Ohren:** ....
    (Druck re li, Verstopfungsgefühl re li, Tinnitus: re li, Schwindel)

12. **Urogenitaltrakt:** ....
    (Prostatahypertrophie, Nieren, Blase, Unterleibserkrankungen)

13. **Allergien:** ....
    (Asthma, Heuschnupfen, Nahrungsmittelunverträglichkeiten)

14. **Private/berufliche Stressbelastung:** ....

15. **Verletzung oder Operation:** ....
    (Kopfbereich, Muskeln, Gelenke, Knochenbrüche, Unfall, Verletzungen)

16. **Hormonelle Disposition:** ....

17. **Rheumatische Genese:** ....

18. **Derzeitige Medikamente:** ....
    (allopathisch, homöopathisch)

Spezielle Anamnese

Zähne → PA-Status

Zahnfleisch → Prophylaxe
PA-Status

Kiefergelenke → Funktionsstatus

Kopfschmerz/Kaumuskulatur → Funktionsstatus

HWS / Nacken / Schulter: re li / Arme re li → Überweisung
Physiotherapie
Osteopathie
Orthopäde

BWS

LWS / Becken: re li / Knie: re li / Füsse: re li

Schmerzlokalisation

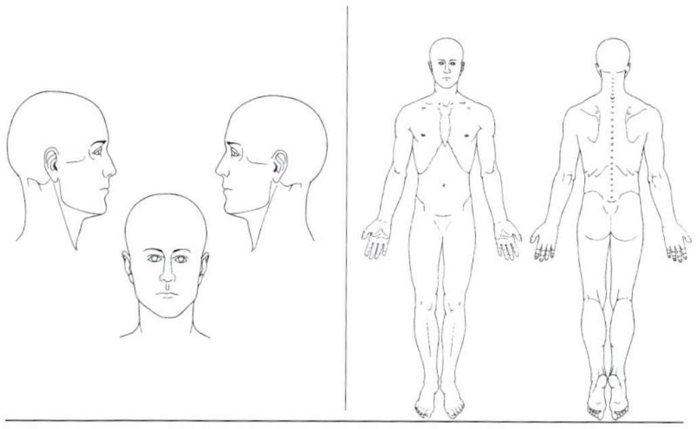

© Dr. Boisserée/Dr. Schupp, Köln

Abb. 12-1b Zentralblatt – Rückseite.

- Haben Sie Probleme mit den Kiefergelenken? (Der Fragende zeigt, wo diese liegen.)
  („Knacken, Reiben, Schmerz: scharf/spitz? Wann? ...")
- Haben Sie Kopfschmerzen?
  („Wie oft? Wo? Wo ist der Ursprung?")
- Haben Sie Schmerzen im Nacken oder der Halswirbelsäule?
  („Verspannt? Wie oft? Welche Seite mehr? Ziehen die Beschwerden in Schulter, Arme, Hände?")
- Haben Sie Probleme mit der Brustwirbelsäule?
- Haben Sie Probleme mit der Lendenwirbelsäule?

Bei Beschwerden werden Fragen zu deren weiterer Qualifizierung gestellt:
- Wo tut es weh? Zeigen Sie bitte mit einem Finger, wo es wehtut.
- Wie tut es weh: ziehend, dumpf, stechend, scharf?
- Wann tut es weh: bei heiß/kalt, Belastung oder Bewegung?
- Wie lange bestehen die Beschwerden schon?
- Was lindert bzw. was verschlimmert die Beschwerden?
- Beeinträchtigen die Beschwerden Ihr Wohlbefinden und Ihre Schaffenskraft?
- Was glauben Sie, woher die Beschwerden kommen?

4. **Habe ich etwas nicht gefragt, was für die Behandlung wichtig ist?**

12.2 Schmerzanamnese und Schmerzfragebogen

Zur Anamnese bei Patienten mit kraniomandibulärer Dysfunktion und Schmerzen im muskuloskelettalen System gehört auch der Schmerzfragebogen (Abb. 12-2). Er ist vor dem Anamnesegespräch vom Patienten auszufüllen und kann dann im Einzelnen mit dem Patienten besprochen werden. Aufgrund der multidimensionalen Natur des Schmerzes sollten biopsychoziale Gesichtspunkte von Beginn an einbezogen werden[333,334].

2.2 Schmerzanamnese und Schmerzfragebogen

SCHMERZ-FRAGEBOGEN

Patientenname: _____ geb. am _____ Datum _____

Welches sind Ihre Hauptbeschwerden? _____

Beschreiben Sie Ihre Schmerzen im Gesamtkörper: _____

Seit wann bestehen die Schmerzen im Gesamtkörper? _____

Beschreiben Sie Ihre Schmerzen im Kiefer-Gesichtsbereich: _____

Seit wann bestehen die Kiefer-Gesichtsschmerzen? _____

Gibt es für Sie einen Grund für die Schmerzentstehung? _____

Haben Sie zur Zeit besonderen, Sie belastenden Streß?   Ja ☐   Nein ☐

Geben Sie die Stärke Ihrer Schmerzen von 0 (keine) bis 10 (stärkste) an:

	Gesamtkörper	Kiefer-Gesichtsbereich
Größte Schmerzstärke der letzten 6 Wochen:	0 1 2 3 4 5 6 7 8 9 10	0 1 2 3 4 5 6 7 8 9 10
Durchschnittliche Schmerzstärke der letzten 6 Wochen:	0 1 2 3 4 5 6 7 8 9 10	0 1 2 3 4 5 6 7 8 9 10
Geringste Schmerzstärke der letzten 6 Wochen:	0 1 2 3 4 5 6 7 8 9 10	0 1 2 3 4 5 6 7 8 9 10

Zu welcher Tageszeit sind die Schmerzen am stärksten? _____

Welche Behandlung wurde bei Ihnen durchgeführt? Mit welchem Erfolg?

Gesamtkörper: _____

Kiefer-Gesichtsbereich: _____

Nehmen Sie Medikamente?   Ja ☐   Nein ☐

Wenn ja, welche? _____

Bitte auch die Rückseite ausfüllen →

© Dr. Boisserée/Dr. Schupp, Köln

Abb. 12-2a Schmerzfragebogen – Vorderseite.

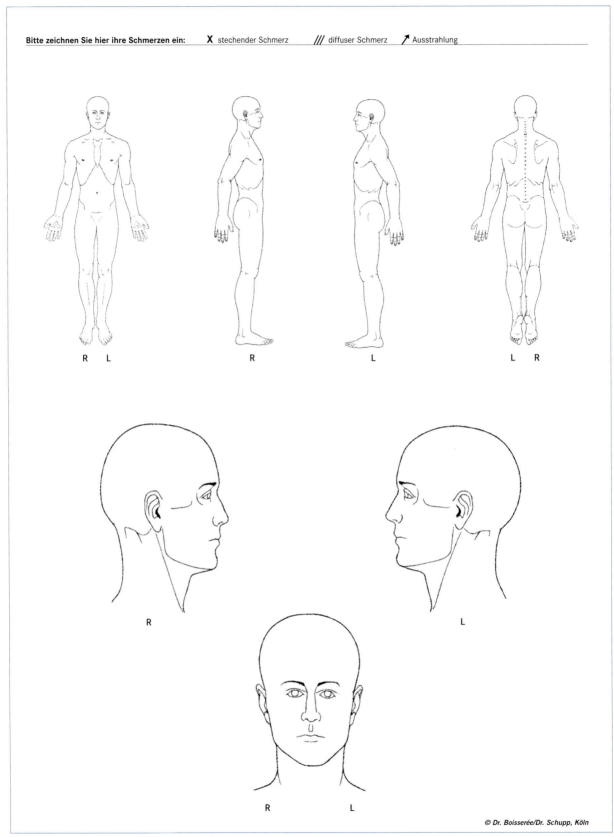

Abb. 12-2b Schmerzfragebogen – Rückseite.

KAPITEL 13

Zahnärztliche intraorale Untersuchung/Befunderhebung

13.1 Allgemeine Grundlagen

Vor der weiteren Funktionsuntersuchung erfolgt die zahnärztlich-klinische intraorale Untersuchung in folgenden Schritten:
- Zahn- und Parodontalstatus,
- Röntgenunterlagen (OPG, evtl. Einzelzahnstatus),
- Abklärung dentaler Ursachen für die Beschwerden des Patienten,
- klinische Beurteilung der statischen und dynamischen Okklusion.

Im Einzelnen:

Zahn- und Parodontalstatus

Grob orientierende intraorale Inspektion:
- allgemeiner Zahnstatus, fehlende Zähne, abradierte Zähne, Füllungen, Restaurationen, Parodontium

Genauer Befund:
- Zahnappell, fehlende Zähne
- Zahnersatz, Füllungen (Material, Lage)
- Karies (Lage)
- Taschentiefen (zirkulär gemessen), Taschensekretion
- Lockerungsgrad (I–IV)
- Perkussionsprüfung
- Vitalitätsbefund
  (+ = vital, ++ = hypersensibel, ? = unklar, – = avital)
- Furkationsbefall (1–3)
- Rezessionen
- keilförmige Defekte
- Stilman-Spalten
- Breite der befestigten Gingiva

Röntgenbefund
- Karies
- Wurzelentzündungen
- Intakte oder revisionsbedürftige Wurzelfüllungen
- Parodontaldiagnostik, Kieferkammverlauf
- Pathologien: Ostitiden, Zysten, retinierte Zähne, etc.

13.2 Zahnstatus

Als Zahnstatus bezeichnet man den Zustand des Gebisses bzw. die systematische Erfassung des Gebisszustandes.

Der Zahnarzt untersucht hierbei quadrantenweise das Gebiss und dokumentiert dies anhand des erhobenen Befundes in einem Zahnschema. Dabei werden unter anderem die folgenden Parameter beurteilt:
- Kariesbefall,
- fehlende Zähne,
- ersetzte Zähne,
- Lückenschluss,
- vorhandene zahnärztliche Arbeiten.

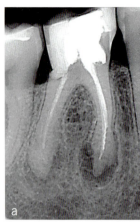
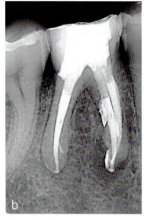

Abb. 13-1a Wurzelkanalfüllung mit apikalem Entzündungsherd und insuffizienter Wurzelkanalfüllung (mit freundlicher Genehmigung von Dr. Carsten Appel, Niederkassel).

Abb. 13-1b Wurzelkanalrevision und erneute Wurzelkanalfüllung (mit freundlicher Genehmigung von Dr. Carsten Appel, Niederkassel).

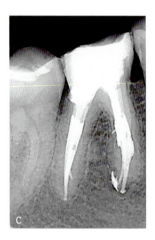
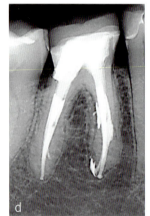
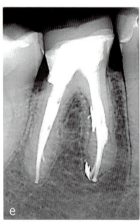
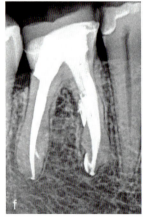

Abb. 13-1c–f Kontrollaufnahmen des Heilungsverlaufes nach 6, 12, 24 und 36 Monaten mit vollständiger Ausheilung des Knochens (mit freundlicher Genehmigung von Dr. Carsten Appel, Niederkassel).

Zusätzlich wird beim Zahnstatus auch die Erhaltungswürdigkeit eines Zahns bzw. die Erneuerungsbedürftigkeit vorhandener zahnärztlicher Restaurationen festgehalten. Der Zahnarzt prüft außerdem auffällige pathologische Befunde der Mundschleimhaut und des Zahnhalteapparates.

13.3 Endodontologie

Es gibt derzeit in der wissenschaftlichen Literatur keinen Hinweis darauf, dass devitale Zähne extrahiert werden sollten, wohl aber, dass Zähne mit apikalen Entzündungen (Abb. 13-1a) endodontisch versorgt werden müssen, da diese u.a. eine pathologische Reaktion in anderen Organsystemen hervorrufen können[335–339].

Daher ist es notwendig, vor Beginn einer funktionstherapeutischen Maßnahme eine aktuelle Panoramaschichtaufnahme oder einen Zahnstatus anzufertigen, da, wenn möglich, die endodontische Behandlung vor der Funktionstherapie erfolgen sollte.

Die endodontische Versorgung eines Zahnes, speziell eine Revision, erfordert viel Erfahrung des Behandlers (Abb. 13-1b). Der Erfolg der endodontischen Behandlung hängt ganz wesentlich davon ab, ob wirklich das ganze Wurzelkanalsystem gefunden und die Infektion vollständig beseitigt werden konnte (Abb. 13-1c–f).

Schleimhautgetragene Prothesen können die Okklusion niemals mit der Genauigkeit stabilisieren, die von der natürlichen Bezahnung oder mit einem implantatgetragenen Zahnersatz erreicht werden kann. Darüber hinaus leiten natürliche Zähne, besonders solche in endständiger Position, Informationen über den jeweils auf sie wirkenden Druck zum Schutz der Kiefergelenke mittels Druck- bzw. Mechanorezeptoren an das ZNS weiter. Ein Implantat ist hierzu nicht in der Lage. Daher ist dem Erhalt natürlicher Zähne immer der Vorrang einzuräumen.

13.4 Parodontalstatus

Neben dem Zahnstatus erfolgt auch eine Untersuchung des Zahnhalteapparates. Hierbei wird der Zustand des Parodontiums überprüft. Der Befund sollte folgende Erhebungen enthalten: Sondierungstiefen (ST) und Attachmentlevel (AL) an 6 bis 12 Stellen pro Zahn, Furkationsbefundung (aufgenommen mit einer speziell dafür geeigneten Sonde), Blutung auf Sondierung und Mobilität der Zähne. Außerdem werden die Zähne auf Vitalität untersucht. Eine ergänzende röntgenologische Diagnostik sollte erfolgen, um das Ausmaß knöcherner Destruktion bestimmen zu können. Eine mikrobiologische Diagnostik ist nur in Ausnahmefällen indiziert. Bei der orientierenden Befunderhebung wird standardmäßig der Parodontale Screening Index (PSI) erhoben.

KAPITEL 14

Bildgebende Verfahren

14.1 Zahnfilm und Panoramaschichtaufnahme

Anhand der detailgenauen *Zahnfilmaufnahme* können die Zahnstrukturen, der umliegende Zahnhalteapparat und die apikale Zahnregion exakt beurteilt werden.

Die *Panoramaschichtaufnahme* (Orthopantomogramm, OPG) bietet einen Überblick über den Ober- und Unterkiefer, die Zähne und die angrenzenden Kieferbereiche sowie alle Strukturen der Kieferregion, der Kieferhöhle und der Kiefergelenke. Bei orofazialen Schmerzen sollte zur Diagnose zwingend ein OPG angefertigt werden[340]. Die Strahlenbelastung ist gering, die Detailtreue jedoch oft nicht ausreichend, um eine exakte Diagnose zu ermöglichen (Abb. 14-1). So ist das OPG für die Diagnose knöcherner Veränderungen der Kondylen sowie der temporalen Anteile der Kiefergelenke keine zuverlässige Grundlage. Zudem reicht seine Genauigkeit für eine Vermessung der Ramushöhe zur Ermittlung einer Asymmetrie der Kondylen bzw. Rami nicht aus[340]. Für die Diagnose der Kiefergelenke – mit Ausnahme der Traumadiagnostik – sollten keine Panoramaschichtaufnahmen angefertigt werden.

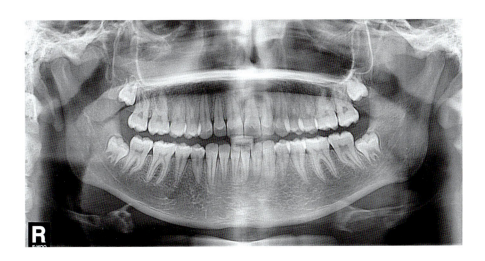

Abb. 14-1 Digitales OPG (Picasso®, Orange Dental).

KAPITEL 14 Bildgebende Verfahren

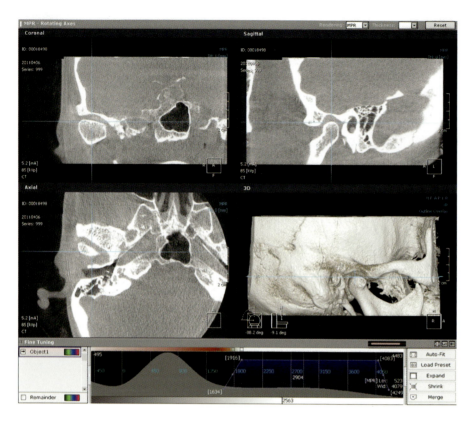

Abb. 14-2 DVT eines physiologischen Kiefergelenkes rechts (Picasso®, Orange Dental). Die Kompakta ist in der koronalen Ansicht (oben links) und in der sagittalen Ansicht oben rechts deutlich durchgängig und gleichmäßig dargestellt. Der kraniale Kopf des Kondylus ist in der axialen Ansicht (unten links) ebenfalls durchgängig homogen dargestellt. Gleiches gilt für die Protuberantia articularis. Die Form des Kondylus zeigt keine Abflachungen.

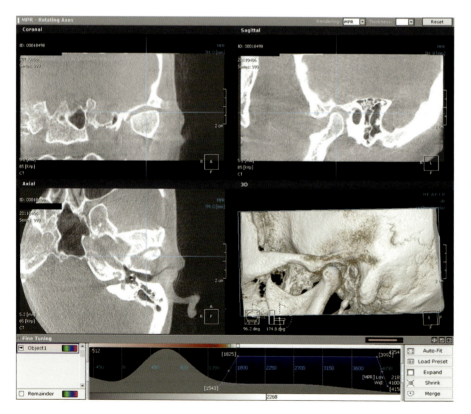

Abb. 14-3 DVT eines physiologischen Kiefergelenkes links (Picasso®, Orange Dental). Die Kompakta ist in der koronalen Ansicht (oben links) und in der sagittalen Ansicht oben rechts deutlich durchgängig und gleichmäßig dargestellt. Der kraniale Kopf des Kondylus ist in der axialen Ansicht (unten links) ebenfalls durchgängig homogen dargestellt. Gleiches gilt für die Protuberantia articularis. Die Form des Kondylus zeigt keine Abflachungen.

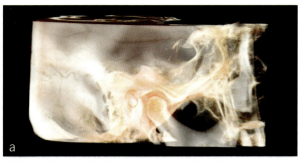 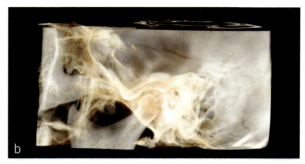

Abb. 14-4a, b 3-D-Darstellung derselben Kiefergelenke wie in den Abbildungen 14-2 und 14-3. Die Bilddaten wurden mit der Invivo-Software von Anatomage umgerechnet, die ein solches plastisches Bild erzeugen kann. Auch hier zeigt sich ein physiologisches Kiefergelenk sowohl in der Form als auch in der Position rechts und links.

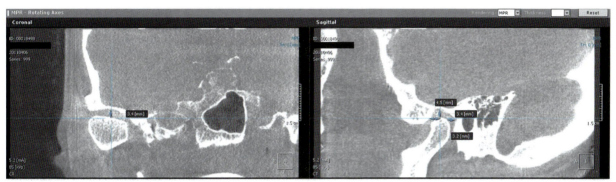

Abb. 14-5 Der Gelenkspalt des Kiefergelenkes aus Abbildung 14-2 beträgt in der Vertikalen 3,4 mm in der koronalen und 3,4 mm in der sagittalen Ansicht, jeweils gemessen vom kranialsten Punkt des Kondylus bis zur höchsten Einziehung der Fossa glenoidalis. Der anteriore Gelenkspalt beträgt 4,5 mm, der distale 3,2 mm, jeweils vom kranialsten Punkt des Kondylus aus gemessen.

14.2 Volumentomografie

Die *digitale Volumentomografie* (DVT) ist ein dreidimensionales bildgebendes Verfahren in der Zahnmedizin, bei dem Röntgenstrahlen zum Einsatz kommen. Neben 3-D-Darstellungen ist mit der DVT, ähnlich wie bei der Computertomografie oder der Magnetresonanztomografie, die Erzeugung von Schnittbildern möglich. Ein digitaler Volumentomograf besteht aus einer um 180 oder 360 Grad rotierbaren Röntgenröhre und einem dieser gegenüberliegenden CCD-Detektor, der die gemessene Strahlung in Bilder umwandelt. Bei der Bilderstellung rotieren Röntgenröhre und Detektor um den fixierten Patienten. Dabei wird pro Grad je ein zweidimensionales Summationseinzelbild erstellt. Aus den gewonnenen 360 Bildern wird ein dreidimensionales Modell errechnet (Abb. 14-2 bis 14-4, 14-7, 14-9, 14-10, 14-12 bis 14-14). Daraus können primär axiale Schichten errechnet werden, deren Schichtstärke frei gewählt werden kann. Neben axialen Schichtbildern sind auch andere Schichtungen (z. B. koronal) möglich. Die metrische Analyse im DVT ist lediglich mit einem Messfehler von unter 0,15 mm behaftet (Abb. 14-5, 14-6, 14-8, 14-11).

Die durchschnittlichen Kiefergelenkbreiten von gesunden und kranken Kiefergelenken unterscheiden sich voneinander. Gerade der anteriore Kiefergelenkspalt ist bei Patienten mit CMD deutlich mit einer Differenz von 1,25 mm im Schnitt vergrößert. Im gesunden Gelenk ist der superiore Gelenkspalt (SS) größer als der posteriore Gelenkspalt (PS) und dieser ist größer als der anteriore Gelenkspalt (AS) (SS > PS > AS). Die Gelenkspaltbreite verschiebt sich im pathologischen Gelenk zu SS > AS > PS. Die kleinste Spaltbreite im posterioren Bereich des Gelenkes aufzufinden, könnte demnach ein einfacher Hinweis für die Pathologie des Gelenkes sein. In ihrer Diplomarbeit konnte Dzidiena einen durchschnittlichen superioren Gelenkspalt von 3 mm, anterior 2,5 mm und posterior 2,3 mm aufzeigen[460].

KAPITEL 14 Bildgebende Verfahren

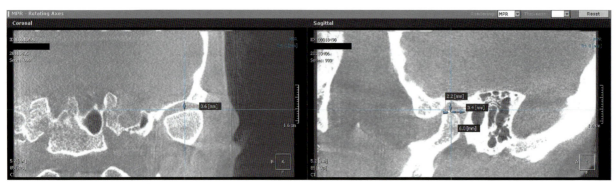

Abb. 14-6 Der Gelenkspalt des Kiefergelenkes aus Abbildung 14-3 beträgt in der Vertikalen 3,6 mm in der koronalen und 3,4 mm in der sagittalen Ansicht, jeweils gemessen vom kranialsten Punkt des Kondylus bis zur höchsten Einziehung der Fossa glenoidalis. Der anteriore Gelenkspat beträgt 2,2 mm, der distale 6,0 mm, jeweils vom kranialsten Punkt des Kondylus aus gemessen.

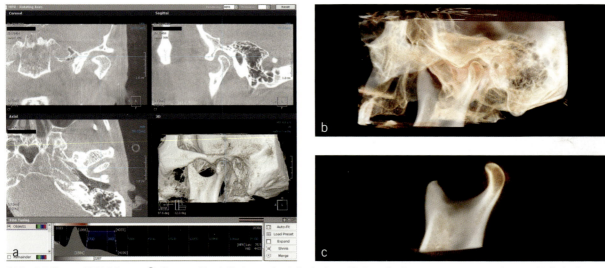

Abb. 14-7a–c DVT (Picasso®, Orange Dental) eines physiologischen Kiefergelenkes, unten umgerechnet mittels Invivo-Software. Der in diesem Programm herausgeschnittene Ramus ascendens zeigt einen Kondylus mit korrekter Form und durchgehender, gleichmäßiger Kortikalis.

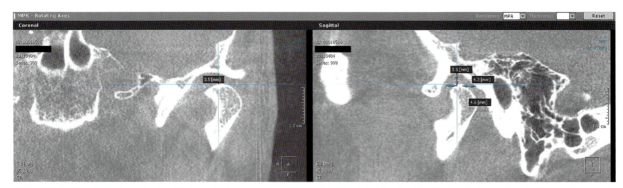

Abb. 14-8 Der Gelenkspalt des Kiefergelenkes aus Abbildung 14-7 beträgt in der Vertikalen 3,5 mm in der koronalen und 4,3 mm in der sagittalen Ansicht, jeweils gemessen vom kranialsten Punkt des Kondylus bis zur höchsten Einziehung der Fossa glenoidalis. Der anteriore Gelenkspalt beträgt 3,5 mm, der distale 4,6 mm, jeweils vom kranialsten Punkt des Kondylus aus gemessen.

4.2 Volumentomografie

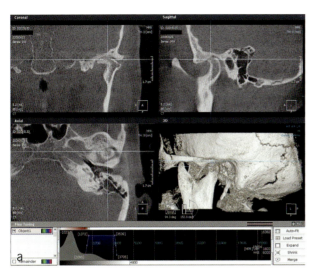
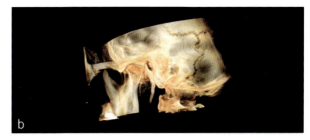
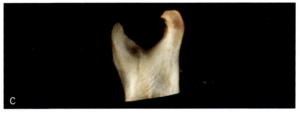

Abb. 14-9a–c DVT (Picasso®, Orange Dental) eines osteoarthrotisch stark veränderten Gelenkes, bei dem ein Gelenkspalt nicht mehr dargestellt wird und nicht mehr vorhanden ist (koronale und sagittale Ansicht). In der Dynamik bewegt sich Knochen auf Knochen, ein Discus articularis oder Anteile des Discus articularis können hier nicht mehr vorhanden sein. Auch in der Darstellung mittels Invivo-Software zeigt sich ein in der Form stark veränderter, anterior und kranial abgeflachter Kondylus.

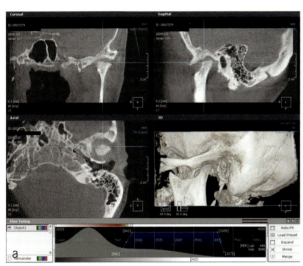
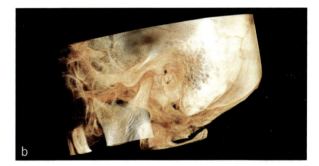
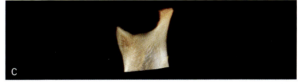

Abb. 14-10a–c Bei dieser Patientin zeigt sich eine noch ausgeprägtere Osteoarthrose, vor allem des Kondylus, in Anteilen auch an der Protuberantia articularis, als in Abbildung 14-9 zu sehen. Der Kondylus erscheint in der sagittalen Aufnahme sowie in der isolierten dreidimensionalen Darstellung mittels Invivo-Software im oberen Anteil wie abgeschnitten (Picasso®, Orange Dental, 3-D-Darstellung mit Invivo, Anatomage).

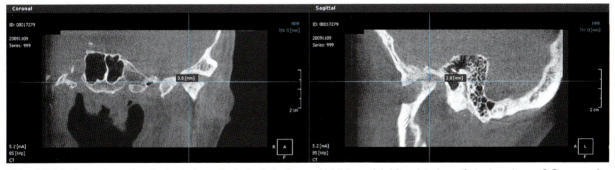

Abb. 14-11 Das osteoarthrotisch stark veränderte Gelenk aus Abbildung 14-10 weist einen Gelenkspalt von 3,8 mm auf.

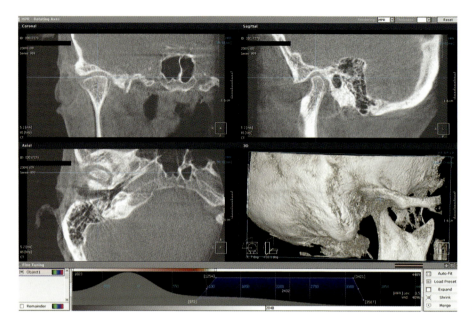

Abb. 14-12 Während das linke Kiefergelenk der Patientin schwerwiegende osteoarthrotische Veränderungen aufweist, ist das rechte Kiefergelenk in seiner Form unauffällig. Die Kortikalis ist sowohl in der koronalen als auch in der sagittalen Ansicht durchgängig dargestellt (Picasso®, Orange Dental).

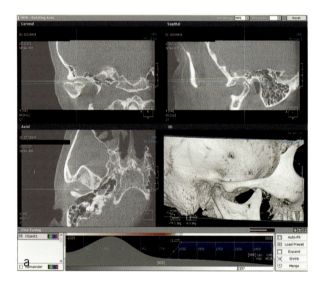
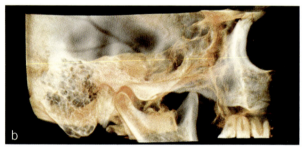

Abb. 14-13a, b Dieses DVT in HIKP bei einer Patientin mit starken ausstrahlenden Schmerzen, die vom Kiefergelenk rechts ausgehen, zeigt sowohl in der Originaldarstellung (sagittale Ebene) als auch in der plastischen Darstellung eine extreme posteriore Verlagerung des Kondylus. In der koronalen Ansicht ist eine Formveränderung im kranialen Bereich auffällig (Picasso®, Orange Dental, rechts die 3-D-Darstellung mit Invivo, Anatomage).

14.3 Magnetresonanztomografie

Die Magnetresonanztomografie (MRT) ist ein auf der Erzeugung statischer und dynamischer Magnetfelder basierendes bildgebendes Verfahren zur zuverlässigen Detailwiedergabe anatomischer Strukturen. Hierbei macht sie sich die unterschiedliche Protonendichte in den einzelnen Geweben zunutze. Jedes Wasserstoffatom besitzt wegen seines Spins ein magnetisches Moment. Beim Abtasten mit dem Magnetresonanzabtaster befindet sich der Patient in einem äußeren Magnetfeld, sodass sich die Magnetpole der Wasserstoffprotonen parallel zum äußeren Magnetfeld ausrichten. Mit einer Senderspule wird ein Radiofrequenzimpuls an die ausgerichteten Protonen angelegt. Sie nehmen Energie auf und schwingen sich auf der Achse des Magnetfeldes ein. Nun wird der Radiofrequenzimpuls ausgeschaltet, und die Protonen geben die Energie wieder ab. Diese Radiofrequenzsignale werden vom Computer ausgewertet und ausgeplottet. Dadurch ist

4.3 Magnetresonanztomografie

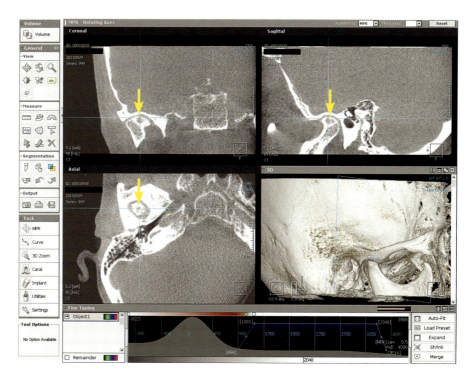

Abb. 14-14 DVT des linken Kiefergelenkes einer Patientin mit erheblichen, immer wiederkehrenden Schmerzen im Kiefergelenk, die mit Unterbrechungen seit Jahren bestanden. In der vergrößerten koronalen, sagittalen und axialen Ansicht sind Zysten (Pfeil), sogenannte „Geröllzysten", erkennbar. Diese verursachen zum Zeitpunkt des Durchbruchs erhebliche Schmerzen (Picasso®, Orange Dental).

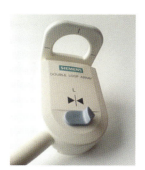

Abb. 14-15 Kiefergelenkspule.

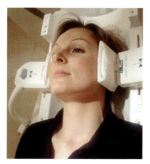

Abb. 14-16 Patient im Kernspintomografen.

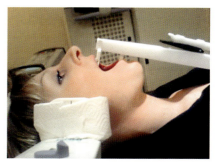

Abb. 14-17 Untersuchung bei maximaler Mundöffnung.

auch das Weichgewebe darstellbar. Die fehlende Strahlenbelastung für den Patienten und die ausgezeichnete Detailwiedergabe – besonders von Weichteilstrukturen – machen die MRT-Aufnahme zur Methode der Wahl, vor allem bei Darstellungen des Kiefergelenks und der unterschiedlichen Formen der Diskusverlagerung.

Eine zusätzliche intravenöse Kontrastmittelgabe (Gadolinium-verstärktes MRT) verbessert die Darstellung einer Entzündung im Kiefergelenk sowie einer rheumatischen Arthritis[340].

Die Durchführung einer Magnetresonanztomografie der Kiefergelenke sollte mit einer hochauflösenden Kiefergelenkspule im Hochfeldmagnetsystem (1,5 Tesla) erfolgen (Abb. 14-15). Hierzu wird der Patient im Kernspintomografen gelagert (Abb. 14-16). Es werden Untersuchungen bei geschlossenem und geöffnetem Mund durchgeführt. Die Untersuchung bei Mundöffnung erfolgt mithilfe einer entsprechenden Schiene (Abb. 14-17).

KAPITEL 14 Bildgebende Verfahren

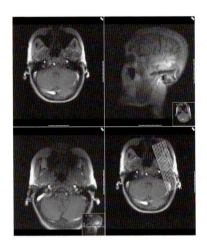

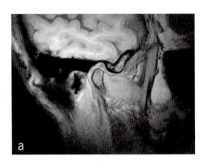
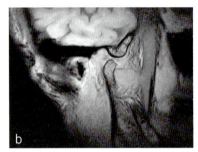

Abb. 14-18 (Links) Localizer zur Planung der Untersuchung.

Abb. 14-19a, b Native MRT des Kiefergelenks bei geschlossenem und geöffnetem Mund.

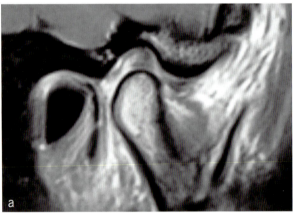
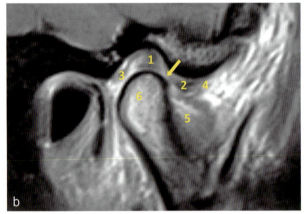

Abb. 14-20a, b Rechts und links identische Abbildung einer MRT des rechten Kiefergelenkes in HIKP. Der Discus articularis ist in seiner Lage im Kiefergelenk sowie in seiner Form physiologisch und zeigt eine bikonkave Struktur. Die Pars intermedia (Pfeil) des Diskus liegt zwischen der ventrokranialen Kondylusfläche und der Protuberantia articularis in korrekter Position. Die Pars posterior (1) ist gut ausgeprägt, ebenso die Pars anterior (2) und verleiht dem Diskus die Form eines roten Blutkörperchens. Durch die Randverdickung (Pars posterior und anterior) und die dazwischen liegende dünnere Pars intermedia ist die Lage des Diskus im Gelenkspalt gesichert. Deutlich dargestellt ist die bilaminäre Zone (3) und der M. pterygoideus lateralis mit Caput superius (4) und inferius (5). Der Kondylus (6) zeigt keine pathologischen Veränderungen.

Zur Planung der Untersuchung wird ein sogenannter Localizer in niedriger Auflösung angefertigt (Abb. 14-18). Die Schichtführung erfolgt in parasagittaler und in koronaler Orientierung. Es werden T2-gewichtete Turbospinechosequenzen durchgeführt. Zudem können T1-gewichtete Sequenzen nach intravenöser Kontrastmittelgabe durchgeführt werden. Hierdurch wird der Bildkontrast verbessert. Zusätzliche fettgesättigte Techniken können bei Zustand nach Trauma und entsprechenden Fragestellungen durchgeführt werden, liefern jedoch bezüglich der Frage nach pathologischen Veränderungen des Diskus keinen zusätzlichen diagnostischen Gewinn. Absolute Kontraindikationen für die Kernspintomografie sind ein implantierter Herzschrittmacher sowie ein intrakardialer Defibrillator. Anderweitige Implantate, besonders solche im ZNS, bedürfen einer expliziten Freigabe des Herstellers. Zahnimplantate stellen in der Regel keine Kontraindikation dar, wenngleich die Bildqualität hierdurch eingeschränkt werden kann. Bei Kontrastmittelunverträglichkeit sollte die Untersuchung ausschließlich nativ durchgeführt werden. Bei klaustrophobieähnlicher Symptomatik kann eine Sedierung erfolgen.

Die Abbildungen 14-20 bis 14-27 zeigen Beispiele physiologischer und pathologischer Kiefergelenke in der MRT (MRT-Aufnahmen durchgeführt von M. Andersson und T. Steimel, Mediaparkklinik Köln).

4.3 Magnetresonanztomografie

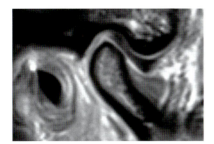

Abb. 14-21 MRT des rechten Kiefergelenkes in HIKP. Der Discus articularis ist partiell anterior verlagert. Die Pars posterior ist bereits abgeflacht und im Vergleich zum Discus articularis in Abbildung 14-20 deutlich ausgedünnt. Eine bikonkave Struktur liegt nicht mehr vor. Der Kondylus erscheint medial/kranial deutlich abgeflacht.

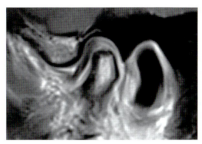

Abb. 14-22 In HIKP ist der Discus articularis nach anterior verlagert. Die ausgedünnte Pars posterior liegt noch gerade im anterioren Gelenkspalt. Es besteht keine bikonkave Struktur des Discus articularis. Posterior geht der Diskus deutlich in die bilaminäre Zone über. Kranial ist der Kondylus abgeflacht.

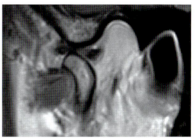

Abb. 14-23 Bei maximaler Mundöffnung reponiert sich der Discus articularis komplett. Der obere und der untere Anteil der bilaminären Zone sind deutlich dargestellt und voneinander zu trennen. In dieser Position ist der Discus articularis bikonvex und die Partes posterior und anterior sind deutlich dargestellt.

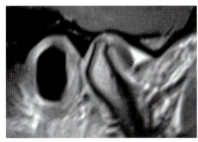

Abb. 14-24 In HIKP ist der Diskus komplett anterior verlagert, und der Kondylus liegt dorsokranial. Die bilaminäre Zone ist nicht darstellbar. Der Kondylus erscheint stark verkleinert.

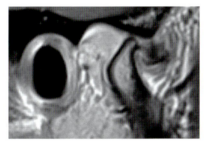

Abb. 14-25 Bei maximaler Mundöffnung bleibt der Discus articularis anterior verlagert und faltet sich anterior im Gelenkspalt auf. Eine physiologische Form des Discus articularis ist nicht mehr vorhanden.

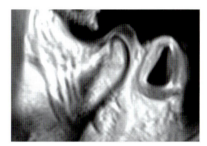

Abb. 14-26 In HIKP ist der Discus articularis nach einem Schleudertrauma partiell posterior verlagert. Die Patientin hat starke Schmerzen, vor allem bei intraaurikulärer Palpation. Das Okklusionsmuster ist gegenüber demjenigen vor dem Unfall deutlich verändert.

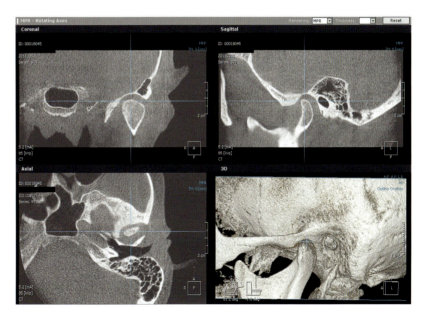

Abb. 14-27 Das DVT der gleichen Patientin wie in Abbildung 14-26 zeigt keine knöcherne Kontinuitätsunterbrechung. Die im DVT exakt zu bestimmende Kondylenposition ähnelt der im MRT. Der posteriore Gelenkspalt, in dem sich der größte Anteil des Discus articularis befindet, scheint vergrößert.

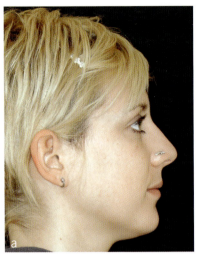 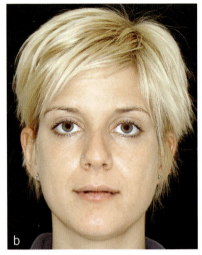 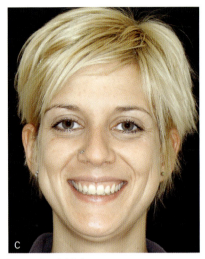

Abb. 14-28a–c Extraorale Aufnahme des Profils, Frontansicht mit geschlossenen Lippen, Lachbild.

14.3.1 Vergleich DVT/MRT

Rottler untersuchte den Zusammenhang zwischen der Kondylenposition im DVT und der Diskusposition und konnte zeigen, dass bei einer physiologischen Kondylenposition im DVT sich bei einem Großteil der Gelenke der Discus articularis ebenfalls in einer physiologischen Position befand. Bei Vorliegen einer verlagerten Kondylenposition im DVT war die Häufigkeit einer nicht physiologischen Lage des Discus articularis deutlich höher als die der Gelenke mit einer adäquaten Lage des Discus articularis. Weiterhin zeigte die Diplomarbeit, dass bei der Befundung der Kondylusmorphologie das MRT und die DVT in 96,2 % der Fälle gleiche Ergebnisse zeigt. Bei der genauen Untersuchung der Kompaktaqualität hingegen gab es nur in 69,3 % eine Übereinstimmung zwischen MRT und DVT. Vor allem Erosionen konnten mittels MRT oftmals nicht visualisiert werden. In diesem Fall kommt die bessere Detailgenauigkeit der DVT zum tragen[461].

Für die Weichteildiagnostik im Bereich der Kiefergelenke gilt die MRT als Goldstandard. Das MRT erzielt im Bereich der Diskusdiagnostik eine hohe Sensibilität und Spezifität. Die Therapiewahl wird entscheidend durch die Diagnostik mittels MRT beeinflusst, da durch dieses bildgebende Verfahren das Ausmaß der Schädigung, das das entscheidende Kriterium für die Therapiewahl ist, besser abgeschätzt werden kann. Dagegen liefert das DVT eine exzellente Darstellung aller knöchernen Strukturen des Kiefergelenks. Aufgrund des hohen Auflösungsvermögens von 1-mm-Schichtdicken werden kleinste Defekte dargestellt. Die Bildgebung mittels DVT kann die Therapie maßgebend beeinflussen, wobei die Hauptdomäne dieser Methode im Ausschluss primärer Erkrankungen liegt und ebenso die Position des Kondylus in der Fossa articularis bestimmt werden kann. Rottler konstatiert, dass die Darstellung der Kiefergelenke mittels MRT und DVT eine umfassende, jedoch nicht übertriebene Diagnostik ist, die die Auswahl einer gezielten Therapie ermöglicht und somit den Behandlungserfolg positiv beeinflussen kann[461].

14.4 Fotostatus

Beim Fotostatus werden extra- und intraorale Fotos angefertigt, um die äußerliche Erscheinung der Zähne, des Zahnfleisches und der angrenzenden Mundschleimhaut zu dokumentieren (Abb. 14-28 bis 14-30). Die extraoralen Aufnahmen des Profils, der Frontansicht mit geschlossenen und leicht geöffneten Lippen (nach Zacchrisson auch genannt „EMMA-Bild"[462]) sowie ein Lachfoto dokumentieren die Lachlinie, die Lippenlage in Ruheposition und die Prominenz der Weichteile, und ermöglichen zusammen mit den anderen Unterlagen eine optimale Therapieplanung.

4.3 Magnetresonanztomografie

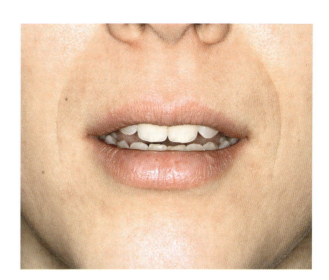

Abb. 14-29 Aufnahme der Situation bei leicht geöffneten Lippen in Ruhelage („EMMA-Bild").

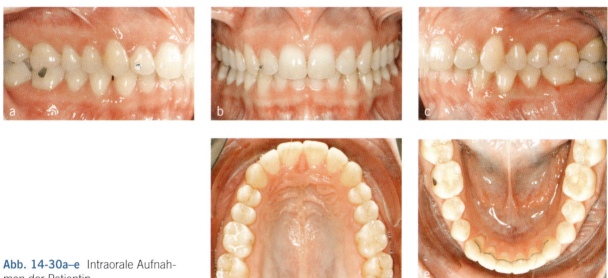

Abb. 14-30a–e Intraorale Aufnahmen der Patientin.

KAPITEL 15

Funktionsdiagnostik

15.1 Ablauf der Funktionsuntersuchung und Funktionsstatus

Die Funktionsuntersuchung wird in folgenden Schritten durchgeführt:

1. **Anamnese**
- breit angelegt zur Erfassung dentaler Probleme, aber auch typischer Schlüsselsymptome, die über das kraniomandibuläre System hinausgehen und mit Störungen im muskuloskelettalen System in Verbindung stehen können

2. **Untersuchung okklusionsbedingter Störungen im kraniomandibulären System (CMS)**
- Gesichtssymmetrie
- Kontakte in habitueller Interkuspidation und in dynamischer Okklusion
- Muskulatur des CMS
- Kiefergelenke

3. **Untersuchung okklusionsbedingter Störungen im muskuloskelettalen System (MSS)**
- Körperstatik, -symmetrie
- Untersuchung der Muskulatur des MSS
- Untersuchung des muskuloskelettalen Systems in den folgenden Untersuchungsgängen:
    a) Untersuchungsgang in maximaler Okklusion:
    - ☐ Rotation HWS
    - ☐ Flexion HWS
    - ☐ Extension HWS
    - ☐ Seitneigung HWS
    - ☐ Rumpfrotation
    - ☐ Beinlängendifferenz
    - ☐ variable Beinlänge
    - ☐ Leg-Turn-In-Test
    - ☐ Priener Abduktionstest
    b) Untersuchungsgang des muskuloskelettalen Systems nach dreidimensionaler Traktion der Kiefergelenke und neurologischer Reorganisation
    c) Bei absteigender oder gemischter Problematik zusätzlich: Untersuchungsgang des muskuloskelettalen Systems mit Zentrikregistrat oder therapeutischem Konstruktionsbiss

4. **Untersuchung der Okklusion im Bezug auf gestörte Funktionen des CMS und MSS**
- Modellanalyse in physiologischer Zentrik mit getestetem Registrat

Der Funktionsstatus

Die Funktionsstatusvorderseite (Abb. 15-1) dient zur grafischen und schriftlichen Dokumentation der Schmerzen und Beschwerden des Patienten, zur Formulierung von Diagnose und Therapie sowie zur Dokumentation des Behandlungsverlaufes. Die Funktionsstatusrückseite (Abb. 15-2) dient der Dokumentation der Funktionsanalyse.

KAPITEL 15 Funktionsdiagnostik

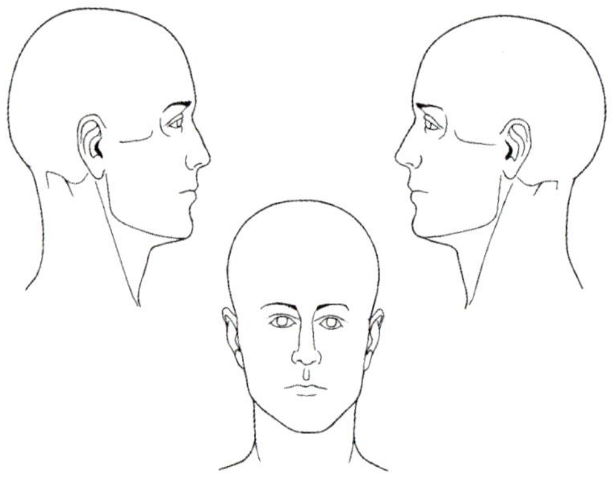

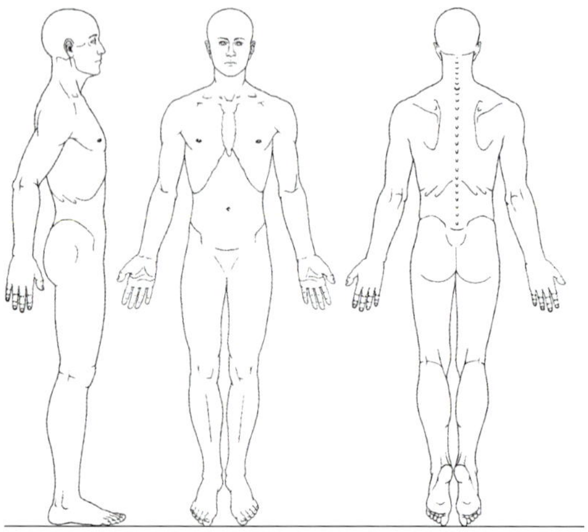

Abb. 15-1 Funktionsstatus – Vorderseite.

Ablauf der Funktionsuntersuchung und Funktionsstatus

Kraniomandibuläres System (CMS)

KONTAKTE IN HABITUELLER OKKLUSION	8	7	6	5	4	3	2	1	1	2	3	4	5	6	7	8

+ = stark 0 = schwach − = kein Kontakt

KONTAKTE IN ZENTRIK				

Gleitweg in HIKP (mm/Richtung)

KONTAKTE IN DYNAMIK	Protrusion				
	Lat. rechts				
	Lat. links				

MUSKULATUR	Ausstrahlung	re	li	Ausstrahlung
M. masseter				
M. pterygoideus med.				
M. pterygoideus lat.				
M. temporalis ant.				
M. temporalis med.				
M. temporalis post.				
Mundbodenmuskulatur				
M. sternocleidomast.				
M. trapezius				

x = Mißempfinden xx = Schmerz xxx = starker Schmerz u. ggf. Ausstrahlung

KIEFERGELENKE				
Kiefergelenk lateral				
Kiefergelenk posterior				

Geräusche: ja nein

SKD _____ mm

Zentrik

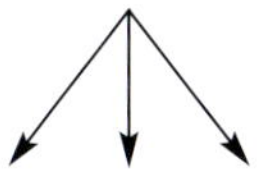

Systemische Hypermobilität:

re IKP li
10
20
30
40
50
60

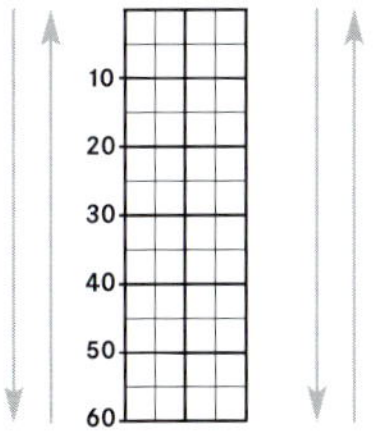

x = Knacken 0 = Krepitation

Endfeel
_____ mm
weich ____ hart ____
Schmerz: ja nein

JOINT-PLAY TESTS
Distraktion und Translation
R L

Kompression
R L

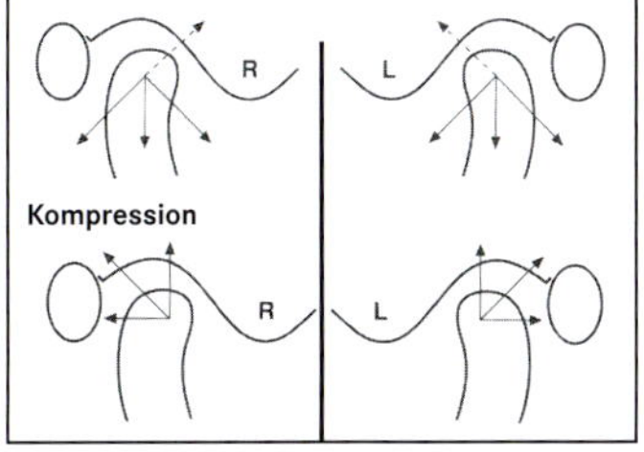

Einzeichnen der wahrscheinlichen Kondylusverlagerung

CMS → Muskuloskelettales System (MSS)

GESICHTSYMMETRIE

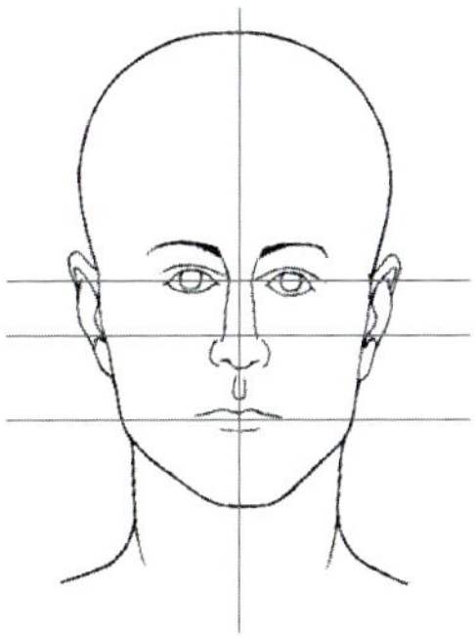

WIRBELSÄULE	max. Okkl.		nach Traktion		Korrektur*	
HWS (sitzend)	re	li	re	li	re	li
Rotation (70°- 75°)						
Flexion (50°)						
Extension (60°)						
Seitneigung (40°)						
Rumpfrotation						

MSS (liegend)	re	li	re	li	re	li
Beinlängendifferenz (+ cm)						
Variable Beinlänge (+ cm)						
Leg-Turn-In Test (− °)						
Priener Abduktionstest						
*						

Kofaktoren

Bruxismus, Pressen	
Stress/Psyche	
Aszendierende Faktoren	
Parafunktionen	
Zungenimpressionen	
Wangenimpressionen	
Schluckfunktion	
Röntgen-Befunde	

© Dr. Boisserée/Dr. Schupp, Köln

Abb. 15-2 Funktionsstatus – Rückseite.

KAPITEL 15 Funktionsdiagnostik

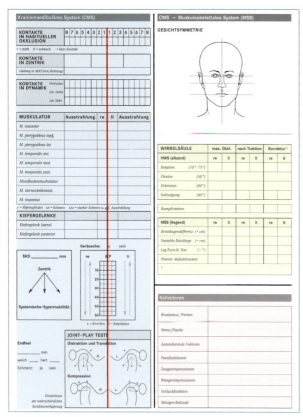

Abb. 15-3 Funktionsstatus – Rückseite

Aufteilung des Funktionsstatus – Rückseite

Die Funktionsstatusrückseite wurde in drei Felder unterteilt, die die wesentlichen Untersuchungsbereiche der Funktionsanalyse berücksichtigen (Abb. 15-3):

1. **Kraniomandibuläres System (CMS)** *(linke Blatthälfte in hellblau)*
   - Die Okklusion steht im Bezug zur Kau- und Nackenmuskulatur und zu den Kiefergelenken. Die Befunde werden untereinander eingetragen, sodass ein visueller Bezug der Okklusion (in Statik [HIKP, Zentrik] und Dynamik) zu Befunden der Muskulatur und den Kiefergelenken im Seitenvergleich entsteht. Die rote Linie unterteilt rechts und links.

2. **Kraniomandibuläres System im Bezug zum muskuloskelettalen System** *(rechtes oberes Feld in hellgelb)*
   - Die Befunde des muskuloskelettalen Systems werden in den unterschiedlichen Untersuchungsabläufen (1. bis 3. Untersuchungsgang) eingetragen, sodass mögliche Zusammenhänge zwischen der habituellen Okklusion und Befunden des muskuloskelettalen Systems sichtbar werden. Durch die Differenzierung der Befunde im 1. und 2. Untersuchungsgang kann zwischen deszendenten, aszendenten oder gemischten Prozessen differenziert werden.

3. **Kofaktoren** *(rechtes unteres Feld in hellrosa)*
   - Ein Feld für den Eintrag weiterer Faktoren der Ätiologie, neben okklusalen Störungen, die eine CMD-Problematik allein nicht auslösen, aber daran beteiligt sein und/oder diese verstärken können (s. Kap. 10).

15.2 Untersuchung okklusionsbedingter Störungen im CMS

1. Gesichtssymmetrie
2. Kontakte in habitueller Interkuspidation und in dynamischer Okklusion
3. Muskulatur des CMS
4. Kiefergelenke

15.2.1 Untersuchung der Gesichtssymmetrie

Die Untersuchung des Patienten beginnt mit der Inspektion. Der Symmetrievergleich des Gesichtsschädels sollte im Vordergrund stehen. Wir diagnostizieren, ob eine Schwellung vorliegt oder die Muskulatur des kraniomandibulären Systems einseitig oder beidseitig hypertrophiert ist. Der Untersucher befindet sich symmetrisch vor dem Patienten und untersucht mit dem dominanten Auge – wenn möglich, schon während des Anamnesegesprächs, indem man möglichst zentral vor dem Patienten sitzt und ihn im Verlauf des Gesprächs genau beobachtet.

Bei Patienten mit CMD liefert häufig die visuelle Inspektion des Gesichtes von frontal (Abb. 15-4a, b) wertvolle Hinweise auf einen möglichen einseitigen Höhenverlust bzw. das Fehlen der vertikalen Abstützung im Seitenzahnbereich mit Differenz zwischen rechts und links. Nach Roccabado[57,341] ist die Kiefergelenkposition in der Sagittalen eine „Range of Motion", d. h., hier haben wir einen gewissen Spielraum in anterior-posteriorer Richtung. In der Vertikalen dagegen wirken

15.2 Untersuchung okklusionsbedingter Störungen im CMS

sich geringe Fehler fatal aus. Dieses zeigt u. a. die Studie von Kobayashi und Hansson[183].

In der Praxis bietet es sich an, das Gesicht von frontal genau zu inspizieren, um festzustellen, auf welcher Seite möglicherweise Höhe fehlt. Nach der Untersuchung der Kiefergelenke und der peripheren manuellen Untersuchung wird auf der verkürzten Seite Höhe ergänzt. Wir können nun das Gesicht erneut inspizieren und Kiefergelenk sowie Peripherie erneut untersuchen, um zu sehen, ob diese Veränderung positive Befunde aufhebt oder verbessert. Zu beachten sind:
- Kopfform, Gesicht,
- Augenebene,
- Gehörgangsebene,
- Lippenschlusslinie, Okklusionsebene.

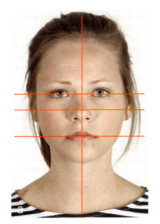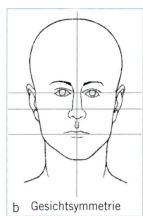

Abb. 15-4a, b Frontale extraorale Ansicht zur Beurteilung der Gesichtssymmetrie.

Bei der Untersuchung der Kopf- und Gesichtssymmetrie durch Inspektion von axial sind zu beachten:
- Porus acusticus in anterior-posteriorer Dimension,
- Kinnstellung, Kinnmitte über das Gesicht des Patienten hinweg (Kinnmitte und frontale Oberkiefermitte, immer im Bezug zum Philtrum, nicht zur Nasenspitze, da diese häufig asymmetrisch ist).

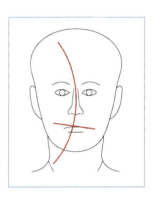

Abb. 15-5 Befundbogen und eingezeichnete Gesichtsskoliose, hier ein links konvexes Gesicht und die Neigung der Okklusionsebene mit einem rechts verkürzten Gesicht.

Es geht um die Beurteilung der UK-Positionierung in Okklusion und damit verbundene Veränderungen in der Gesichtssymmetrie.

> Eintrag in Funktionsstatus – Rückseite: „Gesichtssymmetrie" (Abb. 15-4b): *Einzeichnen in die Grafik*

15.2.2 Kontrolle der Kontakte in habitueller und dynamischer Okklusion

Kontakte in HIKP

Mit Shimstock-Folie an einer Arterienklemme werden in aufrechter Sitzposition die antagonistischen Kontakte geprüft. Die Qualität und Quantität der Zahnkontakte gibt Auskunft über die habituelle Okklusion. Gleichmäßigkeit und Lokalisation der Kontakte werden geprüft. Frontkontakt ist immer ein Hinweis auf fehlende Abstützung im Seitenzahngebiet, mit Überlastung der Front und einem möglichen Auslenken des Unterkiefers.

Abb. 15-6 Kontakte in habitueller Interkuspidation.

> Eintrag in Funktionsstatus – Rückseite, „Kraniomandibuläres System (CMS)" (Abb. 15-6):
> *Kontakte in habitueller Okklusion:*
> *+ = stark, 0 = schwach, – = kein Kontakt*

KAPITEL 15 Funktionsdiagnostik

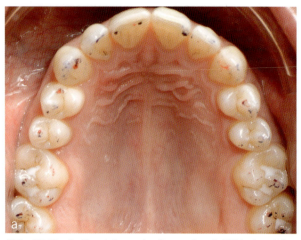
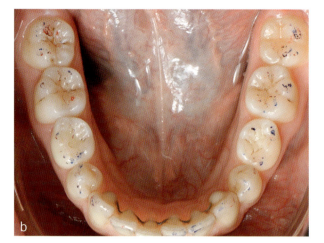

Abb. 15-7a, b Darstellung der Dynamik mit Okklusionsfolie.

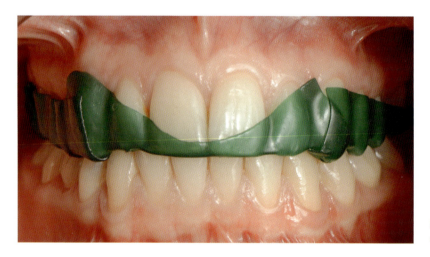

Abb. 15-8 Adaptiertes Indikatorwachs.

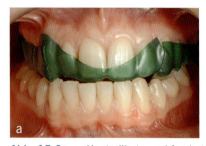
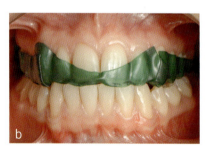
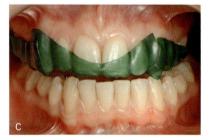

Abb. 15-9a–c Kontrollierte und forcierte dynamische Bewegungen der Pro- und Laterotrusion.

Kontrolle der Kontakte in dynamischer Okklusion

Die dynamische Führung wird anhand verschiedener Untersuchungen analysiert:
- *Inspektion*, indem die Führung klinisch beobachtet wird.
- *Okklusionsfolie:* rot für die Laterotrusion bzw. Mediotrusion, blau für die Protrusion (Abb. 15-7a, b).
- *Okklusogramm:* Eine einfache, jedoch sehr aussagekräftige Methode zur Analyse der Dynamik ist das Okklusogramm. Drei Streifen Okklusal Indi-

15.2 Untersuchung okklusionsbedingter Störungen im CMS

kator Wachs (SAM Präzisionstechnik, Gauting bei München) werden zugeschnitten und zuerst auf den Oberkieferfrontzahnbereich adaptiert, dann überlappend auf die Seitenzahnbereiche. Die Führungsflächen müssen überdeckt sein (Abb. 15–8). Der Patient geht in maximale Okklusion und vollzieht dann eine Protrusion. Nach Rückführung in die maximale Okklusion wird dann jeweils eine Laterotrusion nach links und eine Laterotrusion nach rechts durchgeführt. Die Bewegungen sollten mit Kraft ausgeführt werden (Abb. 15-9a–c). Das Wachs perforiert an den Kontaktzonen und gibt abschließend ein gutes Bild, über welche Flächen die dynamische Okklusion geführt wird (Abb. 15-10).

Später kann das Okklusogramm auf das Oberkiefermodell übertragen werden, um die Übereinstimmung mit Schlifffacetten und Abrasionen zu prüfen (s. Abschnitt 15.5.4).

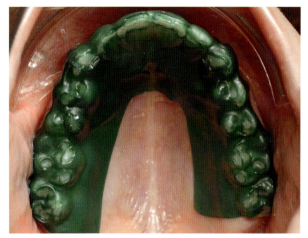

Abb. 15-10 Die Perforationen identifizieren die dynamischen Führungsspuren.

> Eintrag in Funktionsstatus – Rückseite: „Kraniomandibuläres System (CMS)" (Abb. 15-11):
> *Kontakte in dynamischer Okklusion:* Zähne, die führen, werden mit + markiert (jeweils für Protrusion, Laterotrusion nach rechts, Laterotrusion nach links)

Abb. 15-11 Kontakte in Dynamik.

15.2.3 Untersuchung der Muskulatur des CMS

Vor der Palpation wird der Patient hinsichtlich der Untersuchung instruiert und gebeten, Auskunft über die Schmerzintensität der einzelnen Palpationsgebiete zu geben. Manchmal ist es sinnvoll, die Palpation zuerst am Handballen des Patienten zu demonstrieren, um ihm das Druckgefühl zu vermitteln.

Die Untersuchung der Muskulatur erfolgt zuerst durch die Palpation der einzelnen Muskeln des gesamten kraniomandibulären Systems inklusive der Hals- und Nackenmuskulatur. Hierbei ist besonders auf Triggerpunkte zu achten. Die Triggerpunkte sollen immer zuerst behandelt werden, worauf im Kapitel der Therapie näher eingegangen wird. Zusätzlich können gezielt einzelne Muskeln mithilfe des Widerstandstests untersucht werden.

Bei der Palpation verschiedener Strukturen kommen dabei verschiedene Techniken zur Verwendung[342]. Bei oberflächlich verlaufenden Muskeln und Sehnen erfolgt die Palpation in der Regel quer zum Faserverlauf. Hier werden in Abhängigkeit von Lage und Größe des Muskels verschiedene Grifftechniken verwendet, die dem Verlauf des Muskels folgen können oder durch Greifen des Muskels zwischen Daumen und Fingerkuppe des 2. Fingers erfolgen. Bei tiefer liegenden Muskeln muss der sich darüber befindende Muskel zur Seite geschoben oder es muss durch ihn hindurch palpiert werden. Eine spezielle Differenzierung zwischen Muskel und Sehne ist hier bspw. durch aktive Anspannung des Muskels durch den Patienten möglich. Die Palpation von Gelenkkapseln, Ligamen-

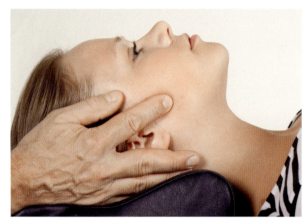

Abb. 15-12 Palpation des M. masseter.

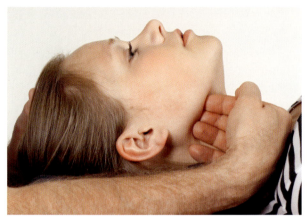

Abb. 15-13 Palpation des M. pterygoideus medialis.

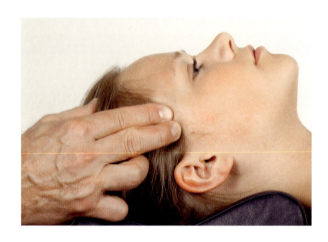

Abb. 15-14 Palpation des M. temporalis anterior.

ten und Knochen ist ebenfalls möglich, Gelenkkapseln sind jedoch meist nur im Zustand von Irritationen oder Gelenkergüssen eindeutig tastbar.

Die verschiedenen Palpationsmethoden erlauben eine ergänzende Diagnostik der Kaumuskulatur und des Kiefergelenks. Ausnahme hierbei bildet lediglich der M. pterygoideus lateralis, der aufgrund seiner Lage kaum palpierbar und dadurch nur sehr schwierig von den benachbarten Strukturen abzugrenzen ist. Türp und Minagi empfehlen deshalb, die Palpation des M. pterygoideus lateralis als diagnostisches Kriterium fallen zu lassen[343].

Die Palpation erfolgt quer zur Faserrichtung. Symmetrisch werden die einzelnen Muskeln seitengleich in entsprechender Reihenfolge lokalisiert und punktuell palpiert. Bei der Palpation wird ein kontinuierlicher Druck aufgebaut und über einen gewissen Zeitraum gehalten. Nach und nach baut sich ein Schmerzmaximum auf, das ca. 5 Sekunden konstant bleibt.

Der Patient gibt die Intensität des Schmerzes für die jeweilige Seite an:

1 = X   = Missempfinden, leichter Schmerz
2 = XX   = deutlicher Schmerz
3 = XXX   = starker Schmerz, evtl. mit Ausstrahlung

Die Schmerzintensität wird pro Muskel und Seite dokumentiert, auch die Ausstrahlungsgebiete werden notiert. Palpationsreihenfolge:

1. M. masseter, superfizialer und profunder Anteil (Abb. 15-12)
2. M. pterygoideus medialis (Abb. 15-13)

15.2 Untersuchung okklusionsbedingter Störungen im CMS

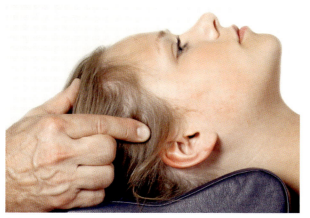

Abb. 15-15 Palpation des M. temporalis medialis.

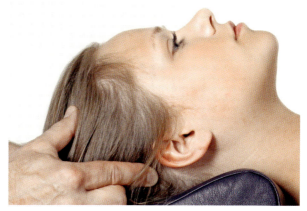

Abb. 15-16 Palpation des M. temporalis posterior.

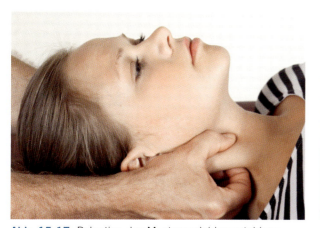

Abb. 15-17 Palpation des M. sternocleidomastoideus.

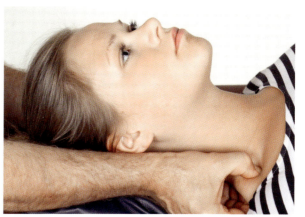

Abb. 15-18 Palpation des M. trapezius.

3. M. temporalis anterior, medialis, posterior (Abb. 15-14 bis 15-16)
4. Suprahyoidale Muskulatur bzw. Mundbodenmuskulatur (M. mylohyoideus, M. stylohyoideus, M. digastricus, M. geniohyoideus)
5. M. sternocleidomastoideus, anteriore und posteriore Anteile (Abb. 15-17)
6. M. trapezius (Abb. 15-18)

Die Muskelpalpation gibt Auskunft über Verspannungen infolge ständiger kompensatorischer Aktivität. Die Ursache liegt häufig in einer okklusal bedingten Fehlstellung des Unterkiefers. Dabei zeigt die durch die Fehlstellung stärker geschädigte Seite meist die intensiveren Befunde. Die Muskelgröße wird im Seitenvergleich beurteilt. Triggerpunkte und ihre Ausstrahlungsgebiete werden enttarnt und mit den Beschwerden des Patienten in Zusammenhang gebracht (s. folgende Abbildungen 15-19 bis 15-22).

Die Palpation der Hals- und Nackenmuskulatur zeigt, ob ein kompensatorisches Geschehen über die Kopfhaltung vorliegt.

KAPITEL 15 Funktionsdiagnostik

Triggerpunkte der Kaumuskulatur

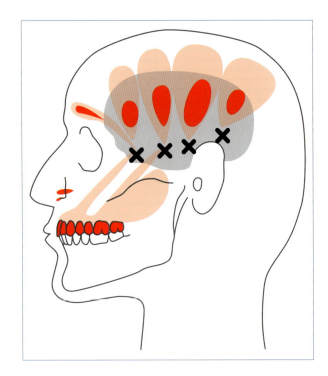

Legende:
x = Triggerpunkt, rot = Ausstrahlungsgebiet mit intensivem Schmerzmuster, orange = Ausstrahlungsgebiet mit weniger intensivem Schmerzmuster

Abb. 15-19 Triggerpunkte des M. temporalis.

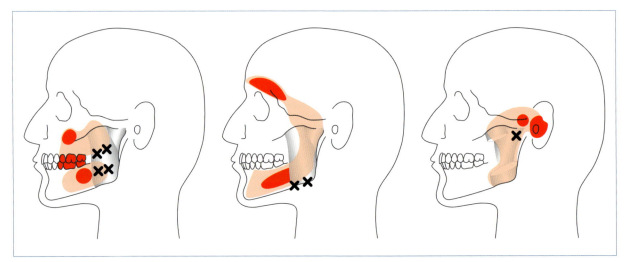

Abb. 15-20 Triggerpunkte des M. masseter. Abbildung links und in der Mitte zeigen die Triggerpunkte der oberflächlichen Anteile, die Abbildung rechts die Triggerpunkte des tiefen Anteils.

15.2 Untersuchung okklusionsbedingter Störungen im CMS

Triggerpunkte der Hals- und Nackenmuskulatur

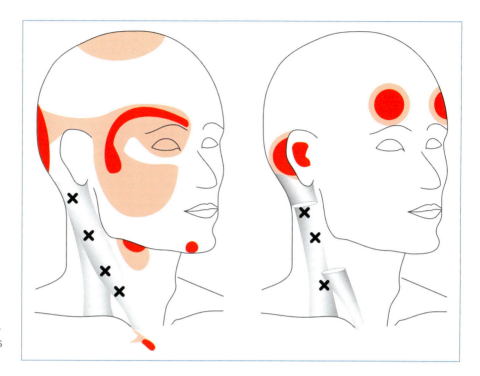

Abb. 15-21 Triggerpunkte des M. sternocleidomastoideus, pars sternalis links, rechts pars clavicularis.

Triggerpunkte des M. trapezius

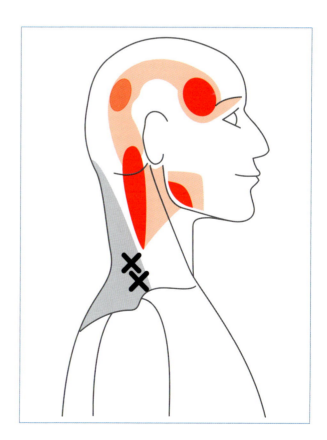

Abb. 15-22 Triggerpunkte des M. trapezius (oberer Anteil).

KAPITEL 15 Funktionsdiagnostik

MUSKULATUR	Ausstrahlung	re	li	Ausstrahlung
M. masseter	Ohr	xxx	x	
M. pterygoideus med.		xx	x	
M. pterygoideus lat.		xx	xx	
M. temporalis ant.	OK Zähne	xx	ø	
M. temporalis med.		xx	ø	
M. temporalis post.		x	ø	
Mundbodenmuskulatur		ø	ø	
M. sternocleidomast.	Stirn	xxx	xx	
M. trapezius	Schläfen	xxx	xx	

x = Missempfinden, xx = Schmerz, xxx = starker Schmerz u. ggf. Ausstrahlung

Eintrag in Funktionsstatus – Rückseite: „Kraniomandibuläres System (CMS)" (Abb. 15-23):
Muskulatur:
Palpationsbefunde – rechts und links (x = leichter Schmerz, xx = starker Schmerz, xxx = sehr starker Schmerz)
Ausstrahlung – Ort der Ausstrahlung

Abb. 15-23 Eintragungsbeispiel: Palpationsbefund Kau-, Hals- und Nackenmuskulatur.

15.2.4 Untersuchung der Kiefergelenke

Palpation der Kiefergelenke

1. Lateral

Mit dem Mittelfinger wird seitengleich der laterale Kondylenpol unmittelbar anterior des Tragus lokalisiert (Abb. 15-24a, b). Aus der HIKP heraus führt der Patient nacheinander

- Öffnungs- und Schließbewegung,
- Protrusion- und Retrusionsbewegungen sowie
- Exkursionsbewegungen nach rechts und links

durch. Die Palpation erfolgt durch geringen lokalen Druck. Sie ermöglicht Aussagen über:

- Schmerz und Schmerzlokalisation, speziell der Gelenkkapsel,
- Gelenkgeräusche (Knacken, Krepitation),
- Mobilität der Kondylen (gleichzeitiger oder zeitversetzter Start in die Bewegung, Limitation uni- oder bilateral).

Bewegungseinschränkungen werden ausgemessen und eingetragen.

2. Intraaurikulär

Die intraaurikuläre Palpation ermöglicht nach unserer Erfahrung bessere Aussagen, als die laterale.

Mit den Fingerbeeren der kleinen Finger palpieren wir bilateral im Porus acusticus externus. Der Zug der kleinen Finger geht dabei in Richtung der kranialen posterioren Kondylenpole. Der Patient führt die unter 1. beschriebenen Bewegungen aus.

Die Palpation ermöglicht Aussagen über:

- Schmerz und Schmerzlokalisation speziell der bilaminären Zone,
- Schwellung,
- Gelenkgeräusche (Knacken, Krepitation),
- Mobilität der Kondylen (gleichzeitiger oder zeitversetzter Start in die Bewegung, Limitation uni- oder bilateral),
- anterior-posteriore Position der Kondylen in HIKP.

Eintrag in Funktionsstatus – Rückseite: „Kraniomandibuläres System (CMS)" (Abb. 15-26):
Kiefergelenke:
Palpationsbefunde – rechts und links
(x = leichter Schmerz, xx = starker Schmerz, xxx = sehr starker Schmerz)
Ausstrahlung – Ort der Ausstrahlung
Knacken/Krepitation (Abb. 15-27b)

Messen der Unterkiefermobilität

Zuerst erfolgt die Beobachtung und Messung der aktiven Bewegung, die der Patient allein aktiv ausführen kann. Hierbei sind die Maximalbewegung und die Bewegungskurve interessant. Bei der klinischen Untersuchung der Mundöffnungsbewegung sollte der Patient angewiesen werden, mehrmals hintereinander den Mund maximal zu öffnen.

15.2 Untersuchung okklusionsbedingter Störungen im CMS

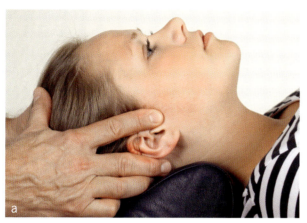
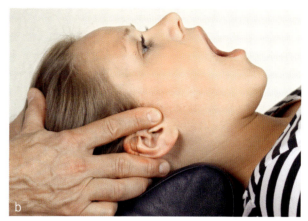

Abb. 15-24a, b Palpation der Kiefergelenke von lateral bei geschlossenem und geöffnetem Mund.

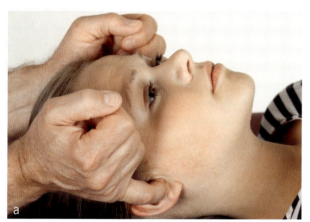
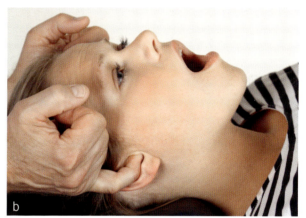

Abb. 15-25a, b Palpation der Kiefergelenke intraaurikulär bei geschlossenem und geöffnetem Mund.

Abb. 15-26 Eintragungsbeispiel: Palpationsbefund der Kiefergelenke.

KIEFERGELENKE	Ausstrahlung	re	li	Ausstrahlung
Kiefergelenk lateral	Ohr	xx	x	
Kiefergelenk posterior		x	ø	

Der Schneidekantenabstand (SKD) ist ein individueller Wert, sodass kein Normmaß angegeben werden kann. Nach Rocabado umfasst der funktionelle Bereich des Kiefergelenks 70 bis 80 % des maximal möglichen Bereichs – unter Beachtung der viskoelastischen Eigenschaften des Bindegewebes und der stabilen Relation des Gelenks[81]. Bei einer maximalen Öffnungsbewegung von 50 mm liegt der funktionelle Wert der Öffnungsbewegung also bei 35 bis 40 mm. Zimmer et al. konnten nachweisen, dass Klasse-II-Probanden zu signifikant größeren Protrusions- und Laterotrusionsbewegungen in der Lage waren als Klasse-III-Probanden[344]. Die Klasse-II-Probanden konnten außerdem weiter protrudieren als die Klasse-I-

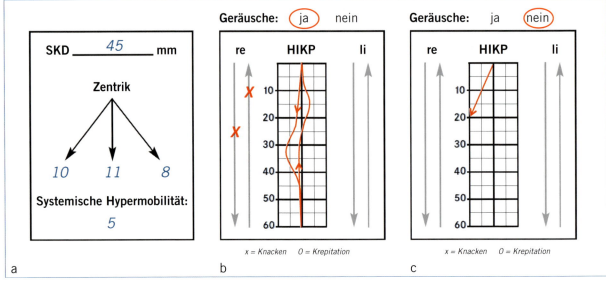

Abb. 15-27a–c Dokumentation der Unterkiefermobilität (a, b). Typische Deviation bei akuter Diskusverlagerung mit Reposition (b) und Deflektion bei anteriorer Diskusverlagerung ohne Reposition (c).

Probanden. Bei der Protrusion betrug der Medianwert in der Klasse-II-Gruppe 12 mm, gefolgt von 10 mm in der Klasse-I-Gruppe und nur 7 mm in der Klasse-III-Gruppe. Bei der inzisalen Messung der maximalen Mundöffnung konnten zwischen den Gruppen keine signifikanten Unterschiede gefunden werden.

Nach Sassouni et al. differiert die Beißkraft zwischen den horizontalen und den vertikalen Gesichtstypen. Er gibt für die vertikalen Gesichtstypen eine durchschnittliche Kraft bis 80 Pounds (356 N) an, während bei den horizontalen Gesichtstypen durchschnittlich bis 200 Pounds (890 N) gemessen wurden[345].

Die Öffnungsbewegung ist bei einer akuten anterioren Diskusverlagerung ohne Reposition immer limitiert.

Bei einer SKD von ca. 10 mm sollen nach Siebert Exkursionen des Unterkiefers von mehr als 7 mm möglich sein, sonst ist die Lateralbewegung als limitiert anzusehen. Genau wie bei der Öffnungsbewegung handelt es sich hierbei um einen sehr individuellen Wert, der nicht exakt festgelegt werden kann[346].

Bei einem Diskusprolaps besteht eine Bewegungseinschränkung in der Seitwärtsbewegung. Zur gesunden Seite hin kann die Seitwärtsbewegung nicht ungehindert ausgeführt werden.

Nach Gutowski wird die Prüfung folgendermaßen durchgeführt:

- *Messung der Unterkiefermobilität* (Abb. 15-27a, b)
- *Überprüfen von:*
    - Schneidekantendifferenz (SKD) (Abb. 15-27a)
    - Bewegungsverlauf bei Mundöffnung (Abb. 15-27b)
    - Lateralbewegungen (Abb. 15-27a)
    - Protrusionsbewegung (Abb. 15-27a)

Für die Diagnostik gilt

- Abweichungen bei der Öffnung und Protrusion gehen zum erkrankten Gelenk.
- Bei der Laterotrusion ist die Bewegung zur gesunden Seite limitiert.
    Beispiel: Bei einer akuten anterioren Diskusverlagerung ohne Reposition ist die Laterotrusion zur gesunden Seite limitiert. Bei der Mundöffnung besteht eine Deflektion zur kranken Seite (Abb. 15-27c).

Die systemische Hypermobilität wird nach dem Index von Rocabado notiert (Abb. 15-27a) (s. Kap. 8.5.5).

Untersuchung des Joint plays der Kiefergelenke
Aktives und passives Endfeel

Die maximale aktive Mundöffnung und die maximale aktive Translationsbewegung kann vom Behandler vorsichtig passiv vergrößert werden. Die Differenz, die normalerweise 1 bis 2 mm beträgt, ist der ligamentäre Endspielraum. Bei jedem gesunden Gelenk kann die aktive Bewegung passiv durch den Behandler weitergeführt werden. Ist eine passive Bewegung nicht möglich, liegt immer eine Störung im Gelenk vor. Normalerweise begrenzen die Ligamente des Gelenks die aktive Bewegung und üben somit eine Schutzfunktion aus. In einem gesunden Gelenk ist das Endgefühl ligamentär begrenzt und damit nur mit einer größeren Kraftanstrengung zu erreichen. Bei gesunden Gelenken ist das Endgefühl in allen extremen Grenzpositionen elastisch und schmerzlos. Das Endfeel kann bei Frauen bis auf 4 mm vergrößert sein.

Ist der Widerstand hart und kann die maximale Mundöffnung nicht vergrößert werden, ist eine mechanische Blockade wie eine anteriore Diskusverlagerung ohne Reposition oder seltener eine Kapselveränderung (Fibrosierung) wahrscheinlich. Das Endfeel kann bei einer Diskusverlagerung nach Hansson und Hesse sowie Bumann et al. als zurückfedernd bezeichnet werden[35,275,281].

Lässt sich hingegen bei einem elastischen Widerstand die Mundöffnung unter Schmerzen vergrößern, so ist die Beweglichkeitseinschränkung schmerzreflektorisch, d.h. die Ursache ist muskulär bedingt. Die schmerzphysiologischen Endgefühle am Ende einer passiven Bewegung beruhen nach Hansson und Hesse ebenso wie nach Bumann et al. auf einer langsamen (weiches Endfeel) oder einer plötzlichen (abruptes Endfeel) Muskelanspannung. Sind die Gelenkkapsel und der Bandapparat überdehnt, so zeigt sich ein zu weiches Endfeel. Bei einer Verhärtung der Gelenkkapsel und des Bandapparates zeigt sich dagegen ein zu hartes Endfeel[35,281,316].

Im gesunden Gelenk ist das passive Endgefühl am Ende der aktiven Mundöffnung ligamentär und nicht schmerzhaft. Es beträgt ca. 2 mm (Abb. 15-28).

> Eintrag in Funktionsstatus – Rückseite: Feld „Kraniomandibuläres System":
> Kiefergelenke: Schneidekantendifferenz
> Bewegungsverläufe
> Geräusche
> Endfeel (Abb. 15-29)
> Joint-play-Tests

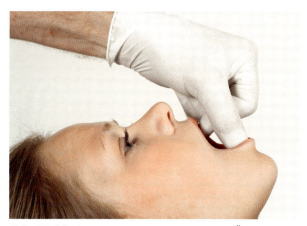

Abb. 15-28 Austesten des Endfeels, passive Öffnung.

Endfeel

_____ mm

weich _____   hart _____

Schmerz: ❑ ja   ❑ nein

Abb. 15-29 Dokumentation Endfeel.

	myogen	arthrogen
Gelenktest, Translation	weich	hart, unregelmäßig
Gelenktest, Kompression	nicht schmerzhaft	schmerzhaft
Endfeel	elastisch	hart
Statischer Schmerz	ja	nein

Abb. 15-30 Übersicht zur Unterscheidung myogener und arthrogener Dysfunktion.

Joint-play-Test in Traktion und Kompression

Der Begriff „Joint play" bezeichnet diejenigen Bewegungen in einem Synovialgelenk, die von willkürlicher Muskelaktivität unabhängig sind und durch diese auch nicht ausgelöst werden können. Die Bewegungen sind klein. Die Form der Gelenkflächen determiniert den Bewegungsumfang. Das Gelenkspiel ist für eine schmerzlose und freie Bewegung aller Gelenke unab-

KAPITEL 15 Funktionsdiagnostik

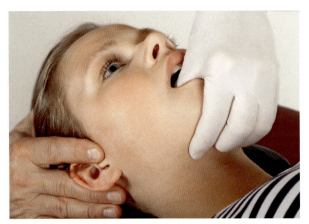

Abb. 15-31 Untersuchung des Joint play.

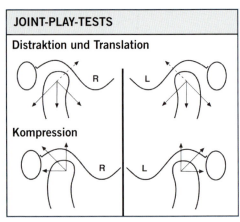

Abb. 15-32 Joint-play-Tests im Funktionsbogen.

dingbar. Fehlt es, sind normale Willkürbewegungen eingeschränkt und häufig mit Schmerzen verbunden. Der Verlust des Gelenkspiels kann als „Gelenkdysfunktion" bezeichnet werden. Das Gelenkspiel kann durch willkürliche Muskelaktivität des Patienten nicht wiederhergestellt werden. Das heißt, eine Gelenkdysfunktion ist immer ein Verlust von Gelenkspiel. Diese Regel gilt auch für das Kiefergelenk. Beweglichkeit und Funktion werden durch therapeutische Maßnahmen wiederhergestellt[347].

Der Joint-play-Test erfolgt zuerst in Traktion zur Untersuchung des Endfeels[316,348]. Hierbei ist die Qualität der translatorischen Gleitbewegung wichtiger als die Quantität des Bewegungsausmaßes. Das Endgefühl sollte weich-elastisch, keinesfalls fest sein. Häufig bemerkt man aber am Bewegungsende eine Barriere. Mit geringer Kraft kommt man über diese Barriere nicht hinaus, man hat das Gefühl, als würde es bei weiterer passiver Bewegungsaktion „knacken". Die Wiederherstellung der translatorischen Gleitbewegung zur Normalisierung der Gelenkfunktion ist die Therapie der Wahl. Die translatorischen Traktions- und Gleitbewegungen werden auch therapeutisch genutzt. Hierdurch kommt es zu einem Lösen der Gelenkflächen, zum Straffen der Gelenkkapsel und ihrer Verstärkungsbänder und zum Dehnen der geschrumpften Anteile des Kapselbandapparates des hypomobilen Gelenks. Ausgangspunkt der Traktionsbehandlung ist nicht die physiologische Ruhestellung, sondern immer der Endpunkt der Beweglichkeit des Gelenks[298].

Nach dem Joint play in Traktion erfolgt das Joint play in Kompression[316]. Hier werden die schmerzhaften Strukturen herausgesucht. Dazu wird der Unterkiefer wie in Abbildung 15-31 mit einer Hand geführt, mit der anderen Hand wird das Gelenk palpiert. Der Kondylus wird in Kompression in alle Bewegungsrichtungen geführt, also nach anterior/posterior und nach lateral/medial. Zur Verstärkung erfolgt eine geringe Rotation des Kondylus. Die Befunde werden im Funktionsbogen (Abb. 15-32) vermerkt.

Ergeben die translatorischen Gelenktests keine pathologischen Befunde, sollte immer die funktionell zum Gelenk gehörende Muskulatur untersucht werden.

Applied Kinesiology in der Funktionsdiagnostik

Ergänzend zur manuellen Kiefergelenkuntersuchung wenden wir zur strukturellen Untersuchung Applied Kinesiology (AK) an. AK ist eine funktionelle neurologische Untersuchungs- und Behandlungsmethode, welche die originäre neurologische Untersuchung erweitert, indem sie auch geringfügige Abweichungen vom optimalen neurologischen Status zu identifizieren hilft. Hintergrund der Methode ist die Überlegung, dass Bewegungsstörungen in Gelenken immer auch Aspekte qualitativer muskulärer Dysfunktionen beinhalten. Diese können durch alle Faktoren bedingt sein, die pyramidale und extrapyramidale motorische Systeme beeinflussen. Die Diagnose und Behandlung dieser Faktoren ist Gegenstand der Applied Kinesiology[349].

Die klinische Basis der Methode ist die manuelle Untersuchung der Muskelfunktion als Mittel zur Feststellung von Veränderungen des resultierenden Summenmembranpotenzials von α-Motoneuronen. Die Veränderungen werden durch sensorische Provokationen, deren Auswirkungen durch zentrale und periphere neurale Mechanismen vermittelt werden, verursacht.

Sensorische Provokationen (Challenges) werden angewandt und verändern den resultierenden Aktivitätszustand (Summenmembranpotenzial, SMP) von zentralen und peripheren Neuronenpools, die zu Veränderungen des Fazilitations- und Inhibitionszustands von motorischen Systemen führen. Die resultierende Veränderung von Fazilitations- und Inhibitionsmustern der α-Motoneurone wird mittels manueller Muskeltestung evaluiert[350].

Eine AK-Untersuchung erfolgt in unseren Praxen strikt nur im strukturellen Bereich und nur mittels Challenge[351].

Idealerweise untersuchen wir ausgehend vom normoreaktiven Muskel in Ruhelage, ob die maximale Interkuspidation zu einer Änderung der Reaktion des Muskels im Sinne einer Hypo- oder Hyperreaktion führt. Eine pathologische Reaktion kann ein Hinweis auf eine Okklusionsstörung sein. Mithilfe von Shimstock-Folie oder Papierstreifen kann ein- oder beidseitig Höhe ergänzt und der AK-Test mit Biss auf die Erhöhung wiederholt werden. Daraus ergibt sich bei normoreaktivem Muskel ein Therapiehinweis: Führt zusätzliche Höhe bei festem Biss zu einer Verbesserung, dann liegt Verdacht auf eine Infraokklusion vor, die mittels Aufbissbehelf korrigiert wird. Sowohl die Okklusion als auch die Aufbissbehelfe können durch Einlegen von Folien überprüft und danach verändert werden. (Für genauere Angaben siehe Hans Garten[352].)

15.3 Untersuchung okklusionsbedingter Störungen im muskuloskelettalen System

Die Untersuchung okklusionsbedingter Störungen im muskuloskelettalen System (MSS) gliedert sich wie folgt:

- Untersuchung der Körperstatik und -symmetrie
- Untersuchung des muskuloskelettalen Systems in mehreren Untersuchungsgängen:
1. *Erster Untersuchungsgang* in maximaler Okklusion:
   - Rotation HWS
   - Flexion HWS
   - Extension HWS
   - Seitneigung HWS
   - Rumpfrotation
   - Beinlängendifferenz
   - variable Beinlänge
   - Leg-Turn-In-Test
   - Priener Abduktionstest
2. *Zweiter Untersuchungsgang* des muskuloskelettalen Systems nach dreidimensionaler Traktion der Kiefergelenke und neurologischer Reorganisation
   ➡ *Bei absteigender oder gemischter Problematik zusätzlich:*
3. *Dritter Untersuchungsgang* des muskuloskelettalen Systems mit Zentrikregistrat oder therapeutischem Konstruktionsbiss

15.3.1 Körperstatik und Körpersymmetrie

Beurteilung der Körperachsen in allen drei Raumebenen im Stehen, mit Inspektion der Kopfhaltung, der Wirbelsäule und des Beckens. Besonders zu beachten sind (s. Kap. 4):
- anteriore Kopfposition,
- Kopfrotation,
- Okziputschiefstand,
- Beckenschiefstand,
- Skoliose,
- Kyphose.

Die einzelnen Schritte
- **Stehend von frontal:**
  - Kopfneigung/-rotation
  - Augenebene
  - Muskelhypertrophien, Narben
- **Stehend von dorsal:**
  - Hinterhaupt
  - Skoliose des Rückens
  - Taillendreieck
  - Beckenkammhöhe rechts/links

KAPITEL 15 Funktionsdiagnostik

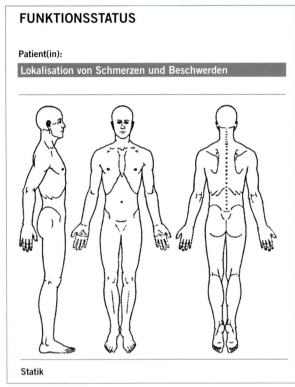

Abb. 15-33 Eingetragen werden die Körperstatik in der Sagittalen bzw. Symmetrie in der Transversalen, Lage des Beckens sowie Schmerzen (x) und mögliche Ausstrahlung.

- **Stehend von lateral:**
  - Kyphosen, Lordosen der Wirbelsäule
  - Mastoid-Lot zum Knöchel (aufrechte Körperhaltung)
  - Kopfhaltung
  - Bauchform (s. Kap. 10.3, Abb. 10-1 und 10-2)

> Einzeichnen in Funktionsstatus – Vorderseite:
> Lokalisation von Schmerzen und Beschwerden (Abb. 15-33):
> *Einzeichnen in die Grafiken*

15.3.2 Untersuchung des muskuloskelettalen System (MSS)

Marx beschrieb manualmedizinische Testverfahren, die eine mögliche Auswirkung der Okklusion auf das muskuloskelettale System zeigen[138]. Vorher hatte bereits Meersseman einen Test angegeben, der sich an der Beinlänge und am Leg-Turn-In orientierte.

Für alle manualmedizinischen Testverfahren ist die Qualität des Joint plays vorrangig vor der Quantität.

Die erste Untersuchung erfolgt in HIKP. Folgende Untersuchungen haben sich als praktikabel in der zahnärztlichen/kieferorthopädischen Praxis erwiesen:
- Rotation HWS,
- Flexion HWS,
- Extension HWS,
- Seitneigung HWS,
- Rumpfrotation,
- Beinlängendifferenz,
- variable Beinlänge,
- Leg-Turn-In-Test,
- Priener Abduktionstest.

(Zusätzliche diagnostische Kürzel sind: f = fest, s = Schmerz.)

Im Folgenden werden die Untersuchungen im Einzelnen dargestellt.

Erster Untersuchungsgang in HIKP
Rotation HWS

Der Patient sitzt aufrecht und rotiert aktiv den Kopf nach rechts und links (Abb. 15-34a, 15-34b), danach erfolgt die passive Rotation durch den Behandler zur Untersuchung des Endgefühls (Abb. 15-35a, 15-35b). Bei der aktiven Bewegung ist darauf zu achten, dass eine reine Rotationsbewegung erfolgt. Sich wiederholende Ausgleichsbewegungen werden notiert. Ist das passive Endgefühl fest, wird dies notiert, ebenso das Ausmaß der aktiven Rotation, die bei physiologischer Bewegung 70 bis 75° betragen sollte.

> Eintrag in Funktionsstatus – Rückseite: „CMS → Muskuloskelettales System" (Abb.15-36, 15-38, 15-40 und 15-43):
> HWS: *Flexion, Extension, Rotation, Seitneigung* **in max. Okklusion**

Flexion HWS

Die Flexion wird am aufrecht sitzenden Patienten zuerst aktiv (Abb. 15-37a), danach passiv (Abb. 15-37b) untersucht. Die Flexion beträgt physiologisch 50°.

15.3 Untersuchung okklusionsbedingter Störungen im muskuloskelettalen System

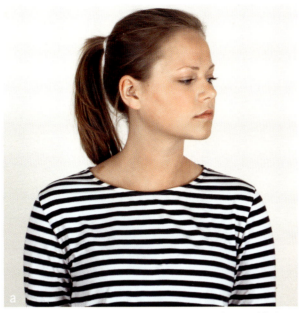
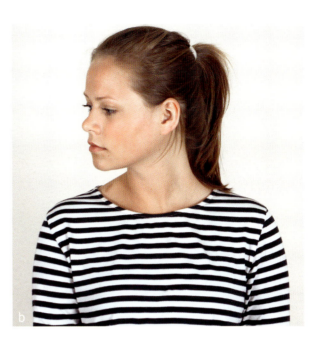

Abb. 15-34a, b Kopfrotation aktiv nach rechts und links.

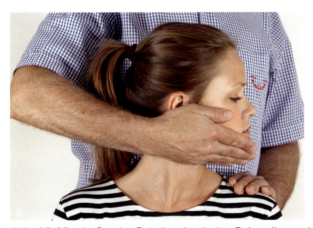
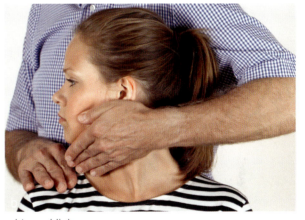

Abb. 15-35a, b Passive Rotation durch den Behandler nach rechts und links.

Extension HWS
Die Extension wird ebenfalls am aufrecht sitzenden Patienten zuerst aktiv (Abb. 15-39a), danach passiv (Abb. 15-39b) untersucht. Die Extension beträgt physiologisch 60°.

Seitneigung HWS
Die Seitneigung nach rechts und links erfolgt am aufrecht sitzenden Patienten zuerst aktiv (Abb. 15-41a, b) danach passiv (Abb. 15-42a, b). Die Seitneigung beträgt physiologisch 40°.

WIRBELSÄULE		max. Okkl.		nach Traktion		Korrektur*	
HWS (sitzend)		re	li	re	li	re	li
Rotation	(70°–75°)	70	65				
Flexion	(50°)						
Extension	(60°)						
Seitneigung	(40°)						
Rumpfrotation							

Abb. 15-36 Dokumentation: Rotation HWS.

KAPITEL 15 Funktionsdiagnostik

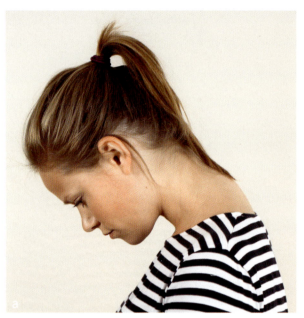
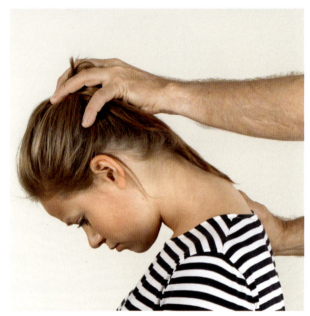

Abb. 15-37a, b Aktive und passive Flexion der HWS zur Untersuchung des Endgefühls.

WIRBELSÄULE		max. Okkl.		nach Traktion		Korrektur*	
HWS (sitzend)		re	li	re	li	re	li
Rotation	(70°–75°)	70	65				
Flexion	(50°)	50					
Extension	(60°)						
Seitneigung	(40°)						
Rumpfrotation							

Abb. 15-38 Dokumentation: Flexion HWS.

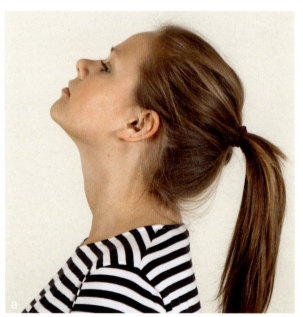
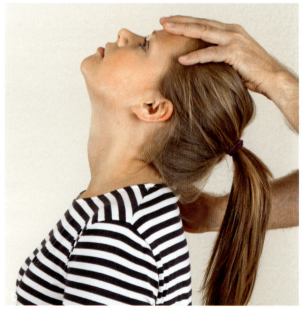

Abb. 15-39a, b Aktive und passive Extension der HWS zur Untersuchung des Endgefühls.

15.3 Untersuchung okklusionsbedingter Störungen im muskuloskelettalen System

WIRBELSÄULE		max. Okkl.		nach Traktion		Korrektur*	
HWS (sitzend)		re	li	re	li	re	li
Rotation	(70°–75°)	70	65				
Flexion	(50°)	50					
Extension	(60°)	60					
Seitneigung	(40°)						
Rumpfrotation							

Abb. 15-40 Dokumentation: Extension HWS.

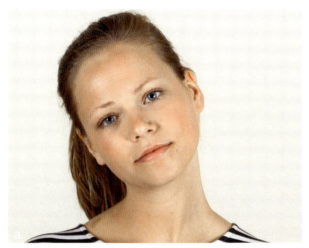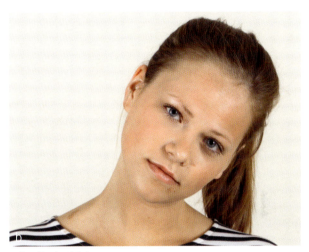

Abb. 15-41a, b Aktive Seitneigung der HWS zur Untersuchung des Endgefühls.

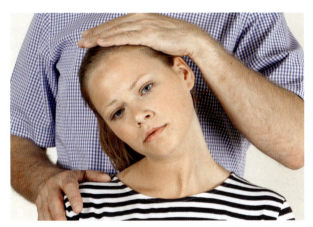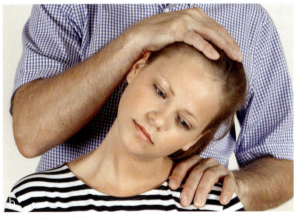

Abb. 15-42a, b Passive Seitneigung der HWS zur Untersuchung des Endgefühls.

WIRBELSÄULE		max. Okkl.		nach Traktion		Korrektur*	
HWS (sitzend)		re	li	re	li	re	li
Rotation	(70°–75°)	70	65				
Flexion	(50°)	50					
Extension	(60°)	60					
Seitneigung	(40°)	f 30	40				
Rumpfrotation							

Abb. 15-43 Dokumentation: Seitneigung HWS (f = festes Endgefühl).

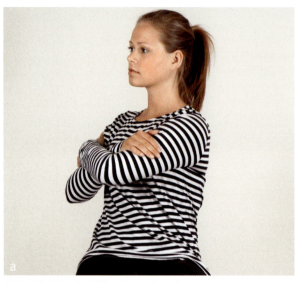 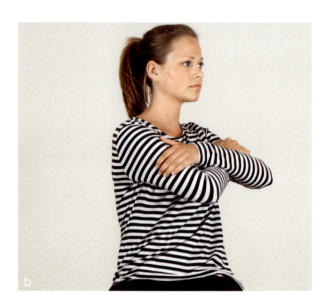

Abb. 15-44a, b Aktive Rumpfrotation.

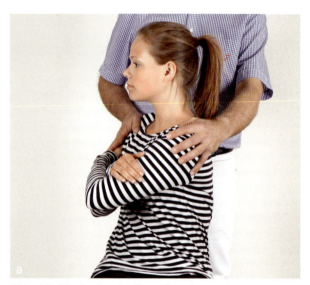 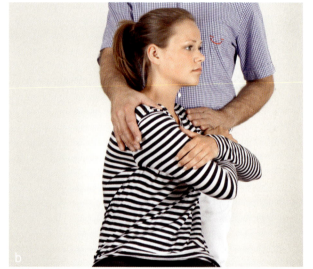

Abb. 15-45a, b Passive Rumpfrotation zur Untersuchung des Endgefühls.

WIRBELSÄULE	max. Okkl.		nach Traktion		Korrektur*	
HWS (sitzend)	re	li	re	li	re	li
Rotation (70°–75°)	70	65				
Flexion (50°)	50					
Extension (60°)	60					
Seitneigung (40°)	f 30	40				
Rumpfrotation	70	60				

Abb. 15-46 Dokumentation: Rumpfrotation.

Rumpfrotation

Der Patient sitzt quer auf der Untersuchungsliege, die Sohlen fest am Boden zur Beckenfixierung. Seine Hände liegen auf den gegenüberliegenden Schultern („Pharaonengriff"). Er dreht aktiv seinen Oberkörper zu einer Seite (Abb. 15-44a, b) und wird passiv bis zum „Endgefühl" weiter gedreht (Abb. 15-45a, b), anschließend, als Vergleich, zur anderen Seite. *Bewertung:* Quantität: Ausmaß der Beweglichkeit; Qualität: Bewegungs- und Endgefühl werden im Seitenvergleich gewertet[138].

15.3 Untersuchung okklusionsbedingter Störungen im muskuloskelettalen System

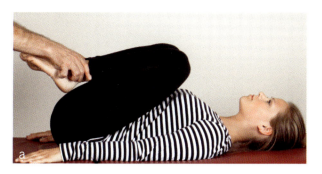
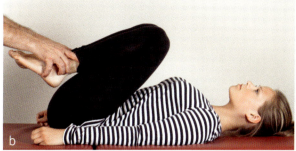
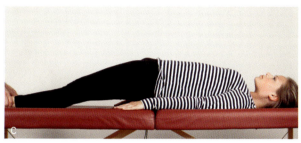
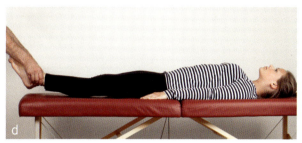

Abb. 15-47a–d Zur Vorbereitung der Untersuchung der Beinlänge zieht der Patient die Knie an, streckt die Beine wieder aus und hebt die Hüfte an. Beim Hinlegen hebt der Untersucher die Beine an und legt sie zur Untersuchung der Beinlänge zurück auf die Liege.

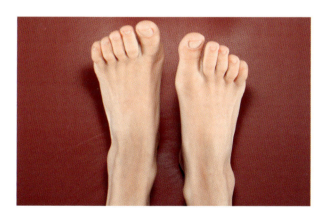

Abb. 15-48 (Links) Untersuchung der Beinlängendifferenz und Vergleich der Höhe der Malleoli. Befund hier: Unterschied: linkes Bein 1 cm länger.

MSS (liegend)	re	li	re	li	re	li
Beinlängendifferenz (+ cm)		1				
variable Beinlänge (+ cm)						
Leg-Turn-In-Test (– °)						
Priener Abduktionstest						
*						

Abb. 15-49 Dokumentation: Beinlängendifferenz.

Eintrag in Funktionsstatus – Rückseite „CMS → Muskuloskelettales System" (Abb. 15-46): *Rumpfrotation* **in max. Okklusion**

Beinlängendifferenz

Der Patient liegt auf der Liege. In Rückenlage werden die Beinlängen verglichen.

Hierzu zieht der Patient die Knie an und streckt dann die Beine wieder aus. Danach hebt der Untersucher die Beine von der Unterlage ab. Der Patient wird aufgefordert seine Hüfte durchzustrecken, anzuheben und wieder absinken zu lassen (Abb. 15-47a–d).

Ohne Zug an den Beinen wird verglichen, ob die Malleoli auf gleicher Höhe sind (Abb. 15-48). Unterstützend kann der Untersucher die Daumen an die Innenknöchel legen, um eine bessere Orientierung zu haben.

Eintrag in Funktionsstatus – Rückseite: „CMS → Muskuloskelettales System" (Abb. 15-49): *MSS (liegend): Beinlängendifferenz* **in max. Okklusion**

KAPITEL 15 Funktionsdiagnostik

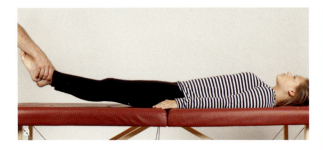

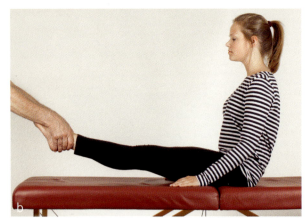

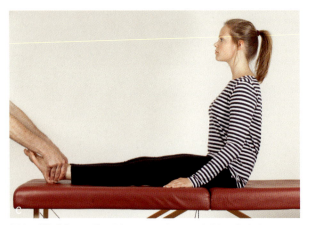

Abb. 15-50a–c Zur Diagnose einer variablen Beinlänge setzt sich der Patient auf, wobei der Untersucher die gestreckten Beine um ca. 20° anhebt. Die Arme können beim Aufsetzen zu Hilfe genommen werden.

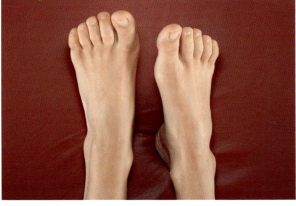

Abb. 15-51 Variable Beinlänge. Die Beinlängendifferenz hat sich beim Aufsetzen noch mal verstärkt.

MSS (liegend)	re	li	re	li	re	li
Beinlängendifferenz (+ cm)		1				
variable Beinlänge (+ cm)		1				
Leg-Turn-In-Test (– °)						
Priener Abduktionstest						
*						

Abb. 15-52 Dokumentation: Variable Beinlänge.

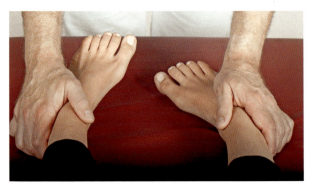

Abb. 15-53 Leg-Turn-In-Test.

Variable Beinlänge

Der Patient liegt auf der Untersuchungsliege in entspannter Rückenlage, die Arme neben dem Körper. Der Untersucher hebt die gestreckten Beine des Patienten um etwa 20° an, danach wird der Patient angewiesen sich aufzusetzen, wozu er auch die Arme benutzen kann (Abb. 15-50a–c).

Kommt es nun zu einem Unterschied in der Beinlänge von mindestens 1 cm, so sprechen wir von einer variablen Beinlänge (Abb. 15-51). Der Befund wird erneut im Funktionsstatus notiert.

Eine variable Beinlänge ist ein Anzeichen für einen funktionellen Beckenschiefstand.

Eintrag in Funktionsstatus – Rückseite: „CMS → Muskuloskelettales System" (Abb. 15-52):
MSS (liegend):   Variable Beinlänge **in max. Okklusion**

15.3 Untersuchung okklusionsbedingter Störungen im muskuloskelettalen System

Leg-Turn-In-Test

Der Patient liegt in Rückenlage. Die Beine sind gestreckt. Der Untersucher drückt sanft mit viel Gefühl beide Unterschenkel und Füße in die Innenrotation, indem er flächig die Außenknöchelbereiche umfasst (Abb. 15-53). *Bewertung:* Quantität und Qualität der Innenrotationsmöglichkeit im Seitenvergleich.

Eintrag in Funktionsstatus – Rückseite „CMS → Muskuloskelettales System" (Abb. 15-54):
MSS (liegend):   *Leg-Turn-In-Test* **in max. Okklusion**

MSS (liegend)	re	li	re	li	re	li
Beinlängendifferenz (+ cm)		1				
variable Beinlänge (+ cm)		1				
Leg-Turn-In-Test (– °)	45	f 30				
Priener Abduktionstest						
*						

Abb. 15-54 Vor der Gradzahl bezeichnet f = fest. Das bedeutet: Das Endgefühl ist hart.

Priener Abduktionstest

Der Patient liegt auf der Untersuchungsliege in Rückenlage. Der Untersucher fixiert mit einer Hand einseitig das Patientenbecken durch Druck auf die Spina iliaca anterior superior, beugt jetzt passiv das kontralaterale Knie im Hüftgelenk auf 90° und lässt es dann passiv endgradig in die Abduktion absinken (Abb. 15-55a, b). *Bewertung:* Quantität: Ausmaß der Abduktion; Qualität: Bewegungs- und Endgefühl, jeweils im Seitenvergleich.

Der in der manuellen Diagnostik bewährte und seit Jahrzehnten benützte Test nach Patrick Kubis wird ähnlich ausgeführt. Allerdings wird hier nicht die Hüftflexion auf 90° gebracht, sondern die Ferse des zu abduzierenden Beines in Höhe des Kniegelenkes des anderen Beines gebracht. Die Testergebnisse sind bei 90° Hüftflexion präziser. Zur Unterscheidung nennen wir diesen Test den „Priener Abduktionstest" nach Marx.

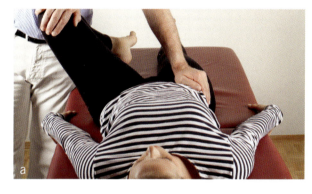

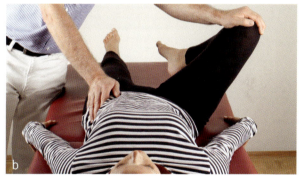

Abb. 15-55a, b Durchführung des Priener Abduktionstests.

Eintrag in Funktionsstatus – Rückseite: „CMS → Muskuloskelettales System" (Abb. 15-56):
MSS (liegend):   *Priener Abduktionstest* **in max. Okklusion**

MSS (liegend)	re	li	re	li	re	li
Beinlängendifferenz (+ cm)		1				
variable Beinlänge (+ cm)		1				
Leg-Turn-In-Test (– °)	45	f 30				
Priener Abduktionstest	f 40	f 30				
*						

Abb. 15-56 Vor der Gradzahl bezeichnet f = fest. Das bedeutet: Das Endgefühl ist hart.

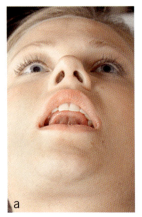 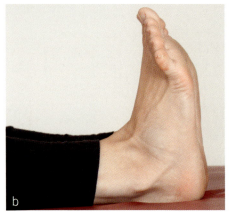 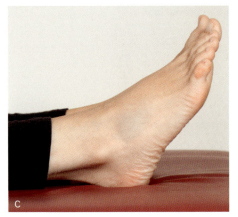

Abb. 15-57a–c Für die Traktion der Kiefergelenke legt der Patient die Zunge an den Gaumen. Zur Einatmung zieht er die Füße an, hält den Atem an und entspannt die Fußhaltung zur Ausatmung.

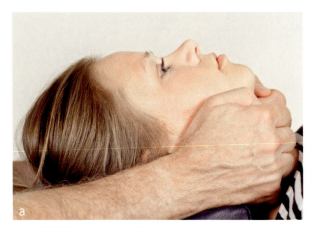 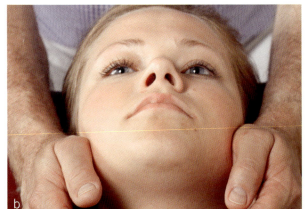

Abb. 15-58a, b Die Traktion erfolgt bilateral und wird in der Einatemphase verstärkt.

Zweiter Untersuchungsgang

Nachdem der erste Untersuchungsgang erfolgt ist und die Ergebnisse im Diagnosebogen notiert wurden, erfolgt die Traktion der Kiefergelenke und die anschließende neurologische Reorganisation.

Traktion der Kiefergelenke

Die dreidimensionale Traktion der Kiefergelenke ist eine osteopathische Mobilisation der Kondylen, die mit einem Kraftaufwand von ca. 10 bis 20 g durchgeführt wird. Der Behandler übt dabei einen leichten Zug auf den Unterkiefer aus, um die Kondylen aus den Gelenkpfannen zu separieren. Die Kieferwinkel werden flächig umschlossen (Abb. 15-58a, b). Zur Unterstützung der Traktion legt der Patient die Zunge an den Gaumen. Der Mund ist dadurch geöffnet und die Elevatoren sind entspannt (Abb. 15-57a–c). Die Traktion wird bei der Einatmung leicht verstärkt, da in der Einatemphase die Kaumuskulatur inhibiert wird. Zur Einatmung zieht der Patient die Füße an, hält den Atem an und entspannt die Fußhaltung zur Ausatmung (für eine detaillierte Beschreibung s. Kap. 16.1.1).

Neurologische Reorganisation

Zur neurologischen Reorganisation wird der Patient nach 10 bis 15 Zyklen gebeten sich aufzusetzen, nach vorne überzustrecken und ohne Zahnkontakt zu schlucken. Dabei erfolgt eine Adaption des muskuloskelet-

15.3 Untersuchung okklusionsbedingter Störungen im muskuloskelettalen System

Rotation HWS

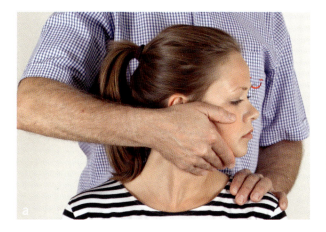
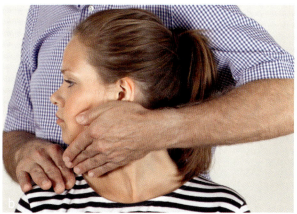
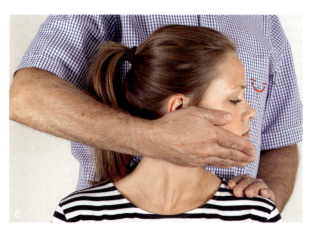
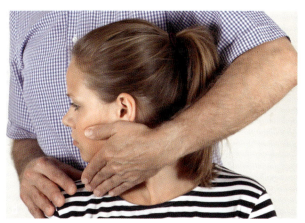

Abb. 15-59a–d Passives Joint play bei der Rotation der HWS nach links und rechts im Vergleich: Vor der Traktion der Kiefergelenke (a, b) und nach der Traktion der Kiefergelenke (c, d). Während vor der Traktion das Endgefühl fest war, ist es nach der Traktion physiologisch und die Rotation ist nicht mehr eingeschränkt.

talen Systems an die neue Kieferrelation. Alternativ kann der Patient auch gehen und ohne Zahnkontakt schlucken.

Danach werden im zweiten Untersuchungsgang die einzelnen Tests erneut durchgeführt:
- Rotation HWS,
- Flexion HWS,
- Extension HWS,
- Seitneigung HWS,
- Rumpfrotation,
- Beinlängendifferenz,
- variable Beinlänge,
- Leg-Turn-In-Test,
- Priener Abduktionstest.

Auf diese Weise wird ermittelt, ob nach Herausnahme der Propriozeption durch die Okklusion im Bereich der Kiefergelenke (Traktion und neurologische Reorganisation) eine Veränderung im muskuloskelettalen System diagnostiziert werden kann.

Ergibt sich eine Verbesserung der peripheren Befunde, sprechen wir von deszendenten, also absteigenden Verkettungen vom kraniomandibulären zum muskuloskelettalen System. Eine okklusale Beteiligung ist wahrscheinlich.

Das Vorgehen ist in der Abbildungsfolge 15-59 bis 15-68 im Vergleich vorher/nachher dargestellt.

KAPITEL 15 Funktionsdiagnostik

Flexion HWS

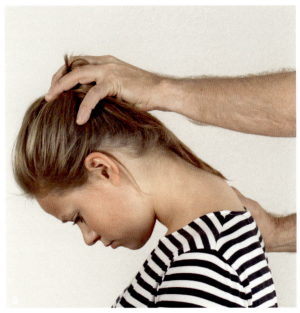 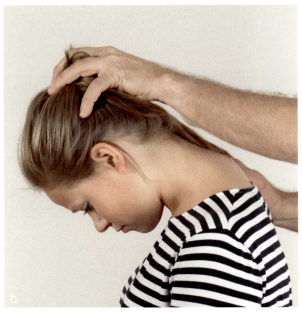

Abb. 15-60a, b Passives Joint play der Flexion der HWS im Vergleich: Vor (a) und nach der Traktion der Kiefergelenke (b). Während vor der Traktion das Endgefühl fest war, ist es nach der Traktion physiologisch und die Flexion ist nicht mehr eingeschränkt.

Extension HWS

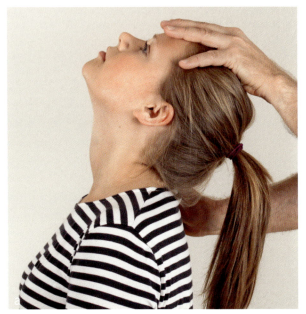 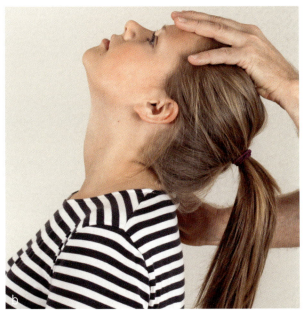

Abb. 15-61a, b Passives Joint play der Extension HWS im Vergleich: Vor (a) und nach der Traktion der Kiefergelenke (b). Während vor der Traktion das Endgefühl fest war, ist es nach der Traktion physiologisch und die Extension ist weniger eingeschränkt. Der Unterschied ist allerdings in der Extrusion gering.

15.3 Untersuchung okklusionsbedingter Störungen im muskuloskelettalen System

Seitneigung HWS

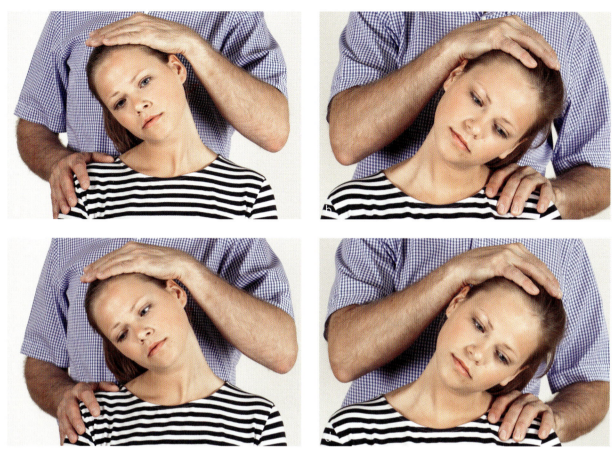

Abb. 15-62a–d Passives Joint play bei der Seitneigung der HWS nach links und rechts im Vergleich: Vor der Traktion der Kiefergelenke (a, b) und nach der Traktion der Kiefergelenke (c, d). Während vor der Traktion das Endgefühl fest war, ist es nach der Traktion physiologisch und die Seitneigung ist weniger eingeschränkt.

Rumpfrotation

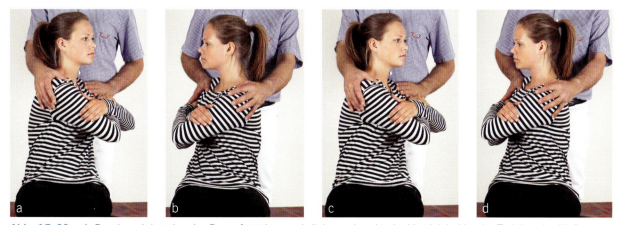

Abb. 15-63a–d Passives Joint play der Rumpfrotation nach links und rechts im Vergleich: Vor der Traktion der Kiefergelenke (a, b) und nach Traktion der Kiefergelenke (c, d). Während vor der Traktion das Endgefühl fester war, ist es nach der Traktion physiologisch und die Rumpfrotation ist nicht mehr eingeschränkt.

KAPITEL 15 Funktionsdiagnostik

WIRBELSÄULE	max. Okkl.		nach Traktion		Korrektur*	
HWS (sitzend)	re	li	re	li	re	li
Rotation (70°–75°)	70	65	70	70		
Flexion (50°)	50	50	50	50		
Extension (60°)	60	60	60	60		
Seitneigung (40°)	f 30	40	40	40		
Rumpfrotation	70	60	80	80		

Eintrag in Funktionsstatus – Rückseite: „CMS → Muskuloskelettales System" (Abb. 15-64):

HWS: Flexion, Extension, Rotation, Seitneigung **nach Traktion**

Rumpfrotation **nach Traktion**

Abb. 15-64 Dokumentation: HWS, Rumpfrotation nach Traktion.

Beinlängendifferenz und variable Beinlänge

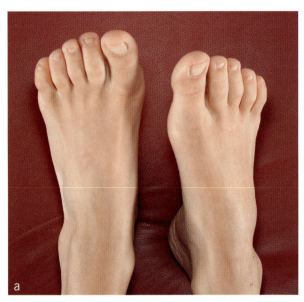
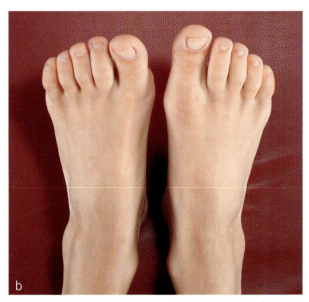

Abb. 15-65a, b Die Beinlängendifferenz im Vergleich: Vor (a) und nach (b) Traktion der Kiefergelenke. Nach der Traktion der Kiefergelenke ist die Beinlängendifferenz ausgeglichen. Ebenso wird nach der Traktion der Kiefergelenke die variable Beinlänge überprüft. Dafür setzt sich der Patient auf (s. Abb. 15-50a–c).

Leg-Turn-In-Test

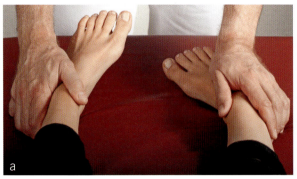
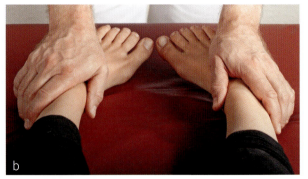

Abb. 15-66a, b Der Leg-Turn-In-Test im Vergleich: Vor der Traktion der Kiefergelenke (a) ist die Innenrotation des linken Beines fest und eingeschränkt. Nach der Traktion (b) ist er bilateral physiologisch. Der Unterschied ist deutlich.

15.3 Untersuchung okklusionsbedingter Störungen im muskuloskelettalen System

Untersuchung des Priener Abduktionstests

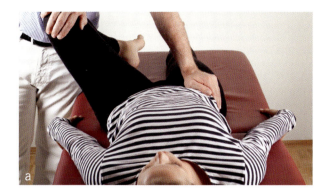
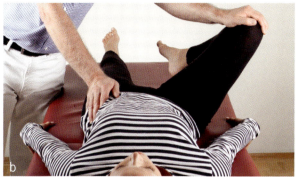
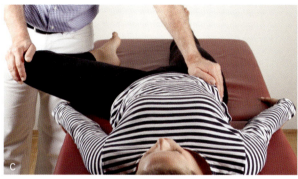
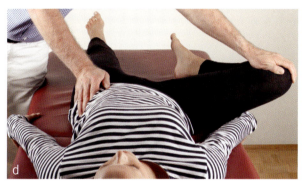

Abb. 15-67a–d Priener Abduktionstest rechts und links im Vergleich: Vor der Traktion der Kiefergelenke (a, b) und nach der Traktion der Kiefergelenke (c, d). Während vor der Traktion das Endgefühl fest war, ist es nach der Traktion physiologisch und der Priener Abduktionstest ist nicht mehr eingeschränkt. Der Unterschied ist deutlich.

Eintrag in Funktionsstatus – Rückseite: „CMS → Muskuloskelettales System" (Abb. 15-68):
MSS (liegend): Beinlängendifferenz,
 variable Beinlänge **nach Traktion**
 Leg-Turn-In-Test, Priener Abduktionstest **nach Traktion**

MSS (liegend)	re	li	re	li	re	li
Beinlängendifferenz (+ cm)		1	ø	ø		
variable Beinlänge (+ cm)		1	ø	ø		
Leg-Turn-In-Test (– °)	45	f 30	ø	ø		
Priener Abduktionstest	f 40	f 30	ø	ø		
*						

Abb. 15-68 Dokumentation: Beintests nach Traktion.

Wenn man davon ausgehen kann, dass mindestens 10 % aller neuen Patienten einer Praxis Symptome einer kraniomandibulären Dysfunktion aufweisen, erklärt dies, wie wichtig es für den behandelnden Zahnarzt ist, funktionelles Screening zu beherrschen. Dieses Screening ist notwendig, um mit vertretbarem Zeitaufwand die Patienten zu erkennen, die einer ausführlichen Funktionsanalyse zugeführt werden müssen[353].

KAPITEL 15 Funktionsdiagnostik

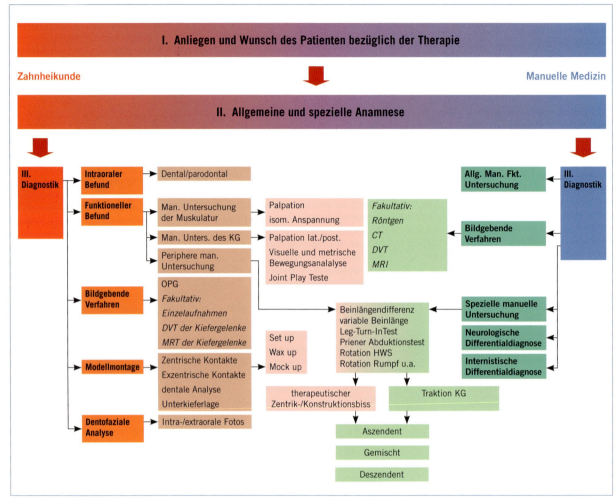

Abb. 15-69 Zusammenhänge zwischen Zahnheilkunde und Manueller Medizin in der Diagnostik.

Dritter Untersuchungsgang

Lassen sich im zweiten Untersuchungsgang die Befunde verbessern, ist dies ein Hinweis auf das Vorliegen einer deszendenten, also von der Okklusion ausgehenden oder gemischten (nur teilweise Verbesserung der Befunde möglich) Störung. In diesem Fall wird ein Zentrikregistrat erstellt, um eine Modellanalyse durchführen zu können.

Mit diesem Registrat (KRB: s. Kap. 15.4.1, tkB: s. Kap. 15.4.2) wird der dritte Untersuchungsgang durchgeführt. Die Befunde sollten auch mit dem Registrat verbessert oder aufgehoben sein. Mittels der Tests kann das Registrat korrigiert werden, bis befriedigende Ergebnisse bei den manuellen Tests vorliegen, die dann unter „Korrektur" eingetragen werden. Der Ablauf ist der gleiche wie nach der Traktion, nur dass der Patient auf dem Zentrikregistrat okkludiert. Auch nach der Zentrikbissnahme (KRB, tKB) und vor der erneuten Testung muss der Patient in Bezug zur „neuen" Okklusion neurologisch reorganisieren, indem er mit der Bissnahme schluckt und einige Schritte geht.

15.3 Untersuchung okklusionsbedingter Störungen im muskuloskelettalen System

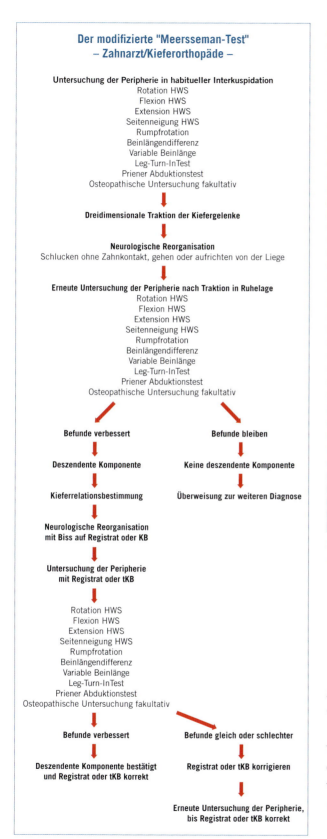

Abb. 15-70 Modifizierter „Meerssemann-Test", Vorgehen für den Zahnarzt/Kieferorthopäden.

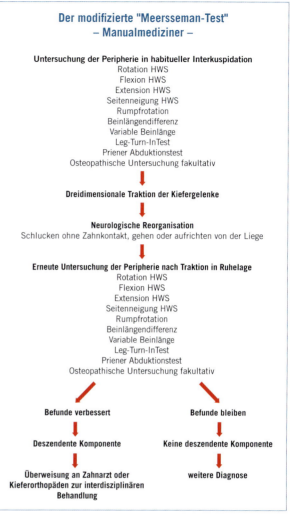

Abb. 15-71 Modifizierter „Meerssemann-Test", Vorgehen für den Manualmediziner.

Die folgenden Übersichten in den Abbildungen 15-70 und 15-71 stellen noch einmal den Ablauf der kompletten Untersuchungskaskade dar.

In der Modelldiagnostik werden die Fehler der habituellen Okklusion identifiziert, die zu der deszendenten oder gemischten Funktionsstörung geführt haben. Der folgende Abschnitt beschreibt den Ablauf der dafür notwendigen Schritte zur okklusalen Diagnostik.

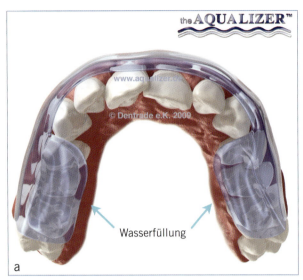 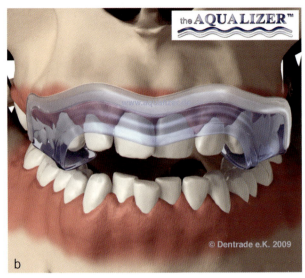

Abb. 15-72a, b Aqualizer (Dentrade International, Köln): Funktionsweise der den Kaudruck ausgleichenden wassergefüllten Polster im Sinne einer „Floating Action" nach dem Prinzip der kommunizierenden Röhren.

15.4 Kieferrelationsbestimmung

15.4.1 Kieferrelationsbestimmung in physiologischer Zentrik

Vorbereitende Maßnahmen der Kieferrelationsbestimmung (KRB)

Ein Zentrikregistrat ist immer ein „Blueprint", eine Momentaufnahme. Somit ist es notwendig möglichst viele propriozeptive Störungen aus dem CMS und dem muskuloskelettalen System herauszunehmen, bevor eine Kieferrelationsbestimmung durchgeführt wird, um möglichst nahe an eine physiologische Kieferrelation heranzukommen.

Zusätzlich zur beschriebenen dreidimensionalen Traktion der Kiefergelenke (s. Abschnitt 15.3.2) können folgende Methoden helfen, die bestmögliche physiologische Kieferrelation zu erreichen:

Idealerweise geht der Patient vor einer Zentriknahme zum Manualmediziner oder -therapeuten, damit dieser das muskuloskelettale System vorbehandelt. Ebenso kann eine Akupunkturbehandlung vorgenommen werden. Häufig setzen wir eine Ohrnadel nach Gumbiller (s. Kap. 14.7) 10 Tage vor der Kieferrelationsbestimmung. Auf jeden Fall geben wir dem Patienten vorab einen Aqualizer (Abb. 15-72a, b) und bitten ihn, diesen in der Nacht vor der Kieferrelationsbestimmung einzusetzen und mit eingesetzten Aqualizer in unsere Praxis zu kommen. Kurz vor der Zentriknahme nehmen wir den Aqualizer heraus und bitten den Patienten nicht mehr in Okklusion zu gehen.

Somit kommen folgende Methoden zur Vorbereitung einer Kieferrelationsbestimmung infrage:
1. Ohrakupunktur nach Gumbiller (fakultativ) (s. Kap. 16.7),
2. neuromuskuläre Deprogrammierung mit Aqualizer,
3. Manuelle Therapie (fakultativ),
4. Traktion der Kiefergelenke (s. Kap. 16.1).

Die Zentriknahme erfolgt am sitzenden Patienten; es darf keine Unterkiefermanipulation erfolgen!
Im Fall einer deszendenten Störung kann das Zentrikregistrat nur dann im Sinne einer Okklusionskorrektur für die weitere Diagnostik und Therapie verwendet werden, wenn sich die Befunde im Bereich der MSS verbessert haben.

Vorgehen bei der Kieferrelationsbestimmung in Zentrik

Für die Kieferrelationsbestimmung wird ein Zentrikregistrat aus einer 3 mm dicken Beauty-Pink-Wachsplatte angefertigt. Die Wachsplatte wird im Wasserbad bei

15.4 Kieferrelationsbestimmung

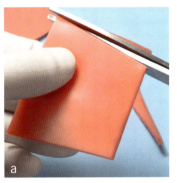 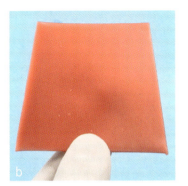 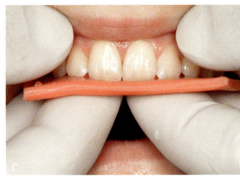

Abb. 15-73a–c Trapezförmiges Zuschneiden und Adaptieren der warmen Wachsplatte auf den Oberkieferzähnen.

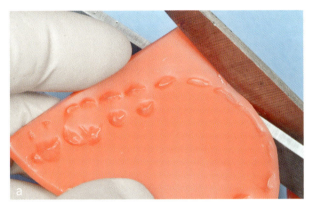 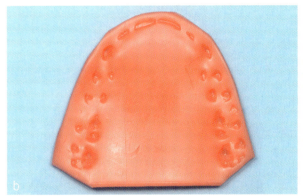

Abb. 15-74a, b Die fertig zugeschnittene Platte mit den Oberkieferimpressionen.

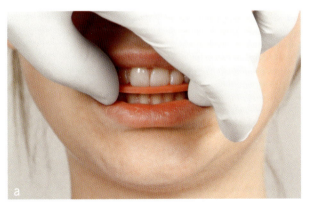 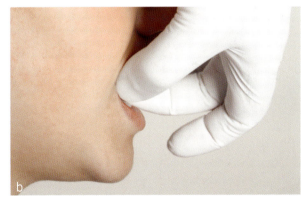

Abb. 15-75a, b Aufrechte Kopfhaltung bei der Okklusion in die noch warme Wachsplatte. Es findet keine Manipulation des Unterkiefers statt.

52 °C erwärmt, mit einer Schere trapezförmig zugeschnitten (Abb. 15-73a, b), auf der Oberkieferzahnreihe adaptiert und palatinal eingedrückt (Abb. 15-73c), um der Zunge Raum zu geben.

Die Wachsplatte wird im Weiteren so beschnitten, dass sie nur geringfügig über die Okklusal- und Inzisalbereiche der Oberkieferzähne hinaussteht und dem Oberkieferzahnbogen spannungsfrei aufsitzt (Abb. 15-74a, b).

Der Patient sitzt jetzt völlig aufrecht und ohne sich anzulehnen mit leicht nach vorn geneigtem Kopf im Behandlungsstuhl und okkludiert in die noch weiche Wachsplatte, bis auch die Unterkieferfrontzähne sicher in die Platte eintauchen (Abb. 15-75a, b).

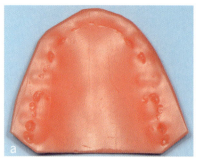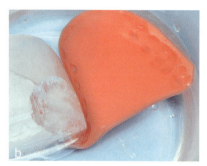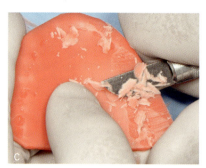

Abb. 15-76a–c Nach dem Kühlen werden die Unterkieferimpressionen völlig zurückgeschnitten.

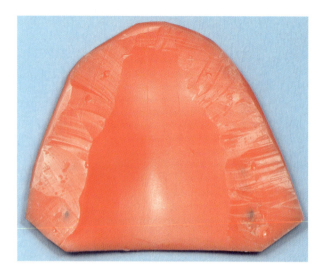

Abb. 15-77 Unterseite der zurückgeschnittenen Wachsplatte.

Dabei hält der Behandler mit der linken Hand die Wachsplatte. Der Patient ist etwas erhöht, sodass unter Lupenkontrolle beobachtet werden kann, ob der Patient gleichmäßig oder mit einer Abgleitbewegung in das Wachs eintaucht. Letzteres ist ungünstig und weist darauf hin, dass diese Abgleitbewegung durch das weitere Bearbeiten der Platte ausgeglichen werden muss.

Anschließend wird mit einer zweiten Wachsplatte gleichermaßen verfahren.

Die Wachsplatte wird anschließend in Eiswasser (Behälter mit Wasser und Eiswürfeln) gekühlt, alle Unterkieferimpressionen werden mit einem Messer (X-Acto Messer Nr. 5, Klinge Nr. 22) zurückgeschnitten, bis nur noch Spuren der Impressionen erkennbar sind. Beim Zurückschneiden in der Front sollte ein Plateau entstehen, auf dem die Unterkiefer-Schneidezähne im rechten Winkel auf die Wachsplatte auftreffen können (Abb. 15-76a–c und 15-77).

Mit schwarzer Okklusionsfolie prüft der Behandler die Unterkieferkontakte auf der Wachsplatte. Es ist weiterhin auf aufrechten Sitz und gerade Kopfhaltung zu achten (Abb. 15-78a, b). Auf keinen Fall darf der Patient den Kopf zum Behandler drehen. Die Beine sollten nebeneinanderliegen.

Die Kontakte werden weiterhin so reduziert, dass letztlich nur noch ein gleichmäßiges Kontaktplateau in der Region 33–43 verbleibt (Abb. 15-79a, b). Perforationen der Wachsplatte im Seitenzahnbereich sind kein Hindernis. Der Vorgang wird so lange wiederholt, bis die Kontaktsituation stabil bleibt.

Cave: Zwischenzeitlich darf der Patient nicht mit seinen natürlichen Zähnen okkludieren!

Abschließend werden die Unterkieferkontakte zunächst in der Front (Abb. 15-80a–c), dann gleichzeitig in den Seitenzahnbereichen (Abb. 15-81a–c) mit Aluwachs dargestellt.

Anschließend erfolgt der dritte Untersuchungsgang (Abb. 15-83 bis 15-87).

15.4 Kieferrelationsbestimmung

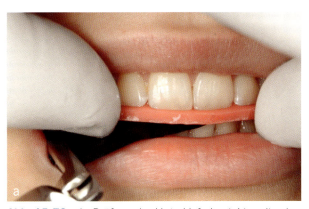 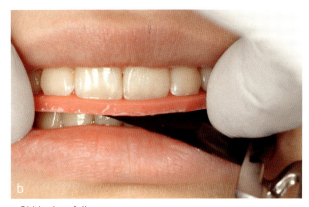

Abb. 15-78a, b Prüfung der Unterkieferkontakte mit schwarzer Okklusionsfolie.

Abb. 15-79a, b Wiederholte Reduktion der Kontakte, bis ein gleichmäßiges Auftreffen der Unterkieferfrontzähne besteht. Im Seitenzahngebiet werden die Kontakte entfernt.

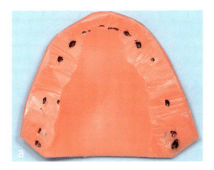 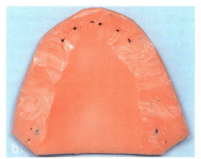

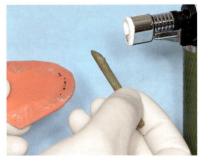 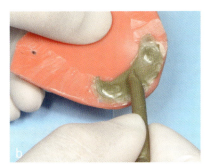 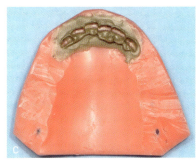

Abb. 15-80a–c Auftragen von Aluminiumwachs zur Darstellung der Frontzahnimpressionen.

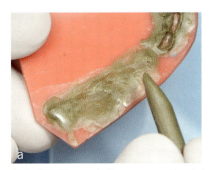 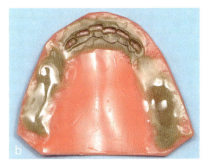 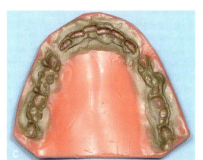

Abb. 15-81a–c Auftragen von Aluminiumwachs zur Darstellung der Seitenzahnimpressionen.

KAPITEL 15 Funktionsdiagnostik

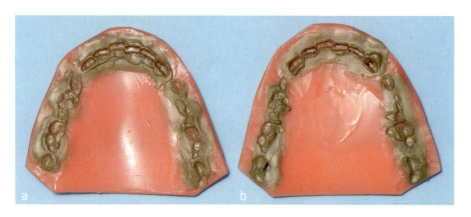

Abb. 15-82a, b Es werden zwei Registrate für den späteren Vergleich angefertigt.

Dritter Untersuchungsgang

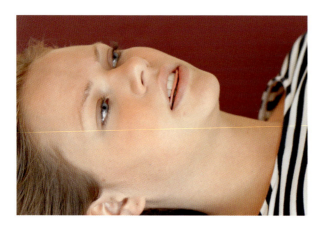

Abb. 15-83 Erneute Untersuchung des muskuloskelettalen Systems mit Registrat.

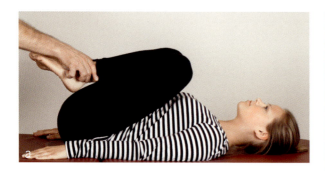

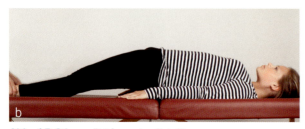

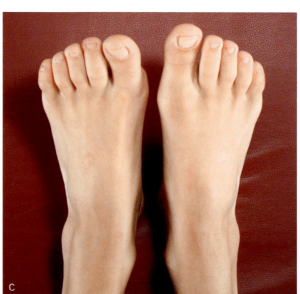

Abb. 15-84a–c Prüfung der Beinlängen.

15.4 Kieferrelationsbestimmung

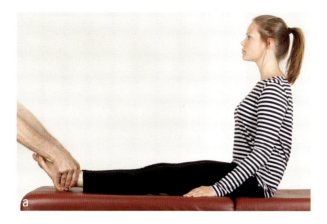
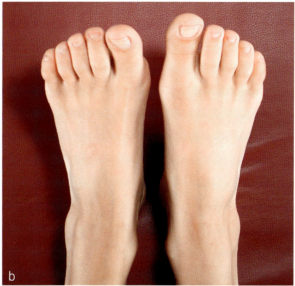

Abb. 15-85a, b Prüfung der variablen Beinlänge.

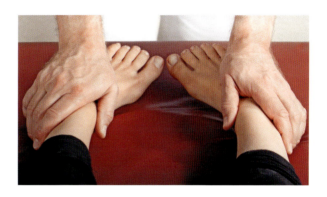

Abb. 15-86 Prüfung des Leg-Turn-In-Tests.

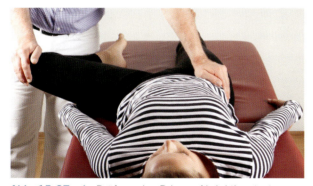
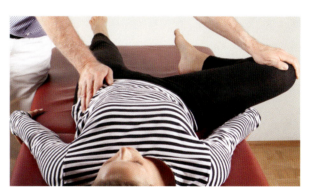

Abb. 15-87a, b Prüfung des Priener Abduktionstests.

191

WIRBELSÄULE		max. Okkl.		nach Traktion		Korrektur*	
HWS (sitzend)		re	li	re	li	re	li
Rotation (70°–75°)		70	65	70	70	75	75
Flexion (50°)		50		50		50	
Extension (60°)		60		60		60	
Seitneigung (40°)		f 30	40	40	40	40	40
Rumpfrotation		70	60	80	80	80	80
MSS (liegend)		re	li	re	li	re	li
Beinlängendifferenz (+ cm)			1	ø	ø	ø	ø
variable Beinlänge (+ cm)			1	ø	ø	ø	ø
Leg-Turn-In-Test (– °)		45	f 30	ø	ø	ø	ø
Priener Abduktionstest		f 40	f 30	ø	ø	ø	ø

* Registrat # 2

Eintrag in Funktionsstatus – Rückseite, „CMS → Muskuloskelettales System" (Abb. 15-88):
HWS:
Flexion, Extension, Rotation, Seitneigung **nach Korrektur**
Rumpfrotation **nach Korrektur**
MSS (liegend):
Beinlängendifferenz, variable Beinlänge **nach Korrektur**
Leg-Turn-In-Test, Priener Abduktionstest **nach Korrektur**

Abb. 15-88 Die Befunde des dritten Untersuchungsganges werden eingetragen (in der Untersuchung wurde das 2. Registrat verwendet).

Anschießend wird das Registrat im erneuten Untersuchungsablauf daraufhin getestet, ob es in der deszendierenden Problematik therapeutisch wirksam ist. Wenn dies der Fall ist, erfolgt auf Basis des Registrates:
1. die Modelldiagnostik, mit dem Ziel die okklusale Ursache für die peripheren Befunde zu eruieren,
2. die primäre reversible okklusale Therapie, mit dem Ziel, die okklusalen Störungen auszugleichen.

Die primäre okklusale Therapie mit Okklusionsschienen dient zur reversiblen Okklusionskorrektur und zur Verifizierung der Diagnose. Erst wenn sich diese durch Zurückgehen der Beschwerden und Befunde bestätigt, wird geplant, wie die Okklusion mit dem geringstmöglichen Aufwand korrigiert werden kann.

15.4.2 Kieferrelationsbestimmung mit einem therapeutischen Konstruktionsbiss

In folgenden Fällen wird abweichend vom vorherigen Vorgehen ein Konstruktionsbiss erstellt. Der Unterkiefer wird in seiner Position manuell eingestellt, um eine günstigere Gelenkstellung zu erreichen, die über die Okklusionsschiene fixiert und stabilisiert wird. Diese eingestellte Unterkieferposition ist nur vorübergehend, bis das „Problem" gelöst ist.

Indikationen:
- Akuter Gelenkschmerz
- Akute Diskusverlagerung
- Funktionskieferorthopädische Geräte

Ziel der Behandlung des reziproken Knackens sollte stets sein, den Diskus bei allen Bewegungen und Positionen des Unterkiefers regelrecht zwischen Eminentia und Kondylus zu platzieren[305]. Obwohl die Axiografie in den Fällen mit reziprokem Knacken von einer pathologischen retralen Position ausgeht, ermöglicht sie eine genau definierte therapeutische Repositionierung der Kondylen. In dieser therapeutischen Position befindet sich der Diskus in einer regelrechten Position zwischen Kondylus und Eminentia articularis. Diese Position kann den Kondylen durch eine Schiene aufgezwungen werden, um eine retrusive Blockade des Gelenkes zu erzeugen. Die traumatisierten Gewebe haben damit die Möglichkeit auszuheilen. Auch bei der Behandlung des Kiefergelenkknackens ist die Entspannung und die Einstellung der Muskulatur auf eine ökonomische Arbeitsweise das wichtigste Ziel. Die therapeutische Kondylenposition ist ein Punkt auf der Achsenspur, der kurz vor dem Schließknacken liegt. Dieser Punkt markiert einen Bereich, in dem der Kondylus in der Schließbewegung noch auf dem Diskus steht. Kurz danach springt der Kondylus vom Diskus ab in die bilaminäre Zone. Durch die Repositionierungsschiene wird das Abspringen verhindert, da der Unterkiefer entsprechend anterior eingestellt ist.

Die Grafik zeigt eine aufgezeichnete Exkursions- und Inkursionsbewegung mit einem reziproken Knacken. Eingezeichnet ist die therapeutische Kondylenposition kurz vor dem Inkursivknacken, d. h., in dieser Position befindet sich der Diskus noch in seiner physiologischen Lage. Der therapeutische Verlagerungsbetrag stellt die metrisch zu bestimmende Strecke dar, die der Kondylus aus seiner zentrischen Position, also dem Start- und Endpunkt der Aufzeichnung auf der Achs-Orbital-Ebene, nach anterior verlagert werden muss. Diese so ermittelte therapeutische Kondylenposition sollte zur Sicherheit mindestens 0,5 mm vor dem Inkursivknacken liegen, nie unmittelbar davor.

In der nun vorliegenden protrudierten Unterkieferposition liegt der Diskus in einer physiologischen Zuordnung. Dadurch kann die bilaminäre Zone ausheilen. Die Entzündung klingt ab, die elastischen Fasern können regenerieren.

Klinisch kann man den Patienten anweisen, den Unterkiefer soweit nach ventral zu verlagern, dass aus dieser Position heraus eine Öffnungsbewegung ohne Knacken erfolgen kann. In dieser Position wird der tKB genommen, welcher zur Montage der Modelle dient. Im Artikulator liegt dann eine Modellsituation in therapeutischer Zentrik vor.

Der repositionierte Diskus sollte vom Kondylus gegen die Eminentia fixiert werden, d. h., eine gleichzeitige Distraktion ohne zwingende anderweitige Gründe sollte unterbleiben.

Hierbei stellt sich grundsätzlich die Frage, wann ein anterior-medial verlagerter Diskus noch eingefangen werden kann und wann man eine anteriore Einstellung nicht durchführen sollte, um so den elastischen Fasern der posterioren Diskusaufhängung die Möglichkeit zu geben, einen Pseudodiskus zu bilden. Je initialer das Öffnungsknacken auftritt, desto günstiger ist die Prognose. Der anterior verlagerte Diskus wird in der Öffnungsbewegung ebenso wie in der Protrusionsbewegung reponiert. Ist aus der Ruhelage heraus keine Diskusverlagerung zu diagnostizieren, d. h., der Diskus springt initial auf den Kondylus auf, dann sollte die Schiene in dieser Öffnungsrotation hergestellt werden. Eine anteriore Verlagerung des Unterkiefers unterbleibt.

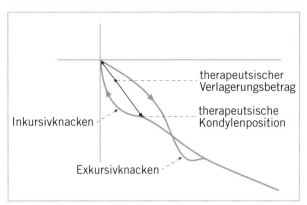

Abb. 15-89 Die theoretische therapeutische Kondylenposition ist ein Punkt auf der Achsenspur, der kurz vor dem Schließknacken liegt. Dieser Punkt markiert einen Bereich, in dem der Kondylus in der Schließbewegung noch auf dem Diskus steht. Kurz danach springt der Kondylus vom Diskus ab in die bilaminäre Zone. Durch die Repositionierungsschiene wird das Abspringen verhindert, da der Unterkiefer entsprechend anterior eingestellt ist.

Wird die Ruhelage überschritten, bevor der Diskus aufspringt, kann der Unterkiefer zur Aufrotation nach anterior verlagert werden. Hierbei ist jedoch Vorsicht geboten. Eine zu weit anterior eingestellte Position über eine längere Zeit führt zwangsläufig zu Schäden anterior der Kondylen sowie am gegenüberliegenden Pol der Eminentia. Ein schon länger verlagerter Diskus mit einem intermediären bis terminalen Knacken hat seine bikonkave Form weitgehend eingebüßt und kann somit nicht mehr reponiert werden. Hier benötigen wir eine Abklärung durch eine MRT-Aufnahme. Der Kondylus ist in diesem Fall lediglich durch die bilaminäre Zone von der Fossa articularis getrennt. Die elastischen Fasern verlieren ihre Funktion, es kommt langfristig zu einer nichtentzündlichen degenerativen Veränderung.

Teilweise tritt eine Hyalinisation in der bilaminären Zone ein. Dieses neue Gewebe ist zum Teil nicht mehr vaskularisiert. Dadurch erlangt das hyalinisierte Gewebe die Fähigkeit, Kräfte, die im Gelenk auftreten, zu tolerieren. Damit übernimmt das hyalinisierte Gewebe teilweise die Aufgabe des Diskus. Durch die Veränderung kommt es jedoch zu einem Defizit synovialer Flüssigkeit und damit zur Prädisposition für degenerative Veränderungen der Gelenkanteile. Des Weiteren kann es zur Perforation des hyalinisierten Gewebes kommen, wobei oft die Funktion aufrechterhalten werden kann[354].

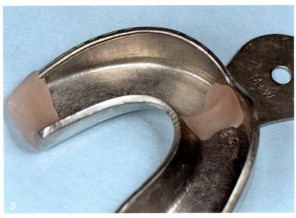
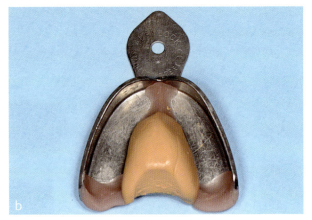

Abb. 15-90a, b Rimlock-Löffel werden für die Alginatabformung individualisiert.

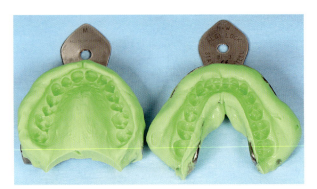

Abb. 15-91 Alginatabdrücke.

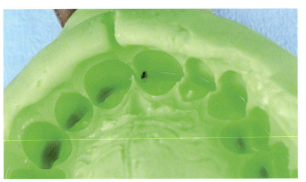

Abb. 15-92 Der dachfirstförmige Stopp, an der Inzisalkante von Zahn 11 erkennbar, verhindert ein Durchdrücken der Zahnreihe auf den Löffelboden.

15.5 Untersuchung der Okklusion in zentrischer Kieferrelation in Bezug auf gestörte Funktionen des CMS und MSS

(Alle im Folgenden vorgestellten Techniken tragen die Handschrift von Alexander Gutowski[283].)

15.5.1 Situationsabformung und Modellherstellung

Individualisierung der Abdrucklöffel

Im Ober- und Unterkiefer werden passende Rimlock-Löffel für eine Alginatabformung individualisiert. Mit lichthärtendem Kunststoff wird im Löffel in regio 11/21 bzw. 31 und 41 ein etwa 3 mm hoher dachfirstförmiger Stopp aufgebracht. Die Retromolarräume werden ebenfalls mit lichthärtendem Kunststoff abgedämmt. Im Oberkiefer wird der Gaumen mit Silikon verschlossen, wobei der hintere Teil mit dem Daumen abgeflacht wird, um den Würgereflex bei der Abdrucknahme zu vermindern. Die Abdämmungen verhindern ein Durchdrücken der Zahnreihen auf den Löffel und führen zu einem Staudruck, der eine exakte Abformung aller Bereiche gewährleistet (Abb. 15-90a, b).

Vorbereitung der Zahnreihen

Die Zahnoberflächen werden vor der Abdrucknahme entspannt (Prep Wet, Van R Dental Products, Oxnard,

15.5 Untersuchung der Okklusion in Zentrik in Bezug auf gestörte Funktionen des CMS und MSS

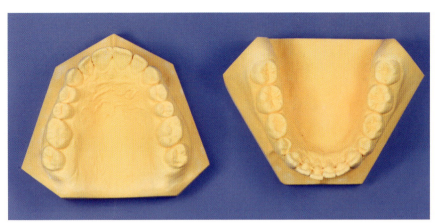

Abb. 15-93a Die fertig getrimmten Superhartgips-Modelle.

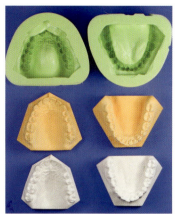

Abb. 15-93b Duplikate zur Dokumentation der Ausgangssituation.

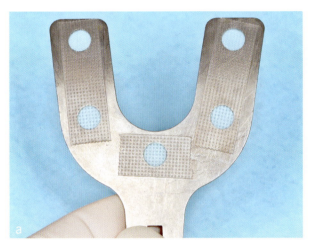
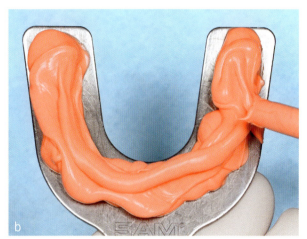

Abb. 15-94a, b Abkleben der Bissgabelunterseite und Belegung mit Okklusionssilikon.

Kalifornien, USA) und mit einem Fließ getrocknet. Ein passender Wangenhalter wird eingelegt, um das Vestibulum abzuhalten. Zunächst wird mit dem Zeigefinger Alginat blasenfrei auf die Okklusalflächen der Seitenzähne aufgestrichen. Man setzt den Löffel zuerst dorsal auf und senkt ihn dann langsam nach anterior ab, bis der vordere Stopp auf den Inzisiven aufsetzt. Der Wangenhalter wird kurz vor dem endgültigen Sitz des Löffels herausgenommen. Die Lippen werden dabei nach labial weggezogen, um eine Blasenbildung durch eingeschlossene Luft zu vermeiden. Anschließend werden Lippen und Wangen zum Löffel hinmassiert, um die Bänder gut in der Abdruckmasse abzubilden (Abb. 15-91, 15-92).

Die Abrücke werden mit einem Superhartgips, unter Vakuum angerührt, ausgegossen. Unter Erhalt des Vestibulums, der Tubera bzw. der Retromolarräume werden die Modelle getrimmt (Abb. 15-93a). Da bei der Okklusionsschienenherstellung Modelle zu Schaden kommen können, werden Duplikate zur Dokumentation der Ausgangssituation erstellt (Abb. 15-93b).

15.5.2 Arbiträre Gesichtsbogenübertragung

Vorbereitung der Bissgabel

Die Unterseite der Bissgabel wird mit Pflaster abgeklebt und mit einem Okklusionssilikon belegt (Kartuschenmaterial, z. B. Stonebite, Dreve, Dentamid, Unna) (Abb. 15-94a, b).

KAPITEL 15 Funktionsdiagnostik

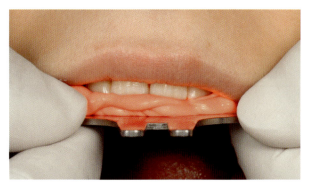

Abb. 15-95a Bis zum Aushärten wird die Bissgabel gehalten.

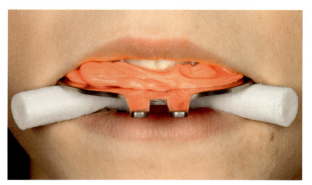

Abb. 15-95b Anschließend fixiert der Patient die belegte Bissgabel mit Watterollen.

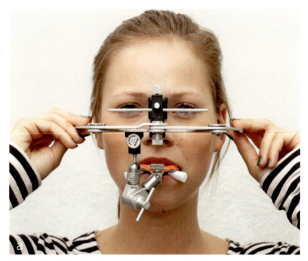

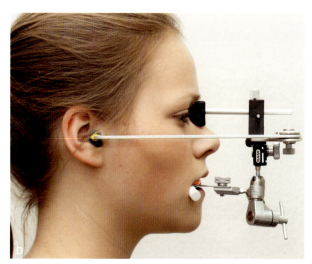

Abb. 15-96a, b Der arbiträre Gesichtsbogen wird symmetrisch zu den anatomischen Strukturen angelegt.

Man setzt die Bissgabel symmetrisch auf die Oberkieferzahnreihe auf (Abb. 15-95a). Nach dem Aushärten fixiert der Patient die Bissgabel gegen den Oberkiefer mit Watterollen im Prämolarenbereich (Abb. 15-95b).

Anlegen des arbiträren Übertragungsbogens

Der Patient hält den Bogen beidseitig mit Daumen und Zeigefinger und führt mit Unterstützung der Helferin die Oroliven in die Ohreingänge ein. Diese sollen im Gehörgang seitengleich sitzen und mit leichtem Druck nach oben und innen gehalten werden.

Die vordere Arretierungsschraube wird geschlossen, wobei der Sitz des Bogens in Relation zur Gesichtsmitte sowie die Parallelität zur Bipupillarlinie kontrolliert werden. Unterschiede können durch anatomische Abweichungen in der Gesichtssymmetrie oder durch fehlerhaften Sitz des Bogens bedingt sein.

Das Kupplungsteil wird auf den Bissgabelstiel geschoben und fixiert (Abb. 15-96a, b).

Der Gesichtsbogen wird abgenommen und das Kupplungsteil abgeschraubt. Die Schrauben des Kupplungsteils werden auf sichere Fixierung überprüft.

15.5 Untersuchung der Okklusion in Zentrik in Bezug auf gestörte Funktionen des CMS und MSS

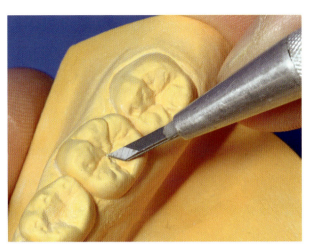

Abb. 15-97 Vorbereitung der Modelle: Entfernung von Gipsperlen.

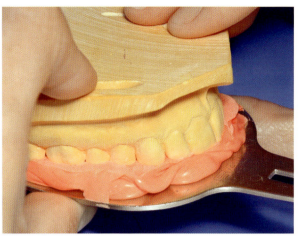

Abb. 15-98 Kontrolle des Modellsitzes und gegebenenfalls Zurückschneiden des Okklusionssilikons an Weichgewebsarealen, die einen korrekten Sitz verhindern können.

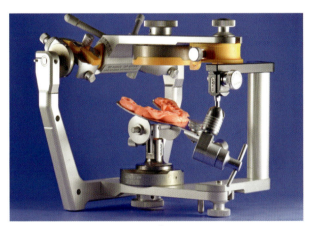

Abb. 15-99 Einspannen der Übertragungsvorrichtung in den SAM 3 Artikulator. Der Inzisaltisch wird im Artikulator-Oberteil eingespannt.

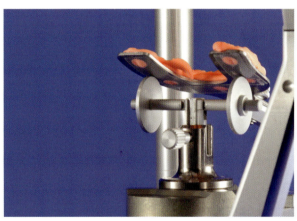

Abb. 15-100 Unterstützung der Bissgabel.

15.5.3 Modellmontage in den Artikulator und Artikulatoreinstellung

Kontrolle der Modelle

Unter Lupenkontrolle werden die Okklusalbereiche der Modelle auf Gipsperlen untersucht. Diese entfernt man mit einem feinen Messer (X-Acto 9b, Kugelschreiberform) (Abb. 15-97). Die Modellunterseiten bekommen Retentionen.

Oberkiefermodellmontage

Direkt im Artikulator oder mit getrennter Übertragungshilfe wird das Oberkiefermodell in das Artikulator-Oberteil montiert. Die Abbildungen 15-98 bis 15-102 beschreiben die weiteren Schritte.

Abschließend erfolgt eine Splitcast-Kontrolle der Oberkiefermodellmontage. Der Magnet der Metallplatte wird mit dem Magnetheber entnommen (Abb. 15-103a). Das Oberkiefermodell wird zentriert (Abb. 15-103b) und fixiert und das Artikulator-Oberteil abgesenkt. Bei korrekter Montage schließt der Splitcast spaltfrei (Abb. 15-103c).

KAPITEL 15 Funktionsdiagnostik

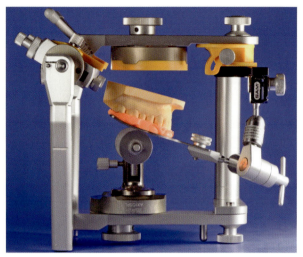

Abb. 15-101 Aufsetzen des Modells auf die Bissgabel.

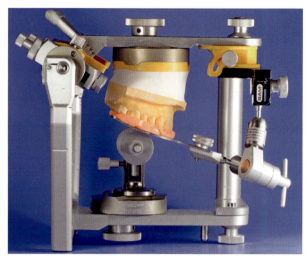

Abb. 15-102 Durchführung der Gipsarbeiten.

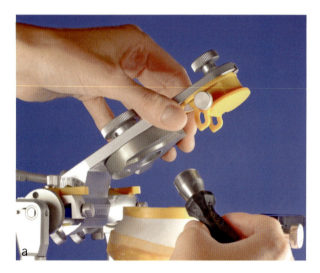

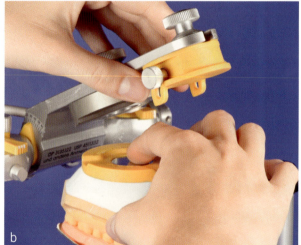

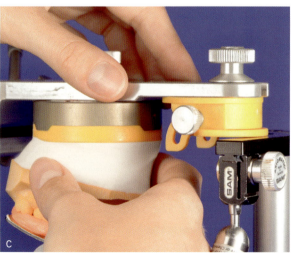

Abb. 15-103a–c Splitcast-Kontrolle der Oberkiefermodell-Montage.

15.5 Untersuchung der Okklusion in Zentrik in Bezug auf gestörte Funktionen des CMS und MSS

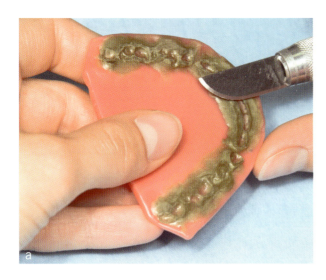

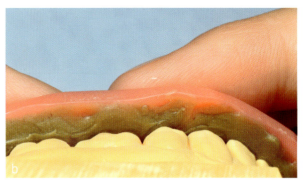

Abb. 15-104a, b Reduktion der Impressionstiefe und Aufpassung der Registratunterseite.

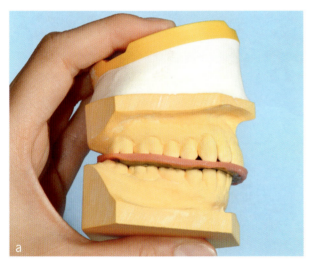

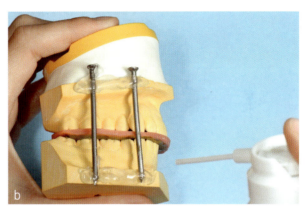

Abb. 15-105a, b Seitenweise Verschlüsselung des Modellpaares mit Drahtstiften und Kühlung des Heissklebers mit Eisspray.

Unterkiefermodellmontage

a) Registratkontrolle

Das Registrat darf nicht schaukeln. Mit einem Messer (X-Acto Nr. 5, Klinge Nr. 22) werden dünn auslaufende Fissurenbereiche und gegebenenfalls die Impressionstiefen der Unterseite reduziert, sodass die Platte nur den Höckerspitzen und Schneidekanten aufsitzt (Abb. 15-104a, b).

b) Verschlüsselung der Modelle mit Drahtstiften

Vor der Montage werden die Modelle auf jeder Seite mit je zwei Drahtstiften verklebt. Das Modellpaar mit korrekt positioniertem Registrat wird mit einer Hand schraubzwingenartig zwischen Daumen sowie Zeige- und Mittelfinger gehalten (Abb. 15-105a). Mit der anderen Hand appliziert man mit einer Heißklebepistole jeweils einen Streifen Klebstoff auf den Modellrand einer Seite. Dann werden die Drahtstifte aufgelegt. Mit der Heißklebepistole werden diese Stellen nochmals überklebt. Der Abkühlungsvorgang kann mit Kältespray beschleunigt werden (Abb. 15-105b). Erst nach dem völligen Aushärten einer Seite wechselt man unter Beibehaltung des Schraubzwingengriffes auf die andere Seite.

c) Artikulatorvorbereitungen (Abb. 15-106a, b)

- Der Inzisalstift kommt nun in das Artikulator-Oberteil und wird auf +4 eingestellt. Die Zentrikschlösser werden geschlossen.

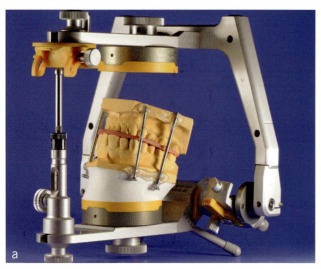
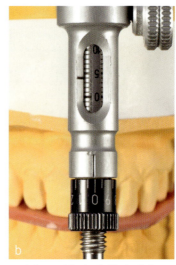

Abb. 15-106a, b Vorbereitungen für die Montage des Unterkiefermodells und Inzisalstifteinstellung.

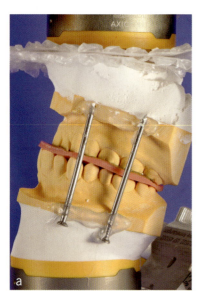
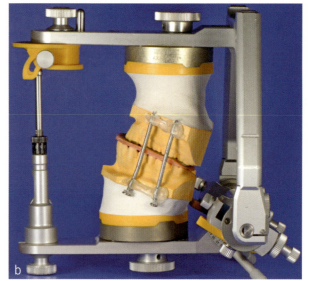

Abb. 15-107a, b Bei großem Modell-Artikulator-Abstand wird zweizeitig montiert.

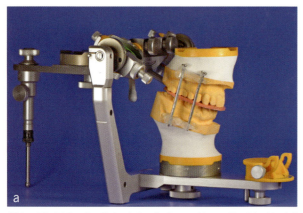
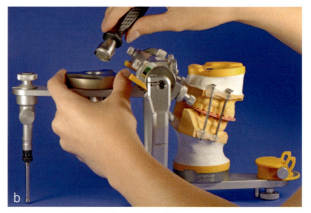

Abb. 15-108a, b Ablauf der Splitcast-Kontrolle: Die Modelle bleiben verschlüsselt. Der Stützstift wird umgekehrt in das Oberteil geschraubt und das Oberteil geöffnet. Der Magnet wird entnommen.

15.5 Untersuchung der Okklusion in Zentrik in Bezug auf gestörte Funktionen des CMS und MSS

- Der Inzisaltisch wird in das Unterteil geschraubt.
- Eine Axiosplit-Primärplatte wird spaltfrei auf die Metallplatte aufgesetzt.
- Der Artikulator wird nun umgedreht. Die Kondylarboxen zeigen auf die Tischplatte.
- Das verschlüsselte Modellpaar wird in das Artikulator-Oberteil gesetzt.
- Inzisaltisch und Inzisalstift können auch umgekehrt angeordnet werden (s. Kap. 18.3.2).

d) Montage des Unterkiefermodells

Mit dem Artikulator-Unterteil erfolgt eine Probeschließung, um den Abstand zum Modell beurteilen zu können. Bei zu großem Abstand wird zweizeitig gegipst, wobei die erste Gipsschicht durch eine dreifache Lage Verpackungsfolie von der Axiosplit-Kunststoffplatte getrennt wird (Abb. 15-107a).

Erst nach völligem Abbinden der ersten Gipsschicht erfolgt die Montage des Unterkiefermodells an das Artikulator-Unterteil (Abb. 15-107b).

e) Splitcast-Kontrolle

Die Splitcast-Kontrolle ist eine unerlässliche abschließende Prüfung, ob die Montage korrekt durchgeführt wurde. Erweist sich diese als inkorrekt, muss der letzte Vorgang – selbst bei minimalen Diskrepanzen – wiederholt werden. Die Kontrolle wird zuerst rechts, dann links durchgeführt. Der Vorgang ist aus der Bildfolge ersichtlich (Abb. 15-108a, b und 15-109a–c).

Artikulatoreinstellung

Die Programmierung des Artikulators kann mittels Protrusionsregistrat oder nach Axiografiewerten durchgeführt werden.

a) Einstellung der horizontalen Kondylenbahnneigung mit einem Protrusionsregistrat

Eine einfache Möglichkeit zur Einstellung der horizontalen Kondylenbahnneigung bietet das Protrusionsregistrat. Nach Gutowski[283] wird die Programmierung folgendermaßen durchgeführt:

An den Inzisiven und Eckzähnen einer Seite werden mit wasserfestem Filzschreiber vertikale Markierungen aufgezeichnet (15-110a, b).

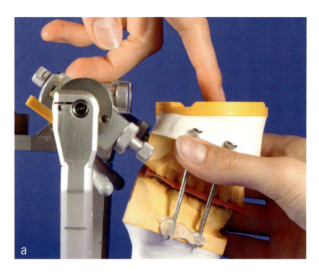

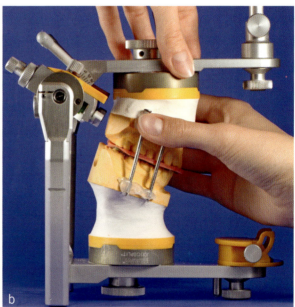

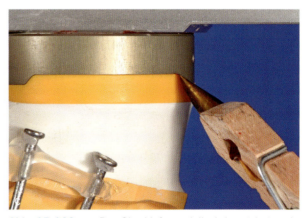

Abb. 15-109a–c Das Oberkiefermodell wird zentriert und fixiert. Dann schließt man das Oberteil und kontrolliert das spaltfreie Auftreffen der Metallplatte. Zusätzlich prüft man, ob an den Schrägflächen die Shimstock-Folie hält.

KAPITEL 15 Funktionsdiagnostik

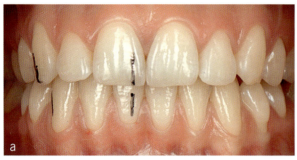
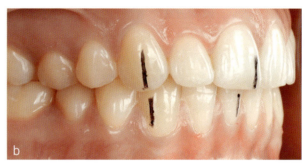

Abb. 15-110a, b Vertikale Markierungen an 11/41 und 13/43.

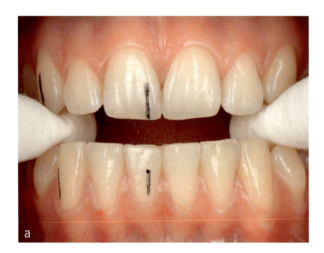
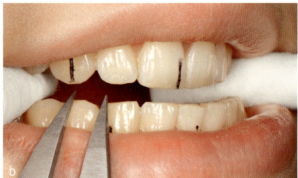

Abb. 15-111a, b Protrusion um 5 bis 6 mm unter Beibehaltung der Mittellinie.

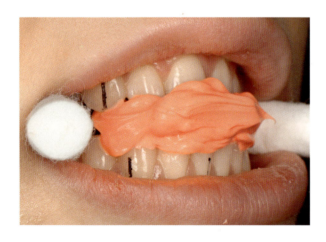

Abb. 15-112 Applikation von Okklusionssilikon zwischen die Schneidezähne in Protrusion.

Der Patient okkludiert im Bereich der Eckzähne auf Watterollen und protrudiert um 5 bis 6 mm. Die Markierungen erlauben ein Vermessen der Protrusion und eine Kontrolle darüber, dass keine Seitenabweichung erfolgt (Abb. 15-111a, b). Um diese Situation zu fixieren, wird zwischen die Schneidezähne Okklusionssilikon aus der Kartusche (Stonebite, Dreve Dentamid, Unna) appliziert (Abb. 15-112). Nach dem Aushärten öffnet der Patient, und die Watterollen werden entnommen.

Durch Okklusion in das frontale Element wird die Protrusionsposition wieder eingenommen, und die Seitenzahnbereiche werden aufgefüllt. Das Material wird bis zum Aushärten zu den Zahnreihen hin massiert (Abb. 15-113a, b).

15.5 Untersuchung der Okklusion in Zentrik in Bezug auf gestörte Funktionen des CMS und MSS

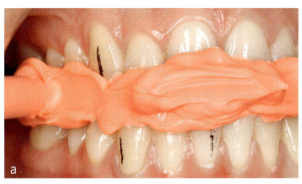 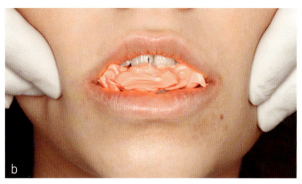

Abb. 15-113a, b Komplettierung des Registrates im Seitenzahnbereich.

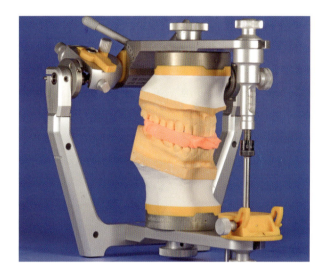

Abb. 15-114 Das Modellpaar mit Protrusionsregistrat im Artikulator. Die Zentrikschlösser sind geöffnet. Der Stützstift stabilisiert das Artikulatoroberteil nach anterior.

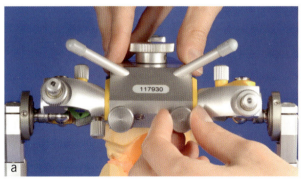 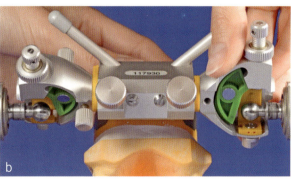

Abb. 15-115a, b (a) Die Arretierschraube zur Einstellung der Kondylenbahnneigung wird geöffnet. (b) Absenken des Kondylargehäuses bis der Kondylus Kontakt zur Gelenkbahn bekommt.

Um die Registrate einwandfrei auf die Gipsmodelle übertragen zu können, werden am Registrat alle Kontaktareale zum Weichgewebe eliminiert. Die Modelle werden mit dem Registrat zusammengefügt und in den Artikulator gesetzt. Dafür müssen die Zentrikschlösser geöffnet werden. Um einen sicheren Sitz des Modellpaares zu gewährleisten, wird der Stützstift in Kontakt zur Inzisalplatte gebracht (Abb. 15-114). Die Abbildungen 15-115a, b sowie 15-116 illustrieren das weitere Vorgehen zur Einstellung der horizontalen Kondylenbahnneigung am Artikulator.

KAPITEL 15 Funktionsdiagnostik

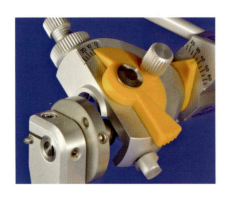

Abb. 15-116 Die Gelenkbahnneigung kann abgelesen und notiert werden.

b) Die Programmierung des Artikulators nach Axiografiewerten
(wird in Kapitel 15.6 dargestellt)

15.5.4 Modellanalyse in zentrischer Kieferrelation

Grundsätzlich darf bei der okklusalen Analyse im Artikulator nicht vergessen werden, dass trotz aller Präzision in der Durchführung der einzelnen Schritte die Patientensituation nur annähernd mit der Artikulatorsituation identisch ist. Gerade beim Absenken des Artikulatoroberteils sind Ungenauigkeiten in der Scharnierachse wahrscheinlich.

Die Modellanalyse führen wir in folgenden Schritten durch:
- *Schritt 1:* Vergleich der Registrate über die Splitcast-Kontrolle
- *Schritt 2:* Analyse der statischen Okklusion
- *Schritt 3:* Analyse der dynamischen Okklusion

Schritt 1: Vergleich der Registrate über die Splitcast-Kontrolle

Der Vergleich der Registrate ist ein Indikator für die Aussagekraft der Analyse (Abb. 15-117a, b). Stimmen die Registrate sehr gut überein, ist dies ein Zeichen für gute Aussagekraft. Stimmen die Registrate kaum überein, sollte ein erneutes Registrat mit manueller Vorbehandlung erfolgen, um die Aussagekraft der Analyse zu erhöhen.

Der Vergleich der Registrate gibt gleichzeitig Auskunft darüber, wie sicher der Patient seine zentrische Unterkieferposition einnehmen kann. Bei stark fortgeschrittener Pathologie kann es vorkommen, dass der Patient die Zentrik nicht findet.

Schritt 2: Analyse der statischen Okklusion

Die Stützstiftarretierung wird geöffnet und das Artikulator-Oberteil bis zum ersten Kontakt abgesenkt. Durch Fixieren des Stützstiftes werden die Modelle für die weitere Untersuchung geschützt.

Diagnostische Auswertung

1. Identifizierung der zentrischen Kontakte
Mit Shimstock-Folie werden die zentrischen Kontakte demaskiert (Abb. 15-118a, b) und die Übereinstimmung mit Angaben des Patienten, mit Attritionen, Schlifffacetten und Abrasionen geprüft.

Ist die Analyse der zentrischen Kontakte plausibel, werden diese mit schwarzer Okklusionsfolie markiert und in das Schema eingetragen.

2. Bestimmung des Gleitweges des Unterkiefers von der zentrischen Okklusion in die maximale Okklusion (HIKP)
Die Gleitwegrichtung und die Distanz werden in Millimetern abgeschätzt und in das Schema eingetragen. Dabei geht es um die Frage, in welche Richtung die Kondylen in maximaler Okklusion verlagert werden und ob es dadurch zu einer Kompression, seitlichen Verlagerung oder Distraktion des Kiefergelenkes kommt (s. Kap. 7.4).

Eine präzise Analyse der kondylären Verlagerung erfolgt mit dem MPI (Mandibular-Positions-Indikator, SAM Präzisionstechnik) oder im Rahmen einer paraokklusalen Axiografie (s. Kap. 15.6) und kann im Funktionsstatus ergänzend vermerkt werden.

> Eintrag in Funktionsstatus – Rückseite: „Kraniomandibuläres System (CMS)" (Abb. 15-119):
> *Kontakte in Zentrik:* Zahnpaar angeben
> *Gleitweg in HIKP:* Richtung und Strecke in mm schätzen

Schritt 3: Analyse der dynamischen Okklusion

Das Okklusogramm wird auf das Oberkiefermodell übertragen und mit den klinischen Befunden (Inspektion, Kontrolle der Dynamik mit Okklusionsfolie) verglichen.

Die Führungsflächen der Unterkiefer-Exkursionsbewegungen werden in das Schema eingetragen.

15.5 Untersuchung der Okklusion in Zentrik in Bezug auf gestörte Funktionen des CMS und MSS

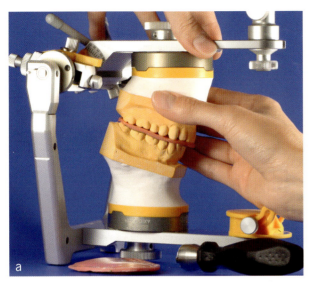 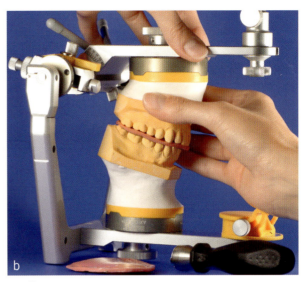

Abb. 15-117a, b Vergleich der Registrate über die Splitcast-Kontrolle.

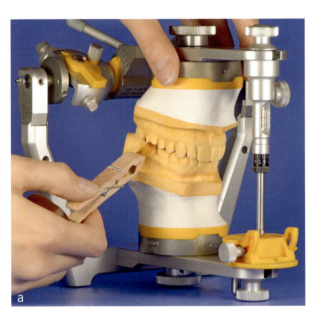 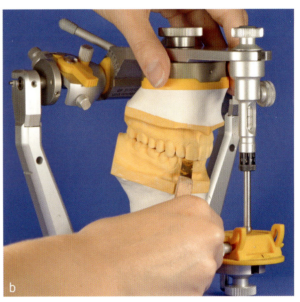

Abb. 15-118a, b Die zentrischen Kontakte werden mit Shimstock-Folie identifiziert.

Abb. 15-119 Dokumentation der Zentrikkontakte und des Gleitwegs in die HIKP.

Kraniomandibuläres System (CMS)															
KONTAKTE IN HABITUELLER OKKLUSION	8	7	6	5	4	3	2	1	1	2	3	4	5	6	7	8
+ = Stark 0 = schwach – = kein Kontakt															
KONTAKTE IN ZENTRIK															
Gleitweg in HIKP (mm/Richtung)															
KONTAKTE IN DYNAMIK Protrusion															
Lat. rechts															
Lat. links															

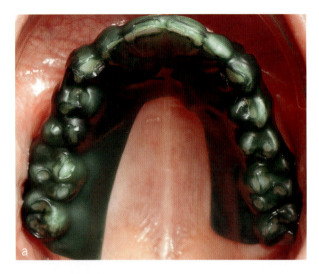

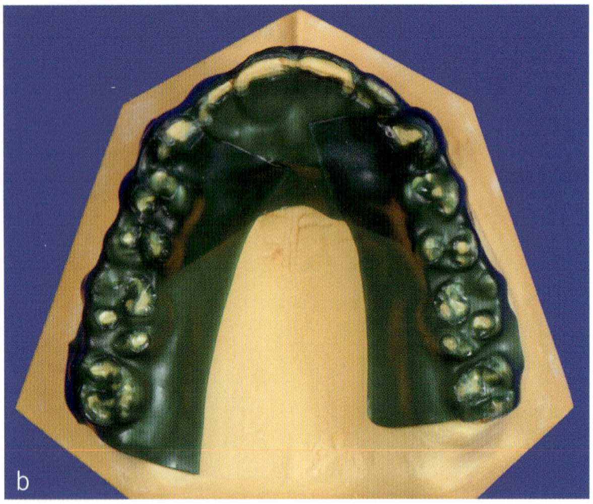

Abb. 15-120a, b Das Okklusogramm wird auf das Oberkiefermodell übertragen.

Abb. 15-121

Diagnostische Auswertung

Es wird kontrolliert, welche Abweichungen von der Front-Eckzahn- bzw. unilateral geführten Dynamik bestehen und, ob eine neurophysiologisch ungünstige balancierte oder sogar hyperbalancierte dynamische Okklusion vorliegt (s. Kap. 7.4.2).

> Eintrag in Funktionsstatus – Rückseite: „Kraniomandibuläres System (CMS)" (Abb. 15-121):
> *Kontakte in Dynamik: Zähne, die führen, werden mit + markiert (jeweils für Protrusion, Laterotrusion nach rechts, Laterotrusion nach links)*

15.6 Erweiterte Kiefergelenkdiagnostik mittels Axiografie

Die instrumentelle Kiefergelenkdiagnostik wird mittels Axiografie (Kondylometrie oder Pantografie) durchgeführt. Sie ermöglicht die dynamische Aufzeichnung der Unterkieferbewegungen und deren diagnostische Interpretation[35,355,356]. Die Axiografie ist ein ergänzendes, kein generelles oder alleinstehendes Verfahren innerhalb der Funktionsuntersuchung[357]. Im Rahmen der Kiefergelenkdiagnostik wird eine instrumentelle Bewegungsaufzeichnung dann als indiziert angesehen, wenn klinische Bewegungsstörungen nicht eindeutig einer Gelenkpathologie zugeordnet werden können[357].

In unserer Systematik wird die Methode bei folgenden Indikationen angewendet:

- Unterstützende Kiefergelenkdiagnostik bei unklaren klinischen Befunden, zur Ergänzung von bildgebenden Verfahren (s. Kap. 14.2 und 14.3)
- Darstellung der Diskrepanz der Kondylenlokalisation zwischen habitueller Okklusion (HIKP) und zentrischer Kieferrelation (Zentrik) bei unklaren klinischen Befunden
- Individuelle Programmierung des Artikulators mit den patientenspezifischen Gelenkparametern zur individuellen Abstimmung des Okklusionskonzeptes bei umfassenden prothetischen Versorgungen (s. Kap. 21 und 22):

15.6 Erweiterte Kiefergelenkdiagnostik mittels Axiografie

- Neigung und Krümmung der Kondylenbahn
- Bennett-Bewegung
- Verlauf der Mediotrusions- und Latertrusionsspur
- Dokumentation in komplexen Behandlungsfällen

Die Aufzeichnung von Kondylenbewegungen birgt besondere Schwierigkeiten, die die Analyse der Biomechanik des Kiefergelenkes erschweren. Das Kiefergelenk verfügt über drei Bewegungsachsen, die zusätzlich zur Rotation auch Translationsbewegungen zulassen. Dabei folgt die Translationsbewegung einem gekrümmten Verlauf.

Die Bewegungen des Unterkiefers werden hierbei einerseits durch die Führungsfunktion der Kiefergelenke im Sinne eines neuromuskulären Regelkreises und andererseits durch die Kaumuskulatur und die jeweilige Zahnstellung bestimmt.

Da im Bereich der Kiefergelenke keine sichere Fixierung von Aufzeichnungsgeräten möglich ist, müssen diese in der Regel gelenkfern an den Zähnen oder an bestehendem Zahnersatz fixiert werden.

Elektronische Registriersysteme bieten den mechanischen Systemen gegenüber erhebliche Vorteile: Sie sind schnell anzulegen, ermöglichen eine komfortable Datenarchivierung und können extraartikulär erfasste Daten auf den Interkondylarabstand zurückrechnen. Die Auswertung erfolgt elektronisch und es können Bewegungsabläufe mit und ohne Zahnkontakt im direkten Vergleich erfasst werden.

Aktuell basieren elektronische Registriersysteme vorwiegend auf elektromechanischen, optoelektronischen und ultraschallbasierten Messvorrichtungen. Der AXIOQUICK® Recorder (SAM Präzisionstechnik, Gauting bei München) arbeitet berührungslos mit Ultraschall. Messbasis ist die Referenzbasis Achs-Orbital-Ebene (Frankfurter Horizontale). Das System kombiniert den klassischen AXIOQUICK® Transferbogen mit einer berührungslosen elektronischen Registriereinheit. Damit verzichtet SAM auf die individuelle Ermittlung der kinetischen Scharnierachse und greift zur Vereinfachung des Vorgangs auf die arbiträre Scharnierachse zurück. Die Kurven der Mundöffnung sollten bei arbiträrer Scharnierachse jedoch zurückhaltend beurteilt werden, da irreguläre Verlaufsspuren auch durch Achsenfehler bedingt sein können[357].

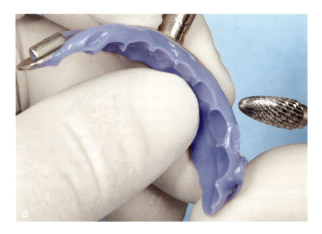

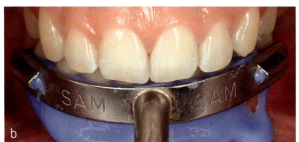

Abb. 15-122a, b Anfertigung und Ankleben des parokklusalen Löffels.

15.6.1 Klinisches Vorgehen

Individualisierung der Bissgabel für die Oberkiefermontage

Falls nach der axiografischen Untersuchung der Rekorderbogen als Transferbogen für die Oberkiefermontage genutzt werden soll, muss vor dem Anlegen der Apparatur die Bissgabel vorbereitet werden (s. Kap. 15.5.2).

Anlegen der AXIOQUICK®-Apparatur

Der parokklusale Löffel wird an den Unterkieferzahnbogen angepasst. Ein Bissregistriermaterial (z. B. Luxabite, DMG, Hamburg, o. Ä.) wird angemischt und auf die Innenseite des Löffels gestrichen. Der beschickte Löffel wird unter Berücksichtigung des Überbisses zentriert auf die Unterkieferfront aufgesetzt, bis das Material ausgehärtet ist. Überschüsse, die Bewegungen des Oberkiefers stören könnten, werden mit der Fräse eliminiert (Abb. 15-122a).

Die Befestigung des parokklusalen Löffels auf den Zahnaußenflächen erfolgt mit 3 Tropfen Sekundenkleber oder Glasionomerzement (Abb. 15-122b).

KAPITEL 15 Funktionsdiagnostik

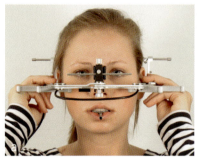
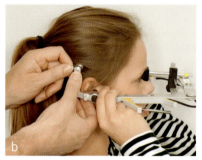
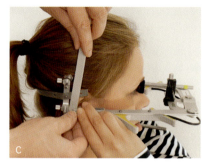

Abb. 15-123a–c Anlegen des oberen Rekorderbogens. Der Patient positioniert dabei die Porionstifte selbst nach innen und oben.

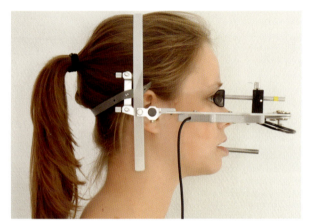

Abb. 15-124 Der fertig angelegte obere Bogen.

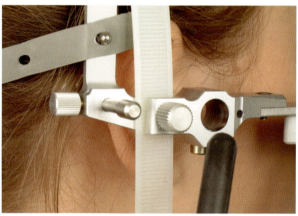

Abb. 15-125 Die Porionstifte werden nach dem Anlegen des oberen Bogens herausgenommen.

Der obere Rekorderbogen, der in seinem Aufbau einem arbiträren Transferbogen entspricht, wird nach Vorschrift angelegt. Der Patient positioniert die Porion-Stifte mit Daumen und Zeigefinger in die Gehörgänge nach innen und oben. Nach Adaptation der Nasion-Stütze und Ausrichtung des Nivellierstabs nach der Bipupillarlinie (Abb. 15-123a) kann die zentrale Feststellschraube fixiert werden. Zur Stabilisierung des Bogens erfolgt die Fixierung mit der Mastoid- und Kippabstützung (Abb. 15-123b) und abschließend mit dem Gumminackenband und dem Vertexband (Abb. 15-123c, Abb. 15-124).

Vor der Vermessung können die Porionstifte mit einer drehenden Bewegung aus den Gehörgängen gezogen werden (Abb. 15-125). Der untere Bogen mit den Ultraschallsendern wird vorsichtig auf den Stil des Löffels geschoben, parallel zum oberen Bogen ausgerichtet und fixiert (Abb. 15-126a, b).

Nach Angaben des Herstellers ist mit dem Porionorientierten Transferbogen die Frankfurter Horizontale exakt eingerichtet. Der meist etwa 10 mm vor dem Porus acusticus liegende Gelenkdrehpunkt (Scharnierachse) kann durch die kleine Bohrung für den Scharnierachsenstift kontrolliert werden.

Aufzeichnung der Bewegungsbahnen

Jede Aufzeichnung der Bewegung benötigt als Null-Bezug einen definierten Ablauf. Deshalb sollte zum Start jeder einzelnen Bewegung der Unterkiefer des Patienten in die Ausgangssituation (HIKP) zurückgeführt werden. Nach Betätigung des Fußpedals erfolgt für die Dauer der Betätigung die Aufnahme.

Der Patient führt aufrecht sitzend folgende Unterkieferbewegungen durch:

- maximale Öffnung (Abb. 15-127a–c),
- Protrusion, über die Zähne geführt (Abb. 15-128a–c),
- Laterotrusion nach links, über die Zähne geführt (Abb. 15-129a–c),
- Laterotrusion nach rechts, über die Zähne geführt (Abb. 15-130a–c).

15.6 Erweiterte Kiefergelenkdiagnostik mittels Axiografie

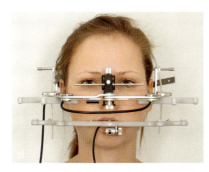
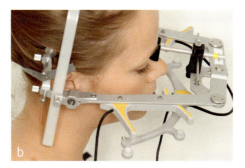

Abb. 15-126a, b Ausgerichteter Unterkieferbogen von vorn und aus seitlicher Ansicht.

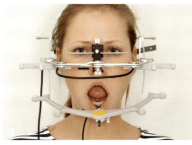
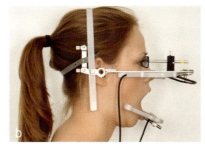

Abb. 15-127a–c Mundöffnung.

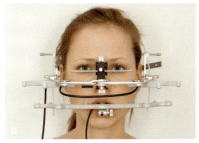
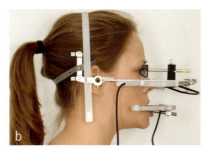

Abb. 15-128a–c Protrusion, über die Frontzähne geführt.

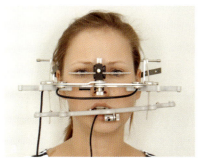
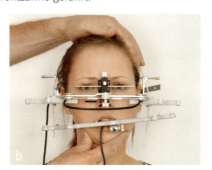

Abb. 15-129a–c Laterotrusion nach links, aktiv und forciert.

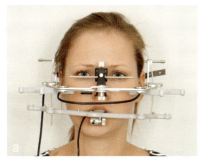
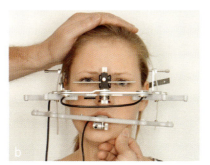

Abb. 15-130a–c Laterotrusion nach rechts, aktiv und forciert.

KAPITEL 15 Funktionsdiagnostik

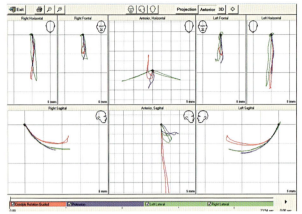

Abb. 15-131 Die übereinandergelegten Bewegungsaufzeichnungen.

Die Aufzeichnungen erfolgen in zwei Durchgängen. Beim zweiten Durchgang können die dynamischen Lateralbewegungen mit Druck auf den Kieferwinkel der Mediotrusionsseite erfolgen, um die Bennettbewegung unter Belastung darzustellen. Dabei muss der Kopf im Stirnbereich der Laterotrusionsseite fixiert werden (Abb. 15-129b, 15-130b). Die Abbildung 15-131 zeigt die übereinandergelegten Bewegungsaufzeichnungen.

Programmierung des Artikulators

Die Computerauswertung der Bewegungsaufzeichnungen gibt Gelenkparameter vor, die zur Artikulatorprogrammierung verwendet werden (Abb. 15-132). Im Einzelnen sind dies:

Horizontale Kondylenbahnneigung (HKN, HCI)

Die Mundöffnungsbewegung und die Protrusionsbahn beschreiben im gesunden Gelenk ähnliche Bahnen, auf denen sich die Kondylen entlang der Gelenkbahn nach anterior bewegen.

Diese werden zur Achs-Orbital-Ebene in Bezug gebracht. Die Achs-Orbital-Ebene ist eine Schädelbezugsebene, die durch den untersten Punkt des linken knöchernen Orbitarandes und die beiden Scharnierachsen in zentrischer Kondylenposition gebildet wird (Abb. 15-134). Sie entspricht idealerweise der Ebene, die der angelegte anatomische Transferbogen vorgibt. Entsprechend ist das Artikulator-Oberteil auf die Achs-Orbital-Ebene ausgerichtet (Abb. 15-133).

Die nach anterior gerichtete Translationsbahn beschreibt im funktionell gesunden Gelenk eine Kurve. Da eine Kurve in jedem Punkt eine andere Steilheit hat,

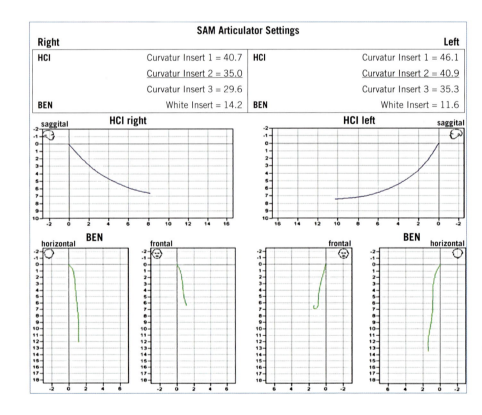

Abb. 15-132 Auszug der computergestützten Auswertung der Bewegungsaufzeichnungen.

15.6 Erweiterte Kiefergelenkdiagnostik mittels Axiografie

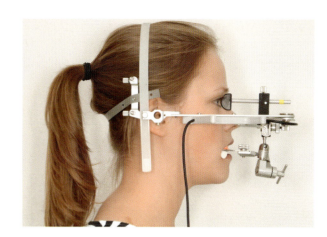

Abb. 15-133 Der angelegte Transferbogen beschreibt direkt die Achs-Orbital-Ebene.

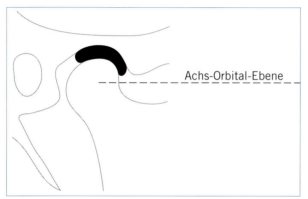

Abb. 15-134 Achs-Orbital-Ebene.

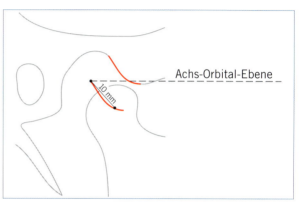

Abb. 15-135 Der Kondylus gleitet an der Gelenkbahn nach anterior (rote Kurve).

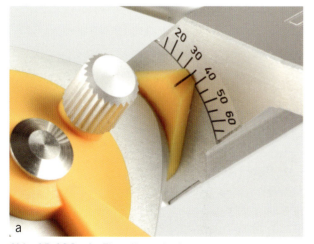

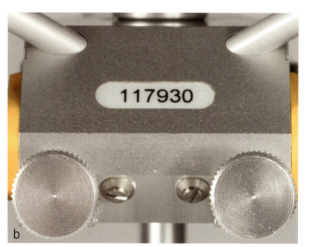

Abb. 15-136a, b Einstellung der horizontalen Kondylenbahnneigung am SAM 3 Artikulator.

wird die horizontale Kondylenbahnneigung durch eine Sekante definiert, die ihren Ursprung in der Scharnierachse hat und die Kurve nach 10 mm schneidet (Abb. 15-135). Die horizontale Kondylenbahnneigung ist der Winkel zwischen Achs-Orbital-Ebene und der 10 mm langen Sekante. Die Abbildungen 15-136a, b zeigen die Einstellungsmodalitäten der horizontalen Kondylenbahnneigung am SAM Artikulator.

KAPITEL 15 Funktionsdiagnostik

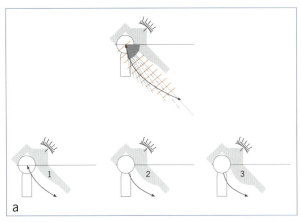 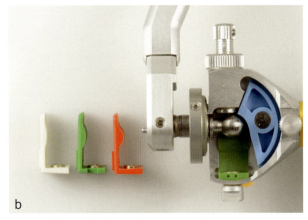

Abb. 15-137a, b Für die unterschiedlichen Gelenkbahnkrümmungen stehen drei Kurvaturen zur Verfügung.

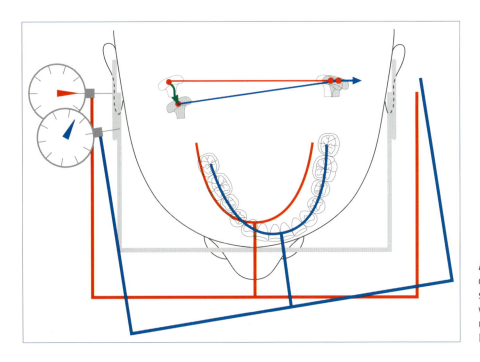

Abb. 15-138 Bewegungen des Medio- und Laterotrusionskondylus. Bennett-Bewegung, Immediat side shift und Bennett-Winkel auf der Mediotrusionsseite.

Kurvatur

Die individuelle Krümmung der Gelenkbahn im Bereich der 10 mm langen Sekante wird durch die Kurvatur beurteilt und vermessen. Das SAM System bietet drei verschiedene Ausprägungen zur individuellen Kurvaturprogrammierung an (Abb. 15-137a, b).

Bennett-Bewegung, Bennett-Winkel

Bei der Laterotrusionsbewegung erfolgt eine Bewegung im Wesentlichen nur im schwingenden Mediotrusionskondylus. Im Gelenk der Laterotrusionsseite, dem ruhenden Kondylus, tritt bis auf einen geringen Seitwärtsversatz und eine Rotation, keine Translationsbewegung auf (s. Kap. 1).

Der schwingende Kondylus beschreibt dabei eine nicht ausschließlich nach anterior gerichtete Translationsbewegung, sondern bewegt sich zeitgleich nach medial. Dieser Vorgang wird als Bennett-Bewegung bezeichnet. Der unmittelbare mediale Versatz heißt „Immediate side shift". Der Winkel, den diese Bewegung mit der Protrusionsbahn in der Horizontalebene bildet, ist der sogenannte Bennett-Winkel (Abb. 15-138).

15.6 Erweiterte Kiefergelenkdiagnostik mittels Axiografie

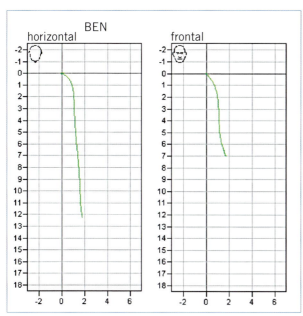

Abb. 15-139 Aktive, unforcierte Mediotrusionsbewegung.

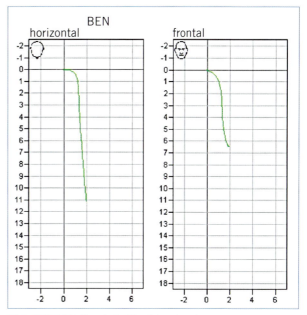

Abb. 15-140 Forcierte Mediotrusionsbewegung.

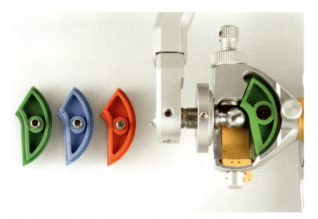

Abb. 15-141 Verschiedene Bennett-Einsätze: Immediate side shift 0,5 mm (grün), 1,0 mm (blau), 1,5 mm (rot).

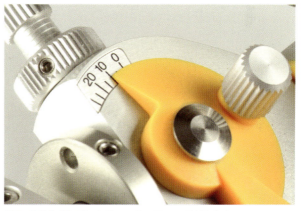

Abb. 15-142 Einstellung des Bennett-Winkels.

Die Abbildungen 15-139 bis 15-141 zeigen die unforcierte und die forcierte Bennett-Bewegung, die darauf ausgerichteten Bennett-Einsätze für den SAM Artikulator und die Modalität zur Einstellung des Bennett-Winkels am Artikulator. Der Bennett-Winkel sollte generell auf 10° eingestellt werden (Abb. 15-142)[332].

15.6.2 Kiefergelenkdiagnostik

Durch Interpretation der axiografischen Aufzeichnungen kann eine ergänzende Kiefergelenkdiagnostik erfolgen.

Das gesunde Kiefergelenk

Bei physiologisch zentrierten Gelenken ist die Diskus-Kondylus-Einheit erhalten und der Bandapparat ist intakt (Abb. 15-131). Diese Situation stellt sich in den axiografischen Aufzeichnungen folgendermaßen dar:

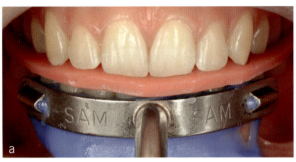
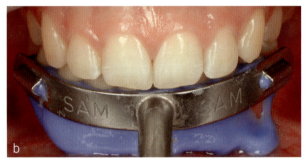

Abb. 15-143a, b Analyse der Kondylenposition mit Registrat in zentrischer Kondylenposition und ohne Registrat in habitueller Interkuspidation.

- *Protrusion:* mindestens 10 mm, anteriore Konkavität, Identität von Exkursion und Inkursion
- *Mediotrusion:* länger als die Protrusion, anteriore Konkavität, Identität von Exkursion und Inkursion, die ersten 6 mm sind deckungsgleich mit der Protrusion
- *Öffnung:* gleichmäßig, länger als die Protrusion, im ersten Teil identisch mit der Protrusion, danach oberhalb von dieser liegend

Für die Interpretation bei Gelenkpathologien verweisen wir auf Kapitel 2 und auf weiterführende Literatur, insbesondere Bumann und Lotzmann[35].

Dokumentation der Kondylusverlagerung in HIKP

Die okklusionsbedingte Kondylusverlagerung kann innerhalb der axiografischen Analyse durch die Kondylenpositionsanalyse präzise dargestellt werden.

Bei fixiertem parokklusalem Löffel wird das Zentrikregistrat auf den Oberkieferzähnen adaptiert. Der Patient okkludiert vorsichtig unter Lupenkontrolle des Behandlers in die Impressionen der Registratunterseite (Abb. 15-143a). Beim aufrecht sitzenden Patienten mit gerader Kopfhaltung wird durch Auslösung des Fußschalters die zentrische Kondylenposition in transversaler und sagittaler Ansicht erfasst und als Kreuz in der Mitte der konzentrischen Ringe dargestellt (Abb. 15-144). Nach Herausnahme des Registrates okkludiert der Patient maximal in seiner habituellen Interkuspidation (HIKP) (Abb. 15-143b).

Durch erneutes Auslösen des Fußschalters wird die habituelle Position der Kondylen im gleichen Schema dargestellt. Die Richtung und der Abstand der Verlagerung der Kondylenpositionen können im Bereich der konzentrischen Ringe in 0,2 mm Abständen abgelesen werden (Abb. 15-144).

Die Bestimmung der Kondylenposition kann als unterstützende Diagnostik zusätzlich zu den klinischen Befunden verwendet werden.

In unserer Behandlungssystematik wird allein auf der Basis dieser Diagnostik keine Korrektur der Kondylenposition mittels Distraktionseinsätzen durchgeführt. Eine Korrektur der Kondylenstellung erfolgt ausschließlich über die Okklusion in Abstimmung mit dem muskuloskelettalen System.

Anatomische Gesichtsbogenübertragung nach durchgeführter Axiografie

Der am Unterkiefer befestigte parokklusale Löffel kann durch Abknicken von den Zähnen gelöst werden. Die vorbereitete Bissgabel wird auf den Oberkieferzähnen adaptiert und mit zwei Watterollen im Bereich der Prämolaren durch den Unterkiefer fixiert. Die Bissgabelkupplung wird am Transferbogen befestigt und verbindet diesen mit der Bissgabel. Durch Festdrehen der zentralen Schraube wird das Kupplungsgelenk fixiert (Abb. 15-145a–c). Die Schrauben am Transferbogen können nach und nach gelöst werden, sodass der Bogen abgenommen werden kann. Die Bissgabel wird auf Fixation geprüft.

15.6 Erweiterte Kiefergelenkdiagnostik mittels Axiografie

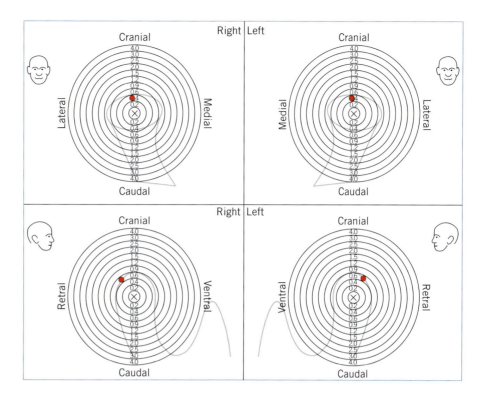

Abb. 15-144 Darstellung der Kondylenposition in zentrischer (x) und habitueller (roter Punkt) Position. Hier besteht eine Kiefergelenkkompression in habitueller Okklusion.

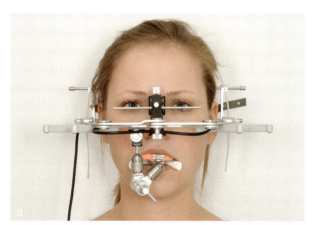

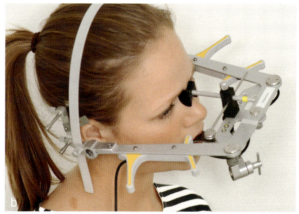

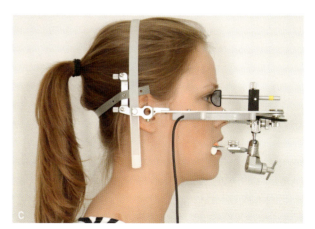

Abb. 15-145a–c Im Anschluss an die axiografischen Aufzeichnungen kann mit dem oberen Rekorderbogen die arbiträre Gesichtsbogenübertragung durchgeführt werden.

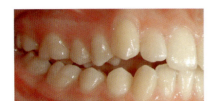
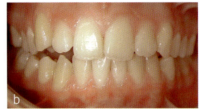
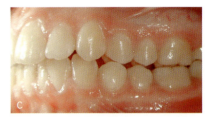
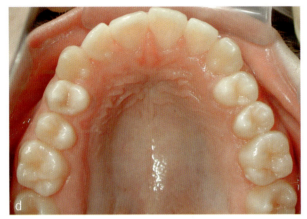
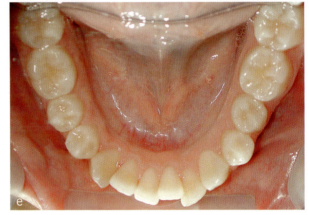

Abb. 15-146a–e Intraoraler Befund bei Behandlungsbeginn in HIKP: seitlich offener Biss, Klasse-II-Verzahnung links 1/2 Pb, Mittellinienverschiebung, Dreh- und Engstände, Oberkiefer transversal leicht eingeengt, Rezessionen in der Unterkieferfront.

15.7 Modellanalyse in zentrischer Kieferrelation – ein Patientenbeispiel aus der Kieferorthopädie

Die Okklusion wurde in der Kieferorthopädie lange Zeit aus rein statischer Sicht betrachtet. Im Blickfeld stand die HIKP. Die Diagnose erfolgte anhand handgehaltener, in „Okklusion getrimmter Modelle". In der Prothetik erfolgte die Montage der Modelle oft ohne schädelbezügliche Oberkiefermontage in HIKP.

Die Okklusion sollte man heute im dynamischen Zusammenspiel aller umgebenden Strukturen sehen. Daher ist für eine korrekte Modellanalyse die schädelbezügliche Oberkiefermontage notwendig. Der Unterkiefer wird mittels Zentrikbissnahme (s. Kap. 15.4.1) dagegen montiert. Der Artikulator sollte mindestens mittelwertig einstellbar sein. Die dynamische Okklusion kann nur unter diesen Bedingungen untersucht werden. Auch die Untersuchung der statischen Okklusion kann nur exakt durchgeführt werden, wenn Ober- und Unterkiefer schädelbezüglich und mit Zentrikregistrat montiert werden.

Folgendes Patientenbeispiel zeigt die Notwendigkeit der Modelldiagnostik im Artikulator. Die Patientin kam im Alter von 13 Jahren und 10 Monaten erstmals in unsere Praxis. Sie war bis dahin alio loco funktionskieferorthopädisch mit einem Aktivator behandelt worden. Infolge der CMD wurde die Patientin in unserer Praxis vorgestellt.

In HIKP (Abb. 15-146a–e) ist eine Mittellinienverschiebung, eine Angle-Klasse II (1/2 Prämolarenbreite) links und ein bilateral seitlich offener Biss zu erkennen. Zur Überprüfung der Rezessionen wurde die Patientin an eine Parodontologin überwiesen. Dreh- und Engstände waren im Ober- und Unterkiefer auffällig. Der Oberkiefer war transversal leicht eingeengt. Es lag eine laterale Zungeneinlagerung vor.

Anhand der kieferorthopädischen Planungsmodelle (Abb. 15-147a–c) ergab sich derselbe Befund wie bei der intraoralen Befundung in HIKP. Würde eine Therapieplanung anhand dieser nicht zentrisch montierten Planungsmodelle erfolgen, müsste im 2. Quadranten distalisiert werden um eine Klasse-I-Verzahnung einzustellen und um danach die obere Mittellinie zu korrigieren. Dies würde bedeuten, dass der Unterkie-

15.7 Modellanalyse in zentrischer Kieferrelation – ein Patientenbeispiel aus der Kieferorthopädie

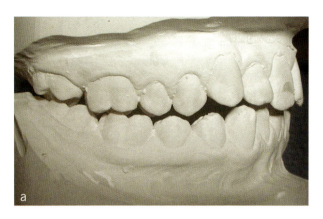
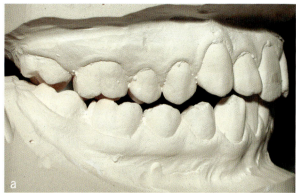
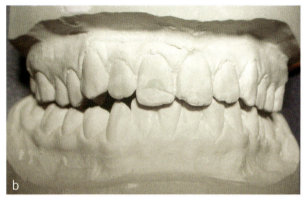
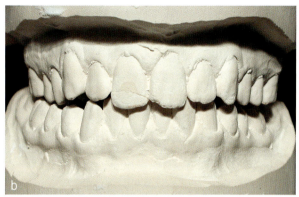
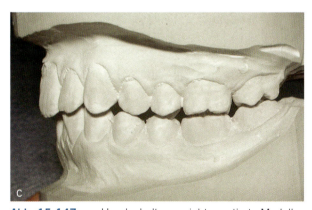
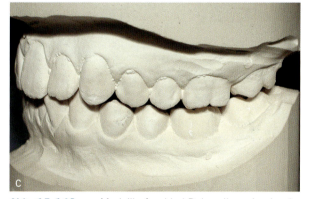

Abb. 15-147a–c Handgehaltene, nicht montierte Modelle eines Patienten bei kieferorthopädischem Behandlungsbeginn. Modellbefund in HIKP: seitlich offener Biss, Klasse-II-Verzahnung links 1/2 Pb, Mittellinienverschiebung.

Abb. 15-148a–c Modellbefund bei Behandlungsbeginn in Zentrik: seitlich offener Biss, Klasse-I-Verzahnung links und rechts, keine Mittellinienverschiebung.

fer in seiner Position fixiert bliebe und die in sagittaler Richtung korrekt stehenden Zähne im Oberkiefer auf einen falsch zentrierten Unterkiefer angepasst würden. Abb. 15-148 zeigt im Vergleich dazu die Situation in physiologischer Kieferrelation. Der Oberkiefer ist arbiträr schädelbezüglich und der Unterkiefer mit einer Zentrikbissnahme im Mittelwertartikulator montiert. Abbildung 15-149 zeigt die vier Kontaktpunkte in Zentrik auf 16 und 17 zu 46 und 47. Von diesen Kontaktpunkten ausgehend gleitet der Unterkiefer aus der Zentrik nach links in die HIKP ab.

Dieses Beispiel zeigt die Notwendigkeit der Modelldiagnose an montierten Modellen. Die Bedeutung der von Harold Gelb mehrfach wiederholten Aufforde-

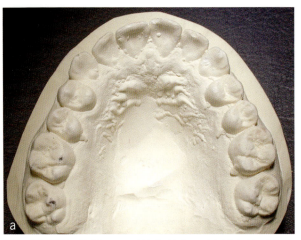
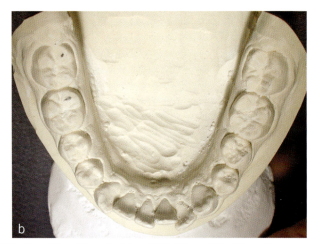

Abb. 15-149a, b Ober- und Unterkieferaufsicht: In Zentrik sind die Kontaktpunkte lediglich auf 16, 17 und 46, 47 zu erkennen.

rung: „THINK ORTHOPEDIC FIRST, THEN TEETH", wird hier sehr deutlich. Bevor nicht die skelettale, gelenkbezügliche Unterkieferlage bestimmt ist, macht es keinen Sinn, sich über Änderungen in der Okklusion Gedanken zu machen.

(Das therapeutische Vorgehen bei dieser Patientin wird in Kapitel 20.8 beschrieben.)

15.8 Der kieferorthopädische Befunderhebungsbogen

Für die Eingangsuntersuchung in der kieferorthopädischen Fachpraxis wurde ein spezieller Untersuchungsbogen entwickelt (Abb. 15-150). Er kann für jeden Patienten angewendet werden und beinhaltet einen leicht verkürzten Funktionsuntersuchungsbogen, der das muskuloskelettale System berücksichtigt (Abb. 15-153 und 15-154).

Im oberen Teil des Untersuchungsbogens werden allgemeine Erkrankungen und Funktionseinschränkungen sowie Wünsche des Patienten zur Ästhetik neben Familienanamnese und kieferorthopädischer Vorbehandlung notiert. Die erhobenen dentalen Befunde und der PSI werden eingetragen und evtl. sich daraus ergebende notwendige Überweisungen unter „Ü" notiert.

Für die kieferorthopädische und die evtl. folgende interdisziplinäre Behandlungsplanung ist die dentale Oberkiefermitte in Relation zur Gesichtsmitte ein wesentliches Kriterium, das an Modellen nicht nachvollzogen werden kann. Dazu zählt ebenso der sichtbare Bereich der oberen Inzisiven, sowohl bei Ruhelage der Oberlippe als auch beim Lachen. Wir notieren dies, obwohl wir immer auch ein „EMMA-Bild" anfertigen. Hierzu fotografieren wir, wie bereits von Zachrisson beschrieben, den Mund von frontal, während der Patient „EMMA" sagt, um die Inzisiven in Ruhelage der Lippen zu dokumentieren[462].

Zur kieferorthopädischen Befundung zählen zwingend Bändchen, Sprache, Schlucken, Lippenschluss und Habits.

Die Lokalisation von Schmerzen, die Ausstrahlung der Schmerzen von Triggerpunkten und die Symmetrie des Gesichtes und der Körperhaltung werden eingezeichnet.

Alle weiteren Untersuchungen sind auf dem kieferorthopädischen Untersuchungsbogen in gleicher Weise wie auf dem allgemeinen Funktionsdiagnoseblatt zu verzeichnen (s. Kap. 15.1, Abb. 15-1 und 15-2).

Positive Muskelbefunde können in der Grafik mit einem x an der Stelle der schmerzhaften Palpation eingetragen werden. Triggerpunkte mit Ausstrahlung werden mit einem Pfeil ins Ausstrahlungsgebiet gekennzeichnet (Abb. 15-151 und 15-152).

Ein erster möglicher Therapievorschlag, der mit dem Patienten besprochen wird, kann notiert werden, obgleich die diagnostischen Unterlagen für die genaue Planung noch erstellt werden.

15.8 Der kieferorthopädische Befunderhebungsbogen

Patient _____ geb. am _____ Datum _____
Überweiser _____
Erkrankung _____
Funktion _____
Ästhetik _____
Familienanamnese _____
KFO-Vorbehandlung wo? _____ wie? _____ wann? _____

Ü _____

18	17	16	15	14	13	12	11	21	22	23	24	25	26	27	28
			55	54	53	52	51	61	62	63	64	65			
			85	84	83	82	81	71	72	73	74	75			
48	47	46	45	44	43	42	41	31	32	33	34	35	36	37	38

X fehlt **C** Karies **R** Rezession **K** keilf. Defekt **A** Abrasion
T in mm **V** +/− **L** s)(

S1/16	S2/11	S3/26
S4/46	S5/31	S6/36

OK – Mitte _____ Ruhelage   Lachen   Gummy Smile
UK – Mitte _____
Kinnmitte _____

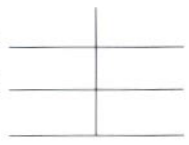

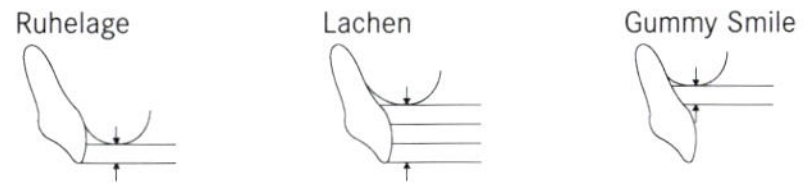

Bändchen OK _____ UK _____ Zunge _____ Ü _____
Sprache _____ Schlucken _____ Ü _____
Lippenschluss _____ Habit _____

Lokalisation von Schmerzen, Ausstrahlung und Symmetrie

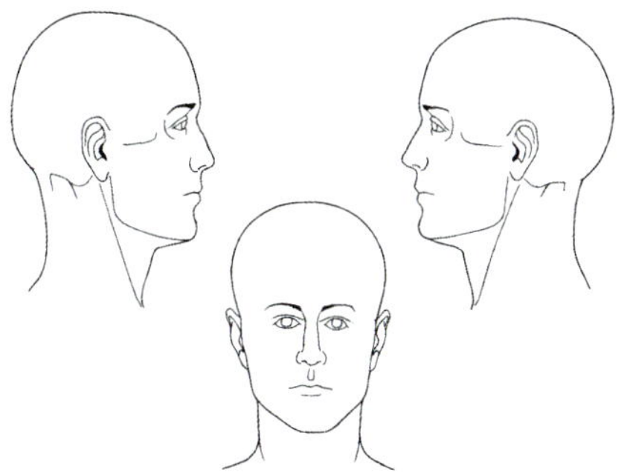

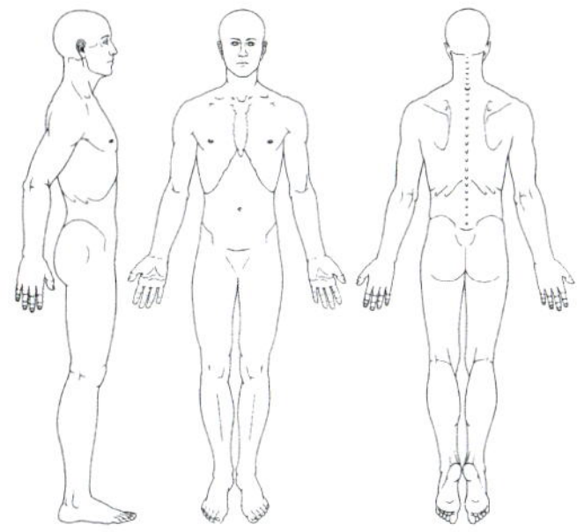

Kiefergelenk lateral _____
Kiefergelenk posterior _____

	re	li	re+	li+
Rotation HWS				
Flexion HWS				
Extension HWS				
Seitneigung HWS				
Rumpfrotation				
Beinlängendifferenz				
Variable Beinlänge				
Leg-Turn-In Test				
Priener Abduktionstest				
+ =				

SKD _____ mm

Zentrik

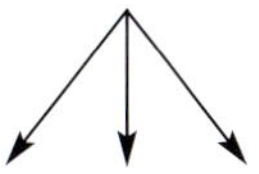

Systemische Hypermobilität:

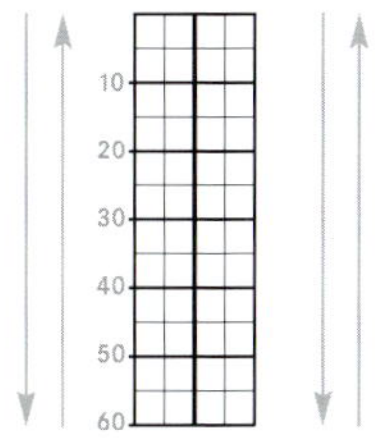

re   HIKP   li

JOINT-PLAY TESTS
Distraktion und Translation   Endfeel
                               _____ mm
                               weich _____ hart _____
Kompression   Schmerz: ja   nein

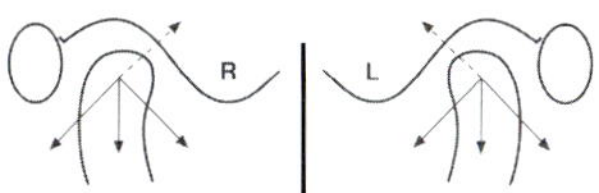

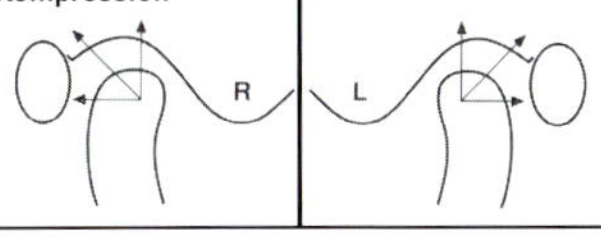

KFO Therapie _____

Interdisz. Therapie _____

© Dr. Schupp, Köln

Abb. 15-150 Untersuchungsblatt Kieferorthopädie.

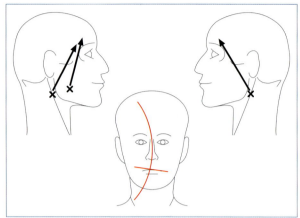

Abb. 15-151 Die Gesichtsskoliose (rot) und die Kippung der Okklusionsebene werden neben den schmerzhaften Triggerpunkten und den Ausstrahlungen (schwarz) eingetragen. Hier ist eine verkürzte Gesichtsseite rechts mit einem links konvexen Gesicht eingezeichnet. Rechts befinden sich Triggerpunkte im M. masseter und M. sternocleidomastoideus mit Ausstrahlung über das rechte Auge, links war ein Triggerpunkt im M. sternocleidomastoideus auffällig, der über das linke Auge ausstrahlt.

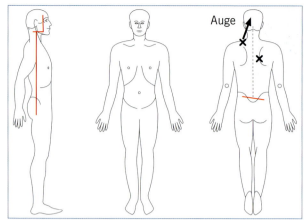

Abb. 15-152 Eingezeichnet ist die anteriore Kopfhaltung in der seitlichen Darstellung (rot) und die Beckenkippung (rot). Im M. trapezius links befindet sich ein Triggerpunkt mit Ausstrahlung zum Auge, rechts wurde ein schmerzhafter M. trapezius ascendens palpiert.

	re	li	re+	li+
Rotation HWS				
Flexion HWS				
Extension HWS				
Seitneigung HWS				
Rumpfrotation				
Beinlängendifferenz				
Variable Beinlänge				
Leg-Turn-In-Test				
Priener Abduktionstest				
+ =				

Abb. 15-153 Aus dem Funktionsstatus KFO: Untersuchung des MSS, Eingangsuntersuchung re/li und mit KRB nach Traktion. Die durchgeführte Veränderung, Traktion, therapeutischer Konstruktionsbiss oder Traktion der Kiefergelenke wird in der Spalte re+/li+ eingetragen.

	re	li	re+	li+
Rotation HWS	f 50°	f 55°	70°	70°
Flexion HWS	ø	ø	ø	ø
Extension HWS	ø	ø	ø	ø
Seitneigung HWS	f 30°	ø	35°	35°
Rumpfrotation	f		ø	ø
Beinlängendifferenz	+2		=	=
Variable Beinlänge	+	+	=	=
Leg-Turn-In-Test	f 25°	f 30°	50°	50°
Priener Abduktionstest	f 40°	f 50°	ø	ø
+ = tKB				

Abb. 15-154 Die Eintragung des Ausgangsbefundes links (blau) zeigt pathologische Befunde: Am Beispiel der Rotation der HWS wurde rechts/links ein festes (f) Endfeel diagnostiziert, die Bewegung nach rechts war auf 50°, links auf 55° limitiert. Nach Einsetzen des therapeutischen Konstruktionsbisses und neurologischer Reorganisation war bei der Rotation der HWS das Endfeel physiologisch und 70°. Die Beinlängendifferenz – im Ausgangsbefund war das rechte Bein 2 cm länger – wurde ausgeglichen.

TEIL 4

Funktionstherapie

TEIL 4

Allgemeine Grundlagen

Jede Änderung der intermaxillären Relation stellt streng genommen eine orthopädische Maßnahme dar, da die Stellung von Körpergelenken geändert wird. Die Entscheidung des zahnmedizinisch-manualmedizinisch-orthopädischen Behandlungsteams über die zahnmedizinische/medizinische Notwendigkeit zur Neueinstellung des Unterkiefers, setzt profunde diagnostische und therapeutische Kenntnisse voraus[243].

In diesem Sinne darf eine Okklusionskorrektur nur innerhalb eines verantwortungsbewussten und klaren interdisziplinären Behandlungskonzeptes geplant und durchgeführt werden.

Ein solches Konzept soll hier vorgestellt werden. Es ist eng an die Stellungnahme der Deutschen Gesellschaft für Zahn-, Mund- und Kieferheilkunde (DGZMK) von 2005 zur Therapie der funktionellen Erkrankungen des CMS angelehnt und für uns bindend[457].

Einleitend möchten wir auszugsweise aus dieser Stellungnahme zitieren:

„Eine Therapie ist bei Schmerzsymptomen oder Einschränkungen der Funktion indiziert und erfolgt heute durch zahnmedizinische und medizinische Verfahren[216]. Das Grundprinzip besteht darin, die verschiedenen pathophysiologischen Zustände im Rahmen der Funktionsdiagnostik stufenweise zu erfassen, um auf dieser Grundlage geeignete Therapieverfahren auszuwählen. Neoplastische u. ä. Erkrankungen sind vor Beginn einer zahnärztlichen Therapie differenzialdiagnostisch abzuklären und ggf. frühzeitig einer fachspezifischen Weiterbehandlung zuzuführen. Als zahnärztliche Maßnahmen kommen zunächst die reversible Behandlung mittels konstruierter Okklusionsschienen und anderer Aufbissbehelfe[358,359] in Betracht. Stellen sich diese als wirksam heraus, können darüber hinaus irreversible Maßnahmen, wie das Einschleifen von Störungen in der Okklusion, kieferorthopädische Korrekturmaßnahmen und/oder die Rekonstruktion von Einzelzähnen, Zahngruppen oder des gesamten Kausystems zur Anwendung kommen[358].

Initiale zahnärztliche Therapien mit Okklusionsschienen[358–360] besitzen aufgrund ihrer Reversibilität ein weites Indikationsspektrum und stellen die zahnärztliche Standardmaßnahme in der Primärtherapie dar[361].

Eine medikamentöse Therapie kann einen wesentlichen Bestandteil der Therapie darstellen[216,362–364], ist in den meisten Fällen aber nur Teil eines Therapie-Gesamtkonzeptes. Da eine Behandlung mit Medikamenten nicht ohne Risiko ist, sollte der verordnende Therapeut über ein profundes Wissen hinsichtlich der/des entsprechenden Wirkstoffe/s verfügen, bevor ein Medikament verordnet wird[365] [s. Kap. 16.4].

Unter den medizinischen Maßnahmen besitzen in der symptomatischen, aber auch in der kausalen Therapie physikalisch-medizinische Methoden eine große Bedeutung. Die Prinzipien der Behandlung des Bewegungsapparats sind auch für den mandibulomaxillären Bereich gültig. Zu den physikalisch-medizinischen Methoden gehören Thermo- bzw. Kryotherapie in Form der konventionellen Anwendung von Wärme oder Kälte, aber auch von Rotlicht oder Mikrowelle sowie Ultraschall. Hinzu kommen Massagen und andere physiotherapeutische Maßnahmen (z. B. Manualtherapie) mit Wirkung auf die Muskulatur sowie die Kiefergelenke, einschließlich osteopathischer Techniken sowie isometrischer Spannungs- und isotonischer Bewegungsübungen. In Form eines häuslichen Übungsprogrammes ermöglichen diese Übungen die Fortführung der Therapie über die einzelnen Behandlungstermine hinaus[35,352]. Da physikalisch-medizinische Maßnahmen in der Regel symptomatisch wirken und damit auch der raschen Schmerzbeseitigung dienen, sollte ihr Einsatz besonders in der Initialtherapie, aber auch bei chronifizierten Verläufen in Erwägung gezogen werden. Ebenso wie verschiedene physiotherapeutische Methoden können die physikalisch-medizinischen Maßnahmen dabei hauptsächlich bei akuten Muskel- und Kiefergelenkbeschwerden sowie bei chronischen Muskelschmerzen eingesetzt werden. Sie können, wenn Befunde wie Parafunktionen, Habits bzw. eine Masseterhypertrophie oder eine Kompression eines oder beider Kiefergelenke vorliegen, auch zur Vorbehandlung des orofazialen Systems herangezogen werden, wenn eine kieferorthopädische Behandlung, eine okklusale Restauration oder eine Rekonstruktion mittels Zahnersatz erforderlich sind[358]. Voraussetzungen hierfür sind eine genaue Indikationsstellung, eine sachgerechte Instruktion und eine sorgfältige Durchführung am Patienten sowie die inhaltliche Abstimmung mit dem behandelnden Zahnarzt.

Auch andere Therapieverfahren, wie Akupunktur oder Akupressur, können ggf. herangezogen werden, um Erfolge in der Normalisierung der Muskelfunktion bzw. der Reduktion myogen verursachter Schmerzen zu erreichen. Parafunktionen und Fehlhaltungen sind dem Patienten bewusst zu machen, z. B. durch Aufklärung und Anleitung zur Selbstbeobachtung. Der Verdacht auf psychoreaktive („stressbedingte") Teilursachen einer chronischen Funktions- bzw. Schmerzstörung sollte mit dem Patienten besprochen werden. Gerade in der Phase der diagnostischen Abklärung sollte die Zusammenarbeit mit einem psychosomatisch bzw. speziell psychologisch qualifizierten Kollegen erfolgen.

Der interdisziplinäre Einsatz von zahnmedizinischen und medizinischen Maßnahmen zur Behandlung von Funktionsstörungen und -erkrankungen des kraniomandibulären Systems ist heute unumstritten. Sowohl okklusale als auch physikalisch-medizinische Maßnahmen sind damit fester Bestandteil der Funktionstherapie, deren erfolgreicher Einsatz in zahlreichen wissenschaftlichen Untersuchungen nachgewiesen wurde[232]."

Auf Basis der Diagnostik (s. Teil III) wird die Therapie individuell für den Patienten formuliert und in den Funktionsstatus eingetragen.

Diese Diagnosestellung ist zunächst nur eine Hypothese. Sie muss sich durch die therapeutischen Maßnahmen erhärten und bestätigen. Erst wenn die Therapie wirksam ist und Befunde und Beschwerden des Patienten rückläufig sind oder sich ganz auflösen, bestätigt dies die Diagnose und das korrekte therapeutische Vorgehen.

In der Wahl der therapeutischen Mittel kann die Einteilung in Dysfunktionstypen zu Hilfe genommen werden (s. Kap. 11).

- Erscheint die Okklusion als alleiniger Auslöser der CMD (Dysfunktionstyp 1), werden okklusale Maßnahmen zur Therapie im Vordergrund stehen.
- Ist die Okklusion Kofaktor im CMD-Geschehen (Dysfunktionstyp 2, 4), wird die Behandlung der Okklusion im entsprechenden interdisziplinären Vorgehen geplant.
- Steht die Psyche als Auslöser der CMD-Problematik im Vordergrund (Dysfunktionstyp 3), sollte man mit okklusaler Therapie vorsichtig bzw. zurückhaltend sein.

Die initiale okklusale Therapie muss reversibel sein. Hier sind herausnehmbare Okklusionsschienen das Mittel der Wahl. In besonderen Fällen kann jedoch auch direkt mit fest aufklebbaren Okklusionsbehelfen gearbeitet werden.

Die in der Diagnostik ermittelte Kieferrelation ist die Basis für die Okklusionskorrektur. Die mittels überprüfter Registrate zentrisch eingestellten Ober- und Unterkiefermodelle stellen eine therapeutische Ausgangslage dar, in der keine kompensatorische Wirkung der Kiefergelenkposition auf das muskuloskelettale System erfolgt. Somit ist diese Kieferrelation Ausgangslage für die Okklusionsschienentherapie.

In Fällen von Zahnverlust kann es notwendig sein, vor der okklusalen Therapie Stützzonen zu schaffen. Eine funktionsgerechte Abstützung kann über Implantatinsertionen oder über eine teil- oder totalprothetische Versorgung herbeigeführt werden. In speziellen Fällen ist, wie später beschrieben, eine kieferorthopädische Therapie der erste Therapieschritt.

Je nach Erfordernis wird die okklusale Therapie durch komplementäre Maßnahmen an den betroffenen Strukturen des kraniomandibulären und muskuloskelettalen Systems begleitet. Diese beziehen sich auf die direkte Behandlung der Muskulatur und der Gelenke. In seltenen Fällen ist eine vorübergehende pharmakologische Begleittherapie indiziert (s. Kap. 16.4).

Drei bis sechs Monate nach Behandlungsbeginn erfolgt eine Reevaluation der Funktionstherapie, die das weitere therapeutische Vorgehen bestimmt. Eine weiterführende okklusale Therapie aus funktionellen Gründen darf nur dann erfolgen, wenn sich diese im Rahmen der Funktionstherapie als notwendig erweist. Ist dies der Fall, muss sowohl in der Kieferorthopädie als auch in der Prothetik die therapeutische Okklusion beibehalten werden.

Ist keine weiterführende funktionelle Therapie notwendig, wird die Okklusionsschienentherapie ausgeschlichen und die Schiene zunächst noch nachts getragen. In den Fällen, in denen die Funktionstherapie keine Wirkung zeigte, sollte die Behandlung so früh wie möglich abgebrochen werden. Während der gesamten zahnärztlichen Funktionstherapie ist eine Einbindung der okklusalen Therapie in ein interdisziplinäres Gesamtkonzept unerlässlich, um der Wechselwirkung der Okklusion mit Strukturen des kraniomandibulären und muskuloskelettalen Systems gerecht zu werden.

TEIL 4

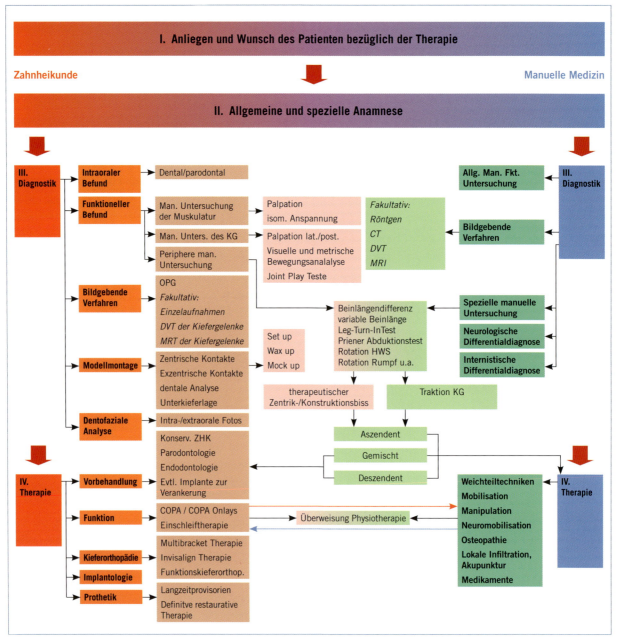

Abb. IV-1 Interdisziplinäre Zusammenarbeit zwischen Zahnheilkunde und Manueller Medizin in Diagnostik und Therapie bei CMD und Dysfunktionen im MSS.

KAPITEL 16

Manuelle und komplementäre Behandlung des CMS

16.1 Mobilisation der Kiefergelenke

Bei der Analyse der aktiven und passiven Funktionsbewegungen eines Gelenkes ist eine Untersuchung der Teilkomponenten dieser Bewegungen erforderlich. Das geschieht durch die Prüfung des Gelenkspiels (Joint play). Unter dem Joint play versteht man die Summe der passiven Bewegungsmöglichkeiten eines Gelenkes, die aktiv nicht möglich sind. Typisch für jedes Gelenk und jede Bewegungsrichtung ist das sogenannte Endgefühl am Ende einer aktiven oder passiven Bewegung. Das Joint play eines Synovialgelenkes ist die Bewegung, die von willkürlicher Muskelaktivität unabhängig ist und durch diese auch nicht ausgelöst werden kann. Die Bewegungen sind klein, weniger als 3 mm in alle Richtungen. Die Form der Gelenkflächen definiert diesen Bewegungsumfang. Das Gelenkspiel ist für eine schmerzlose und freie Bewegung aller Gelenke unabdingbar. Ist das Gelenkspiel gestört, sind normale Willkürbewegungen eingeschränkt oder erweitert und häufig mit Schmerzen verbunden. Die Störung des Gelenkspiels kann als „Gelenkdysfunktion" bezeichnet werden. Das Gelenkspiel kann durch willkürliche Muskelaktivität des Patienten nicht wiederhergestellt werden. Das heißt, eine Gelenkdysfunktion ist immer mit einem gestörten Gelenkspiel verbunden. Diese Regel gilt auch für das Kiefergelenk. Beweglichkeit und Funktion werden durch die Behandlung wiederhergestellt[229,347].

Ist die Blockierung, also die reversible, hypomobile artikuläre Dysfunktion des Gelenks mit einem muskulären Spasmus verknüpft, so gelingt die Normalisierung des Gelenkes alleine durch postisometrische Relaxation der Muskulatur nur vorübergehend, wenn die Blockierung im Gelenk weiter besteht. Die Blockierung ist eine funktionelle und reversible Bewegungseinschränkung in eine oder mehrere Richtungen, die mit Schmerz und Weichteilreaktionen verbunden ist[366]. Im Kiefergelenk ist die oben erwähnte Blockierung nicht mit der akuten Diskusverlagerung ohne Reposition zu verwechseln, bei der die Mundöffnung stark eingeschränkt, das Endgefühl hart und stark limitiert ist.

Eine Blockierung des Kiefergelenks ist meistens indirekt durch länger bestehende Fehlbelastung ausgelöst. Die Gelenkbeweglichkeit ist im Joint play eingeschränkt. Dabei können Schmerzen bestehen, müssen aber nicht. Hieraus ergibt sich die therapeutische Konsequenz einer Mobilisation. Unter der Mobilisation verstehen wir eine wiederholte, langsame und geführte Bewegung in Traktion. Dabei erfolgt die geführte Bewegung in die gestörte Joint-play-Richtung[367].

Rhythmische, weiche Wiederholungen der passiven Mobilisation können eine Blockierung meistens auch ohne Manipulation (Impuls) lösen. Ziel der Mobilisierung ist die Wiederherstellung der normalen artikulären Funktion sowie die Beseitigung der Schmerzen und der erhöhten Muskelspannung[368]. Die Mobilisation ist nicht alleine eine Vorbereitung zur Manipulation, sondern sie ist eine Alternative zur Manipulation[229]. Dieses gilt insbesondere für das Kiefergelenk. Eine Impulstherapie mit hoher Geschwindigkeit und kleiner Amplitude (HVLA = high velocity, low amplitude) wie bei der Manipulation am übrigen Skelett sollte am Kiefergelenk nicht durchgeführt werden.

Die Einatmung übt eine allgemein fazilitierende, die ruhige Ausatmung eine inhibierende Wirkung auf die Muskulatur aus[229]. Eine Ausnahme macht die Kaumuskulatur, hier hat die Einatmung einen inhibierenden, die Ausatmung einen fazilitierenden Effekt[366]. Mundöffnung und Protrusion gehen mit der Einatmung, Mundschließen mit der Ausatmung einher[229].

Da sich die Entspannungsphase der Muskulatur zur Mobilisation eignet, nutzt man diese Phase zur Unterstützung der Mobilisation mithilfe der postisometrischen Relaxation. Während der Ausatmung leistet der Muskel des Patienten geringen Widerstand, während der Einatmung entspannt er sich. Hier wenden wir das Prinzip der Atemsynkinese an[229].

Eine Mobilisation wird parallel, eine Traktion senkrecht zur Tangentialebene des Gelenks durchgeführt. Hierbei unterscheiden wir die Behandlung aus der Neutralstellung oder auch aktuellen Ruhestellung (bei einem dysfunktionalem Gelenk) von der Behandlung an der Barriere der Bewegungseinschränkung. In der Neutralstellung ist die Gelenkkapsel maximal entspannt und besitzt ihren größten Rauminhalt. Agonisten und Antagonisten sind entspannt und der Input zum ZNS ist minimal. Hier kommt vorwiegend die Traktion zur Anwendung. Die Mobilisation ist auch bei sehr schmerzhaften Gelenken möglich. Sie wird parallel zur Tangentialebene des Gelenks, falls möglich an der Barriere der Dysfunktion ausgeführt. Nach Derbolowsky unterscheidet man drei Traktionsstufen:

1. *Lösen:* Unter Lösen verstehen wir einen sanften Zug am Gelenk, der eben den Gelenkinnendruck neutralisiert, ohne eine Vergrößerung der Distanz der Gelenkflächen zu bewirken.
2. *Straffen:* Eine weitere Distraktion der Gelenkpartner entlang der Longitudinalachse bewirkt eine Anspannung des Kapselapparates, ohne diesen zu dehnen (den „Slack herausnehmen"). Das Straffen ist nicht nur die unabdingbare Voraussetzung der Gelenkdehnung, sondern dient auch der Schmerzlinderung. Diese Behandlungstechnik kann also auch dort eingesetzt werden, wo andere manuelle Techniken wegen starker Schmerzen nicht möglich sind.
3. *Dehnen:* Hier werden die Weichteile mit etwas größerer Kraft schmerzfrei gedehnt. Die Mobilisation erfolgt in ruhigen, rhythmischen Distraktionsbewegungen und wird 8- bis 10-mal wiederholt[367,369].

16.1.1 Relaxation und Mobilisation des CMS mittels osteopathischer Technik

Die Relaxation und Mobilisation des kraniomandibulären Systems mittels osteopathischer Technik ist zur Therapie der kraniomandibulären Dysfunktion ein wesentlicher Bestandteil – allein oder neben der Okklusionstherapie. Die Ruhelage der Zunge entstammt dem „6×6-Programm" nach Rocabado, die Integration der Atemphase erfolgt nach Lewit. Diese Technik wurde von Schupp und Marx[370] beschrieben.

Therapie durch den Therapeuten

- *Schritt 1:* Der Patient liegt entspannt auf der Behandlungsliege. Die Zungenspitze ist während der gesamten Therapie am Ruhepunkt positioniert. Der Unterkiefer nimmt dabei die Ruhelage ein. Dabei sind die Lippen leicht geschlossen und die Zähne gerade außer Kontakt (Abb. 16-1).
- *Schritt 2:* Die Fußspitzen werden in der Einatemphase zum Körper bewegt (Abb. 16-2a), in der Ausatemphase entspannt (Abb. 16-2b). Nach der Einatmung wird kurz der Atem angehalten (ca. 10 s).
- *Schritt 3:* Die Handballen des Therapeuten liegen am Kieferwinkel. In der Einatemphase erfolgt die Traktion und Mobilisation der Kiefergelenke nach kaudal mit geringer Kraft (ca. 30 g), wie in Abbildung 16-3a, b gezeigt. Die Einatemphase wird verlängert und verstärkt, indem der Atem angehalten wird. Die Kraft zur Traktion wird in der Ausatemphase vermindert und tendiert gegen 0.

6.1 Mobilisation der Kiefergelenke

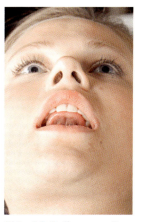

Abb. 16-1 Zungenspitze am Ruhepunkt, der Papilla incisiva.

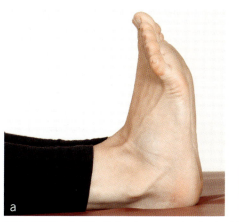

Abb. 16-2a, b Die Fußspitzen werden in der Einatemphase zum Körper bewegt (a), in der Ausatemphase entspannt (b).

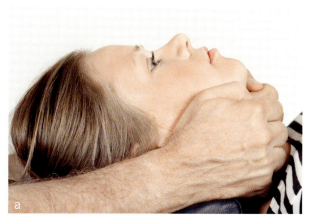
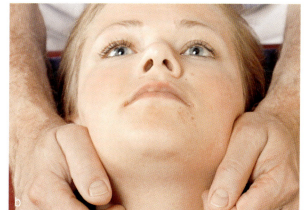

Abb. 16-3a, b Die Handballen des Therapeuten liegen am Kieferwinkel. In der Einatemphase erfolgt die Traktion und Mobilisation der Kiefergelenke nach kaudal mit geringer Kraft.

Besteht ein Unterschied im Endgefühl rechts zu links, so erfolgt die Traktion zuerst auf der Seite, wo das Endgefühl weicher ist („easy way"). Auf der Seite der Restriktion („against the barrier") erfolgt so lange keine Traktion, bis auch hier die Mobilisation zu einem weichen Endgefühl geführt hat.

In der Regel reichen 10 Atemzyklen zur Therapie aus.

Wir führen diese Mobilisationstechnik vor der Kieferrelationsbestimmung bzw. der kieferorthopädischen Konstruktionsbissnahme durch (s. Kap. 15.4) sowie zur Therapie bei Schmerzen im Kiefergelenk und umgebenden Strukturen.

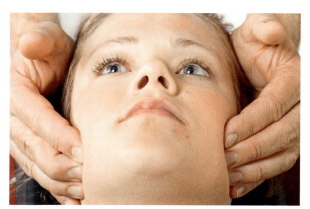

Abb. 16-4 Die Traktion kann auch mit den Fingerkuppen erfolgen, wobei sich die Handballen am Os temporale orientieren.

KAPITEL 16 Manuelle und komplementäre Behandlung des CMS

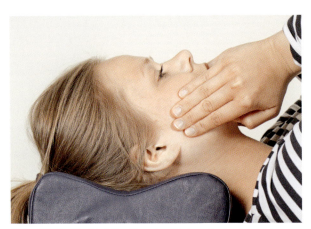

Abb. 16-5 Die Mobilisation der Kiefergelenke kann der Patient selbst durchführen. Es erfolgt eine Traktion mit geringer Kraft.

Therapie durch den Patienten

Bei Schmerzen soll der Patient die Therapie zu Hause auch selbst durchführen. Hierzu bleiben die Schritte 1 und 2 gleich. Für Schritt 3 legt der Patient seine Finger auf die Kieferwinkel und übt eine leichte Traktion aus. Die Traktion erfolgt in der Einatemphase mit leicht höherer Kraft als in der Ausatemphase. Der Patient ist darauf hinzuweisen, dass er immer eine Traktion, nie eine Kompression durchführen sollte. Die Übung wird morgens und abends für 15 bis 20 Atemzyklen angewendet (Abb. 16-5).

16.2 Das „6×6-Programm" nach Rocabado

Das 6×6-Programm ist eine von uns gering modifizierte krankengymnastische Übung, die der Patient selbst durchführt[311,313,371]. Ausgangsübung für die Rotationsübung der Kiefergelenke ist die Einübung der korrekten Ruhelage der Zunge. Hierzu wird die Zunge wie bei den myofunktionellen Übungen am anterioren Gaumen angelegt, dort, wo die Zungenspitze beim Schlucken liegen soll. Der Kontakt des Zungenrückens mit dem Gaumen bewirkt einen „drop effect" des Unterkiefers, eine Entspannung. Diese Zungenposition unterstützt die richtige Ruhelage des Unterkiefers. Gleichzeitig bedeutet diese Stellung die geringste Muskelaktivität der Zunge. Der Patient soll dabei durch die Nase atmen und das Diaphragma aktivieren. Das „6×6-Programm" besteht im Einzelnen aus folgenden Punkten:

1. *Ruhelage der Zunge:* Zunge am Ruhepunkt.
2. *Bewusste Steuerung der Kieferrotation:* Die Zunge liegt am Ruhepunkt. Der Patient öffnet und schließt den Mund ganz gerade. Kommt es während der Öffnungsbewegung zur Deviation, legt der Patient die Zungenspitze etwas mehr zur kontralateralen Seite.
3. *Isometrische Widerstandsöffnung:* Die Zunge liegt am Ruhepunkt, der Unterkiefer befindet sich in der Ruhelage. Der Patient hält die Kinnspitze mit seinen Fingern fest und führt Öffnungs-, Schließ-, Vorwärts- und Seitwärtsbewegungen aus, ohne dass sich der Unterkiefer bewegt.
4. *Lockerung der Halswirbelgelenke:* Der Patient stabilisiert mit beiden Händen den Nacken und beugt den Kopf vor.
5. *Axiale Extension der Halswirbelsäule:* Der Patient steht mit dem Rücken zur Wand. Er drückt den Hinterkopf leicht gegen die Wand, lässt wieder los und baut erneut Druck auf.
6. *Retraktion des Schultergürtels:* Der Patient lässt die Schultern nach unten fallen und bewegt dann die Schultern nach hinten.

Jede Übung soll 6-mal wiederholt und das gesamte Übungsprogramm 6-mal täglich angewendet werden.

16.3 Therapie des Gelenkschmerzes

16.3.1 Therapie des entzündlichen Gelenkschmerzes

Der mechanisch bedingte entzündliche Gelenkschmerz resultiert aus Überlastung durch Spitzen- und/oder Dauerbelastung. Ein typisches Beispiel ist die Kniegelenksarthrose beim Fußballer oder Skispringer[299]. Auch im Kiefergelenk führt die Druckbelastung zu Degenerationen im Diskus und an den knöchernen Strukturen, vor allem am Kondylus und an der Eminentia articularis. Zudem kommt es durch die retrokraniale Verlagerung des Kondylus bei Überbelastung zur Entzündung der bilaminären Zone[276].

Wichtigste therapeutische Konsequenz ist die Gelenkdruckminderung durch Verminderung der Gelenkbelastung[276,299].

Hierzu zählen:

1. die Verminderung bzw. die Beseitigung der muskulären Dysbalance, die den erhöhten Gelenkdruck fixiert oder sogar verstärkt,
2. die Mobilisation und Gelenktraktion zur Verbesserung des Knorpelstoffwechsels und zur Dehnung von Anpassungsschrumpfungen im Kapsel-Band-Apparat[299],
3. die mechanische Gelenkentlastung durch Einstellung einer physiologischen Kondylenposition vor allem in der vertikalen Dimension.

Im Fall, dass der entzündliche Gelenkschmerz nicht mechanisch-traumatisch, z.B. durch ein Schleudertrauma, bedingt ist, ist der Auslöser meist die fehlende posteriore Abstützung (s. Kap. 7.4.3) und die damit einhergehende retrokraniale Kondylenverlagerung, aus der sich die anteriore Diskusverlagerung ergibt. Die Frage, ob der anteriore Diskus mittels protrusiv eingestellter Repositionierungsschiene „eingefangen" werden soll, ist unserer Meinung nach zweitrangig. Die wichtigste Entscheidung ist viel mehr die, wo der Kondylus positioniert sein sollte. Hierdurch wird ein Gelenkraum geschaffen, der zu einer Gelenkdruckminderung führt. Dabei wird auch die bilaminäre Zone entlastet, sodass die Entzündung abheilen kann. Dieses kann nur gelingen, wenn die Okklusionsschiene immer eingesetzt ist.

Bei einer initialen Diskusverlagerung mit Reposition ist es durchaus möglich, dass der Diskus anterior wieder in einer physiologischen Beziehung zum Kondylus zu liegen kommt.

Ein bewusstes Repositionieren des Diskus, gerade bei einer medialen oder terminalen Reposition nehmen wir nicht vor, erst recht nicht bei einer Diskusverlagerung ohne Reposition. Bestehen Schmerzen, setzen wir eine Okklusionsschiene ein, wie in Kapitel 18 beschrieben. Hauptaugenmerk ist und bleibt eine möglichst physiologische Einstellung der Kondylenposition. Dieses Vorgehen hat sich auch bei der Kapsulitis bewährt.

16.3.2 Therapie des degenerativen Gelenkschmerzes

Bei der Therapie des degenerativen Gelenkschmerzes steht die Minimierung der mechanischen Gelenkbelastung durch einen Aufbissbehelf im Vordergrund. Hierdurch wird die Okklusion temporär und reversibel verändert. In erster Linie wird eine gleichmäßige Belastung angestrebt und die Kondylenposition nicht oder nur wenig im Sinne einer Traktion verändert. Der Aufbissbehelf wird immer getragen. Erst bei erreichter Schmerzfreiheit oder einer deutlichen Verbesserung kann die Okklusion dann dauerhaft kieferorthopädisch und/oder prothetisch verändert werden, falls der Aufbissbehelf nachts allein nicht ausreicht. Eine Mobilisation sollte begleitend durchgeführt werden.

16.4 Pharmakotherapie des Schmerzes

Rainer Heller

Eine medikamentöse Therapiestrategie bei Kopf-, Gesichts- und Kiefergelenksschmerzen im Rahmen einer CMD muss der Intensität und der Ursache sowie der Art der Symptomatik Rechnung tragen. Die multikausale Behandlung der CMD in einem multimodalen Konzept darf dabei nicht aus den Augen verloren werden. Eine Pharmakotherapie kann der Chronifizierung des Syndroms vorbeugen und Hilfestellung bei der Rückbildung einer bestehenden Chronifizierung geben. Pharmakologische Maßnahmen haben eine vorbeugende, regenerative oder eine symptomatische Bedeutung. Sie sollten dem Patienten Schmerzfreiheit und eine Reduktion von Missempfindungen gewährleisten. Dabei darf die potenzielle Verschleierung von Effekten kausaler Therapieansätze nicht außer Acht gelassen werden. Eine analgetische Pharmakotherapie muss vor Abschluss der Gesamttherapie ausgeschlichen sein, das Therapieziel ist Beschwerdefreiheit ohne medikamentöse Unterstützung.

Schmerzen werden mit 10-stufigen visuellen Analogskalen (VAS) gemessen. Diese Skalen graduieren chronischen Schmerz, womit Schmerzintensität und

Tabelle 16-1 WHO-Stufenschema der medikamentösen Schmerztherapie.

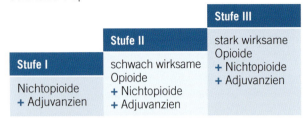

Therapieeffekte messbar werden. Sie sind Bestandteil der gängigen Klassifikationsbögen (Funktionsstatus der DGFDT der DGZMK, Research Diagnostic Criteria for TMD – deutsche Fassung). Die medikamentöse Schmerztherapie wird nach dem dreistufigen WHO-Stufenschema (Tabelle 16-1) durchgeführt. Es wurde 1986 für die Behandlung des Tumorschmerzes entwickelt und 1996 modifiziert, wobei eine interventionelle vierte Stufe hinzugefügt wurde. Das Schema gilt auch im Bereich der Therapie benigner Schmerzen als Therapiestandard. Die Schmerzbehandlung im Rahmen einer CMD bewegt sich dabei auf den ersten beiden Stufen des Schemas.

16.4.1 Pharmakotherapie des myofaszialen und myoarthropathischen Schmerzes

Die Therapie dieser kraniomandibulär dominanten Ursache für Schmerzen und Missempfindungen ist die Domäne der osteopathisch-manuellen Medizin und der Triggerpunktbehandlung. Durch Dekonditionierung von psychischem und myogenem Stress gelingt zusammen mit geeigneten Aufbissbehelfen im Allgemeinen eine Rekompensation.

Zur externen Behandlung schmerzhafter Muskulatur kann der Patient großflächig Oleum menthae piperitae (z. B. Infiminz®, Euminz®) auf die schmerzhafte und verspannte Muskulatur auftragen, denn exakt dieses Pfefferminzöl in alkoholischer Lösung ist ein äußerst wirksames Schmerzmittel[372]. Oleum menthae piperitae zeigt einen schmerzreduzierenden Effekt, der der Wirkung von 1000 mg Paracetamol entspricht[373]. Die Studie von Göbel et al. zeigt, dass 10%iges Oleum m. p. Spannungskopfschmerzen effizient und ohne Nebenwirkungen lindert.

Einen ausgeprägten kühlenden Effekt haben Menthol- und Eukalyptusgel (z. B. IcePower® von Fysioline), die insbesondere bei zusätzlichem Kopfschmerz eine lindernde Wirkung zeigen.

Zur orthomolekularen Unterstützung der Therapie sollte an Magnesium, die Vitamine A, C und E, Selen, Kalium und Kalzium gedacht werden.

Die Einnahme von Analgetika sollte eine ultima Ratio darstellen. Analgetika mit spasmolytischer Wirkung wie Paracetamol (z. B. Ben-u-ron®, 3 × 500 mg) und Metamizol (z. B. Novalgin®, 2 × 500 mg) können verordnet werden, im Falle einer drastischen nächtlichen Parafunktion kann passager Tetrazepam (z. B. Musaril®, 25–50 mg z. Nacht; cave: Suchtpotenzial!) als Muskelrelaxans zum Einsatz kommen.

16.4.2 Pharmakotherapie des degenerativen und entzündlichen Gelenkschmerzes

Zur Unterstützung der Behandlung degenerativer Kiefergelenkschmerzen kann zusätzlich eine orthomolekulare Therapie mit den Vitaminen E, B1, B6 und B12 sowie Kalzium, Zink, Selen, Mangan und/oder Kupfer erwogen werden. Zum Erhalt des Gelenkknorpels und zur Unterstützung seines bradytrophen Stoffwechsels mit dem Ziel einer Erholung der arthrochondralen Strukturen kann ein langfristiger Therapieversuch mit den gelenkkonstituierenden Mucopolysacchariden Glucosaminsulfat (z. B. Dona S®), Chondroitinsulfat und Hyaluronsäure sowie Kollagenhydrolysaten unternommen werden. Diese sind als Nahrungsergänzungsmittel von verschiedenen Herstellern verfügbar. Eine interessante Kombination des orthomolekularen mit einem umfassenden gelenkprotektiven Therapieansatz stellt das Präparat Arthro Plus® der Fa. Orthomol dar.

Der Gelenkschmerz gehört neben der Functio laesa zum Symptomkomplex einer degenerativen Veränderung im Sinne der Osteoarthrose. Das gilt insbesondere beim Kiefergelenk mit seinem komplexen Aufbau und der hohen Nozizeptorendichte der bilaminären Zone. Als Besonderheit ist die akute Diskusdislokation zu erwähnen.

Dem Schmerz liegt die Irritation von Nozizeptoren zugrunde, wobei es primär oder sekundär zur Induk-

Tabelle 16-2 Analgetika Stufe 1

Generic	Dosierung (bis zu 3x tgl. in mg)	Wirkung gegen Schmerz/ Entzündung	Nebenwirkungen	Kontraindikationen
Paracetamol	500–1000	+/(+)	Leberschaden (> 4g/d) Hypertonie, Asthma	Leberschaden, Nierenschwäche
Metamizol	500–1000	++/(+)	Blutdruckabfall Anaphylaxie Agranulozytose	Nierenschwäche, Unverträglichkeit
Acetylsalicylsäure	500–1000	+/+(+)	gastrointestinal, Gerinnungsstörung, Schwindel, Tinnitus	gastrointestinale Ulzera, Asthma, hämorrhagische Diathese
Ibuprofen	400–800	++/+++	gastrointestinal, Gerinnungsstörung, Schwindel, Tinnitus	gastrointestinale Ulzera, Asthma, hämorrhagische Diathese
Diclofenac	50	++/++	gastrointestinal, Schwindel, Allergie	gastrointestinale Ulzera, Asthma
Naproxen	250	+++/++	gastrointestinal	gastrointestinale Ulzera, Asthma

Tabelle 16-3 Analgetika Stufe 2

Generic	Dosierung (bis zu 3x tgl. in mg)	Wirkung gegen Schmerz	Nebenwirkungen	Kontraindikationen
Codein	20–50	++	Atemdepression, gastrointestinal	chronisches Asthma, Pneumonie
Tramadol	50–100	++	Übelkeit, Erbrechen, Obstipation, Schwindel	Epilepsie, chronisches Asthma
Tilidin/Naloxon	50/4	+++	Übelkeit, Erbrechen, Obstipation, Schwindel	chronisches Asthma, Leberschaden

tion der zytokinen Entzündungskaskade kommt. Eine Unterscheidung in degenerativen und entzündlichen Gelenkschmerz ist deshalb im pharmakologischen Sinne rein taxonomisch.

Bei algetischer „Aktivierung" degenerativer Kiefergelenksveränderungen kann eine Schmerztherapie passager erforderlich sein. Wir setzen hierbei niedrig potente Analgetika der WHO-Stufe 1 vom Nichtopiod-Typ ein. In dieser Gruppe werden die nicht sauren Substanzen, wie Paracetamol und Metamizol, von den sauren, nicht steroidalen Entzündungshemmern (NSAID = non-steroidal anti-inflammatory drugs) unterschieden. Wie der Name impliziert besitzen sie ein mehr oder weniger ausgeprägtes antiphlogistisches Potenzial. Ein dosierter entzündungshemmender Effekt ist bei der Therapie des Gelenksschmerzes abhängig vom klinischen Kiefergelenksbefund wünschenswert. Die bewährtesten Substanzen finden sich mit einer Einschätzung des zu erwartenden analgetischen und antiphlogistischen Potenzials in Tabelle 16-2.

Nach einer akuten schmerzhaften Diskusdislokalisation sollten Substanzen mit einer größeren antiphlogistischen Wirkung (Ibuprofen) gewählt werden. Bei starker Schmerzsymptomatik im CMS können kurzfristig zusätzlich Analgetika der WHO-Stufe 2 in Erwägung gezogen werden (Tabelle 16-3).

Unterstützend kann bei einem gemischt arthrogenen und myofaszialen Schmerzspektrum die relaxierende und reflexhemmende Wirkung des Codeins, speziell im pharyngolaryngealen Bereich, genutzt werden. Kombinationspräparate mit Paracetamol (z. B. Gelonida®, Talvosilen® etc.), mit Acetylsalicylsäure (z. B. Dolviran®, Praecineural®) und Diclofenac (z. B. Combaren®, Voltaren plus® etc.) stehen zur Auswahl.

Bei destruierenden Kiefergelenksprozessen im Rahmen systemischer Erkrankungen aus dem rheumatischen Formenkreis können erhebliche Schmerzzustände auftreten. Hier steht aber die Allgemeintherapie der Grunderkrankung im Vordergrund. Eine moderne Therapielenkung umfasst Substanzen wie Antirheumatika, Kortikosteroide, Basistherapeutika, Chemotherapeutika oder monoklonale humane Antikörper und erfordert die Überweisung zu einem Facharzt für Rheumatologie.

16.5 Therapieoptionen bei Tinnitus und Schwindel

Rainer Heller

Diagnostik und Therapie der akuten Innenohrperzeptionsstörungen mit sensorineuraler Hörminderung und/oder Drehschwindel gehören in die Verantwortung eines Arztes, der das Corti-Organ messtechnisch erfassen und den Schwindel differenzialdiagnostisch beurteilen kann. Zudem muss er den Verlauf und die Wirkung seiner Therapie zu beurteilen wissen und entsprechend modifizierend reagieren können. Diese Voraussetzungen erfüllen HNO-Ärzte, manche Neurologen und manche Fachärzte für Innere Medizin.

Akutmaßnahmen bei Hörsturz, Knalltrauma und labyrinthärem Schwindel umfassen rheologische Infusionsschemata, die mit oder ohne Kortikosteroide durchgeführt werden können. Der akute Tinnitus mit Hörminderung wird wie ein Hörsturz angesehen. Beim isolierten akuten Tinnitus ohne audiometrischen Nachweis einer neu aufgetretenen Hörstörung kann aufgrund der hohen Spontanheilungsquote homöopathisch oder phytotherapeutisch vorgegangen werden. Hierbei ist der Patient wachsam zu begleiten. Auf die grundsätzliche Benignität der Störung sollte von Anfang an hingewiesen werden, wobei allerdings vorher die Hörbahn durch akustisch evozierte Potenziale (Hirnstammaudiometrie) oder bildgebende Verfahren untersucht werden muss, um etwa ein Akustikusneurinom auszuschließen. Bei Tinnituspersistenz über 1 Woche wird rheologisch wie beim Hörsturz vorgegangen. In der akuten Phase der Symptomatik bis Ende des 3. Monats bestehen gute Aussichten auf eine Restitutio ad integrum. Diese Phase darf als Zeitfenster der somatisch orientierten Therapieansätze angesehen werden, wobei alle pathophysiologisch sinnvollen Möglichkeiten ausgeschöpft werden sollten.

Insbesondere bei Unilateralität und messbar gestörten audiometrischen Parametern hat hier auch die hyperbare Sauerstofftherapie in einer Druckkammer Berechtigung[374–377], wenn der Patient tauchtauglich ist. Mit dieser Methode wird den Stütz- und Sinneszellen des Hörorgans oder Labyrinths über das erhöhte Sauerstoffangebot in der Peri- und Cortilymphe ein Überflussmilieu mit 10- bis 15-fach erhöhtem Sauerstoffpartialdruck angeboten, in dem für krankhaft veränderte Zellen in der Vita minima des Überlebensstoffwechsels die Voraussetzung zur Erholung und damit Wiederaufnahme der normalen Funktion geschaffen wird. Insgesamt konnte diese Methode bei einem negativ selektierten Patientengut nach cochleärer Perzeptionsstörung Hörminderungen in ca. 36 % und Tinnitus in 66 % der Fälle dauerhaft reduzieren[378]. Sicherlich hat eine Großgerätemethode wie die Druckkammertherapie einen nicht unbeträchtlichen psychologischen Effekt[379,380]. Der aktuelle Cochrane Review kann eine abschließende Einschätzung aufgrund der Datenlage nicht treffen und befürwortet die Methode deshalb nicht[381].

Eine CMD geht oft mit einem Tinnitus einher, beeinflusst ihn negativ oder unterhält die Symptomatik sogar. Hier besteht der Anlass für eine zahnärztliche und kieferorthopädische Intervention.

Sehr häufig finden sich primär oder sekundär funktionelle Störungen des Achsenorgans.

Befundbezogen können chirotherapeutische und osteopathische Interventionen indiziert sein, wobei die Deblockierung von hypomobilen Funktionsstörungen, oft der Kopfgelenke und der oberen Halswirbelsegmente sowie häufig eine Therapie von Restriktionen der Bezugsstrukturen um das Os temporale nötig werden. Es finden die standardisierten Handgriffe der Deutschen Gesellschaft für muskuloskelettale Medizin (DGMSM) sowie die Behandlungstechniken der Deutschen Gesellschaft für Osteopathie (DGOM) Anwendung. Anschließend wird ein Therapieplan erstellt, der unter teilweiser Delegation an speziell weitergebildete Physiotherapeuten zur Stabilisation des Behandlungserfolges und immer unter enger Kooperation mit behandelndem Zahnarzt und behandelndem Kieferorthopäden umgesetzt wird.

Die Chronifizierung einer Tinnitus-Symptomatik kann mit einem Bündel somatischer und psychischer Symptome einhergehen. Hypakusis, Hyperakusis, Kommunikationsstörungen, Schlafstörungen, Konzentrationsstörungen, Irritabilität, Angst, Depression können zur Beeinträchtigung der sozialen Kompetenz bis hin zu gesellschaftlichem Rückzug führen. Somatoforme Konversionen entwickeln sich häufig.

Für die Planung und Verlaufskontrolle der eventuellen Therapie ist die Messung des Schweregrades der Krankheit mit psychometrischen Verfahren notwendig. Es müssen leichte und nicht therapiebedürftige Verläufe von komplexen Formen abgegrenzt werden[382,383]. Ein Fragebogen aus dem angelsächsischen Sprachkreis[384,385] wurde in die deutsche Sprache übersetzt und als Tinnitusfragebogen (TF) nach Goebel und Hiller validiert[386]. Der Fragebogen enthält 52 Items und umfasst 7 Skalen (emotionale, kognitive und psychische Belastung, Penetranz des Tinnitus, Hörprobleme, Schlafstörungen und somatische Beschwerden). Er ordnet die Patienten, abhängig vom quantitativ erfassten Rohwert, vier Schweregraden zu. Die Schweregrade 3 und 4 signalisieren Behandlungsbedürftigkeit. Sie sind häufig mit den oben genannten affektiven Störungen, Angstneurosen und Somatisierungen assoziiert. Komplexe chronische Tinnitusformen erfordern die kooperative Intervention der HNO-Heilkunde, der Hörgeräteakustik und der Psychologie/Psychiatrie. In einem integrierten Therapieansatz wird die Indikation zu HNO-Behandlungen, Hörtherapie, Beratung zum Krankheitsgeschehen (Counselling), Psychotherapie/Psychiatrie und gegebenenfalls zur Anpassung apparativer Hilfsmittel, wie Hörgeräte, Tinnitusmasker oder Rauschgeneratoren gestellt. Dieses Vorgehen wird als Tinnitus-Retrainingtherapie bezeichnet und kann auch im Langzeitverlauf erfolgreich sein[387,388].

Obsolet sind alle Maßnahmen, die der Somatisierung unnötig Vorschub leisten. Dazu gehören auch überschießende zahnmedizinische Interventionen. Der Einfluss von Okklusionsstörungen sollte erst nach der Rekompensation der Patienten beurteilt werden, wobei therapeutische Eingriffe mit viel Augenmaß und nur in minimalen, möglichst reversiblen Interventionen bestehen dürfen. Das Ergebnis ist a priori kaum zu beurteilen und kann die erneute Dekompensation des Patienten zur Folge haben.

16.6 Die Behandlung der Muskulatur und der Triggerpunkte

Mitarbeit Rainer Heller

Bei akuten Gelenkblockierungen ist eine gelenkspezifische manualtherapeutische Behandlung meist erfolgreich. Ist diese speziell auf die Gelenke bezogene Therapieform nach 3 Sitzungen nicht bleibend behoben, weist dies auf eine Mitbeteilung benachbarter Gewebsstrukturen hin. Die Therapie sollte dann ausgeweitet werden, um nicht nur die artikuläre Problematik allein, sondern auch die umliegende Muskulatur und die muskulären Triggerpunkte einzubeziehen[229]: „Gelenk, Muskel und Nerv bilden eine Schicksalsgemeinschaft und sollen immer in ihrer wechselseitigen Abhängigkeit untersucht und behandelt werden", sagt Gautschi sehr treffend[389].

16.6.1 Postisometrische Muskelrelaxation nach Lewit

Bei Muskelverspannungen und Hartspann, also bei einer Einschränkung der Mundöffnung mit myogener Ursache, wobei wir ein schmerzhaftes, aber weiches Endgefühl über eine größere Strecke (3 mm und mehr) diagnostizieren, bietet sich therapeutisch die postisometrische Muskelrelaxation nach Lewit[229] an. Die Wirkung der postisometrischen Relaxation beruht auf der Hemmung verspannter Muskeln und kann zur

Behandlung rein myogener Störungen angewendet werden. Ihre Anwendung als Mobilisationstechnik zur Behandlung blockierter Gelenke, auch zur Behandlung der Kiefergelenke, ist ebenfalls äußerst effektiv (s. Kap. 16.1). Die Einatmung übt eine allgemein fazilitierende, die ruhige Ausatmung eine inhibierende Wirkung auf die Muskulatur aus[229]. Eine Ausnahme bildet die Kaumuskulatur, hier hat die Einatmung einen inhibierenden, die Ausatmung einen fazilitierenden Effekt[366]. Mundöffnung und Protrusion gehen mit der Einatmung, Mundschließen mit Ausatmung einher[229]. Behandeln wir die schließende Kaumuskulatur, so ist diese in der Einatmung inhibiert. Alle andere Muskulatur in der Ausatmung! Im Folgenden wird die Atemphase immer in Bezug zur Kaumuskulatur beschrieben.

Mit Ausnahme des M. pterygoideus lateralis und der hyoidalen Muskulatur wird für die postisometrische Relaxation der Kaumuskulatur durch Mundöffnung Vorspannung erreicht. Der Patient wird aufgefordert, langsam auszuatmen, dadurch vergrößert sich der Widerstand gegen die Mundöffnung. Nun soll der Patient tief einatmen und kurz den Atem anhalten. In dieser Entspannungsphase wird der zu behandelnde Muskel gedehnt und in seiner neuen Endstellung gehalten. In der nächsten Ausatemphase erfolgt erneut Widerstand, in der folgenden Einatmung wird wieder gedehnt.

Soll ein Muskel oder seine Faszie entspannt werden, dann ist kräftige isometrische Kontraktion vorab nützlich. Der zu behandelnde Muskel wird nur so weit gedehnt, wie dies ohne jeden Widerstand möglich ist. In der so erreichten Vorspannung wird der Patient aufgefordert, mit minimaler Kraft Widerstand zu leisten und auszuatmen. Der Widerstand wird für ca. 10 s aufrechterhalten, wonach der Patient aufgefordert wird, locker zu lassen und einzuatmen. In diese Entspannung wird der Muskel langsam und weich gedehnt. Hiermit erreichen wir eine neue Endstellung. Aus dieser neuen Endstellung heraus wiederholt man den Vorgang zur wiederum neuen Endstellung, bis eine normale Bewegung des jeweiligen Muskels möglich ist. Das praktische Vorgehen sieht so aus, dass man wenige Sekunden abwartet, bis der Patient wirklich entspannt und stellt dann in der Regel fest, dass der Muskel spontan nachgibt. Dieser Vorgang sollte nicht unterbrochen werden, da er für den Effekt entscheidend ist. Wenn die Entspannung nach der isometrischen Spannungsphase ungenügend ist, dann haben wir ein zuverlässiges Hilfsmittel: Die Dehnungsphase wird verlängert, unter Umständen bis auf eine halbe Minute. Damit ist eine neue Endstellung erreicht. Während 3 bis 5 Wiederholungen nutzen wir die Relaxationsphasen so lange, wie sich der Muskel weiter verlängert. Wir merken meistens nach der 2. oder 3. isometrischen Phase, dass die Spannung förmlich „wegtaut". Ein- und Ausatmung sollten genügend lange andauern, möglichst 10 s oder länger. Um dies zu erreichen, ist es sehr günstig, nach Ende der Einatmung, mitunter auch der Ausatmung, den Atem anhalten zu lassen, wodurch sich der Atemrhythmus erheblich verlangsamt[229].

Mithilfe dieser Technik kann ein erheblich gesteigerter Muskeltonus behandelt werden. Anschließend nimmt der Patient keinen Muskelschmerz mehr wahr, so dass über diesen hinaus der Muskel wieder verlängert werden kann. Ebenso lassen sich Triggerpunkte mit dieser Technik behandeln. Periostpunkte können gelöscht werden wie durch Lokalanästhesie oder Nadelung. Hierbei ist es notwendig, dass diejenigen Muskelfasern aktiv isometrisch angespannt werden, die sich im Spasmus befinden und die an dem bestimmten Periostpunkt ansetzen[229].

Behandlung der Elevatoren

Der Patient öffnet den Mund bis zu der Position, in der Schmerzen auftreten. Der Behandler legt seinen Daumen auf den Eckzahn- und Frontzahnbereich. In der Ausatemphase schließt der Patient leicht gegen den Widerstand des Behandlers und baut dadurch eine Vorspannung auf. Danach atmet der Patient tief ein und hält den Atem an. In dieser Phase, in der die Kaumuskulatur inhibiert ist, wird vom Behandler der Mund passiv so weit wie schmerzfrei möglich geöffnet. Dies kann 10 s andauern. In der folgenden Ausatemphase wird der Mund – wieder gegen den Widerstand des Behandlers – leicht geschlossen, danach beginnt erneut die Relaxation.

Behandlung des M. pterygoideus lateralis

Zur Behandlung des M. pterygoideus lateralis liegt der Patient auf dem Rücken. Der Unterkiefer befindet sich in Ruhelage. Der Behandler legt die Daumen auf die Kinnspitze des Patienten. Hierauf wird der Patient aufgefordert, einzuatmen und den Unterkiefer nach vorn zu schieben, wobei der Behandler geringen Widerstand leistet. Nun wird der Patient aufgefordert, den Atem anzuhalten und das Kinn wieder nach hinten (dorsal) sinken zu lassen und dann auszuatmen. Der Behandler übt in der Entspannungsphase keinen Druck nach dorsal auf den Unterkiefer aus.

Behandlung der Mundbodenmuskulatur

Zur postisometrischen Relaxation der Mundbodenmuskulatur öffnet der Patient leicht den Mund gegen den Widerstand unserer Hand. Während der Patient einatmet, öffnet er den Mund gegen diesen geringen Widerstand des Behandlers und hält dann den Atem an. Danach entspannt er und atmet aus. Mit der anderen Hand kontrolliert der Behandler die Spannung, die Entspannung des Schildknorpels und die symmetrische Lage des Zungenbeins.

Eigenbehandlung der Muskulatur

Sämtliche Übungen soll der Patient, nachdem er sie mehrfach durch den Behandler erfahren hat, zu Hause selbst durchführen.

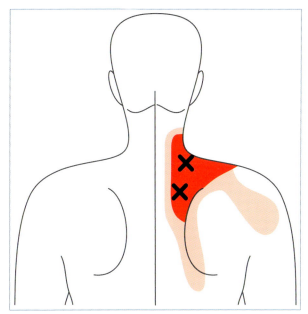

Abb. 16-6 Triggerpunkte des M. levator scapulae
x = Triggerpunkt
rot = Ausstrahlungsgebiet mit intensivem Schmerzmuster
orange = Ausstrahlungsgebiet mit weniger intensivem Schmerzmuster

Die Behandlung der Muskulatur wird mit Aufbissbehelfen unterstützt, wenn eine alleinige medikamentöse und manuelle Therapie nicht erfolgreich ist, eine gleichzeitige arthrogene Pathologie vorliegt, die einer neuen Kieferrelation bedarf, oder Okklusionsstörungen vorliegen, die vorrangig nicht eingeschliffen werden können.

16.6.2 Triggerpunkttherapie

Die Untersuchung der Triggerpunkte eines Muskels erfordert exakte Kenntnisse der Muskelanatomie und der intramuskulären Lokalisation des Punktes in Relation zu den benachbarten Triggerpunkten desselben und der benachbarten Muskeln. Um den Triggerpunkt exakt zu bestimmen, müssen spezielle Untersuchungstechniken angewandt werden. Es liegt eine lokalisierte Druckschmerzhaftigkeit (spot tenderness) und oftmals zusätzlich ein bis bleistiftstarkes Muskelfaserband (taut band, Myogelose etc.) vor. Diese müssen durch Palpation lokalisiert werden. Charakteristisch für den Triggerpunkt ist eine lokale Zuckungsreaktion (local twitch response, LTR), wenn der Triggerpunkt mechanisch irritiert wird. Diese Reaktion muss bei einer invasiven Behandlung des Punktes (dry needling, Injektion etc., s. u.) hervorgerufen werden, um eine therapeutische Wirkung zu erzielen. Wir unterscheiden aktive und latente Triggerpunkte. Der latente Triggerpunkt weist nur eine lokale, der aktive Triggerpunkt eine ausstrahlende Symptomatik (referred pain) auf. Der „referred pain" kann durch Druck auf den Triggerpunkt ausgelöst werden oder spontan bestehen. Der Patient gibt in diesem für jeden Triggerpunkt charakteristischen Ausbreitungsgebiet Schmerz, Dysästhesien oder Missempfindungen an, die im Idealfalle seiner Symptomatik entsprechen. Im Bereich des Schädels können Kopf-, Gesichts- und Kiefergelenksschmerz, Ohrenschmerz und Augenschmerz geklagt werden. Ausstrahlungen in Hals, Schulter und Arme bei Triggerpunkten der Halsmuskulatur sind beschrieben[390] (Abb. 16-6, 16-7).

KAPITEL 16 Manuelle und komplementäre Behandlung des CMS

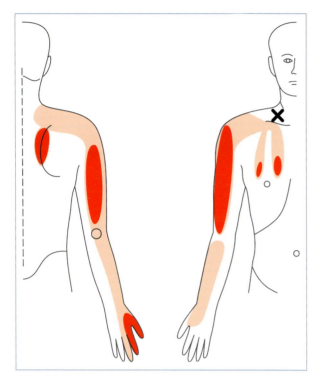

Abb. 16-7 Triggerpunkte der Mm. Scaleni anterior, medius, und posterior
x = Triggerpunkt
rot = Ausstrahlungsgebiet mit intensivem Schmerzmuster
orange = Ausstrahlungsgebiet mit weniger intensivem Schmerzmuster

Manuelle Therapie der Triggerpunkte

Ziele der Triggerpunkttherapie nach Gautschi sind:
- Verbesserung der lokalen Durchblutung
- Lösen der dekontraktionsunfähigen Sarkomere (also der Triggerpunkte) im Muskel
- Auflösen der Rigorkomplexe
- Dehnen des relativ verkürzten Bindegewebes
- Verbesserung der intra- und intermuskuläre Beweglichkeit
- Detonisierung und Dehnung der Hartspannstränge
- Senkung der Nozizeptorenaktivität
- Reduktion der Sympathikusaktivität[389]

Abfolge der Triggerpunkttherapie nach Gautschi

Manuelle Kompression der Triggerpunkte

Die manuelle Kompression eines muskulären Triggerpunkts in der Nähe eines knöchernen Widerlagers kann mit einem beliebigen Finger, wobei sich Daumen oder Zeigefinger anbieten, gegen dieses knöcherne Widerlager erfolgen. Er wird dadurch komprimiert. Fehlt das knöcherne Widerlager und erlaubt es die anatomische Situation, so können wir den Triggerpunkt auch mit einem Pinzettengriff zwischen Daumen und Zeigefinger behandeln. Dieses kann intermittierend oder konstant erfolgen, bis man das Wegschmelzen des Triggerpunkts verspürt (Release). Der Druck wird jeweils 10 bis 60 s beibehalten und kann nach einer kurzen Pause 3- bis 5-mal wiederholt werden. Das positive Therapieergebnis sollte auch durch eine Abnahme der provozierten Schmerzintensität angezeigt werden (Abb. 16-8, 16-9).

Dehnung der Triggerpunktregion

Im Anschluss an die Kompression wird der Umgebung des Triggerpunktes Aufmerksamkeit gewidmet. Die Region um den muskulären Triggerpunkt weist oftmals eine Verquellung und Gewebsinduration auf. Diese lässt sich durch eine langsame, gefühlvoll gleitende und tiefe Längs- und Querfriktion (Massage/Petrissage) der umgebenden kontrakten Muskelpartien dehnen und ausmelken. Der Kontakt mit dem Triggerpunkt sollte dabei immer unmittelbar sein. Das Volumen der behandelten Muskelregion begrenzt sich auf die Größe einer Haselnuss. Der Druck- und Dehnvorgang wird intermittierend längs und quer zur Muskelfaserrichtung appliziert bis Ödem und Induration sich zurückgebildet haben (Abb. 16-10, 16-11).

Dehnung der Muskelfaszie

Der nächste Schritt umfasst die Dehnung der muskulären Faszien (Muskelhaut) des betroffenen Muskels. Die Faszie wird nach Schichtpalpation durch die Haut bis zum Muskel aufgedehnt. Die eine Hand des Therapeuten fixiert alternierend proximal den Ursprung oder distal den Ansatz des Muskels, während die jeweils andere Hand eine langsame, tiefe, gefühlvolle aber bestimmte Dehnung der Faszie in Muskelfaserrichtung durchführt (Abb. 16-12).

Myofasziales Release der Faszienverklebungen

Damit ein Muskel optimal funktionieren kann, muss die Gleitfähigkeit seiner faszialen Bindegewebshüllen (Epimysium-Perimysium-Endomysium) gewährleistet sein. Der letzte Schritt der Triggerpunktbehandlung sollte diese Gleitfähigkeit wiederherstellen. Reizzustände bei

16.6 Die Behandlung der Muskulatur und der Triggerpunkte

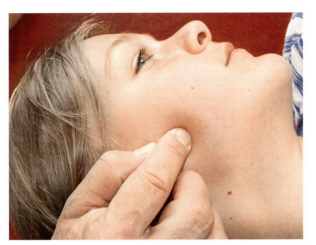

Abb. 16-8 Die manuelle Kompression eines Triggerpunktes am M. masseter mit dem Finger gegen den Ramus ascendens als knöchernes Widerlager.

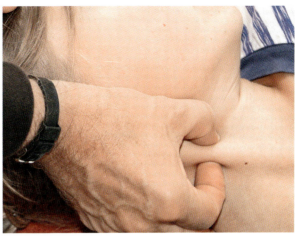

Abb. 16-9 Die manuelle Kompression eines Triggerpunktes im M. sternocleidomastoideus mit einem Pinzettengriff zwischen Daumen und Zeigefinger.

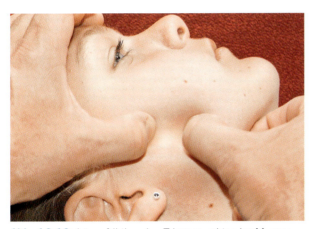

Abb. 16-10 Längsfriktion des Triggerpunktes im M. masseter.

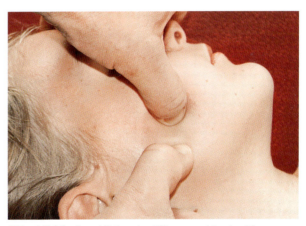

Abb. 16-11 Querfriktion des Triggerpunktes im M. masseter.

Triggerpunkten oder anderen Muskelirritationen führen zu intermuskulären Adhäsionen, die durch eine blande, entzündlich induzierte Vernetzung von Kollagen hervorgerufen werden. Wir können diese Verklebungen manuell durch tiefes und breitflächiges Aufspüren der Spannungen interfaszikulär und intermuskulär (Bindegewebssepten) lösen, indem wir sie aufsuchen, dehnen und den einsetzenden Gewebsbewegungen folgen (myofasziales Release). Diese Technik erzielt korrekt ausgeführt eine erstaunliche Verbesserung von Schmerz und Bewegungsumfang der behandelten Muskulatur und kann auch ohne das Vorliegen von Triggerpunkten hilfreich sein (Abb. 16-13).

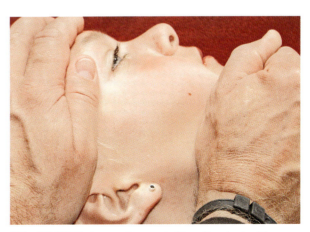

Abb. 16-12 Dehnung der muskulären Faszie des M. masseter.

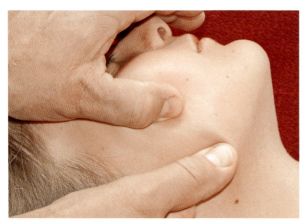

Abb. 16-13 Myofasziales Release des M. masseter, Pars superficialis und Pars profunda.

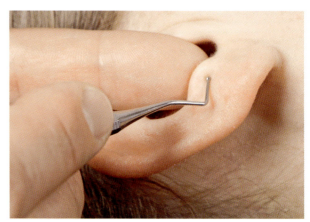

Abb. 16-14 Ohrakupunktur: Aufsuchen des Kiefergelenkpunktes nach Gumbiller am Antitragus mit der Knopfsonde.

Konventionelle Therapie der Triggerpunkte

Travell entwickelte zwei grundsätzliche Behandlungstechniken: „Stretch and Spray" und „Injection and Stretch". Die „Stretch and Spray"-Technik ist im Prinzip einfach, erfordert aber viel Übung um eine optimale Kombination aus passivem Dehnen der Muskulatur und Aufsprühen des Kältesprays zu gewährleisten. Die zweite Methode, „Injection and Stretch", erfordert eine exakte Lokalisation des Triggerpunktes, wobei das präzise Platzieren der Nadel durch die lokale Zuckungsreaktion (LTR) bestätigt wird. Die Injektion der Triggerpunkte erfolgt mit einem 0,5%igen Lokalanästhetikum (z. B. Lidocain, Procain) ohne Zusatz von Noradrenalin. Die Injektionsmenge kann bei exakt platzierter Nadel sehr gering sein (ca. 0,1 ml). Für die Kaumuskulatur verwenden wir gerne Insulinspritzen. Nach der Injektion sollte zuerst passiv gedehnt werden, danach kann aktiv bewegt werden, um den Muskel zu dehnen und eine normale Bewegungsfunktion wiederherzustellen[390].

Eine weitere Behandlungstechnik ist das sogenannte Dry Needling. Hierbei werden die Triggerpunkte mit Akupunkturnadeln behandelt. Die Akupunkturnadeln werden direkt in die Triggerpunkte appliziert, die dadurch deaktiviert werden. Wird ein Triggerpunkt dabei genau getroffen, so zeigt das wiederum die lokale Zuckungsreaktion (LTR) an[389]. Die Wirkung der Dry-needling-Methode stellt sich dabei auf rein mechanischer Basis ein, d. h., der Stich in den Triggerpunkt löst einen mechanischen Reiz aus, der therapeutisch wirkt[391–395].

Passives Stretching von Muskeln, die Triggerpunkte enthalten, wird als primäre Behandlungstechnik für myofasziale Schmerzsyndrome angesehen. Dry needling kombiniert mit aktiven Dehnungsübungen, wie von Simons und Travell et al. beschrieben[390], konnten dabei eine größere Schmerzreduktion bewirken als aktives Dehnen allein auch im Vergleich mit einer nicht behandelten Kontrollgruppe[396].

Die Therapie myofaszialer Schmerzsyndrome beinhaltet aus medizinischer Sicht die Behandlung der Triggerpunkte durch Injektion mit Lokalanästhetika wie Lidocain, mit isotonischer Kochsalzlösung, Kortikosteroiden, Botulinumtoxin oder mit Dry Needling[397–400]. Die aktuelle wissenschaftliche Beweislage lässt annehmen, dass das Dry Needling den Kochsalzinjektionen und den Injektionen mit pharmakologischen Mitteln (wie Botulinumtoxin oder Lokalanästhetika) gleichwertig ist[397,399,400]. Es kann zudem davon ausgegangen werden, dass die Triggerpunktbehandlung mit anschließender aktiver physikalischer Therapie als die effektivste Behandlungsmethode bei myofaszialen Schmerzsyndromen angesehen werden kann[333,401].

Gautschi unterstreicht, dass reflektorische physikalische Techniken (wie Spray und Stretch nach Travell) oder Muskeltechniken (z. B. postisometrische Relaxation nach Lewit, Muskel-Energie-Technik nach Mitchell, Myofascial Release nach Ward, Release by Positioning oder Strain–Counterstrain nach Jones etc.) weit verbreitet angewendet werden und eine gute Wirkung zeigen. Die muskulären Triggerpunkte werden dabei durch die reflektorische Detonisierung der Muskulatur teilweise entlastet, wodurch die Schmerzsymptomatik nachlässt. Nach Gautschi ist der Effekt reflektorischer Maßnahmen bei chronifizierten myofaszialen Schmerzen jedoch begrenzt[389].

Eine weitere Ergänzung stellt die Behandlung mit einem pulsierenden Magnetfeld dar.

16.7 Ohrakupunktur nach Gumbiller

Die Akupunktur ist im Rahmen der Therapie einer CMD eine anerkannte Begleittherapie. Als unterstützende Behandlung wenden wir je nach Indikation die Ohrakupunktur an. Hier möchten wir ausschließlich den Kiefergelenkpunkt nach Gumbiller erwähnen (Abb. 16-14), der bei Schmerzen im CMS und bei muskulären Dysbalancen genadelt wird. Wir nadeln für 10 Tage mit einer Dauernadel. Bei einer CMD bietet es sich an, diesen Punkt beim Patienten 10 Tage vor der Zentrikbissnahme (s. Kap. 15.4) zu nadeln. Ein Nadelwechsel kann nach 5 Tagen vorgenommen werden.

Noiman et al. fanden in ihrer Studie eine Effektivität der Akupunktur nach 8 bis 10 Wochen Therapiedauer von 91 % bei akuten und von 70 % bei chronischen Schmerzpatienten[402]. Sie schlussfolgern, dass die Akupunktur eine sichere und effektive Methode zur Therapie einer CMD ist, solange keine arthrotische Veränderung der Kiefergelenke vorliegt. In einem systematischen Review und einer Metaanalyse fanden La Touche et al., dass die Akupunktur eine vernünftige Begleittherapie bei der Behandlung von Schmerzen im Zusammenhang mit einer CMD ist[403].

KAPITEL 17

Rainer Heller

Manuelle Behandlung des muskuloskelettalen Systems

17.1 Allgemeine Grundlagen

Von den Kopfgelenken abwärts und im Bereich des Halses hört die Zuständigkeit der Zahnheilkunde auf und man überschreitet die Grenze zur Humanmedizin. Diese Grenze muss beiderseits unbedingt eingehalten werden, da sonst forensische Konsequenzen erwachsen könnten.

Die manuelle Behandlung des muskuloskelettalen Systems umfasst die Gesamtheit der mit den sechs Sinnen erfassbaren Störungen des muskuloskelettalen Systems und deren Behandlung unter Zuhilfenahme der Hände und des Körpers des Therapeuten.

Wieso ist eine Gesamtbetrachtung des muskuloskelettalen Systems bei Störungen im CMS notwendig?
Das Kiefergelenk und seine Beziehungen im kraniomandibulären System zum Gesamtorganismus müssen in einem statischen und dynamischen Zusammenhang betrachtet werden. Der Okklusion als individueller Konstante kommt dabei eine herausragende Bedeutung zu. Bei Kieferschluss agiert das Restsystem im Sinne einer je nach Qualität der Okklusion mehr oder weniger geschlossenen Kette. Die Möglichkeiten der Kompensation sind eingeschränkt. Bei leichter Mundöffnung hat das Restsystem deutlich umfangreichere Kompensationsmöglichkeiten, es agiert im Sinne einer offenen Kette. Dieser Umstand erklärt die Bedeutung der schließenden Kiefermuskulatur für das Gesamtsystem im Falle vermehrter Muskelaktivität und bei Muskelhypertonus („Zähne aufeinanderbeißen") sowie bei Parafunktionen (Bruxismus, Pressen) und Habits (z. B. Kaugummikauen).

Das CMS weist über verschiedene myofasziale Verkopplungen wesentliche anatomische Schnittstellen mit dem muskuloskelettalen System auf.

Nach ihrer embryologischen Herkunft unterscheiden wir vier Fasziensysteme[404]. Eine *superfizielle, pannikuläre Schicht* umhüllt den gesamten Körper und bietet in ihren oberflächlichen Anteilen Struktur für das subkutane Fettgewebe und das Platysma, während sie in ihren tiefen Anteilen in die Muskelfaszie übergeht. Das superfizielle Fasziensystem lässt sich in seiner Gesamtheit präparieren[405]. Im Kopfbereich als Faszia masseterica, Faszia parotidea und Faszia temporalis bezeichnet, setzt sie sich fort in die oberflächlichen Schichten der Galea aponeurotica[406]. Das zweite, *axiale Fasziensystem* differenziert sich in eine epaxiale Formation zur Umscheidung der Muskulatur dorsal und eine hypaxiale Formation zur Umhüllung muskulärer Strukturen ventral der Processus transversi des Achsenskeletts. Das *viszerale Fasziensystem* als dritte embryologische Entität scheidet per continuitatem die inneren Organe ein. Zervikal bettet es mit dem hypaxialen Fasziensystem als Faszia buccopharyngea und Faszia pharyngobasilaris das CMS ein. Die *me-*

ningeale Faszienhülle als viertes Fasziensystem bindet direkt an periostale Anheftungen der Innenseite des Spinalkanales und des Foramen magnum an[407]. Der M. rectus capitis posterior minor kann eine bindegewebige Kontinuität zur atlantookzipitalen Dura mater aufweisen[408–410].

Aktuelle Erklärungsmodelle zur Interaktion myofaszialer Verkettungen sind dem Prinzip der Tensegrity entlehnt, welches von Richard Buckminster Fuller in die Architektur eingeführt wurde[411]. Das Wort Tensegrity ist ein Neologismus, der aus den Substantiven „Tension" und „Integrity" geformt wurde. In der Architektur gelingt die Konstruktion von gleichermaßen leichten wie hochstabilen Bauwerken durch Verwendung von flexiblen, Spannung aufnehmenden Strukturen einerseits und starren, Kompression auffangenden Strukturen andererseits. „Small islands of compression in a sea of tension" ist ein poetischer Ausdruck für dieses Bauprinzip[412]. Das Prinzip der Tensegrity kann in seiner Adaptation für die Biologie sowohl makroanatomisch wie mikroskopisch als universell gültiges Konstruktionsmerkmal angesehen werden[413–417]. Modelle der Mechanotransduktion vom Extrazellularraum bis in den Zellkern wurden erarbeitet[418–421]. Insbesondere die spezifische Reaktion und die schnelle Signalverarbeitung mechanischer Reize durch Fibromyoblasten weisen auf die Sinnhaftigkeit posturologisch modifizierender und manualmedizinischer Interventionen hin[422–425].

Eine primär fehlerhafte Okklusion wird nach Ausschöpfung der lokalen Kompensationspotenziale in Kaumuskulatur und Kiefergelenk myofaszial nach kaudal und kranial fortgeleitet. Sie induziert dort Dysbalancen im muskuloskelettalen sowie im duralen und im viszeralen System, die symptomatische Störungen hervorrufen werden, sobald die lokalen Kompensationsmöglichkeiten einer Körperregion erschöpft sind. Eine kausale Therapie ermöglicht die Zahnheilkunde, wenn vorher die durch zentrifugale Verkettung entstandenen Störungen in der Peripherie behoben worden sind.

Andererseits können primäre Verzerrungen der Körperstatik durch periphere orthopädische, kraniale oder viszerale Dysfunktionen wegen der myofaszialen Kontinuität zentripetal fortgeleitet werden. Im CMS erfolgt kompensatorisch eine lokale Adaptation in Muskel und Gelenk. Hierdurch werden lokale Dysfunktionen in der Myofaszie, der Funktionssteuerung und am Kiefergelenk entstehen. Abhängig von der vorhandenen Disposition, der Okklusion und der arthromuskulären Situation sowie der Psyche des Individuums kann eine Dekompensation erfolgen[426]. Die Rekompensation wird oftmals im gemeinsamen differenzialtherapeutischen Bemühen der Fachgebiete der Orthopädie mit der Manualmedizin und der Osteopathischen Medizin, der Inneren Medizin und der Psychotherapie gelingen. Die Behandlung peripherer Störungen führt zur Reduktion propriozeptiver sowie vegetativer und psychoemotionaler Afferenzen und Projektionen, die wiederum die Nozizeption im CMS reduzieren. Persistieren trotz suffizienter Behandlung bei dem Patienten kraniomandibuläre Beschwerden und Funktionsstörungen, so wird eine korrigierende zahnmedizinische Intervention notwendig.

Sowohl beim primär zentrifugalen (CMS) wie auch beim primär zentripetalen (Peripherie) Störungsmuster sollten vor der Entscheidung zur Bissnahme alle kompensierbaren peripheren Dysfunktionen beseitigt sein. Der Patient sollte idealerweise internistisch rekompensiert und orthopädisch optimal therapiert sein. Anschließend erfolgt eine manualmedizinisch-osteopathische Behandlung mit dem Ziel der Auflösung aller peripheren Dysfunktionen und der Entspannung der Kaumuskulatur. Diese Therapiesitzung wird etwa eine Zeitstunde in Anspruch nehmen, wenn der Therapeut den Patienten bereits untersucht und vorbehandelt hat. Der Therapeut sollte an diesem Termin nicht den Erstkontakt zum Patienten haben. Anschließend wird der Patient instruiert, die Zähne nicht mehr aufeinanderzulegen, er erhält ein Aufbisspolster (z. B. Aqualizer®, Gelax®) und wird zu seinem Zahnarzt geschickt.

Die enge Kommunikation und Koordination der Disziplinen untereinander ist die Voraussetzung für den Therapieerfolg.

Indikation und Umfang der Manuellen Therapie sollten von einem Mediziner mit der Zusatzbezeichnung Chirotherapie/Manuelle Medizin bestimmt werden. Nur bei lokalisierten Störungen im CMS kann die manuelle Therapie vom Zahnarzt direkt an einen Physiotherapeuten mit manualmedizinischer Zusatzqualifikation delegiert werden.

17.1.1 Anamnese

Die manualmedizinisch-osteopathische Anamneseerhebung unterscheidet sich nicht von der in anderen medizinischen Fachgebieten. Sie legt besonderen Wert auf die Eigenanamnese, wobei der Traumaanamnese, die auch die Geburtsanamnese umfassen sollte, eine erhebliche Bedeutung zugemessen wird. Der Schwerpunkt liegt meist auf der Schmerz- und Funktionsanamnese, wobei neben der Festlegung, was möglich ist und was nicht, auch die Zielvorstellung des Patienten mit den Möglichkeiten (z. B. Leistungssport versus Selbstständigkeit im Alter) abgeglichen und ein gemeinsames Ziel erarbeitet werden muss. Aspekte des psychosozialen Umfeldes des Patienten spielen eine mitentscheidende Rolle.

17.1.2 Manuelle Medizin

Zentrum der manualmedizinischen Bemühungen ist das „Arthron" im Kontext seiner vielfältigen neurophysiologischen Beziehungen zum Bindegewebe mit Gelenkkapsel, zu den Ligamenten und der Muskulatur, zu Blut- und Lymphgefäßen, zum Vegetativum, aber auch zur Haut im Sinne der „Dermatome" (Head-Zonen) und zu den inneren Organen im Sinne der „Viszerotome". Die osteopathische Terminologie kennt in weitgehender Analogie den Begriff der „somatischen Dysfunktion". Die Definition umfasst eine beeinträchtigte oder veränderte Funktion der wechselseitig in Beziehung stehenden Komponenten des somatischen Systems im parietalen, viszeralen und kraniosakralen Bereich. Diese Definition geht über das zentrale Postulat der Gelenkdysfunktion im „Arthron" hinaus. Für die inneren Organe wird die „somatische Dysfunktion" als veränderte Mobilität oder Motilität der viszeralen Struktur mit den damit zusammenhängenden Faszien und den neurologischen, vaskulären, skelettalen und lymphatischen Elementen definiert. Sowohl die Fehlfunktion im Arthron als auch die somatische Dysfunktion manifestieren sich somit in Funktionsstörungen des muskuloskelettalen Systems und der verbundenen vaskulären, lymphatischen, viszeralen und neuralen Elemente.

Die diagnostischen Kriterien sowohl einer Störung im Arthron als auch der somatischen Dysfunktion bestehen in anormaler Gewebespannung („T = tissue texture changes"), in Asymmetrie der Befunde („A = asymmetry"), in qualitativer und quantitativer Änderung des Bewegungsumfanges („R = restriction of motion") und der lokalen Empfindlichkeit oder Schmerzhaftigkeit bei der Strukturpalpation („T = tenderness"). Aus den Anfangsbuchstaben dieser Kriterien lässt sich das in der Literatur verbreitete Akronym „TART" zusammensetzen.

Die Manualtherapie unterrichtet Untersuchungsalgorithmen, deren Fokus auf dem Bereich der aktuellen Beschwerden des Patienten liegt und mit denen lokale Funktionsstörungen wie die reversible hypomobile Gelenkdysfunktion (vulgo:„Blockierung"), die pathologische myofasziale Veränderung (z. B. Muskelhartspann und Triggerpunkt) und lokale Verkettungen (z. B. „Blockierung" eines Sprunggelenks bei Lumbago mit Beckenringstörung) diagnostiziert und strukturiert abgearbeitet werden.

Therapeutisch greift sie auf ein Arsenal von Methoden zurück, die von Muskeltechniken (z. B. postisometrische Relaxation = PIR nach Janda und Lewit, Muskelenergietechnik = MET nach Mitchell) über rhythmisch repetitive Gelenkmobilisationen (z. B. nach Maitland, nach Kaltenbach und Evjent oder nach Fritsch) bis zur Impulsmanipulation eines Gelenks (HVLA = high velocity low amplitude) reichen. Über die Integration der Kostovertebralgelenke in das Konzept besteht ein theoretischer Zugriff auf das 2. Neuron des sympathischen Nervensystems und damit auf die autonome und viszerale Neurophysiologie.

17.1.3 Osteopathische Medizin

Die osteopathische Medizin wurde von A. T. Still Ende des 19. Jahrhunderts als Gegengewicht zur „heroischen Medizin" in den USA etabliert. Sie wird im Rahmen eines Studienganges an osteopathischen Colleges erlernt. Der Abschluss (D.O. = doctor of osteopathy) genießt in allen Belangen Gleichstellung mit der Humanmedizin. Die Osteopathie kann als Urmutter aller Spielarten Manueller Medizin westlicher Provenienz angesehen werden, da sie in der Subspezialität der parietalen Osteopathie als deren direkter historischer Vorläufer zu betrachten ist.

Das osteopathische Denkmodell erschließt sich aus dem Verständnis von Kompensation, Adaptation und Dekompensation der Gewebe eines Körperteils, einer Körperregion (Kompartiment) und des Gesamtorganismus.

Dabei wird die Kompensation als Reaktion eines Körperteils auf eine pathologische, funktionelle oder strukturelle Variation (Trauma, Fehlfunktion, Läsion, somatische Dysfunktion oder Blockierung) eines anderen Körperteils definiert. Sie findet zunächst im gleichen Körperkompartiment statt. Im Allgemeinen wird durch diese kompensatorischen Vorgänge zügig Beschwerdefreiheit im Bereich der pathologischen Variation eintreten. Abhängig vom Faktor Zeit kommt es bei fortbestehender Ursache zu einer Konsolidierung der Kompensationsmechanismen, die vom Organismus dann aus Gründen der Ökonomie im Sinne der Adaptation sekundär konserviert und gehalten werden (z. B. durch Auftreten einer Kopfgelenksblockierung oder durch posturologische Veränderungen bei CMD). Durch diese angepasste Gewebeänderung kann der Körper die zunächst funktionelle Kompensation dauerhaft gewährleisten.

Die funktionelle Kompensation wird sich auflösen, sobald die primäre Ursache im Rahmen des salutogenen Potenzials des Körpers ausheilt oder wenn diese „Primärläsion" einer adäquaten Behandlung zugeführt wurde. Adaptationen sollten nach Behandlung der „Primärläsion" im gleichen Therapiezyklus angesprochen werden. Sie können sonst persistieren und zu Rezidiven oder neuen Beschwerden Anlass geben. Nimmt man einem Patienten lediglich die – meist arthrogene – Adaptation, so wird ein Rezidiv erfolgen und die Adaptation sich wieder aufbauen (z. B. rezidivierende Dysfunktionen des zervikothorakalen Übergangs durch anteriore Kopfhaltung im Rahmen der retralen Infraokklusion oder einer Angle-Klasse-II-Verzahnung).

Kommt es zu einem Ungleichgewicht, verursacht von einem Konflikt zwischen mindestens zwei Kompensationen oder Adaptationen, so wird der Patient symptomatisch werden, wobei die Symptomatik typischerweise im Bereich der Knotenpunkte kreuzender Spannungslinien dieser Kompensationen oder Adaptationen auftreten wird.

Die Rekompensation, definiert als Beschwerdefreiheit beim Patienten, wird durch die therapeutische Ausschaltung einer der beiden Ursachen eintreten. Ein Rezidiv wird langfristig nur zu verhindern sein, wenn der Therapeut beide Kausalketten therapiert und auflöst.

Die Osteopathische Medizin versucht im Kontext des Gesamtindividuums die „somatischen Dysfunktionen" eines Patienten zu erfassen, die am ehesten zur Dekompensation geführt haben, um eine Rekompensation zu erreichen. Im osteopathischen Denkmodell werden auf der vertebragenen Ebene vorwiegend sekundäre Adaptationen abgebildet, die es aber auch zu erfassen gilt. Es können eine Vielzahl somatischer Dysfunktionen im erweiterten osteopathischen Sinne, z. B. am Kranium oder den Eingeweiden, wie auch gelenkzentrierte Störungen im Sinne des „Arthron" an vertebralen oder peripheren Gelenken bei einem einzigen Patienten vorgefunden werden. Deshalb benötigt der osteopathische Mediziner Priorisierungsalgorithmen. Nimmt man einem Patienten eine adaptierende vertebrale Gelenkblockierung, die zwar lokal in Bezug auf TART auffällt, jedoch die lokale Kompensation eines Körperkompartimentes ähnlich einem Stauwehr verteidigt (z. B. chronische Sakroiliakalgelenksdysfunktion nach Inversionstrauma des Sprunggelenks mit aufsteigender myofaszialer Verkettung im Bein), so wird die alleinige Mobilisation oder Manipulation dieses Gelenkes nicht zielführend sein. Es besteht sogar die Möglichkeit, dass alte Symptome reaktiviert oder neue Symptome produziert werden.

Jede osteopathische Methode beschreibt eine Untersuchungstechnik zur Beantwortung der Frage, inwieweit der Patient ein mit dieser Methode behandelbares Problem überhaupt aufweist (Frage: „is there a problem?"). Dieser erste Untersuchungsschritt wird als „Screening" bezeichnet. Ihm folgt mit dem „Scanning" die Eingrenzung des Befunds auf eine Körperregion (Frage: „where is the problem?"). In der dritten Stufe wird „segmental" die gefundene Region daraufhin betrachtet, welcher Körperteil dieser Region und im Idealfalle, welche Gewebsstruktur in diesem Körperteil in welcher Weise pathologisch gestört ist (Frage: „what ist the problem?"). Hiermit wurde die somatische Dysfunktion charakterisiert, der Ausgangspunkt für die strukturierte osteopathische Therapie („point of entry") ist gefunden und die Störung kann aufgelöst werden. Dazu steht dem gut ausgebildeten osteopathischen Arzt oder Physiotherapeuten, unabhängig vom Untersuchungsverfahren, eine Vielzahl von Techniken, deren Komposition individuell unterschiedlich sein kann, zur Verfügung. Die therapeutischen Ansätze haben einen holistischen Anspruch, da sie Verflechtungen der Struktur und ihrer gestörten Funktion im Gesamtkontext betrachten. Assoziierte Störungen von Gefäß- und Lymphsystem, neurovegetative Störungen sowie Störungen in assoziierten viszeralen Organen und im kraniosakralen System werden in das Behandlungskonzept integriert.

17.1.4 Rehabilitation

Am Ende der Behandlungsalgorithmen bilden rehabilitative und stabilisierende Maßnahmen einen wichtigen Bestandteil sowohl des manualmedizinischen als auch des osteopathischen Gebäudes. Hier kommen Techniken wie die muskuläre Trainingstherapie nach Gustavsen und Streek, die propriozeptive neuromuskuläre Fazilitation (PNF) nach Kabat, neurophysiologische Reflexmethoden nach Vojta oder Bobath und die Stemmführung nach Brunkow zum Einsatz.

17.2 Manualmedizinische und kraniosakrale Behandlungstechniken

Die folgende Auswahl manueller Techniken erhebt keinen Anspruch auf Vollständigkeit. Sie beschränkt sich vielmehr auf ein Bündel sehr wirksamer, auch in der Zahnarztpraxis durchführbarer manueller Eingriffe. Eine umfassende manualmedizinisch-osteopathische Ausbildung des Zahnmediziners ist aus forensischen Gründen wenig sinnvoll. Die im Folgenden dargestellten Methoden an Halswirbelsäule und Schädel sind von diesen Einschränkungen nicht betroffen.

Es werden die Traktion der Halswirbelsäule (HWS), eine Globalbehandlung des kraniosakralen Systems (Kompression des 4. Ventrikels – CV4) sowie die Behandlung der kranialen Schnittstellen mit dem Achsenskelett in der Region des okzipitozervikalen Übergangs (Atlasdekompression) und des Übergangs vom Kiefergelenk zum kraniosakralen System (TMG-Behandlung nach Upledger)[87] dargestellt.

Selbstverständlich kann die Darstellung von Behandlungstechniken im Rahmen eines Lehrbuchs nicht das praktische Training ersetzen. Vor ihrer Umsetzung am Patienten ist daher die Erarbeitung der Techniken im Rahmen von Weiterbildungsangeboten unabdingbar.

17.2.1 Dreidimensionale Traktion der Halswirbelsäule

Die dreidimensionale Dehnung (Traktion) der HWS wird zur Linderung von Nackenschmerzen und zur Entspannung der Muskulatur eingesetzt. Sie kann bei korrekter Ausführung eine Wirkung bis zum zervikothorakalen Übergang entfalten. Der Therapeut beabsichtigt die Einstellung einer schmerzfreien und maximal angenehmen Position der Halswirbelsäule in den möglichen Freiheitsgraden, in der eine sanfte axiale Dehnung erfolgen soll. Beim gesamten Vorgang ist die ständige Rückmeldung durch den Patienten erforderlich. Insgesamt wird eine minimale Traktion auf die zervikalen Intervertebralgelenke und die umgebenden myofaszialen Strukturen (Gelenkkapsel, Ligamente und Muskeln) erreicht.

Der Therapeut steht oder sitzt am Kopfende der Behandlungsliege. Im Stehen sollte zur Eigenstabilisation Schrittstellung eingenommen werden. Der Vertex des Kopfes kann am Abdomen des Therapeuten angelegt sein. Während die Handflächen beidseits den Hinterhauptbereich stützen, liegen die Daumen vor dem Ohr oberhalb der Processus zygomatici. Der Zeigefinger liegt vor, der Mittelfinger hinter dem Mastoid. Die übrigen Langfinger werden locker am Okziput platziert (Abb. 17-1). Die Halswirbelsäule wird anschließend vorsichtig in die Position maximaler Entlastung (dem Patienten angenehme Bewegungen) gebracht. Dies erfolgt in der Sagittalebene (Flexion/Extension, Abb. 17-2 und 17-3), der Frontalebene (Seitneigung und Translation, Abb. 17-4 und 17-5) und der Transversalebene (Rotation). Die optimale Position wird durch sukzessi-

KAPITEL 17 Manuelle Behandlung des muskuloskelettalen Systems

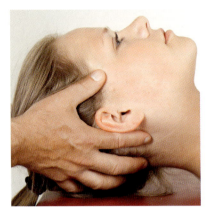

Abb. 17-1 Beidseitige Handanlage zur Traktion der Halswirbelsäule, hier rechtsseitige Ansicht.

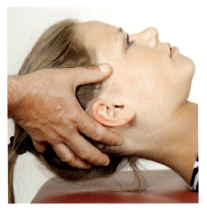

Abb. 17-2 Flexionsstellung der Halswirbelsäule.

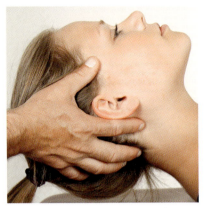

Abb. 17-3 Extensionsstellung der Halswirbelsäule.

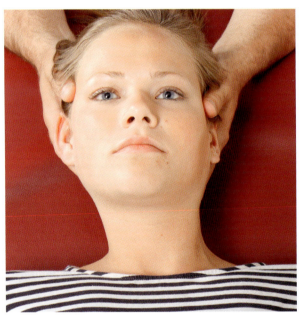

Abb. 17-4 Translation der Halswirbelsäule nach rechts mit konsekutiver Linksseitneigung.

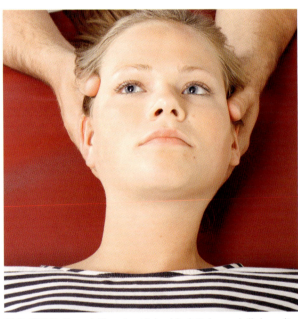

Abb. 17-5 Translation der Halswirbelsäule nach links mit konsekutiver Rechtsseitneigung.

ves Stapeln der einzelnen angenehmen Einzelpositionen erreicht. Aus entspannter Therapeutenhaltung erfolgt nun eine minimale Traktion in kranialer Richtung durch Rückverlagerung des Therapeutenkörpers. Diese Endposition wird 15 Sekunden gehalten und im Zeitlupentempo gelöst. Intermittierend erfolgen 3 bis 5 Wiederholungen nach einer jeweils kurzen Pause von wenigen Sekunden.

Sollte keine schmerzfreie Position auffindbar sein, eine Schmerzaggravation eintreten oder sogar eine radikuläre Schmerzausstrahlung in Schulter und Arm induziert werden, muss von einer Fortsetzung der Technik Abstand genommen werden und eine weitere orthopädische Diagnostik erfolgen.

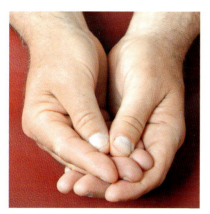
Abb. 17-6 Handhaltung zur Durchführung der CV-4-Technik.

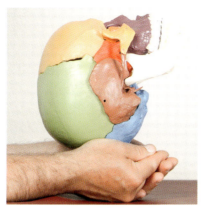
Abb. 17-7 Therapieposition der Hände am Schädelmodell.

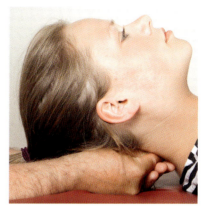
Abb. 17-8 Die Kompression des 4. Ventrikels (CV-4) am Patienten.

17.2.2 Die Kompression des vierten Ventrikels (CV-4-Technik)

Diese Technik geht auf Sutherland[85,88] zurück. Ihre Intention ist das vorübergehende Anhalten des primär respiratorischen Mechanismus und damit der kraniosakralen Bewegung. Diese wird beim CV-4 in maximaler Extension oder Innenrotation des Systems erreicht. Man unterdrückt manuell die Flexion, bis der Mechanismus in einem Zustand, den man als „still point" bezeichnet, zum Stehen kommt.

Dieser Stillstand soll zu einer vermehrten Liquorproduktion führen und im Anschluss an die Behandlung den kraniosakralen Rhythmus und seine Bewegungsamplitude verbessern sowie die Liquorzirkulation stimulieren. Die regelmäßige Anwendung der CV-4-Technik soll die Selbstheilungskräfte des Organismus verbessern. Das Indikationsspektrum ist breit[87,427].

Zur Durchführung der Technik werden zunächst die Langfinger kreuzförmig untereinandergelegt. Man blickt dabei in die eigenen Handflächen. Die radialen Kanten der Hände werden durch leichte Pronation so angenähert, dass die Daumenspitzen sich berühren. Die Daumen werden bis in die Sattelgelenke begradigt und in Oppositionsstellung gehalten. Sie bilden dabei eine umgedrehte V-Form (Abb. 17-6). Zwischen dem rechten und dem linken Thenar entsteht eine muschelförmige Mulde, in die das Hinterhaupt und die Squama occipitalis des Patienten gebettet werden (Abb. 17-7). Die Fingerspitzen der Hände zeigen fußwärts, der Therapeut sitzt mit entspannter Aufmerksamkeit und aufliegenden Unterarmen am Kopfende der Behandlungsliege.

Zunächst nimmt der Therapeut die rhythmische Expansion und Retraktion des Hinterhaupts wahr (Abb. 17-8). Der Verschmälerung während der Extensions-/Innenrotationsphase wird mit Daumen und Daumenballen gefolgt. In der sich anschließenden Flexion oder Außenrotation des kraniosakralen Systems wird versucht, die erneute Expansion durch gefühlvollen Widerstand zu verhindern. Es resultiert eine Dämpfung der Bewegungsamplitude, die im „still point" mündet. Die zyklische Rhythmik des Systems sistiert. Oft erhält man vor und im „still point", vermittelt über das Okziput, azyklische Bewegungssensationen wie tiefes Beben, Pulsieren, Wackeln oder Zittern ähnlich wie beim Schwanken eines Bootes (Okziput) auf dem Wasser (Hände). Patient und Gewebe werden sich in dieser Situation tief entspannen, die Atmung wird ruhiger werden. Die Länge eines „still point" ist variabel und kann einige Minuten andauern. Dieser Dauer ist unbedingte Aufmerksamkeit zu widmen: Die Therapie darf im „still point" nicht unterbrochen werden. Das Wiedereinsetzen des kraniosakralen Rhythmus besteht meist in einer großamplitudigen Flexion/Außenrotation, die einsetzenden Expansionsamplituden können sich aber auch augmentativ über einige Zyklen aufbauen.

Das Ziel des CV-4 ist die Befreiung der Kraniodynamik und die Normalisierung des kraniosakralen Rhythmus. Im Zielbereich der Technik befinden sich auch neuroanatomische Strukturen wie die Hirnnervenkerne und die Formatio reticularis am Boden des 4. Ventrikels. Ein zusätzlicher positiver Effekt liegt in der Senkung des Sympathikotonus. Eine Kiefergelenkskompression bewirkt eine Starre des kraniosakralen Systems, die den CV-4 bei der Therapie einer CMD unverzichtbar macht. Seine Anwendung vor und nach zahnärztlichen Interventionen kann uneingeschränkt empfohlen werden.

Die Methode hat sich therapeutisch sehr gut bewährt. Kontraindikationen bestehen für Patienten mit Hirndruck, Schädelfrakturen, Hirnblutungen und bei Schwangerschaft (Wehenauslösung). Säuglinge und Kleinkinder dürfen bei noch nicht ossifizierten Knochenkernen des Os occipitale nicht behandelt werden.

17.2.3 Atlasdekompression („cranial base release")

Die Atlasdekompression ist in verschiedenen Technikvariationen ausführbar, wobei im Einzelnen mehr auf muskuläre, okzipitobasale oder atlantookzipitale und atlantoaxiale Bezüge und Restriktionen eingegangen werden kann. Die anatomische Grundlage der manuellen Arbeit in diesem Bereich besteht in der großen propriozeptiven neurologischen Repräsentation des Nackenrezeptorenfeldes[315,428] und der direkten anatomischen Kontinuität über die Muskulatur zur Membrana atlantooccipitalis[429–431].

Die hier vorgestellte Technik umfasst die mechanische Lösung des Atlas in allen seinen Umgebungsbezügen und Bewegungsmöglichkeiten. Diese beinhalten Bewegungen laterolateral, nach anterior und posterior, in der Rotation sowie Bewegungen in kraniokaudaler Richtung. Hierbei wird nicht auf die anatomische Richtung ausgewählter Muskelverläufe und auch nicht auf die Vorgaben der Arthrokinematik Bezug genommen, es werden aber die Spannungsdifferenzen beider Seiten interpretiert und aufgelöst.

Der Patient befindet sich in angenehmer Rückenlage, der Therapeut sitzt am Kopfende der Behandlungsliege. Die Langfinger sind so angebeugt, dass die papillären Perzeptionsareale der Fingerbeeren in der Subokzipitalregion mit optimaler Anstellung anliegen können (Abb. 17-9). Die Langfingerbeeren werden ohne Druck perlschnurartig über dem hinteren Atlasbogen und der bedeckenden kleinen Nackenmuskulatur aufgesetzt (Abb. 17-10 und 17-11). Das Hinterhaupt wird von den Handinnenflächen gestützt. Der Daumen kann am Mastoid abgelegt werden, hier besteht keine Therapieintention. Die Berührung sollte initial und ohne gewebsintrusive Absicht sein. Die Spannung der Nackenmuskeln wird passiv wahrgenommen und ein Einschmelzen der Fingerbeeren in das Gewebe abgewartet. Mit zunehmender Entspannung dringt die Wahrnehmung des Therapeuten in die Tiefe und wird nach 2 bis 3 Minuten den hinteren Atlasbogen als knöcherne Struktur von der Muskulatur abgrenzen können. In dieser Ausgangsposition beginnt der aktive Teil der Atlasdekompression (Abb. 17-12).

Zunächst prüfen die äußeren Fingerspitzen am Processus transversus die Translation des Atlas laterolateral nach rechts und links. Man wählt zuerst die freier erscheinende Richtung und geht langsam bis zum initialen Gewebswiderstand, hält den Atlas hier abwartend, bis die Gewebsbarriere nach einiger Zeit, manchmal unter leichtem Gewebezittern (Unwinding) nachgibt (Release). Der eigene Krafteintrag dabei ist sanft, eher einladend. Zu viel Kraft verhindert das Release, die therapeutische Aktivität kommt aus dem Gewebe. Man verfährt nun entsprechend mit der mehr restrikt erscheinenden laterolateralen Transversalbewegung der Gegenrichtung, wobei hier die Barriere schneller erreicht wird und die Phase eines eventuellen Unwinding durch minimale Mitbewegungen des Therapeuten unterstützt werden kann. Im Retest sollte nach erfolgreicher Intervention eine Symmetrie mit freiem Gefühl beider Shiftbewegungen vorliegen.

Der weitere Ablauf mit Prüfung der freien Bewegungsrichtung, Therapie der freien und anschließend der restrikten Richtung bleibt im Weiteren identisch für die übrigen Freiheitsgrade der Atlasbewegung. Sollte eine Therapieebene frei erscheinen, ist keine Intervention erforderlich. Sind beide Richtungen fest, kann ohne Rücksicht auf die Reihenfolge vorgegangen werden.

Eine Gewebsanspannung in Rotation wird durch jeweils unilateral gegen den hinteren Atlasbogen nach anterior eingebrachten Druck erzielt.

17.2 Manualmedizinische und kraniosakrale Behandlungstechniken

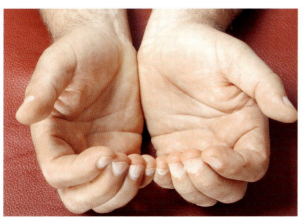

Abb. 17-9 Fingerhaltung für die Atlasdekompression (von ventral).

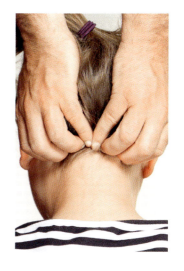

Abb. 17-10 Anlage der Hände in der Subokzipitalregion für die Atlasdekompression (von dorsal).

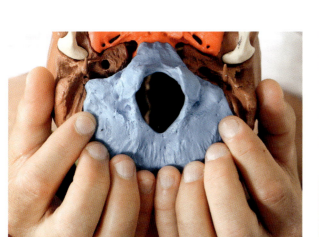

Abb. 17-11 Demonstration der Handanlage für die Atlasdekompression am Schädelmodell.

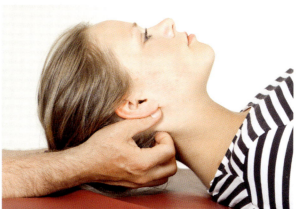

Abb. 17-12 Atlasdekompression: Therapieposition.

Die anteroposterioren Bewegungen des Atlas werden über Positionsänderungen des Okziputs über die unterstützenden Handballen möglich. Heben die Handballen das Okziput nach anterior und lassen die Langfinger dabei den Atlas nach posterior sinken, resultiert eine posteriore Translation des Atlas und vice versa.

Die Entspannung des Atlas nach kranial erfasst die atlantoaxialen Verbindungen zwischen erstem und zweitem Halswirbel. Hierzu müssen die lateral anliegenden Finger (Zeige- und/oder Mittelfinger) an den Processus transversi nach kaudal umgesetzt und eingehakt und danach der Atlas zum Okziput geführt werden.

Die Entspannung des Atlas nach kaudal stellt technisch die größte Herausforderung dar. Ring- und Kleinfinger sollen am Okziput gegenhalten, während Zeige- und Mittelfinger –bilateral oberhalb des Atlas angelegt – diesen vom Okziput nach kaudal wegschieben.

Als Therapie der Schaltstelle zwischen Schädel und Wirbelsäule einerseits sowie zwischen Halseingeweiden und Kauorgan andererseits kommt dieser Technik eine erhebliche Bedeutung im Rahmen der Therapie der kraniomandibulären Dysfunktion zu.

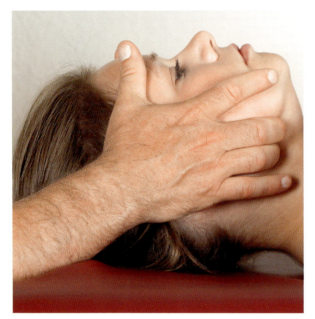

Abb. 17-13 Kompression der Mandibula: Handanlage erfolgt bilateral symmetrisch, beachte das Einhaken von Mittel- und Ringfinger am Angulus mandibulae.

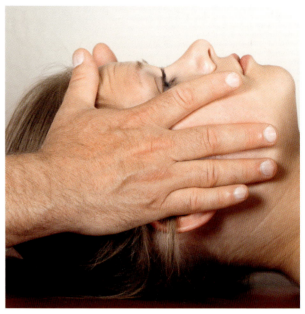

Abb. 17-14 Dekompression der Mandibula: Handanlage erfolgt bilateral symmetrisch.

17.2.4 Bilaterale Kompression und Dekompression der Mandibula als indirekte und direkte Behandlung des Os temporale

Der Therapieablauf der Kompression und Dekompression der Mandibula geht auf eine Beschreibung von Upledger[87,432] zurück. Seine Zielstrukturen finden sich in den Membranen und Suturen, die den Kraftvektor des Kiefergelenks in der kraniosakralen Bewegungskette aufnehmen und umsetzen. Diese sind die intrakraniellen Membranen via Tentorium cerebelli (inseriert innen an der Pars petrosa ossis temporalis) und Falx cerebri, die Sutura parietosquamosa und die Sutura sagittalis. Darüber hinaus wirkt sich die Technik an der Kapsel, den Ligamenten sowie den muskulären Elementen des Kiefergelenks aus.

Der Patient befindet sich in angenehmer Rückenlage, der Therapeut sitzt am Kopfende der Behandlungsliege.

Der erste Behandlungsabschnitt besteht in der direkten Kompression der Mandibula gegen die Fossae articulares. Die Handanlage und Therapie erfolgen beidseits synchron. Dazu werden Mittel- und Ringfinger entlang der aszendierenden Mandibula des Patienten aufgesetzt, während sich die Fingerbeeren um den Angulus mandibulae modellieren (Abb. 17-13). Die Handanlage folgt dem Ramus ascendens, wobei die Handinnenflächen seitlich am Schädel über Os temporale und Os parietale angelegt werden. Zunächst sollte auf Verspannungen der Muskulatur am Angulus mandibulae geachtet werden. Muskuläre Behandlungstechniken in diesem Bereich des Mundbodens können bei Auffälligkeiten sofort eingesetzt werden (z. B. myofasziales Release). Anschließend wird ein Kompressionsvektor durch Gewichtsverlagerung des Therapeuten nach dorsal in die Mandibula gebracht. Hierbei entspannen sich die Mm. masseteres, das Kiefergelenk wird komprimiert, es resultiert eine kranialisierende Kraft auf Schläfen- und Scheitelbein. Die Sutura parietosquamosa löst sich, während die Squamae temporales nach lateral schwingen. Die Falx wird über die Ossa parietalia angespannt und verhindert die weitere Kranialisierung. Die Sutura sagittalis separiert. Als Korrelat des Release stellt sich die Außenrotation von Schläfen- und Scheitelbein ein. Das Tentorium spannt an.

17.2 Manualmedizinische und kraniosakrale Behandlungstechniken

Der zweite Behandlungsabschnitt besteht in einer indirekten, über die Mandibula vermittelten Dekompression durch Traktion des Kondylus aus der Fossa articularis heraus. Die Hände werden symmetrisch beidseits in der oben beschriebenen Weise angelegt – mit dem Unterschied, dass Mittel- und Ringfinger sich jetzt nicht am Angulus mandibulae einhaken (Abb. 17-14). Der Therapeut übt einen über Gewichtsverlagerung via Unterarme vermittelten Zug über die Rami ascendentes auf die Mandibula aus, was zu einer Traktion und Dekoaptation im Kiefergelenk führt. Os temporale und Os parietale folgen im Rahmen ihrer Bewegungspotenziale nach kaudal und nehmen Tentorium, Sinus rectus und die Falx cerebri mit. Die Sutura parietosquamosa separiert.

Dieser Behandlungsablauf nimmt die Schnittstelle zwischen Schädel und Kauorgan in den Blick. Er bietet sich in seiner vielfältigen Auswirkung auf artikuläre und kraniosakrale Strukturen der Kiefergelenksregion als Globaltechnik besonders für den Einsatz bei Patienten mit kraniomandibulärer Dysfunktion an.

Die Behandlung der Muskulatur wird mit Aufbissbehelfen unterstützt, wenn eine alleinige medikamentöse und manuelle Therapie nicht erfolgreich ist, eine gleichzeitige arthrogene Pathologie vorliegt, die einer neuen Kieferrelation bedarf, oder Okklusionsstörungen vorliegen, die vorrangig nicht eingeschliffen werden können.

KAPITEL 18

Initiale Therapie der Okklusion

18.1 Initiale reversible okklusale Therapie mit Okklusionsschienen

Die primäre okklusale Therapie besteht meistens in einer reversiblen Okklusionskorrektur mittels Okklusionsschienen zur physiologischen Repositionierung des Unterkiefers und der Kiefergelenke.

Dadurch wird erreicht, dass alle okklusionsbedingten Störungen aufgehoben werden und es zu einer Normalisierung der Kaufunktion und aller damit zusammenhängenden Strukturen im CMS (Muskulatur, Kiefergelenkposition, Belastung der Zähne und des Parodonts) und im Gesamtorganismus (Kopf-, Körperhaltung, Wirbelsäulen- und Beckenfunktion) kommt.

18.1.1 Voraussetzungen der Okklusionsschienentherapie zur Okklusionskorrektur

1. Die Indikation ist nach der Diagnose des CMS und des MSS und wenn notwendig der radiologischen Diagnostik zu stellen, mit Nachweis einer okklusalen Beteiligung am Dysfunktionsgeschehen (Dysfunktionsklassen 1, 2 und ggf. 4).
2. Die Okklusionsschienen werden ständig (also tags und nachts) getragen. Es soll in der gesamten aktiven Zeit der Funktionstherapie möglichst kein Kontakt in HIKP stattfinden, da sonst eine unmittelbare Reprogrammierung des neuromuskulären Systems auf die Fehlokklusion erfolgt. So kann eine neurologische Adaptation auf die probatorische, initiale therapeutische Okklusion erfolgen.
3. Jeweils unmittelbar nach manualmedizinischer sowie physiotherapeutischer Behandlung werden die Okklusionsschienen korrigiert[50]. Nach der manuellen Behandlung setzt der Patient deshalb einen Aqualizer ein, damit er auf dem Weg zum Zahnarzt/Kieferorthopäden nicht auf die Schiene okkludiert. So kann diese auf das Ergebnis der manuellen Therapie hin korrigiert werden.

18.1.2 COPA-Okklusionsschienen

Definition

COPA: Craniomandibuläre Orthopädische Positionierungs-Apparatur
COPA-Onlays: fest aufklebbare Schienenelemente
Da die Okklusionsschienen in Abstimmung mit dem muskuloskelettalen System angefertigt und eingestellt werden, können sie als Craniomandibuläre Orthopädische Positionierungs-Apparaturen (COPA) bezeichnet werden, was den orthopädischen Bezug verdeutlicht.

KAPITEL 18 Initiale Therapie der Okklusion

Konstruktionsmerkmale

Von der Konstruktion her sind die Schienen zur Okklusionskorrektur gleich. Sie werden in aller Regel für den Unterkiefer angefertigt. Das hat wesentliche Vorteile. Zum einen kann die Unterkieferschiene 24 Stunden täglich getragen werden, da die Aussprache wenig und das Aussehen nicht beeinträchtigt werden. Zum anderen gestaltet sich die Okklusionsüberprüfung und -korrektur günstiger, da Patient und Behandler bei den Behandlungen aufrecht sitzen können. Des Weiteren lässt sich mit einer im Unterkiefer getragenen COPA vermeiden, dass die beiden Hälften der Maxilla miteinander verblockt werden.

Die Schienen rekonstruieren die Stützzonen im Prämolaren- und Molarengebiet und führen damit zu einem funktionsgerechten Ausgleich der statischen Okklusion. Für die Dynamik reichen die Schienen bis zu den Eckzähnen, die die Führung in Protrusion und Laterotrusion übernehmen, bei gleichzeitiger Disklusion im Seitenzahngebiet.

In der Regel sind die unteren Inzisivi nicht von der Schiene bedeckt. Der Grund hierfür liegt in einer Unterstützung der okklusalen Therapie der häufig vorkommenden Kiefergelenkkompression. Der Unterkiefer erhält die Möglichkeit, sich während der Okklusionskorrektur horizontal frei einzustellen, ohne dass ein erneuter Frontzahnkontakt entsteht. Da die Schienentherapie auf 3 bis 6 Monate beschränkt ist, spielt die Gefahr einer Stellungsveränderung von Frontzähnen eine untergeordnete Rolle[80].

Es besteht jedoch auch die Möglichkeit, die Unterkieferinzisiven in die Schiene einzubeziehen. Es darf dadurch jedoch nicht zu einem Frontkontakt kommen, der wiederum zu einem retrusiven Impuls hinsichtlich der Unterkieferstellung führen könnte.

Anhand des okklusalen Reliefs können aufgewachste von nicht aufgewachsten Okklusionsschienen unterschieden, nach der Handhabung herausnehmbare und fest aufklebbare Schienen differenziert werden. Die Indikationen richten sich nach dem jeweiligen Behandlungsfall.

18.1.3 Verschiedene Möglichkeiten der Okklusionsschienentherapie

1. **Herausnehmbare Okklusionsschienen** sind das häufigste initiale Verfahren zur okklusalen Therapie. Der Vorteil liegt in der Reversibilität. Als Behandler greift man nur probatorisch in das systemische Geschehen ein. Sollte die Behandlung keinen ausreichenden therapeutischen Effekt haben, kann man sich ohne irreversibel in das System eingegriffen zu haben, wieder herausnehmen. Da die kraniomandibuläre Dysfunktion eine schwer überschaubare Ätiopathogenese hat, ist dieses Vorgehen in den meisten Fällen das Mittel der Wahl, wenn eine Korrektur der Okklusion aufgrund der Diagnostik indiziert ist.

   a) *aufgewachstes Kauflächenrelief* (s. Kap. 18.2)
   Bei sicherer Diagnostik ist es sinnvoll, dem neurologischen System eine möglichst optimale Okklusion „anzubieten". Dies ist mit einem aufgewachsten, nach biodynamischem Konzept (s. Kap. 1) erstellten Aufbissrelief realisierbar. Sofort nach Normalisierung der neuromuskulären Funktionen und Abklingen der Beschwerden kann gezielt das zukünftige zentrische und exzentrische Okklusionskonzept ausprobiert und durch subtraktive oder additive Maßnahmen am Behelf sukzessive verbessert werden.

   b) *nicht aufgewachstes Kauflächenrelief* (s. Kap. 18.3)
   Bei „nicht-Zentrik-fähigen" Patienten, d. h. bei Patienten, die so starke Dysfunktionen aufweisen, dass die Kieferrelationsbestimmung (KRB) nicht oder nur sehr schwierig reproduzierbar ist, wird nur die vertikale Dimension festgelegt, ansonsten hat die Schiene keine definierten Stopps. Der Patient hat jeglichen Freiraum in der Sagittalen und Transversalen.

2. **Festsitzende Okklusionsschienen** werden in der Regel erst nach der initialen, reversiblen okklusalen Therapie eingesetzt, wenn nach Reevaluation der Funktionstherapie eine weiterführende Behandlung der Okklusion in der neuen zentralen Lage des Unterkiefers notwendig erscheint.

- Ideal ist es, festsitzende Okklusionsschienen bei der Korrektur einer fehlenden posterioren Abstützung und einer unilateral fehlenden Abstützung einzusetzen. Durch die Festigkeit des Sitzes kann die therapeutische Okklusion hervorragend getestet und von Beginn an für die spätere kieferorthopädische Therapie oder prothetische Rekonstruktion vorbereitet werden (s. Kap. 20–22).
- Ein besonderer Vorteil festsitzender Okklusionsschienen ist, dass sie sehr dünn hergestellt werden können, sodass die definitiv angestrebte Okklusion sehr zuverlässig vor der kieferorthopädischen (s. Kap. 20) und/oder prothetischen Umsetzung (s. Kap. 21, 22) getestet werden kann.
- In der initialen Phase der Okklusionskorrektur kommen festsitzende Schienen, in der Regel aufgewachst, nur zum Einsatz, wenn das weitere therapeutische Vorgehen sehr sicher vorhersehbar ist.

3. **Direkt gefertigte COPA-Onlays** stellen eine Sonderform der kieferorthopädischen Therapie dar (s. Kap. 18.4).

Für jeden Patientenfall muss individuell festgelegt werden, welche dieser Schienen verwendet wird. Da die Kiefergelenke mit dem MSS in dauernder Wechselwirkung stehen, bringen therapeutische Veränderungen des einen Aspektes immer auch Veränderungen des anderen mit sich. Daher müssen alle parallelen Veränderungen therapeutisch mitbegleitet werden, optimalerweise in einem fachübergreifenden therapeutischen Netzwerk.

Die initiale Schienentherapie dauert in der Regel 3 bis 6 Monate. Sie ist als erfolgreich anzusehen, wenn die Symptome des Patienten beseitigt oder wesentlich verbessert sind und das Okklusionsmuster auf der Schiene nachhaltig unverändert bleibt.

18.1.4 Praktisches Vorgehen

Das in der Diagnostik am muskuloskelettalen System überprüfte Registrat (s. Kap. 15.4) stellt die Basis für die Modellanalyse dar. Es dient zur Verifizierung okklusaler Störungen als Ursache diagnostizierter okklusionsbedingter Symptome im kraniomandibulären und muskuloskelettalen System. Wird eine okklusale Beteiligung am Dysfunktionsgeschehen erkannt, ist eine Okklusionsschienentherapie indiziert.

Dementsprechend ist eine diagnostische von einer therapeutischen Modellmontage zu unterscheiden:

Nach arbiträrer oder kinematischer Montage des Oberkiefers wird mit dem manuell überprüften Zentrik- oder Konstruktionsbiss der Unterkiefer in den Artikulator montiert (s. Kap. 15.5). Für die Modelldiagnostik wird ein eigenes, evtl. farblich unterschiedliches Modellpaar hergestellt. Dieses Modellpaar bleibt aus dokumentarischen und forensischen Gründen unbehandelt und wird nicht zur Okklusionsschienenanfertigung verwendet. Es belegt die Ausgangssituation bzw. den Behandlungsstart.

Für die Okklusionsschienentherapie werden die Diagnosemodelle in andersfarbige Modelle doubliert, die exakt analog den Ausgangsmodellen montiert werden. Auf diesem Modellpaar wird die Schiene angefertigt, sodass herstellungsbedingte Schäden an den Modellen keine Rolle spielen.

Eine eventuelle weiterführende Therapie muss bei Behandlungsbeginn besprochen sein und wird im Heil- und Kostenplan beschrieben.

Plato und Kopp konstatieren, dass bei der Hälfte aller Schmerzpatienten, die eine CMD aufweisen, nach der Vorbehandlung mit Okklusionsschienen eine umfassende rekonstruktive Therapie notwendig wird[50]. Deshalb sollte die Möglichkeit einer weiterführenden kieferorthopädischen und/oder prothetischen Therapie bereits im Heil- und Kostenplan für die Okklusionsschienentherapie erläutert sein.

18.1.5 Kontraindikationen und Einschränkungen zur Okklusionsschienentherapie

1. *Extremer dentaler Tiefbiss und gleichzeitige Reklination der Oberkiefer-Frontzahngruppe bzw. der Zähne 11 und 21*
Unter diesen Voraussetzungen wäre die korrekte sagittale Einstellung der Mandibula nur durch eine weite Rotation der Mandibula zu erreichen. Hier muss eine kieferorthopädische Therapie kombiniert mit COPA-Onlays durchgeführt werden.

2. *Starke transversale Einengung des Oberkiefers mit Kreuzbiss und Schwenkung des Unterkiefers*
   Hier sollte während der Gelenkbehandlung gleichzeitig eine kieferorthopädische, ggf. chirurgische transversale Nachentwicklung des Oberkiefers stattfinden.
3. *Skelettal offener Biss*
   = FAF (s. Kap. 7.4.2).
   Cave: Der Biss kann sich schnell weiter öffnen. Auf keinen Fall darf die Schiene posterior gekürzt werden.
4. *Supraokklusion*
   Die Schiene sollte hier lediglich zu diagnostischen Zwecken verwendet werden (s. Kap. 7.4.2).
5. *Primäre Gelenkerkrankungen*
   Eine Okklusionsschienentherapie kann unter Umständen zu einer Verschlimmerung der Gelenkbeschwerden führen (s. Kap. 10.4 und 11).

Insgesamt lässt sich feststellen, dass nicht adjustierte Okklusionsschienen, insbesondere aus Weichkunststoff, auf keinen Fall zur Anwendung kommen sollten, auch wenn man dies leider häufiger in der täglichen Praxis beobachten kann. Wir verweisen hierbei auf Lechner, der 2008 konstatierte[433]: „Wer diese heute noch bei der Behandlung von CMD-Patienten eingliedert, begeht meiner Auffassung nach einen Kunstfehler!"

18.2 Die zahntechnische Herstellung aufgewachster COPA und COPA-Onlays

Manfred Läkamp

18.2.1 Konstruktionsmerkmale aus technischer Sicht

Bei voll bezahntem Unterkiefer sind die Okklusalflächen von den Eckzähnen bis zum endständigen Zahn gefasst, während die unteren Inzisivi in der Regel nicht von der Schiene bedeckt sind. Im Frontbereich verbindet ein Lingualbügel das rechte und das linke Aufbisselement. Lingual reicht die Schiene im Seitenzahnbereich über die klinischen Kronen hinaus bis in den Bereich der Gingiva, um genügend Stabilität für die okklusalen Elemente zu bieten. Hier sollte jedoch so flach wie möglich gearbeitet werden, um einen guten Tragekomfort zu gewährleisten. Zur Entwicklung einer retentiven Wirkung überdeckt der Kunststoff bukkal den Zahnäquator der Prämolaren und Molaren (Abb. 18-1a, b).

18.2.2 Vorbereitende zahnärztliche Schritte

1. *Überprüfung der Montage durch Split-Cast-Kontrolle* (s. Kap. 15.5.3)
   Der häufigste und am schwersten wiegende Fehler bei der Anfertigung von zahntechnischen Arbeiten ist eine fehlerhafte Montage. Daher ist die Überprüfung der Artikulatormontage von enormer Wichtigkeit und sollte routinemäßig vom Zahnarzt durchgeführt werden.
2. *Einstellung der vertikalen Dimension*
   Nach der zentrischen Montage der Modelle im SAM-Artikulator oder einem anderen Vollwertartikulator und erfolgter Modellanalyse wird die Inzisalstifthöhe in Bezug auf die geplante Schienenstärke eingestellt. Dabei ist die Okklusionsschienendicke idealerweise so zu wählen, dass sie – okklusaler Höhenverlust durch Einschleifen eingerechnet – in der Höhe der späteren prothetischen Versorgung bzw. KFO-Therapie angefertigt wird. Wenn möglich sollte die Kieferrelationsbestimmung in die Montage der Modelle in den Artikulator exakt übernommen werden und zur Herstellung der Okklusionsschienen nicht mehr verändert werden. Das am MSS getestete Registrat wird dementsprechend in eine COPA bzw. in COPA-Onlays überführt.
3. *Vorgabe der Artikulatorprogrammierung*
   Die Programmierung des Artikulators kann individuell nach Axiografiewerten oder auf Basis eines Protrusionsregistrates eingestellt werden.

18.2.3 Zahntechnische Arbeitsschritte

1. *Aufwachsen nach biodynamischem Okklusionskonzept*
   Nach einer Höcker-Fossa-Analyse und Anzeichnen des Zahnäquators erfolgt das Aufwachsen der Kauflächen nach biodynamischem Konzept. Hierbei

18.2 Die zahntechnische Herstellung aufgewachster COPA und COPA-Onlays

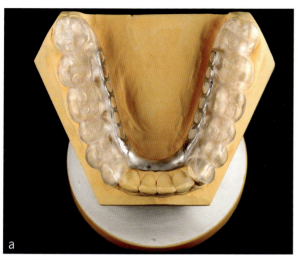
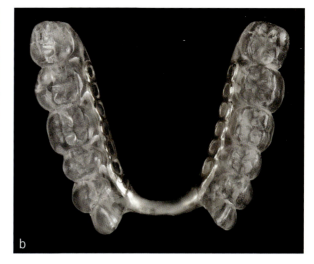

Abb. 18-1a, b Herausnehmbare COPA.

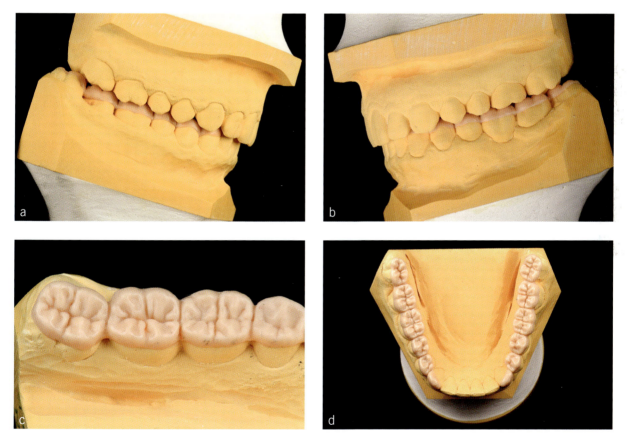

Abb. 18-2a–d Wax-up im Artikulator in der Seiten-, Auf- und Detailansicht.

werden die Seitenzähne des Unterkiefers sowie die Distalflächen der Eckzahninzisalkanten aufgebaut, wohingegen die Inzisivi nicht aufgewachst werden, da sie nicht von der späteren Schiene bedeckt sind (Abb. 18-2a–d). Abbildung 18-3 zeigt die okklusale Kontrolle des Wax-ups.

KAPITEL 18 Initiale Therapie der Okklusion

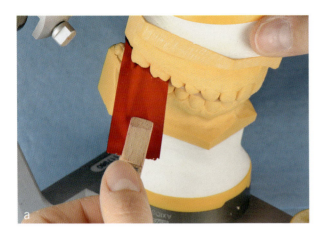

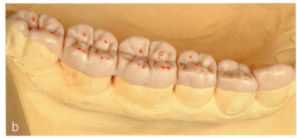

Abb. 18-3a, b Okklusionskontrolle mit ABC-Kontakten, Ausgleichsstoppern und Schließstoppern (Retrusions- und Protrusionsstoppern).

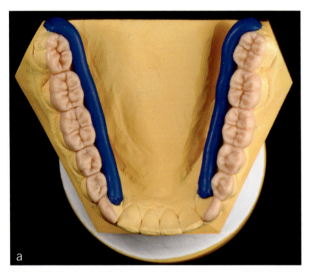

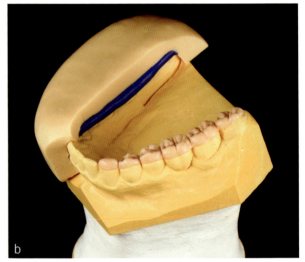

Abb. 18-4a, b (a) Aufgewachste Kauflächen mit Platzhalter. (b) Silikonvorwall in situ für die Übertragung in Kunststoff.

2. *Vorbereitung für die Überführung in Kunststoff*
An den Lingualflächen im Unterkiefer wird anschließend ein Platzhalter angebracht, der die linguale Begrenzung der Schiene zur späteren Umsetzung des Wachses in Kunststoff darstellt (Abb. 18-4a). Im Anschluss werden zwei Vorwälle aus additionsvernetzendem Silikon (Shore-Härte 85) hergestellt. Diese umfassen die gesamte Okklusalregion bis zum Platzhalter und die Modellaußenfläche (Abb. 18-4b).

18.2.4 COPA – die herausnehmbare Schiene

Für herausnehmbare Schienen ist ein Sublingualbügel erforderlich, der die beiden Seitenzahnelemente verbindet. Dieser kann als Modellguss aus einer Chrom-Kobalt-Molybdän-Legierung gefertigt oder konfektioniert gebogen werden. Beide erfüllen die gleiche Funktion, ein gegossener Bügel ist jedoch meist angenehmer zu tragen, da er den anatomischen Verhältnissen besser angepasst werden kann. Der Bügel verläuft lingual mit einem Schleimhautabstand von ca. 1 mm von regio 36 zu regio 46.

18.2 Die zahntechnische Herstellung aufgewachster COPA und COPA-Onlays

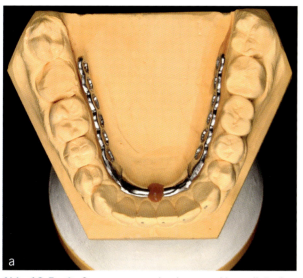
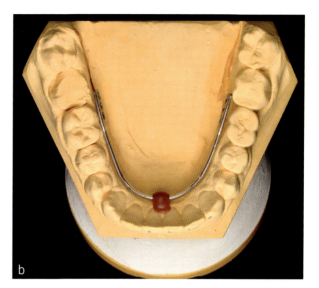

Abb. 18-5a, b Gegossener und gebogener Lingualbügel.

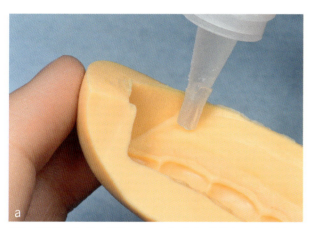
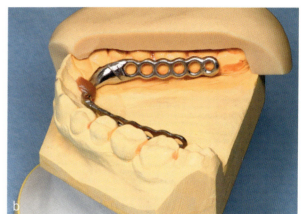

Abb. 18-6a, b Der Silikonvorwall wird mit Sekundenkleber am Modell fixiert und passgenau aufgesetzt.

Anfertigung der Okklusionsschiene

Alle unter sich gehenden Stellen werden oral-lingual ausgeblockt. Auch die Neigung der Zähne muss mit beachtet werden, damit der Bügel gut aufzusetzen ist.

Am Modell werden nun die Zervikalränder sowie die lingualen Interdentalräume abgewachst.

Anschließend wird das Modell gewässert und mit einem Alginatisoliermittel (Gips gegen Kunststoff) zweimal isoliert. Alle Pfützen werden mit einem weichen Haarpinsel sofort wieder entfernt. Dabei ist es wichtig einen Haarpinsel zu verwenden, da ein Borstenpinsel die Isolierschicht wieder aufreißen würde. Der gegossene oder gebogene Sublingualbügel wird nun mit Wachs am Modell fixiert (Abb. 18-5a und 18-5b).

Die Silikonschlüssel werden passgenau auf das Modell aufgesetzt und mit Sekundenkleber fixiert (Abb. 18-6a, b).

Transparentes oder zahnfarbenes Autopolymerisat wird angerührt und zunächst an einer Seite in den Silikonschlüssel eingefüllt und der Lingualraum unter Einbeziehung des Bügels bis zum Bereich der Kiefermitte aufgefüllt. Das Autopolymerisat/Kaltpolymerisat lässt man in einem feinen Strahl einlaufen, damit es nicht zu Lufteinschlüssen kommt (Abb. 18-7).

KAPITEL 18   Initiale Therapie der Okklusion

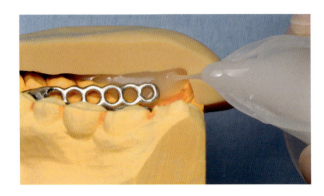

Abb. 18-7 Einlaufen des Autopolymerisates.

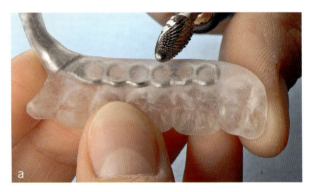

Abb. 18-8a, b Ausarbeiten der Schiene mit möglichst flacher Gestaltung der Lingualräume.

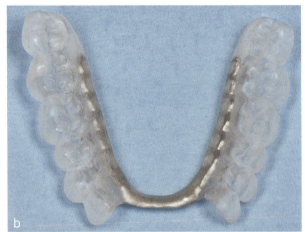

Die Polymerisation erfolgt im Drucktopf bei 2 bar im lauwarmen Wasser (ca. 35–37 °C). Nach dem Aushärten wird auf der anderen Seite analog verfahren.

Danach werden die Vorwälle abgenommen und die Schiene ausgearbeitet. Für einen guten Tragekomfort sollen dabei die Lingualflächen möglichst kurz und flach gehalten werden (Abb. 18-8a, b).

Okklusales Einschleifen der Statik

Nach dem Einschleifkonzept von Charlie Stuart wird die Schiene mit ABC-Kontakten, Ausgleichsstoppern und Schließstoppern eingeschliffen. Zuerst werden die Frühkontakte nach Polymerisationsschrumpfung des Kunststoffs reliefförmig eliminiert, bis gleichmäßige und gleichzeitige Kontakte im gesamten Seitenzahngebiet erreicht werden und der Stützstift wieder auf der eingestellten Position steht (Abb. 18-9a, b).

Im Anschluss werden alle Antagonistenkontakte, unter Berücksichtigung der ABC-Kontakte, mit Shimstock-Folie kontrolliert. Die Folie darf sich auch bei kräftigem Zug nicht zwischen Schiene und Oberkiefermodell durchziehen lassen. Die Okklusionskontakte werden immer unter gleichzeitigem Kontakt des Inzisalstiftes mit dem Inzisalteller eingeschliffen. Der Inzisalstiftkontakt wird mit Shimstock-Folie überprüft (Abb. 18-10a, b).

Okklusales Einschleifen der Dynamik
Laterotrusion

Im nächsten Schritt wird die Laterotrusion eingeschliffen. Zuerst kontrolliert man die Rechtslaterotrusion, wobei das Artikulatoroberteil nach links geschoben wird (Abb. 18-11a). Hier muss die linke Kondylenkugel Kontakt mit dem linken Bennett-Einsatz haben

18.2 Die zahntechnische Herstellung aufgewachster COPA und COPA-Onlays

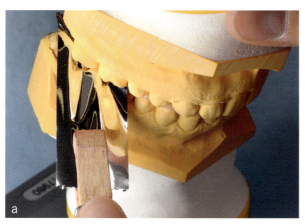
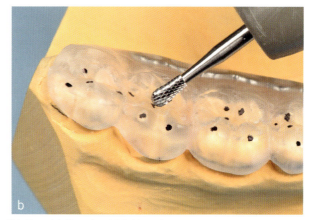

Abb. 18-9a, b (a) Kontrolle der Kontakte mit Okklusionsfolie. (b) Einschleifen der ABC-Kontakte.

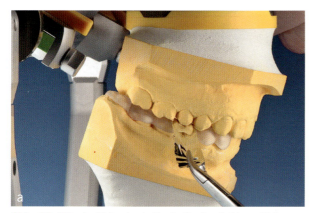
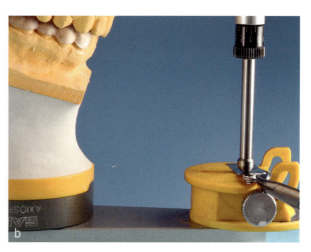

Abb. 18-10a, b Shimstock-Kontrolle der Schiene/Shimstock-Kontrolle des Stützstiftes.

(Abb. 18-11b), während sich die rechte Kondylenkugel an der Rückwand des Kondylargehäuses nach außen bewegt (Abb. 18-11c).

Die Führung läuft über die Zähne 13 und 43, die Kontakte können sich initial jedoch eventuell bei 14, 15 und 44, 45 befinden. Alle übrigen Kontakte werden entfernt.

Beim Einschleifen ist zu beachten, dass die fissurennahen Anteile der Schlifffacetten belassen werden müssen, da dies zentrische Kontakte sind, während die höckernahen Anteile die exzentrischen Fehlkontakte darstellen.

Im Anschluss kontrolliert man die Linkslaterotrusion. Das Artikulatoroberteil wird nach rechts geschoben, die rechte Kondylarkugel muss Kontakt mit dem rechten Bennett-Einsatz halten.

Protrusion

Nun wird die Protrusion eingeschliffen. Bei eingelegten Protrusionsscheiben stellt man die Protrusionsschrauben oder Clips, je nach Artikulatortyp, auf Kopfbissstellung ein (Abb. 18-12a–c). Die Protrusion wird millimetergenau eingeschliffen, beginnend bei 3 mm. Dann werden die Schrauben sukzessiv auf 2 mm, 1 mm und 0,5 mm zurückgedreht.

Die Führung läuft idealerweise über die Eckzähne. Frühkontakte im Seitenzahngebiet werden bei einer Unterkieferschiene an den mesial geneigten Abhängen der Oberkieferkauflächen eliminiert. Im Anschluss erfolgt eine erneute Kontrolle der Kontaktpunkte in Zentrik, bis alle Zähne im Seitenzahnbereich gleichmäßigen Kontakt bei der Kontrolle mit Shimstock-Folie aufweisen und die Zähne von 33 bis 43 keinen Kontakt haben.

KAPITEL 18 Initiale Therapie der Okklusion

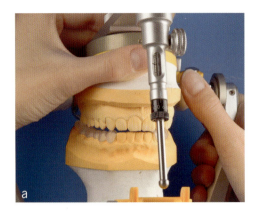
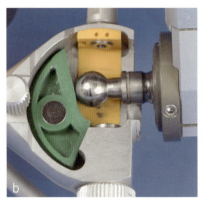

Abb. 18-11a Laterotrusionsbewegung nach rechts über 13 und 43. Das Artikulatoroberteil wird nach links verschoben.

Abb. 18-11b Die linke Kondylenkugel wird entlang des Bennett-Einsatzes geführt.

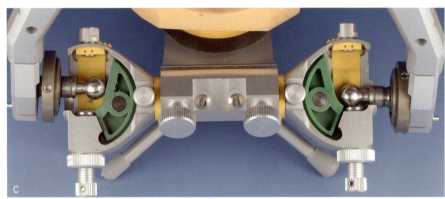

Abb. 18-11c Gesamtansicht der Kondylenführung bei Laterotrusion.

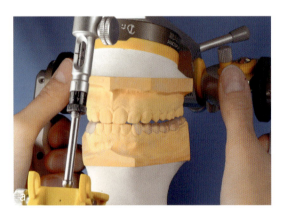
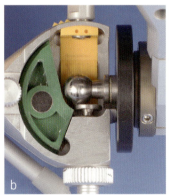

Abb. 18-12a Eingestellte Kopfbissstellung zum Einschleifen der Protrusion.

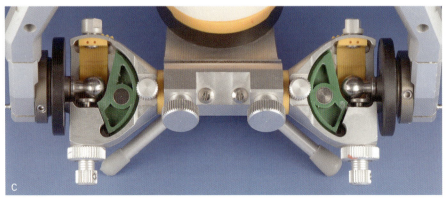

Abb. 18-12b, c Ausgeschraubte Protrusionsschrauben und eingelegte Protrusionsscheibe für die Protrusionsbewegung des Artikulatoroberteils.

18.3 Die zahntechnische Herstellung nicht aufgewachster COPA und COPA-Onlays

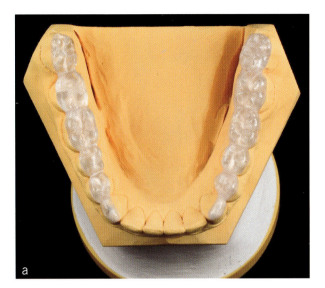
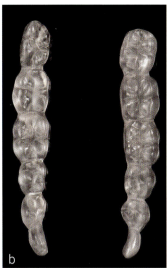

Abb. 18-13a, b
COPA-Onlays werden analog hergestellt.

Die Statik wird mit schwarzer Okklusionsfolie eingeschliffen, die Laterotrusion mit roter und die Protrusion mit blauer Okklusionsfolie.

18.2.5 COPA-Onlays – die festsitzenden Aufbisse

Der Vorteil der COPA-Onlays liegt in der präzisen dreidimensionalen Einstellung der angestrebten Okklusion[463]. Die COPA-Onlays mit aufgewachstem Design werden im gleichen Verfahren hergestellt, wie die oben beschriebene herausnehmbare Okklusionsschiene – allerdings ohne Sublingualbügel (Abb. 18-13a, b).

Die Onlays können sowohl aus transparentem als auch aus zahnfarbenem Kunststoff hergestellt werden. Die okklusale bzw. inzisale Ausdehnung entspricht derjenigen der abnehmbaren Schiene. Die Aufbisselemente werden in der Ausdehnung jedoch Onlay-artig gestaltet, sodass sie auf die Kauflächen der Unterkieferzähne aufgeklebt werden können. Wenn Aufbisselemente auf Kronen oder Brücken mit beschränkter Klebemöglichkeit aufgebracht werden müssen, sind die Modellationen für einen zusätzlichen mechanischen Halt weiter nach bukkal und lingual auszudehnen, als beim Kleben auf Schmelz. Hier wird nur ca. 1 mm der Fläche gefasst, um eine unproblematische Entfernung des Klebematerials nach Abschluss der Schienentherapie zu gewährleisten.

18.3 Die zahntechnische Herstellung nicht aufgewachster COPA und COPA-Onlays

18.3.1 Konstruktionsmerkmale und zahnärztliche Arbeitsschritte

Für die zahntechnische Herstellung nicht aufgewachster COPA und COPA-Onlays gelten dieselben Konstruktionsmerkmale und vorbereitenden zahnärztlichen Schritte wie bei der zahntechnischen Herstellung aufgewachster COPA und COPA-Onlays (s. Kap. 18.2).

18.3.2 Zahntechnische Arbeitsschritte

Oberhalb des anatomischen Äquators wird der Schienenverlauf eingezeichnet. Die Schiene soll den Zahnäquator gerade überdecken, damit eine ausreichende Retention gewährleistet ist. Alternativ zum bisher beschriebenen Vorgehen kann der Stützstift vor der Montage mit dem Registrat auch auf „0" gestellt werden. Wichtig ist, dass der Stützstift bis zur endgültig fertigen Schiene nicht verändert wird, sodass die Okklusionsschiene exakt die Stärke des getesteten Registrates hat (s. Kapitel 18.2). Für die Anfertigung wird rosa Plattenwachs von mesial des Eckzahns bis distal des endständigen Zahnes aufgetragen (Abb. 18-14a, b).

KAPITEL 18 Initiale Therapie der Okklusion

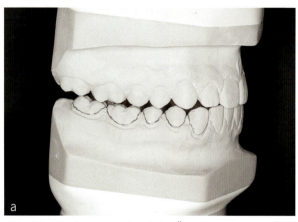
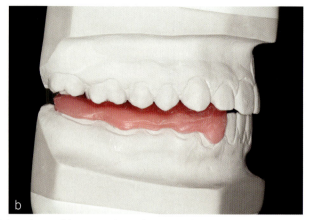

Abb. 18-14a, b Der anatomische Äquator ist eingezeichnet (a) und rosa Plattenwachs aufgetragen (b) (Bilder von ZTM Mario Klingberg, Praxis Schupp).

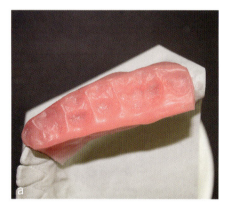
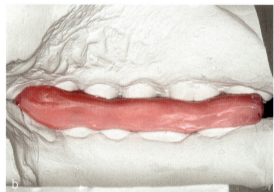
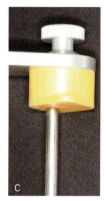

Abb. 18-15a–c Das Zahnprofil der oberen palatinalen Höcker muss im Wachs exakt abgebildet sein. Dabei hat der Stützstift Kontakt zum Inzisalteller.

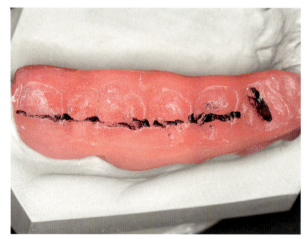
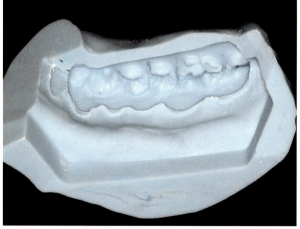

Abb. 18-16 Im Wachs werden die bukkalen Einbisse bis zur Mittelfissur reduziert.

Abb. 18-17 Aus Silikon der Shore-Härte 60 oder mehr werden Vorwälle angefertigt.

18.3 Die zahntechnische Herstellung nicht aufgewachster COPA und COPA-Onlays

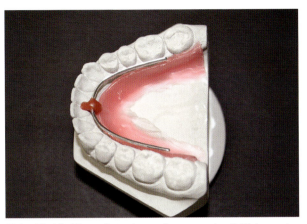

Abb. 18-18 Lingualbügel vorgebogen und mit Klebewachs fixiert.

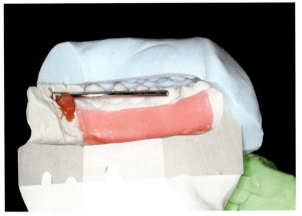

Abb. 18-19 Die unter sich gehenden Stellen des Lingualraumes werden ausgeblockt. Die Vorwälle aus Silikon sind mit Sekundenkleber am Modell fixiert. Das Modell wird gewässert und danach isoliert. In den Hohlraum wird das Autopolymerisat eingegossen (s. Kap. 18.2, Abb. 18-7).

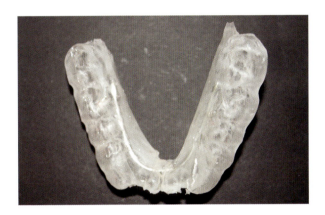

Abb. 18-20 Das Autopolymerisat wurde im Drucktopf ausgehärtet, der Sublingualbügel ist integriert.

Das Plattenwachs wird erwärmt und der Artikulator zur Stützstifteinstellung „0" geschlossen. Das Zahnprofil der oberen palatinalen Höcker muss exakt abgebildet sein. Anschließend wird überprüft, ob der Stützstift zum Inzisalteller Shimstock-Folie hält (Abb. 18-15 a–c).

Der Lingualbügel kann, wie in Kapitel 18.2 beschrieben, gegossen oder aus Draht gebogen werden. Hierzu eignet sich halbrunder Remanium-Draht der Stärke 2,00 × 1,00 mm (Dentaurum, Ispringen) (Abb. 18-18). Ob gegossen oder gebogen, das Metall sollte immer mit Kunststoff ummantelt sein. Die Schiene, ob aufgewachst oder nicht aufgewachst, besteht dadurch aus einem Material, dem Kunststoff.

Damit sind Allergien und Unverträglichkeiten auf das Metall ausgeschlossen.

Wie bei der Herstellung der aufgewachsten COPA beschrieben, erfolgt die Polymerisation im Drucktopf bei 2 bar in 35 bis 37 °C warmem Wasser (Abb. 18-20). Bei Patienten mit Allergien und Unverträglichkeiten kann eine Langzeitpolymerisation über 72 Stunden sinnvoll sein.

Da der Sublingualbügel mit Klebewachs am Gipsmodell fixiert war, muss das Wachs ausgebrüht werden und durch Kunststoff ersetzt werden. Die Aushärtung erfolgt wiederum im Drucktopf (Abb. 18-21a–c).

Die Schiene wird nach dem Ausarbeiten und Polieren auf der Okklusionsfläche abgestrahlt, damit zur Überprüfung am Patienten mit Okklusionsfolie die

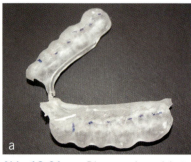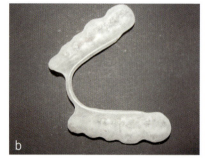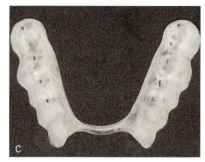

Abb. 18-21a–c Die auspolymerisierte Schiene wird an der Stelle der Fixierung mit Klebewachs noch mit Autopolymerisat ergänzt und danach ausgearbeitet.

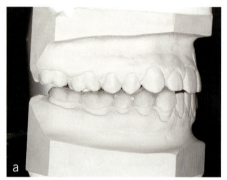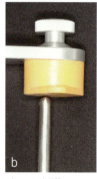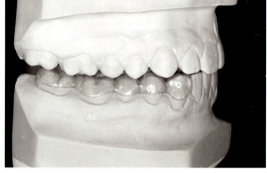

Abb. 18-22a, b Die Schiene wird im Artikulator eingeschliffen, hierbei soll die Nullposition des Stützstiftes wieder erreicht werden (s. Kap. 18.2, Abb. 18-10a, b).

Abb. 18-23 Polierte, nicht aufgewachste COPA.

Kontakte in statischer und dynamischer Okklusion besser markiert werden können.

Die Herstellung der nicht aufgewachsten COPA-Onlays erfolgt analog, ein Sublingualbügel wird hier nicht eingearbeitet. Die Ausdehnung lingual und bukkal ist in Kapitel 18.2 beschrieben und folgt exakt den gleichen Kriterien.

18.4 Indikation, Herstellung und Eingliederung direkt gefertigter COPA-Onlays

Bei Patienten mit akuten Kiefergelenkschmerzen sowie zur Sperrung des Bisses bei Multibrackettherapie wird bisweilen ein festsitzender Aufbiss benötigt, der direkt hergestellt (Abb. 18-24 bis 18-29) und eingesetzt werden kann. Auch hier ist die Kieferrelationsbestimmung (KRB) oder ein therapeutischer Konstruktionsbiss (tKB) Voraussetzung.

Klebevorgang:

1. Die zu klebende Fläche der Molaren wird gereinigt und poliert.
2. Die zu klebende und gereinigte Oberfläche wird ganz kurz mit Aluminiumoxid (50 Mikron) gesandstrahlt. Metall- und Keramikoberflächen werden länger gesandstrahlt (Abb. 18-30a).
3. Der Zahnschmelz wird mit 33%iger Phosphorsäure 10 Sekunden konditioniert, die Säure wird abgesprüht, der Schmelz getrocknet (Abb. 18-30b, c).
4. Das Kleben der Aufbisse erfolgt mit einem sehr dünn ausfließenden Bondingsystem, z.B. Maximum cure unfilled Paste A und B (Reliance Orthodontic Products, Itasca, Illinois, USA). Die Unterseite der Aufbisse wird gesandstrahlt und mit Plastikprimer konditioniert.

18.4 Indikation, Herstellung und Eingliederung direkt gefertigter COPA-Onlays

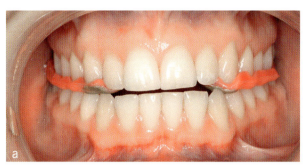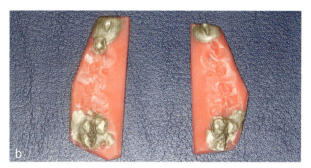

Abb. 18-24a, b (a) tKB im Mund des Patienten. Der tKB kann so getestet werden. (b) tKB außerhalb des Mundes aus Beauty Pink x hard und Aluwachs.

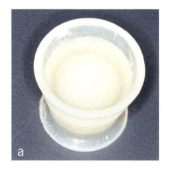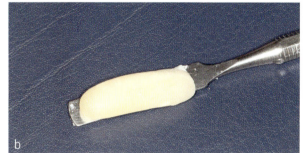

Abb. 18-25a, b (a) Der Kunststoff ist angeteigt und mit kaltem Wasser abgedeckt. (b) Der formstabile, aber noch weiche Kunststoff.

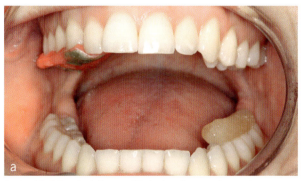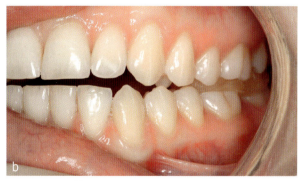

Abb. 18-26a, b (a) Der tKB ist im Oberkiefer rechts eingesetzt, der Kunststoff im Unterkiefer links eingebracht. (b) Der Patient beißt, geführt durch den tKB, in den Kunststoff.

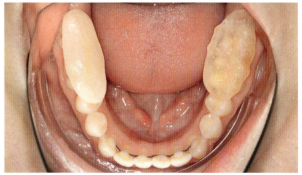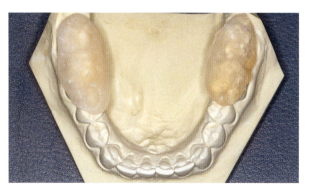

Abb. 18-27 Der tKB wurde entfernt und formstabiler, aber noch weicher Kunststoff auf die rechte Seite aufgetragen. In diesen weichen Kunststoff schließt der Patient, geführt durch den mittlerweile festen Kunststoff im Unterkiefer links.

Abb. 18-28 Unausgearbeitete Aufbisse auf dem Modell, die anschließend im Labor weiter ausgearbeitet werden.

KAPITEL 18 Initiale Therapie der Okklusion

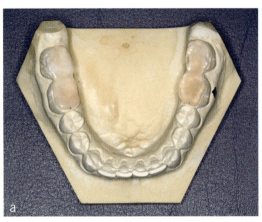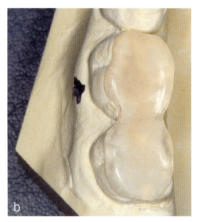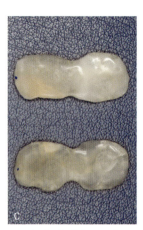

Abb. 18-29a–c Ausgearbeitet Aufbisse auf dem Modell und auf einer Unterlage. Mesial markieren wir die Aufbisse mit einem Punkt, um die Ausrichtung des Aufbisses während des Klebevorgangs zu vereinfachen.

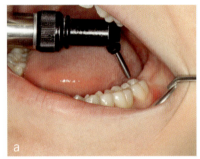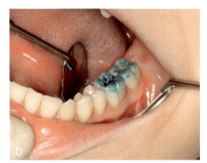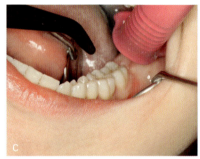

Abb. 18-30a–c Vorbereitende Maßnahmen vor dem Einsetzen der Aufbisse: Die Kauflächen werden mit Aluminiumoxid (50 Mikron) gesandstrahlt. Die Zahnflächen werden konditioniert, mit Wasser abgespült und getrocknet.

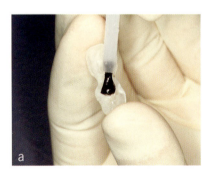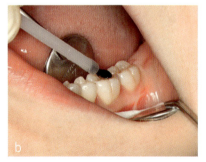

Abb. 18-31a, b Das dünn fließende Bondingmaterial wird gemischt und auf die konditionierten Zahnflächen sowie auf die Unterseite der Aufbisse aufgetragen.

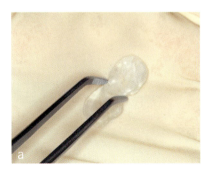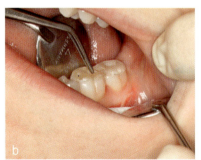

Abb. 18-32a, b Anreichen und Einsetzen des Aufbisses.

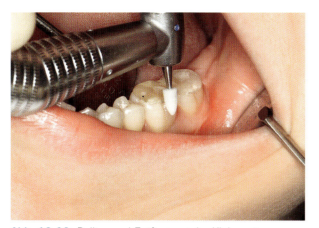
Abb. 18-33 Politur und Entfernung der Klebereste.

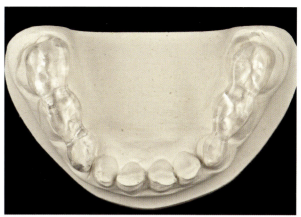
Abb. 18-34 Unterkiefermilchgebiss-Modell mit Aufbissen.

5. Das Bondingmaterial wird angemischt und mit einem Pinsel auf Zahn und Aufbissunterseite aufgebracht (Abb. 18-31).
6. Die Aufbisse werden aufgesetzt, gehalten und das überschüssige Bondingmaterial abgewischt (Abb. 18-32).
7. Wenn das Bondingmaterial fest ist, werden die Ränder der Aufbisse und die Approximalräume gesäubert (Abb. 18-33).

Die okklusale/inzisale Ausdehnung entspricht der abnehmbaren Schiene. Die Aufbisselemente werden in der Ausdehnung jedoch Onlay-artig gestaltet, sodass sie auf die Kauflächen der Unterkieferzähne aufgeklebt werden können.

Direkt geklebte COPA-Onlays benutzen wir häufig bei Kindern mit Milchgebiss und fehlender vertikaler Abstützung (Abb. 18-34). Das Vorgehen gleicht exakt dem bereits beschriebenen Vorgehen im bleibenden oder im Wechselgebiss:

1. Untersuchung (einschließlich muskuloskelettales System),
2. Kieferrelationsbestimmung,
3. Austesten der Kieferrelationsbestimmung und ggf. Korrektur,
4. Übertragung Wachs in Kunststoff,
5. Bonding/Kleben der COPA-Onlays.

Im weiteren Behandlungsverlauf werden die COPA-Onlays bei den Kindern genau so kontrolliert und eingeschliffen, meist unter manualmedizinischer Mitbehandlung, wie eine COPA bei Erwachsenen.

Vor der Wechselgebissphase werden die COPA-Onlays getrennt und fallen mit dem Milchzahn aus. Die ersten Molaren brechen bis zur Höhe der COPA-Onlays durch und damit in die schon länger eingestellte physiologische vertikale Abstützung (s. Kap. 20.8).

18.5 Einsetzen, Kontrolle und Korrektur der herausnehmbaren Schiene

18.5.1 Eingliederung

Der Aufbissbehelf wird auf korrekten Sitz überprüft, er darf nicht schaukeln und soll fest auf den Zahnreihen aufsitzen. Das Herausnehmen soll durch Anheben der Außenränder im Bereich der Eckzähne möglich sein. Nach dem Einsetzen wird die Schiene möglichst nicht sofort eingeschliffen, sondern der Behandler vertraut zunächst auf die Richtigkeit des Registrates und die korrekte Anfertigung der Schiene.

Dem Patienten bzw. seinem neurologischen System, wird einige Zeit gegeben, um sich an die neue therapeutische Okklusionsposition zu adaptieren, da diese, insbesondere wenn das Registrat nach manueller Vorbehandlung erstellt wurde, zunächst ungewohnt erscheint.

18.5.2 Erste Kontrolle

Nach 7 Tagen wird die Okklusionsschiene zum ersten Mal kontrolliert, idealerweise nach manueller Vorbehandlung durch einen Manualmediziner oder Physiotherapeuten[50].

Auf dem Weg von der manuellen Behandlung in die Zahnarztpraxis trägt der Patient einen Aqualizer, damit er nicht in einer falschen Okklusion zubeißen kann. Sollte er nicht vorbehandelt sein, empfiehlt sich eine Mobilisierung der Kiefergelenke (s. Kap 16.1). In dieser Sitzung wird neben der statischen Okklusion auch die Dynamik kontrolliert und evtl. eingeschliffen.

In der Regel kontrollieren wir den Patienten dann wieder nach 2 Wochen, auch in Abhängigkeit von den Behandlungsterminen beim Manualmediziner bzw. Physiotherapeuten.

Mit zunehmender Normalisierung der neuromuskulären Funktionen und Abklingen der Beschwerden wird das zukünftige zentrische und exzentrische Okklusionskonzept durch subtraktive oder additive Maßnahmen an der Okklusionsschiene ausprobiert und sukzessive verbessert.

18.5.3 Kontrollprotokoll

Weitere Kontrollen erfolgen – je nach Behandlungssituation – im Wochenabstand bis zur 4. oder 5. Woche. Nach spätestens 6 Monaten wird eine erneute Funktionsanalyse zur Reevaluation durchgeführt (s. Kap. 19.2).

Eine vorübergehende Verschlimmerung der Beschwerden ist möglich. Sie ist auf veränderte Belastungsverhältnisse und eine veränderte Kopf- und Körperhaltung zurückzuführen. Die Beschwerden spielen sich im Bereich der neuromuskulären Steuerung ab.

18.5.4 Okklusionsüberprüfung und Kopfhaltung

Da die Kopfhaltung Einfluss auf die Kieferrelation ausübt, ist während aller Korrekturmaßnahmen auf eine aufrecht sitzende Körperhaltung und insbesondere auf eine gerade Kopfhaltung des Patienten zu achten. Bereits eine leichte Retroflexion führt zu einer Dorsalverlagerung der Mandibula und zu einer Verstärkung retraler okklusaler Kontakte. Hinsichtlich der geraden Kopfhaltung orientiert man sich an der Frankfurter Horizontalen und der Bipupillarlinie. In dieser Referenzposition soll der Patient aus der Ruhelage heraus nahezu kraftlos und reproduzierbar in die zentrale Kieferrelation gelangen. Die Reproduzierbarkeit der Okklusion ist letztlich nur unter Lupenkontrolle zu beurteilen.

18.5.5 Praktische Durchführung der Schienenkorrekturen

Kleine Korrekturen können durch direkte Einschleifmaßnahmen vorgenommen werden. Zum Einschleifen wird die Schiene aus dem Mund herausgenommen. Die Korrektur erfolgt unter Lupenkontrolle mittels Kugeldiamanten. Unter Umständen werden zwei Okklusionsfolien benötigt, um eine gleichmäßige Bewegung des Patienten zu unterstützen.

Zunächst wird die statische Okklusion (schwarze Okklusionsfolie) eingeschliffen. Die Kontakte werden niemals ganz eliminiert, sondern zum zentrischen Kontakt hin verkleinert. Sobald ein gleichmäßiges Okklusionsprofil entstanden ist, beginnt man mit der Korrektur der dynamischen Okklusion. Mit roter Okklusionsfolie wird Latero- und Mediotrusion und mit blauer Okklusionsfolie die Protrusion überprüft. Hier achtet man insbesondere auf eine korrekte Führung der Pro- und Laterotrusion über die Eckzähne und Prämolaren sowie auf Interferenzfreiheit.

Größere Korrekturen können nur mittels Remontage durchgeführt werden. Hierzu wird zunächst die Gegenbezahnung und die Okklusionsschiene mit Mikrofilm (Kerr, Rastatt) isoliert und die Oberfläche mit dem Luftbläser getrocknet. Nun wird mit Gasflamme erhitztes GC-Bite-Compound (GC, Leuven, Belgien) auf die Seitenzahnpartien der Schiene aufgetragen. Bevor die Schiene in den Mund eingesetzt wird, muss sie im Wasserbad bei 56° kurz eingetaucht werden, damit das GC-Bite Compound nicht zu heiß ist und nicht am Gegenkiefer klebt.

Der Patient okkludiert aufrecht sitzend mit gerader Kopfhaltung. Nach dem Aushärten wird das Compound mit einem X-Acto-Messer zurückgeschnitten und die Okklusion auf gleichmäßigen Schluss geprüft. Gegebenenfalls schneidet man die Impressionen völlig zurück und trägt eine neue Schicht GC-Bite Compound auf.

Die neue Okklusion wird am muskuloskelettalen System überprüft. Nach erfolgter Montage in den Artikulator und Splitcast-Kontrolle wir die Schiene sukzessive eingeschliffen (s. Kap. 18.2) oder mit Autopolymerisat (PalaXpress, Heraeus Kulzer, Hanau) aufgebaut.

18.6 Initiale okklusale Therapie am Patientenbeispiel

Der Patient wurde vom Manualtherapeuten mit der Fragestellung überwiesen, ob die Beschwerden des Patienten im Zusammenhang mit seiner Okklusion stehen könnten. Der Patient klagte in der Anamnese über Kopf-, HWS- und Kniebeschwerden (Abb. 18-35). Die manualmedizinischen Therapien halfen immer nur kurzzeitig.

Die klinische Untersuchung zeigte ein für sein Alter (33 Jahre) erheblich abradiertes Gebiss mit Hinweis auf bruxistische Aktivität (Abb. 18-36 bis 18-39). Zur Abklärung der Fragestellung des Manualtherapeuten wurde eine Funktionsuntersuchung durchgeführt.

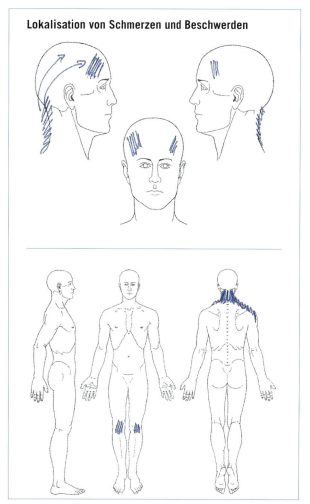

Abb. 18-35 Lokalisation und Ausstrahlungen der Schmerzgebiete.

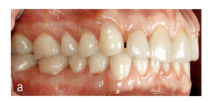 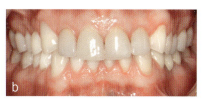 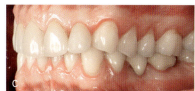

Abb. 18-36a–c Habituelle statische Okklusion.

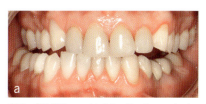 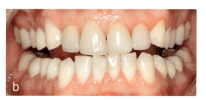 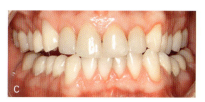

Abb. 18-37a–c Habituelle dynamische Okklusion: (a) Laterotrusion nach rechts, (b) Protrusion, (c) Laterotrusion nach links.

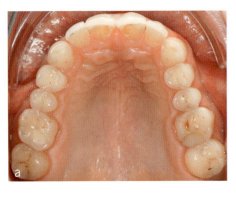
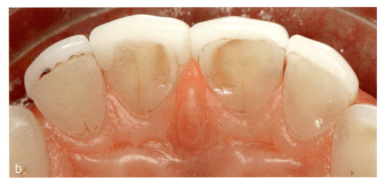
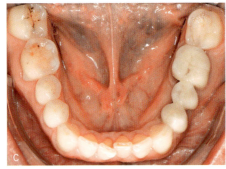
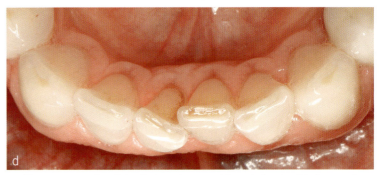

Abb. 18-38a–d Ausgeprägte Abrasionen und Schlifffacetten an allen Zahnflächen können Hinweis für das Vorliegen einer Okklusionsstörung und bruxistischer Aktivität sein.

Untersuchung des kraniomandibulären Systems
(s. Kap. 15.2)

Es fiel auf, dass bei der statischen Okklusion (Abb. 18-36a–c) an allen Zähnen, auch in der Front, starke Kontakte nachzuweisen waren. In der Dynamik (Abb. 18-37a–c) lag eine balancierte Okklusion vor, was deutlich an den Abrasionen im Seitenzahnbereich zu erkennen war. Die Palpation der Kaumuskulatur ergab starke Druckdolenzen auf beiden Seiten, insbesondere rechts. Die Palpation der HWS-Muskeln ergab gleiche Befunde. Hier lagen zusätzlich rechtsseitig Triggerpunkte vor, die in die Schläfen- und Stirnregion ausstrahlten. Auf Befragen gab der Patienten an, dass diese Schmerzen seinen Kopfschmerzbeschwerden entsprächen. Bei der Kiefergelenkuntersuchung zeigten sich bei der Palpation rechts Druckdolenzen von lateral und posterior und bei der aurikulären Palpation konnte eine retrale Verlagerung der Kondylen, insbesondere rechts eruiert werden. Rechtsseitig bestand ebenfalls ein reziprokes Kiefergelenkknacken, mit entsprechend verändertem Bewegungsverlauf des Unterkiefers. Das Endgefühl war normal.

Abbildung 18-39 zeigt die Untersuchungsergebnisse des kraniomandibulären Systems (CMS), linke Spalte des Befundbogens.

Untersuchung des muskuloskelettalen Systems
(s. Kap. 15.3)

In maximaler Okklusion zeigten sich Einschränkungen in der Beweglichkeit der Wirbelsäule (HWS, Rumpfrotation) sowie eine Beinlängendifferenz, eine variable Beinlänge beim Aufsetzen, ein seitenunterschiedlicher Leg-Turn-In- und Priener Abduktionstest. Nach Traktion der Kiefergelenke und anschließender neurologischer Reorganisation war eine Verbesserung nahezu aller Befunde am muskuloskelettalen System zu erkennen. Dies ist ein Hinweis darauf, dass die Okklusion kompensatorische Mechanismen im Bereich des MSS hervorruft, die gegebenenfalls zu den Beschwerden des Patienten führen. Es scheint ein deszendierendes, d. h. durch die Okklusion bedingtes absteigendes Verkettungssyndrom vorzuliegen.

Gleich anschließend wurden zwei Zentrikregistrate erstellt, um die okklusale Problematik in der Modell-

18.6 Initiale okklusale Therapie

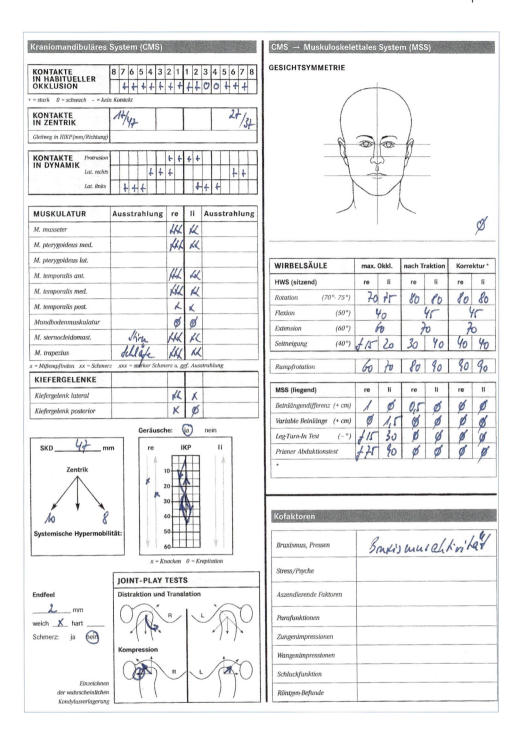

Abb. 18-39 Funktionsstatus mit den Untersuchungsergebnissen.

analyse auswerten zu können. Die Prüfung des muskuloskelettalen Systems mit Zentrikregistrat zeigte eine nochmalige Verbesserung der Befunde mit Registrat. Das bessere der beiden Registrate wurde für die okklusale Diagnostik und Therapie verwendet.

Abbildung 18-39 zeigt die Untersuchungsergebnisse des kraniomandibulären Systems im Bezug zum muskuloskelettalen System, rechte obere Hälfte des Befundbogens: Befunde in „max. Okklusion", „nach Traktion" und „Korrektur".

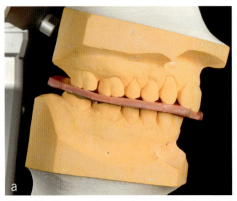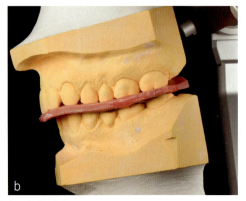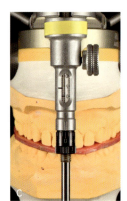

Abb. 18-40a–c Die zentrisch montierten Modelle im Artikulator.

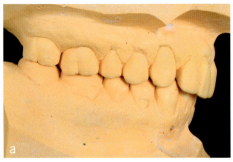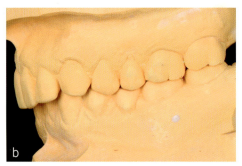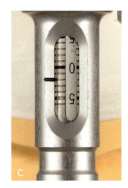

Abb. 18-41a–c Auf Zahnkontakt abgesenkte Modelle.

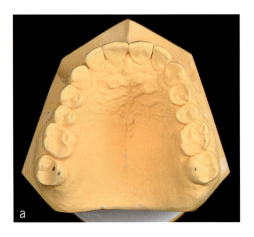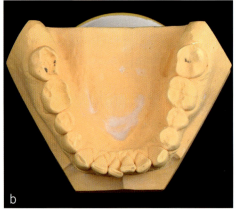

Abb. 18-42a, b
Die zentrischen Vor- bzw. Erstkontakte liegen bei 17/47 sowie 27/37.

Modellanalyse der statischen Okklusion
(s. Kap. 15.5.4)

Mit dem getesteten Zentrikregistrat wird die Modellanalyse zur Eruierung der zentrischen Kontakte in statischer Okklusion durchgeführt. Den Untersuchungsverlauf zeigen die Abbildungen 18-40 bis 18-42.

Die Modellanalyse der statischen Okklusion erfolgt nach Kontrolle der Montage und Absenkung des Stützstiftes auf Zahnkontakt (Abb. 18-40a–c bis 18-41a–c). An den abgesenkten Modellen (Abb. 18-42a, b) sind Vor- bzw. Erstkontakte an 17 und 48 sowie 27 und 37 zu erkennen. Die Kontakte werden in das Schema eingetragen.

Abbildung 18-39 zeigt im linken oberen Feld den Bezug der zentrischen Kontakte zu den Kontakten der maximalen Okklusion (HIKP).

18.6 Initiale okklusale Therapie

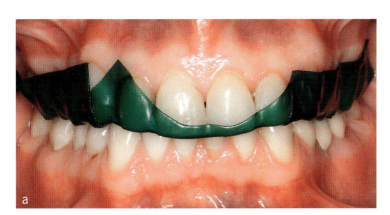
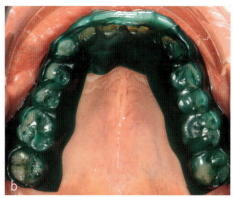
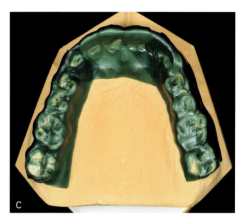

Abb. 18-43a–c Das Okklusogramm identifiziert die Führungsflächen der dynamischen Okklusion.

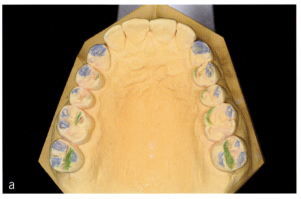
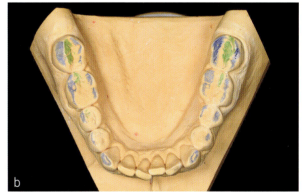

Abb. 18-44a, b Interpretation der balancierten Laterotrusion: blau: Laterotrusion, grün: Mediotrusion.

Analyse der dynamischen Okklusion
(s. Kap. 15.5.4)

Das Okklusogramm zeigt eine balancierte Okklusion, die zu zunehmendem Verlust der Frontführung führt und Bruxismus begünstigt (Abb. 18-43a–c und 18-44a, b).

Die Ergebnisse der okklusalen Diagnostik werden mit Befunden des Patienten im kraniomandibulären und muskuloskelettalen System in Zusammenhang gebracht. Es ist ersichtlich, dass im vorliegenden Patientenbeispiel sowohl in Statik als auch in Dynamik eine gestörte Okklusion vorliegt. Diese kann Ursache für die erhobenen Befunde des kraniomandibulären und muskuloskelettalen Systems sein.

KAPITEL 18 Initiale Therapie der Okklusion

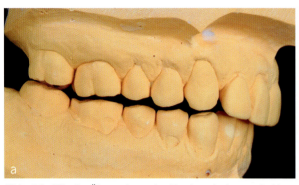 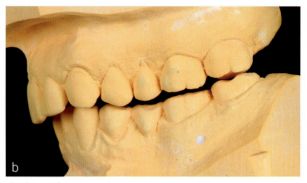

Abb. 18-45a, b Übernahme der Registrathöhe zur Schienenanfertigung für eine primäre reversiblen Okklusionskorrektur.

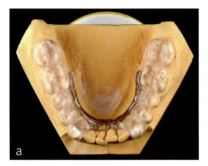 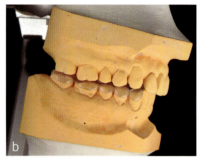 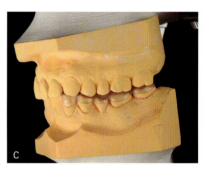

Abb. 18-46a–c Die angefertigte Unterkieferschiene aus verschiedenen Ansichten.

Anfertigung und Eingliederung einer Okklusionsschiene
(s. Kap. 18.1)
Auf der Basis des Registrates wird zur reversiblen okklusalen Therapie und zur Verifizierung der Diagnose eine Okklusionsschiene angefertigt (Abb. 18-45a, b und 18-46a–c).

Durch die Okklusionsschiene sollen Störungen der statischen und dynamischen Okklusion reversibel ausgeglichen (Abb. 18-47a, b und 18-48a–d) und der therapeutische Effekt auf das kraniomandibuläre und muskuloskelettale System eruiert werden.

Aufgrund des deszendierenden Verkettungssyndroms wird die weitere okklusale Therapie in interdisziplinärer Zusammenarbeit mit dem Manualmediziner erfolgen.

Das weitere therapeutische Vorgehen ist abhängig vom Rückgang der Beschwerden und der Reevaluation ca. 3–6 Monate nach Beginn der okklusalen Therapie. Da Korrekturen einer Kiefergelenkkompression mit einer protrusiven Einstellung der Mandibula verbunden sind, ist darauf zu achten, dass eine Anteriorisierung infolge akuter Gelenkproblematik bzw. neuromuskulärer Schonhaltung in eine physiologische Kondylenstellung zurückgeführt wird. Ein artifiziell vergrößerter retrusiver Bewegungsbereich der Kondylen ist im Rahmen der späteren Rekonstruktion nicht mehr in erwünschtem Maße kontrollierbar und korrigierbar und kann den Therapieerfolg ernsthaft infrage stellen[243]. Hier sollte in entsprechenden Fällen gegebenenfalls eine weitere Kontrolle über eine DVT-Aufnahme erfolgen.

18.6 Initiale okklusale Therapie

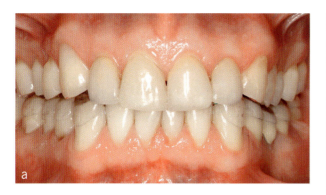
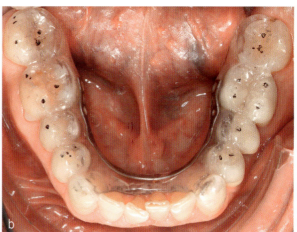

Abb. 18-47a, b Ausgleich der statischen Okklusion durch gleichmäßige Kontakte im Seitenzahnbereich. Die Front hat keine Kontakte.

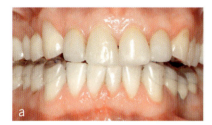
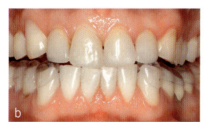
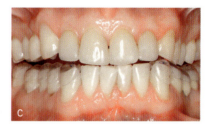
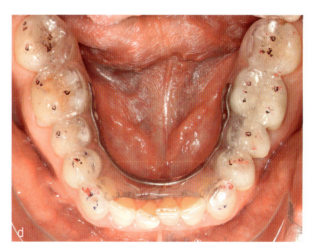

Abb. 18-48a–d Ausgleich der dynamischen Okklusion. Die Dynamik wird über die Frontsegmente geführt.

KAPITEL 19

Folgebehandlung nach initialer Okklusionsschienentherapie

19.1 Allgemeine Grundlagen

Eine Schienentherapie ist immer auch als Diagnostikum zu betrachten:
- zur Feststellung, ob die Okklusion Ursache oder Mitursache einer Erkrankung, z. B. eines Tinnitus, ist.
- zur Ermittlung der physiologischen Kieferrelation vor definitiven weiterführenden Maßnahmen zur Okklusionskorrektur.

Deshalb wird ca. 3 bis 6 Monate nach Beginn der Okklusionsschienentherapie eine Reevaluierung der bisherigen Funktionstherapie durchgeführt. Im Mittelpunkt steht dabei die okklusale Analyse bzw. die Frage, welchen therapeutischen Effekt die Korrektur der Okklusion hatte.

19.2 Reevaluierung der Funktionstherapie

1. Aufgrund einer erneuten, wiederholenden zahnärztlichen Funktionsuntersuchung kann ein Vergleich zur Ausgangssituation erfolgen. Der Untersuchungsablauf besteht (analog zu dem in den Kapiteln 12 [Anamnese] und 15 [Funktionsuntersuchung] dargestellten) aus:

- der *Anamnese* und dem Vergleich der im Schmerzfragebogen vom Patienten dargestellten und graduierten Beschwerden
- der *Untersuchung des kraniomandibulären Systems*:
  - Kontakte in therapeutischer Okklusion (Okklusionsschiene)
  - Palpation der Kaumuskulatur und HWS-Muskulatur
  - Palpation der Kiefergelenke, Bewegungsprüfung, Joint play-Tests
- der *Untersuchung der Zusammenhänge Okklusion – muskuloskelettales System*
  - Beweglichkeitsprüfung der Wirbelsäule
  - Beckenuntersuchung
- der *okklusalen Diagnostik*
  - Ein neues UK-Modell wird in der aktuellen Okklusionsschienenzentrik zum Oberkiefermodell der Ausgangssituation montiert. So erhält man einen Rückschluss auf die therapeutische Kieferrelation, die sich im Laufe der Okklusionsschienentherapie in der Zusammenarbeit mit der Manuellen Therapie eingestellt hat.
  - Eine erneute okklusale Analyse wird durchgeführt und mit der Ausgangssituation verglichen.

2. Entsprechend der zahnärztlichen Reevaluation wird auch eine manualmedizinische Kontrolle und der Vergleich mit dem Behandlungsbeginn durchgeführt.

19.3 Möglichkeiten der Folgebehandlung

19.3.1 Kein Behandlungserfolg durch Okklusionsschienentherapie

Stellt sich kein Behandlungserfolg durch die okklusale Therapie ein, sollte die Okklusionsschienentherapie so früh wie möglich beendet werden, spätestens jedoch nach 6 Monaten.

Die Behandlung der Okklusion hat in diesem Fall keinen therapeutischen Effekt. Folgende Gründe können im Bezug auf die verschiedenen Dysfunktionstypen (s. Kap. 11) vorliegen.
- *Gruppe 2:* Die Ursache der CMD liegt nicht alleine in der Okklusion (s. Kapitel 11).
- *Gruppe 3:* Psychische Dominanz der Erkrankung.
- *Gruppe 4:* Bei Vorliegen einer primären Gelenkerkrankung kann es sogar zu einer Verschlimmerung der Beschwerden kommen.

19.3.2 Behandlungserfolg mit Okklusionsschiene, keine weitere okklusale Therapie notwendig

Die Behandlung mit Okklusionsschiene war erfolgreich, und eine weitere okklusale Therapie erscheint nicht notwendig.

In einigen Fällen, in denen durch die Okklusionsschienentherapie lediglich geringe Okklusionsveränderungen aufgedeckt wurden, und keine kieferorthopädische und/oder prothetische Behandlung benötigt wird, kann ein nächtliches Tragen der Schiene genügen. Die unteren Inzisiven werden dann im Kunststoff mitgefasst.

Eine Kontrolle erfolgt nach 6 Monaten. Stellen sich die Schmerzen wieder ein, soll der Patient die Schiene sofort wieder dauerhaft tragen und sich in der Praxis vorstellen, um gegebenenfalls die weitere Therapie (s. Kap. 20 bis 23) zu besprechen.

19.3.3 Weiterführende okklusale Therapie

Die okklusale Therapie war erfolgreich und es ist eine weiterführende Stabilisierung der Okklusion notwendig. Um die therapeutische Okklusion dauerhaft zu stabilisieren und den Patienten in einen Zustand der Therapiefreiheit zu entlassen, kann je nach Situation subtraktiv (durch Einschleifmaßnahmen), durch Korrektur von Zahnstellungen (kieferorthopädisch) und/oder durch prothetisch-restaurative Maßnahmen (Veränderung der Zahnform oder Rekonstruktion von Zähnen) erfolgen.

Diese Folgebehandlung muss exakt in der therapeutisch eingestellten Kondylenposition durchgeführt werden. Dies birgt einige mögliche Komplikationen und erfordert Erfahrung und Training.

Basis der weiteren Planung ist die Funktionsdiagnostik und Modellmontage in der Reevaluation. Die weiterführende okklusale Behandlung ist abhängig von der individuellen Situation. Deshalb werden im Folgenden an typischen Patientenbeispielen exemplarische Vorgehensweisen beschrieben. Wichtige Schlüsseltechniken werden im Detail dargestellt:
- Kieferorthopädische Therapie → Kapitel 20
- Kombiniertes Vorgehen → Kapitel 21
- Prothetische Therapie → Kapitel 22
- Einschleiftherapie → Kapitel 23

KAPITEL 20

Kieferorthopädische Behandlung nach der Okklusionsschienentherapie

20.1 Allgemeine Grundlagen

Für die kieferorthopädische Folgebehandlung übernehmen wir 1 : 1 die Unterkieferlage, wie wir sie vorab mit Schiene oder Aufbiss eingestellt hatten, also die getestete Position, mit der der Patient beschwerdefrei ist. Ist durch die herausnehmbare Schiene die Vertikale zu weit gesperrt, stellen wir mit verbessertem bzw. korrektem therapeutischen Overbite festsitzende Aufbisse her, die wiederum ca. 4 Wochen getestet werden. Bleibt der Patient beschwerdefrei, übernehmen wir die Aufbisse in die kieferorthopädische Behandlung. Mithilfe der Aufbisse halten wir den Unterkiefer in der schmerzfreien und korrekten Position[434,435].

Das Invisalign-System ermöglicht Therapieoptionen, wie sie bei der festsitzenden Mechanik, der Multibracketapparatur, zur Verfügung stehen, vereint diese jedoch mit einer Mundhygienefähigkeit, die der einer herausnehmbaren Behandlung entspricht. Die durchsichtigen Schienen (Aligner), die nur die Zähne bedecken und keinen Kontakt zur Gingiva aufweisen, werden 22 Stunden am Tag getragen und nur beim Zähneputzen, Essen und Trinken zucker- und säurehaltiger Flüssigkeiten herausgenommen. Der Patient kann dadurch während einer Invisalign-Behandlung seine gewohnten Hygienemaßnahmen durchführen und wird nicht in seinem Habitus eingeschränkt. Für manche orthodontische Zahnbewegungen werden an einigen Zähnen sogenannte Attachments (Abb. 20-1) benötigt,

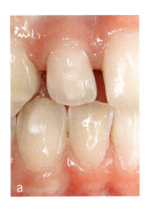
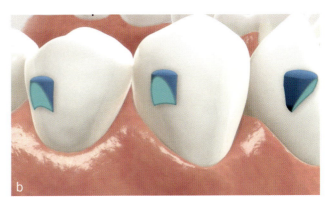

Abb. 20-1a, b
(a) Detaildarstellung von mit GC Fuji Ortho LC direkt geklebten Attachments auf den Zähnen 12, 43. (b) Grafische Darstellung von Attachments auf den Zähnen 43, 44, 45 (mit freundlicher Genehmigung von Align Technology).

um eine kontrollierte dreidimensionale Zahnbewegung durchführen zu können. Attachments werden z. B. zur In- und Extrusion oder zur Derotation runder Zähne wie Eckzähne oder Prämolaren benötigt. Bei der Herstellung der Schienen werden die Abformungen des Ober- und Unterkiefers aus A-Silikon dreidimensional im CAD/CAM-Verfahren digitalisiert. Neuerdings werden die Zahnbögen und die Okklusionsbeziehung gescannt (s. Abb. 20-23 bis 20-25). Mithilfe der TREAT-Software von Align Technology (San Jose, Kalifornien, USA) erfolgen exakt nach den Angaben des Kieferorthopäden die virtuellen Zahnbewegungen. Auf diese Weise entsteht der „ClinCheck", der dem Behandler zur weiteren Kontrolle und Planung per Internet übermittelt wird. Nach Freigabe der ClinCheck-Software durch den Kieferorthopäden werden von jedem einzelnen Schritt mittels Stereolithografie Modelle erstellt, über die die Aligner tiefgezogen werden. Jede einzelne Zahnbewegung kann schrittweise im „Staging" in der ClinCheck-Software schneller oder langsamer durchgeführt werden. Die Genauigkeit der klinischen Zahnfehlstellung und der ClinCheck-Darstellung zeigen dabei unerhebliche Abweichungen[436]. Da die Aligner zum Essen sowie zur Mundhygiene herausgenommen werden, ist es möglich, mit intermittierenden Kräften orthodontische Zahnbewegungen zu initiieren.

Eine exakte und kontrollierte dreidimensional-körperliche Zahnbewegung ist ausschließlich mit Multibracketapparaturen (festsitzend) oder dem Invisalign-System (intermittierend) möglich. Die biochemische Reaktion ist bei festsitzender vs. intermittierender Kraft unterschiedlich.

Der biochemische Respons auf eine orthodontische Kraft, ob durch eine festsitzende Apparatur oder intermittierend ausgeübt, ist ein hoch komplizierter und noch nicht abschließend erforschter Prozess. Das parodontale Ligament (PDL), u. a. bestehend aus Sharpey-Fasern und den Zellen des Alveolarknochens, wandelt mechanische Kraft in molekulare Aktivität und schließlich in orthodontische Zahnbewegung um[437].

Unmittelbar nachdem die Kraft appliziert wird, bewegt sich der Zahn im PDL. Die Bewegung führt zu einem Zug der kollagenen Fasern auf der späteren Appositionsseite. Auf der Resorptionsseite erfolgt eine kompressive Deformation. Auf dieser Seite sind die Fasern entspannt. Die Belastung ist abhängig vom Zustand des Gewebes im PDL und von der orthodontischen Kraft[438–441]. Auf keinen Fall sollte vor Behandlungsbeginn eine Entzündung im PDL bestehen.

Die orthodontische Zahnbewegung wird in drei Phasen unterteilt:

1. *Phase 1:* Die erste Phase dauert 5 Tage. Sie umfasst die desmodontale Verformung.
2. *Phase 2:* Die zweite Phase läuft bei weiterer Belastung über 2 Wochen ab. Durch auftretende Zirkulationsstörungen im PDL kommt es zur lokalen Gewebsnekrose. Dieses wird als Hyalinisation bezeichnet. Die Zahnbewegung ist verlangsamt, größtenteils sogar gestoppt. Die weitere Zahnbewegung startet erst, nachdem das nekrotische und hyalinisierte Gewebe durch Phagozyten und Osteoklasten beseitigt wurde[442].
3. *Phase 3:* In der dritten Phase erfolgen die Resorptionsvorgänge am knöchernen Alveolarfach. Die Resorptionsvorgänge verlaufen nicht immer gleichmäßig. Zusätzlich erfolgt die endostale Knochenneubildung[443].

Wird über einen längeren Zeitraum (18 Tage und mehr) eine kieferorthopädische Kraft von 0,15 bis 2 N ausgeübt, wird im Parodont ein Entzündungsprozess initiiert, der über einen Resorptionsvorgang im Knochen im Ergebnis zu einer Zahnbewegung führt. Grundlage einer jeden orthodontischen Zahnbewegung ist somit eine sterile Entzündung[443].

Das RANK-RANKL–System ist ein biochemischer Regelkreislauf, der bewirkt, dass der Knochenabbau mit dem Knochenaufbau im Gleichgewicht bleibt. Dies hat maßgeblichen Einfluss auf das Remodelling bei orthodontischer Zahnbewegung[444]. RANKL befindet sich am Osteoblasten, RANK am Osteoklasten, wodurch die Verbindung hergestellt wird. Diese Zell-Zell-Interaktion führt zu einer Kaskade von molekularen Aktivitäten, die wiederum zur Differenzierung der Osteoklasten führt. Der auf diese Weise aktivierte Osteoklast bewirkt die Knochenresorption. Osteoprotegerin (OPG), produziert vom Osteoblasten, verbindet sich ebenfalls mit RANKL. Damit kann RANK sich nicht mehr mit RANKL verbinden, was die Knochenresorption reduziert[445] (Abb. 20-2 und 20-3).

20.1 Allgemeine Grundlagen

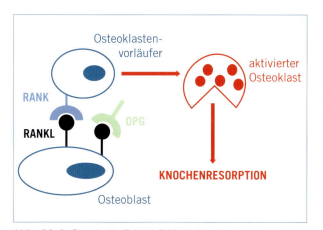

Abb. 20-2 Durch die RANK-RANKL-Verbindung wird der Osteoblast aktiviert, wodurch die Resorption alveolären Knochens möglich wird. Osteoprotegerin (OPG), welches sich ebenfalls mit RANKL verbindet, verhindert die RANK-RANKL-Verbindung. Hierdurch wird die Resorption vermindert und reguliert.

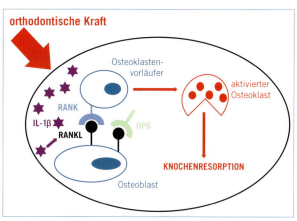

Abb. 20-3 Die orthodontische Kraft führt zur Aktivierung von IL-1β, wodurch der RANK-RANKL-Prozess und damit die Resorption induziert werden (Abbildungen 20-2 und 20-3 angelehnt an Yasuda[445]).

Eine optimale orthodontische Kraft liegt bei 0,2 bis 0,3 N/cm². Die Kraft sollte idealerweise immer unterhalb des Kapillardrucks liegen[446]. Der kapilläre Blutdruck beträgt 0,2 bis 0,26 N/cm² [447]. Liegt die orthodontische Kraft unterhalb des Kapillardrucks, werden die Blutgefäße nicht durch Druck geschlossen. Die Zellen werden weiter ausreichend mit Blut versorgt, der Knochenumbau kann stattfinden[446]. Wird die Kraft zu groß, kommt die Zahnbewegung zum Stillstand, da die physiologische Resorption nicht stattfinden kann. Es kommt nur zur Hyalinisierung. Die Hyalinisierung beinhaltet einen Rückgang der Bindegewebszellen und Osteoklasten. Außerdem kann es zu starken Zahnlockerungen und Wurzelresorptionen kommen[446]. Bei kontinuierlichen Kräften durch festsitzende Behandlungsgeräte (Multibrackettherapie) gibt es mehr Nebenwirkungen als bei den intermittierenden Kräften (herausnehmbare Apparaturen)[446]. Nakao et al. untersuchten den molekularen Mechanismus im menschlichen PDL nach kontinuierlicher und nach intermittierender Kraftapplikation. Nach intermittierender orthodontischer Kraftapplikation zeigte sich weniger Zellzerstörung im PDL als nach Applikation kontinuierlicher orthodontischer Kräfte. Zur Bestimmung der Zellzerstörung wurde die Aktivität von Laktatdehydrogenase (LDH) gemessen. Am 4. Tag war die Menge an RANKL und Interleukin (IL-1β) bei intermittierender Kraftapplikation höher als bei kontinuierlicher Kraftapplikation. Intermittierende Kräfte können effektiver die Produktion von RANKL im PDL initiieren als kontinuierliche Kräfte und das mit weniger Zellschäden als sie durch kontinuierliche Kräfte entstehen[448].

Unter Berücksichtigung der eben genannten Untersuchungen kann als Hypothese festgehalten werden, dass eine Aligner-Behandlung mit ihren konstanten geringen Kräften – das Staging und damit die orthodontische Kraft können beliebig verkleinert werden – und dem mehrmaligen Herausnehmen der Aligner zum Essen und Zähneputzen (intermittierendes Kraftsystem) die Produktion von RANKL im PDL effektiver initiieren kann, als kontinuierliche Kräfte das können und das mit weniger Zellschäden als sie durch kontinuierliche Kräfte entstehen.

In diesem Kapitel sollen im Folgenden verschiedene Möglichkeiten der kieferorthopädischen Umsetzung diskutiert und an Patientenbeispielen illustriert werden:

- Funktionstherapie (1) – Vorbehandlung mit COPA-Onlays und weiterführende Invisalign-Therapie
- Funktionstherapie (2) – Vorbehandlung mit COPA und weiterführende Invisalign-Therapie

- Funktionstherapie (3) – Vorbehandlung mit COPA und weiterführende Multibrackettherapie
- Behandlung der Angle-Klasse II,2
- Behandlung des offenen Bisses
- Funktionskieferorthopädische Vorbehandlung von Kindern mit CMD und anschließender Invisalign-Therapie zur orthodontischen Einstellung der Okklusion
- Kieferorthopädische Einstellung der Okklusion in Zentrik
- Behandlung einer CMD bei Kindern im Wechselgebiss
- Retention mit Aufbiss-Retentionsschiene und Lingualretainer

Unsere Methode der Wahl ist heute die minimalinvasive Invisalign-Therapie. Folgendes Vorgehen bietet sich für die Behandlung an:

1. Individuelle Untersuchung und Diagnoseerstellung
2. Behandlung der CMD mit Aufbissbehelf:
   - *COPA* (Craniomandiblar Orthopedic Positioning Appliance) herausnehmbar oder
   - *COPA–Onlays*, auf die unteren Eckzähne, Prämolaren und Molaren gebondet (s. Kap. 18)
3. Nach dem Ende der CMD-Behandlung mit COPA oder COPA-Onlays: Beginn der kieferorthopädischen Diagnostik mit neu montierten Modellen in der neuen und korrigierten Kiefergelenkposition, evtl. Röntgenbilder, extra- und intraorale Fotos
4. Ggf. kieferorthopädische Weiterbehandlung mit Invisalign entsprechend den im Folgenden gezeigten Vorgehensweisen

20.2 Funktionstherapie (1) – Vorbehandlung mit COPA-Onlays und weiterführende Invisalign-Therapie

Erste Phase: Behandlungsschritte nach abgeschlossener Funktionstherapie

1. Entfernung der COPA-Onlays auf den unteren Eckzähnen und Prämolaren sowie der mesialen Hälfte der unteren ersten Molaren, um eine Extrusion der oberen zweiten Prämolaren in okklusalen Kontakt mit den unteren zweiten Prämolaren und der mesialen Hälfte der unteren ersten Molaren zu ermöglichen.
2. Falls erforderlich: Durchführung einer approximalen Schmelzreduktion (ASR)
3. Anfertigung einer Alginat-Abformung für die Herstellung einer Tiefziehschiene (0.75 Imprelon S®, Scheu, Iserlohn) im Unterkiefer zur Retention bis zum Einsetzen des ersten Aligners; dasselbe im Oberkiefer, falls ASR vor der Abdrucknahme durchgeführt wurde
4. Abformung mit individualisierten Align-Abformlöffeln und A-Silikon oder intraoralem Scanning inklusive Kieferrelationsbestimmung; weitere erforderliche Unterlagen: Fotos
5. Einsetzen der Imprelon S® Retentionsschiene; Tragezeit: nachts

Erster Online Treatment Plan:
- Korrektur der Zahnfehlstellung von 15 bis 25 und 35 bis 45
- Nicht bewegt werden die oberen und unteren Molaren, da über die gebondeten COPA-Onlays die therapeutische Unterkieferposition gehalten wird.
- Anfordern einer reinen Extrusionsbewegung der Prämolaren im Treatment Plan mit hard collision (ausreichende Kontaktpunkte)
- Attachments auf allen zu extrudierenden Zähnen zur Verankerung der Aligner sowie auf allen weiteren Zähnen, die für die angeforderten Bewegungen Attachments benötigen
- Andere Zahnbewegungen sind ebenfalls zu diesem Zeitpunkt vom zweiten Prämolaren an möglich

20.2 Funktionstherapie (1) – Vorbehandlung mit COPA-Onlays und weiterführende Invisalign-Therapie

ClinCheck-Software-Evaluierung (Abb. 20-7):
- Ist die Montage des Ober- und Unterkiefers korrekt, besteht okklusaler Kontakt der oberen Molaren zu den COPA-Onlays?
- Achtung: Die Molaren dürfen in dieser Phase nicht bewegt werden, aber die Prämolaren sollten am Ende der ersten Behandlungsphase in Kontakt (hard collision) stehen.
- Sind alle anderen Zahnbewegungen korrekt?

Zweite Phase: Midcourse correction nach Erreichen von okklusalem Kontakt im Prämolarenbereich

1. Abnehmen der COPA-Onlays auf den Molaren
2. Falls erforderlich: ASR
3. Anfertigung einer Alginat Abformung für die Herstellung einer Tiefziehschiene (0.75 Imprelon S®, Scheu, Iserlohn) im Unterkiefer zur Retention bis zum Einsetzen des ersten Aligners der Midcourse correction; dasselbe im Oberkiefer, falls ASR durchgeführt wurde oder Attachments vor der Abformung ergänzt wurden
4. Abformung mit individualisierten Align-Abformlöffeln und A-Silikon oder intraoralem Scanning inklusive Kieferrelationsbestimmung; weitere notwendige Unterlagen: Fotos
5. Einsetzen der Imprelon S® Retentionsschiene; Tragezeit: 16 Stunden

Zweiter Online Treatment Plan:
- Attachments auf Molaren zur Extrusion
- Extrusion der Molaren mit hard collision
- Alle anderen Zahnbewegungen möglich

ClinCheck-Software-Evaluierung (Abb. 20-9):
- Ist die Montage des Ober-und Unterkiefers korrekt, besteht okklusaler Kontakt der Prämolaren?
- Sind die Molaren am Ende in Kontakt (hard collision)?
- Sind alle anderen Bewegungen korrekt?
- Sollte die virtuelle Behandlungsplanung an dieser Stelle mit dem Zahnarzt via Online-Webkonferenzdienste (z. B. Teamviewer®) besprochen werden?

20.2.1 Darstellung am Patientenbeispiel

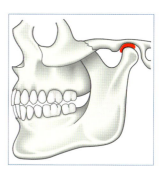

Abb. 20-4

Der 22-jährige, alio loco kieferorthopädisch vorbehandelte Patient litt unter CMD und Bruxismus und befand sich in manueller und osteopathischer Behandlung. Es lag eine fehlende posteriore Abstützung (FPA) vor (Abb. 20-4).

Unser Behandlungsplan beinhaltete die okklusale Balancierung und neuromuskulär-skelettale Einstellung mit Aufbissbehelfen unter Einbeziehung osteopathischer Techniken. Nach Erreichen einer schmerzfreien Position erfolgte die Umsetzung der durch die festsitzenden Aufbisse erreichten Unterkieferposition (Abb. 20-5) durch Extrusion der Molaren und Prämolaren mit dem Invisalign-System in zwei Behandlungsschritten, wie in unserem Behandlungsprotokoll vorab beschrieben.

Nach Erreichen einer schmerzfreien Position durch die festsitzenden Aufbisse auf den unteren Prämolaren und Molaren wurden die Aufbisse bis zur mesialen Hälfte der ersten Molaren gekürzt. Die erste Phase der Behandlung beinhaltete die Extrusion der Prämolaren und Eckzähne in okklusalen Kontakt und korrekte Eckzahnführung, wofür auf die Zähne 13, 14, 15, 23, 24, 25, 34, 35, 44 und 45 Attachments geklebt wurden (Abb. 20-6 und 20-7).

Nachdem eine okklusale Abstützung im vorderen Segment erreicht wurde, konnte die zweite Behandlungsphase beginnen. Hierzu wurden erneut Abformungen durchgeführt und mit der Midcourse correction begonnen. Der Behandlungsplan beinhaltete die Extrusion aller Molaren, um okklusalen Kontakt und dadurch die neu vorgegebene Position zu erreichen. Für diese extrusive Bewegung wurden zusätzlich vertikale rechteckige Attachments auf den unteren und oberen Molaren befestigt (Abb. 20-8 und 20-9).

KAPITEL 20 Kieferorthopädische Behandlung nach der Okklusionsschienentherapie

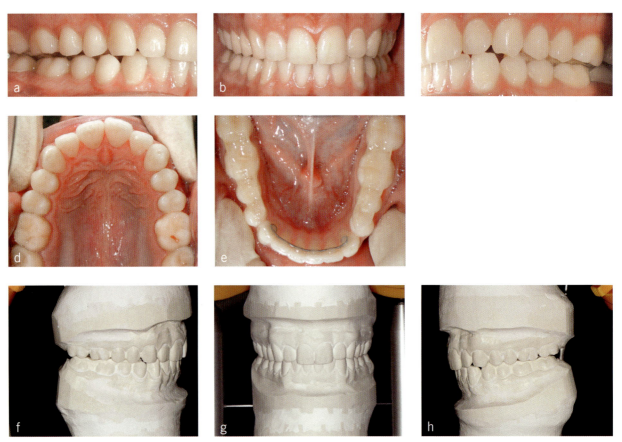

Abb. 20-5a–h 22-jähriger Patient mit festsitzenden Aufbissen auf den Zähnen 34 bis 37 und 44 bis 47 sowie Lingualretainer nach kieferorthopädischer Vorbehandlung alio loco; Montage der Diagnosemodelle mit COPA-Onlays.

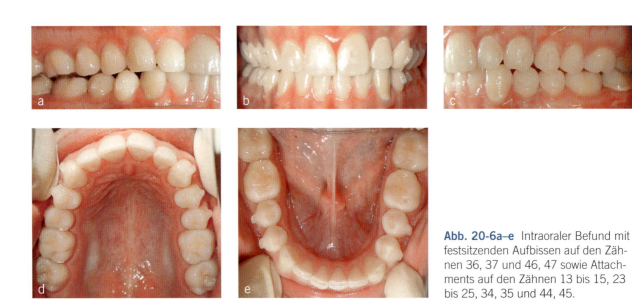

Abb. 20-6a–e Intraoraler Befund mit festsitzenden Aufbissen auf den Zähnen 36, 37 und 46, 47 sowie Attachments auf den Zähnen 13 bis 15, 23 bis 25, 34, 35 und 44, 45.

20.2 Funktionstherapie (1) – Vorbehandlung mit COPA-Onlays und weiterführende Invisalign-Therapie

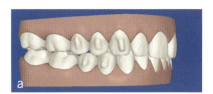
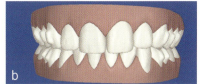
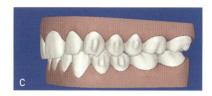
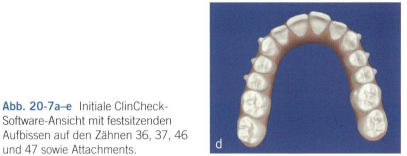
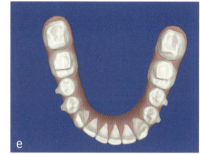

Abb. 20-7a–e Initiale ClinCheck-Software-Ansicht mit festsitzenden Aufbissen auf den Zähnen 36, 37, 46 und 47 sowie Attachments.

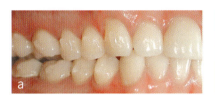
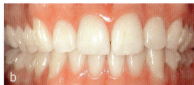
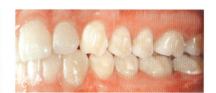
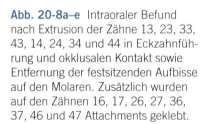
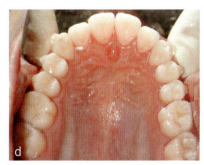
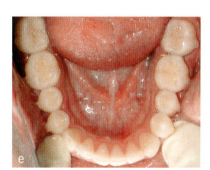

Abb. 20-8a–e Intraoraler Befund nach Extrusion der Zähne 13, 23, 33, 43, 14, 24, 34 und 44 in Eckzahnführung und okklusalen Kontakt sowie Entfernung der festsitzenden Aufbisse auf den Molaren. Zusätzlich wurden auf den Zähnen 16, 17, 26, 27, 36, 37, 46 und 47 Attachments geklebt.

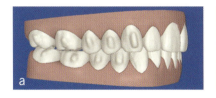
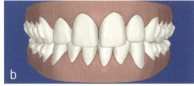
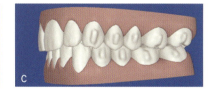
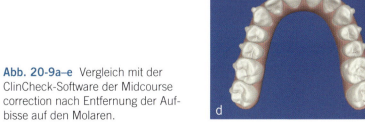
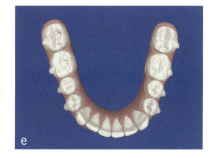

Abb. 20-9a–e Vergleich mit der ClinCheck-Software der Midcourse correction nach Entfernung der Aufbisse auf den Molaren.

287

KAPITEL 20 Kieferorthopädische Behandlung nach der Okklusionsschienentherapie

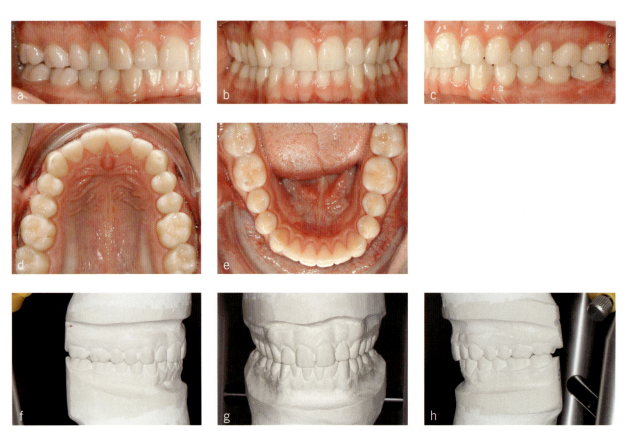

Abb. 20-10a–h Intraoraler Befund sowie Modellbefund bei Behandlungsende nach Extrusion der oberen und unteren Prämolaren und Molaren in okklusalen Kontakt.

Am Ende der Behandlung (Abb. 20-10) okkludieren Prämolaren und Molaren so, wie vormals mit den COPA-Onlays eingestellt, und halten zur intraoralen Überprüfung Shimstock-Folie. Es besteht eine Eckzahnführung, die Inzisiven sind bei festem Biss „Shimstock-offen". Die Retention erfolgte zunächst mit den letzten Alignern, danach mit Aufbiss-Retentionsschienen (s. Kap. 20.10).

20.3 Funktionstherapie (2) – Vorbehandlung mit COPA und weiterführende Invisalign-Therapie

Erste Phase: Behandlungsschritte nach abgeschlossener Funktionstherapie

Labor: Aus der COPA-Schiene werden die COPA-Onlays direkt hergestellt, indem sie von der distalen Höckerspitze der unteren ersten Molaren bis zur distalen Randleiste des zweiten oder dritten Molaren ausgeschnitten werden (Abb. 20-14a–c).

Praxis:

1. Zum Kleben der COPA-Onlays wird ein dünn fließendes Bondingmaterial verwendet (z. B. Maximum Cure™ unfilled, Reliance Orthodontic Products, Itasca, Illinois, USA) (s. Abb. 18-30 bis 18-33).
2. Falls erforderlich: ASR
3. Anfertigung einer Alginat-Abformung für die Herstellung einer Tiefziehschiene (0.75 Imprelon S®, Scheu, Iserlohn) im Unterkiefer zur Retention bis zum Einsetzen des ersten Aligners; dasselbe im Oberkiefer, falls ASR vor der Abformung durchgeführt wurde
4. Abformung mit individualisierten Align-Abformlöffeln und A-Silikon oder intraoralem Scanning; notwendige Unterlagen: Fotos
5. Einsetzen der Imprelon S® Retentionsschiene; Tragezeit: nachts

Erster Online Treatment Plan:
- Korrektur der Zahnfehlstellung von 15 bis 25 und 35 bis 45
- Nicht bewegt werden die oberen und unteren Molaren, da über die gebondeten COPA-Onlays die therapeutische Unterkieferposition gehalten wird.
- Anfordern einer reinen Extrusionsbewegung der Prämolaren im Treatment Plan mit hard collision (ausreichende Kontaktpunkte)
- Attachments auf allen zu extrudierenden Zähnen zur Verankerung der Aligner sowie auf allen weiteren Zähnen, die für die angeforderten Bewegungen Attachments benötigen
- Andere Zahnbewegungen sind ebenfalls zu diesem Zeitpunkt anterior vom zweiten Prämolaren möglich.

ClinCheck-Software Evaluierung (Abb. 20-16, 20-18):
- Ist die Montage des Ober- und Unterkiefers korrekt, besteht okklusaler Kontakt der oberen Molaren zu den COPA-Onlays?
- Achtung: Die Molaren dürfen in dieser Phase nicht bewegt werden, aber die Prämolaren sollten am Ende der ersten Behandlungsphase in Kontakt (hard collision) stehen.
- Sind alle anderen Zahnbewegungen korrekt?

Zweite Phase: Midcourse correction nach Erreichen von okklusalem Kontakt im Prämolarenbereich

1. Abnahme der COPA-Onlays auf den Molaren
2. Falls erforderlich: ASR
3. Anfertigung einer Alginat-Abformung für die Herstellung einer Tiefziehschiene (0.75 Imprelon S®, Scheu) im Unterkiefer zur Retention bis zum Einsetzen des ersten Aligners der Midcourse correction; dasselbe im Oberkiefer, falls eine ASR durchgeführt oder Attachments vor der Abformung ergänzt wurden
4. Abformung mit individualisierten Align-Abformlöffeln und A-Silikon oder intraoralem Scanning; weitere notwendige Unterlagen: Fotos
5. Einsetzen der Imprelon S® Retentionsschiene; Tragezeit: 16 Stunden

Zweiter Online Treatment Plan:
- Attachments auf Molaren zur Extrusion
- Extrusion der Molaren in hard collision
- Alle anderen Zahnbewegungen möglich

ClinCheck-Software Evaluierung (Abb. 20-19):
- Ist die Montage des Ober-und Unterkiefers korrekt, besteht okklusaler Kontakt der Prämolaren?
- Sind die Molaren am Ende in Kontakt (hard collision)?
- Sind alle anderen Bewegungen korrekt?
- Sollte die virtuelle Behandlungsplanung an dieser Stelle mit dem Zahnarzt via Software Sharing Programme (wie z. B. Teamviewer®) besprochen werden?

20.3.1 Darstellung am Patientenbeispiel

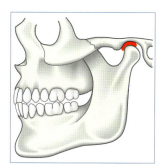

Abb. 20-11

Die 28-jährige Patientin litt unter Kopf- und Nackenschmerzen sowie unter Migräne. Sie befand sich bereits in ambulanter und stationärer Schmerzbehandlung und war auf die tägliche Einnahme von Schmerzmitteln angewiesen. Der okklusale Befund zeigte eine FPA (Abb. 20-11), frontal einen tiefen Biss, Dreh- und Engstände und eine mäßige Klasse-II-Verzahnung links (Abb. 20-12).

Der Behandlungsplan beinhaltete das Erreichen einer schmerzreduzierten Position durch das Tragen einer COPA, und die Umsetzung dieser schmerzreduzierten Position unter anderem durch Extrusion der Molaren und Prämolaren mit Invisalign in zwei Schritten entsprechend dem Praxisprotokoll.

Die Patientin trug die COPA für ca. 8 Monate (Abb. 20-13). Diese wurde in mehreren Sitzungen nach jeweiliger manueller Behandlung eingeschliffen, bis die Patientin durch die interdisziplinäre Therapie schmerzfrei war und ein gleichmäßiges Okklusionsmuster wiederholt auf der COPA vorlag.

KAPITEL 20 Kieferorthopädische Behandlung nach der Okklusionsschienentherapie

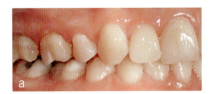
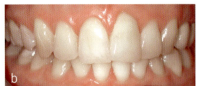
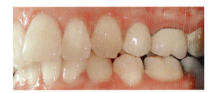
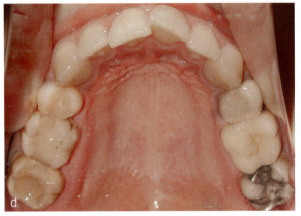
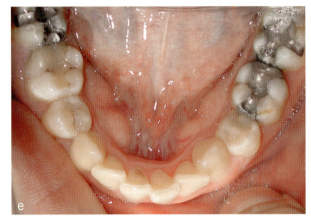

Abb. 20-12a–e Zustand vor Behandlungsbeginn in HIKP, neben Dreh- und Engständen zeigt sich in HIKP frontal ein tiefer Biss und eine mäßige dentale Klasse-II-Verzahnung links.

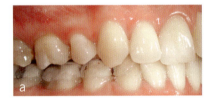
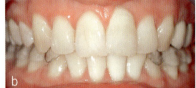
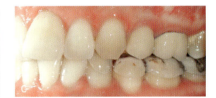
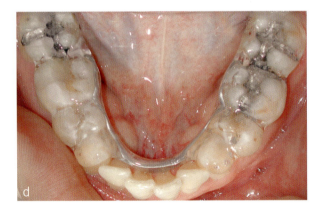

Abb. 20-13a–d Intraoraler Befund mit der COPA im Unterkiefer. In dieser Situation ist die posteriore Höhe korrekt eingestellt. Vorrangig zu behandeln ist die fehlende posteriore Abstützung, nicht der dentale anteriore Tiefbiss. In dieser Kondylen- und Unterkieferlage ist die Patientin schmerzfrei.

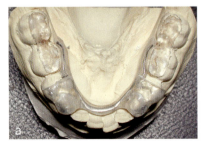
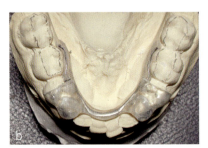
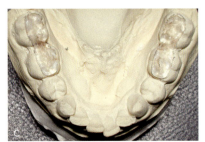

Abb. 20-14a–c Herstellung der COPA-Onlays aus der COPA im Labor. (c) Die beiden fertigen COPA-Onlays.

20.3 Funktionstherapie (2) – Vorbehandlung mit COPA und weiterführende Invisalign-Therapie

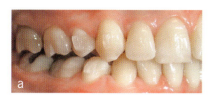
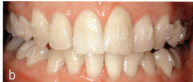
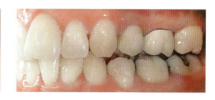
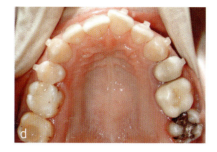
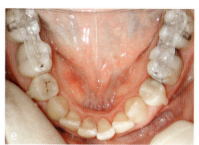

Abb. 20-15a–e Intraoraler Befund mit COPA-Onlays (angefertigt aus der vorhandenen COPA) und Attachments auf den Zähnen 14, 13, 21, 22, 23, 24, 34 und 44.

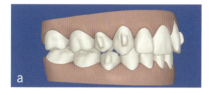
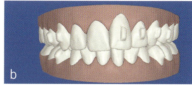
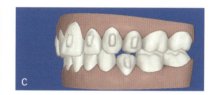
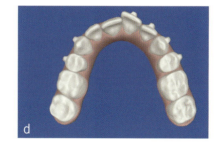
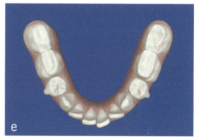

Abb. 20-16a–e ClinCheck-Software–Darstellung bei Behandlungsbeginn mit festsitzenden Aufbissen auf den Zähnen 36, 37, 46 und 47.

Im Labor werden für die Umsetzung der korrekten Unterkieferlage, die mit der COPA eingestellt wurde, aus der vorhandenen COPA die COPA-Onlays herausgetrennt (Abb. 20-14). Diese werden für die Invisalign-Behandlung – erste Phase – fest auf die Molaren geklebt. Damit wird die mit der COPA eingestellte Position exakt in die kieferorthopädische Behandlung übernommen.

Die erste Phase der Behandlung beinhaltete die Extrusion der Prämolaren und Eckzähne in okklusalen Kontakt und Eckzahnführung unter Verwendung der Attachments auf den Zähnen 13 und 34 sowie 23 und 44 (Abb. 20-15a–e, 20-16a–e).

Nachdem okklusaler Kontakt im anterioren Bereich erreicht worden war (Abb. 20-17), konnte mit der zweiten Phase der Behandlung begonnen werden: Die festsitzenden Aufbisse auf den Molaren wurden entfernt und neue Abformungen wurden angefertigt, um mit der Midcourse correction zu beginnen. Der Behandlungsplan beinhaltete die Extrusion aller Molaren um eine okklusale Kontaktsituation zu erreichen und somit die von den Aufbissen vorgegebene Situation umzusetzen. Für die Molarenextrusion wurden zusätzlich vertikale rechteckige Attachments auf die oberen und unteren Molaren geklebt (Abb. 20-17).

KAPITEL 20 Kieferorthopädische Behandlung nach der Okklusionsschienentherapie

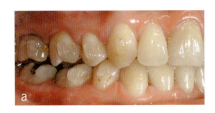
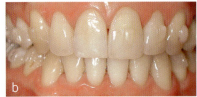
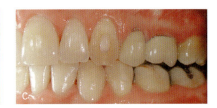

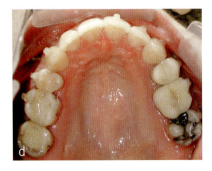
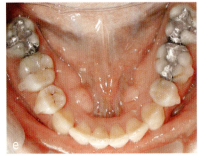

Abb. 20-17a–e Intraoraler Befund nach Extrusion der Zähne 13, 23, 14, 24, 34 und 44. Herstellung einer funktionellen Eckzahnführung und okklusaler Kontakt im Prämolarenbereich sowie Entfernung der festsitzenden Aufbisse auf den Molaren.

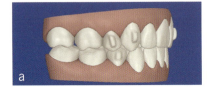
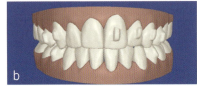
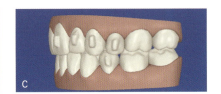

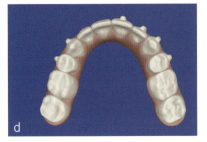
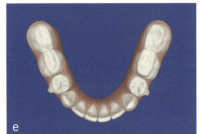

Abb. 20-18a–e Der Vergleich der Abbildung 20-17 mit der ClinCheck-Software (hier noch mit festsitzenden Aufbissen auf den Molaren) zeigt die exakte Umsetzung der virtuellen Planung durch die kieferorthopädische Behandlung mit Alignern.

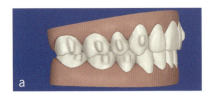
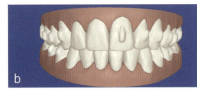
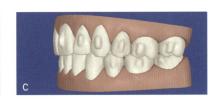

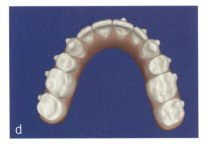
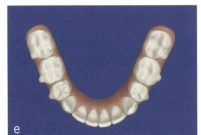

Abb. 20-19a–e ClinCheck-Software Ansicht bei Behandlungsende. Der Endbefund (Abb. 20-21) zeigt auch hier die exakte Umsetzung der virtuellen Planung durch die kieferorthopädische Behandlung mit dem Invisalign-System.

20.3 Funktionstherapie (2) – Vorbehandlung mit COPA und weiterführende Invisalign-Therapie

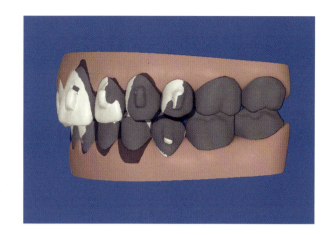

Abb. 20-20 ClinCheck-Software-Überlagerung der linken Seite mit Darstellung der geplanten Distalisierung des Zahnes 23 (dargestellt in blau) nach approximaler Schmelzreduktion mesial von 26 und 25.

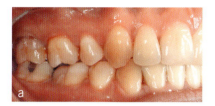
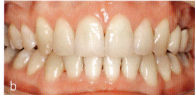
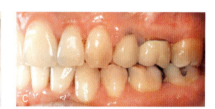

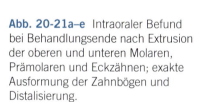
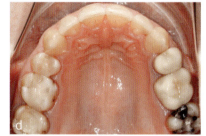
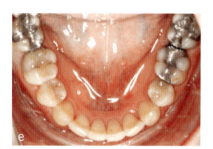

Abb. 20-21a–e Intraoraler Befund bei Behandlungsende nach Extrusion der oberen und unteren Molaren, Prämolaren und Eckzähnen; exakte Ausformung der Zahnbögen und Distalisierung.

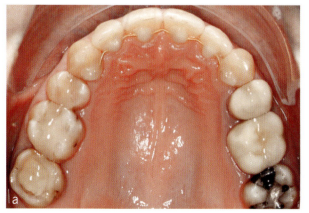
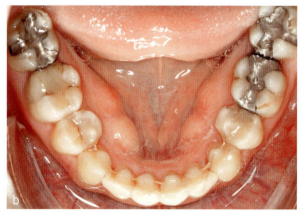

Abb. 20-22a, b Lingualretainer im Ober- und Unterkiefer zur Retention. Der obere Lingualretainer wird nach der prothetischen/restaurativen Behandlung entfernt und eine Oberkiefer-Retentionsschiene für die Nacht angefertigt.

Das hier beschriebene Verfahren kann sowohl bei einer fehlenden posterioren Abstützung (FPA) als auch bei einer unilateralen fehlenden Abstützung (UFA) (s. Kap. 7.4) angewendet werden. Das Vorgehen bei einer fehlenden anterioren Führung (FAF) wird in Kapitel 21.2 beschrieben. Da sowohl bei einer FPA als bei einer UFA Höhe fehlt, wird die korrekte Höhe mit den COPA-Onlays exakt eingestellt und so in der ClinCheck-Software übernommen. Da in der ersten Phase die Molaren nicht bewegt werden, wird diese Unterkieferlage auch in der anschließenden Behandlung exakt übernommen.

Auch bei einer Multibrackettherapie verwenden wir Aufbisse zur Einstellung der Unterkieferlage[435] (s. Kap. 20.4). Hierbei kann die Bewegung der Molaren nicht gänzlich vermieden werden, sodass wir häufig die Aufbisse neu angleichen müssen, was bei einer Invisalign-Therapie entfällt.

Bei einer Behandlung mit dem Invisalign-System in Kombination mit COPA-Onlays kommt es durch die Aligner, die über die Aufbisse eingesetzt werden, zu einer zusätzlichen Höhe. Diese zusätzliche Höhe von ca. 0,4 mm wird nahezu immer vertragen, da als Ausgangssituation eine fehlende posteriore Höhe vorlag. Sollten bei den ersten Alignern Probleme auftreten und der Patient über Verspannungen klagen, setzen wir meist eine Ohrnadel nach Gumbiller und überweisen den Patienten zur manuellen physiotherapeutischen Behandlung.

Der Erfolg einer Invisalign-Behandlung hängt von der Behandlungsplanung, dem exakt beschriebenen Online Treatment Plan, der Überprüfung der ClinCheck-Software und der Behandlungskontrolle ab. Neben den oben erwähnten Kriterien, speziell für die CMD-Behandlung, kommen weitere hinzu, von denen im Folgenden einige genannt werden sollen.

Online Treatment Plan

Die übermittelten Informationen müssen exakt die geplante Zahnstellung sowie die einzelnen Zahnbewegungen beschreiben, die erforderlich sind, um diese Zahnstellung zu erreichen. Diese beinhalten die Überkorrektur einzelner Zahnbewegungen, das Ausrichten der mesialen Kante der unteren Eckzähne sowie den Eckzahn-Torque per se, die Höhe der lateralen Inzisiven im Vergleich zu den zentralen Schneidezähnen, die Frontzahnrelation bzw. die Größe des Overjets und Overbites, das Beachten von potenziellen schwarzen Dreiecken im Frontzahnbereich und die Angulation der Schneidezähne sowie die okklusale Verzahnung im Seitenzahnbereich.

ClinCheck-Software

In der ClinCheck-Software sollte strengstens darauf geachtet werden, ob die Zuordnung des Oberkiefers zum Unterkiefer nach der Abformung korrekt ist (virtuelle Montage). Mit dem Scanverfahren wird die Zuordnung exakt. Als Nächstes sollte überprüft werden, ob das virtuelle Endergebnis der Okklusion Ihrem Behandlungsplan entspricht. Sind die einzelnen Bewegungen in Ihrem Sinne oder müssen verschiedene Bewegungen separat durchgeführt werden (z. B. zuerst Aufrichtung, dann Derotation), langsamer oder schneller? Ist die angegebene approximale Schmelzreduktion realistisch oder ist eine Verteilung der Schmelzreduktion auf andere Zahnzwischenräume vorteilhaft? Außerdem sollte in der ClinCheck-Software die Position und Form der Attachments überprüft und ggf. modifiziert werden.

Therapieverlauf

Während des Therapieverlaufes sollte bei jeder Kontrolle am Patienten überprüft werden, ob die Computersimulation mit der intraoralen Situation identisch ist. Die approximalen Kontaktpunkte der zu bewegenden Zähne müssen frei sein, ebenso wird überprüft, ob die angeforderten Schmelzreduktionen durchgeführt werden sollen. Der Sitz der Aligner auf den Zähnen, ebenso wie der perfekte Sitz der Attachments in den Alignern selbst wird jedes Mal überprüft.

Ist die erste Behandlungsphase beendet, wird kontrolliert, ob alle geplanten Bewegungen erfolgt sind. Sind noch zusätzliche Überkorrekturen notwendig? Bestehen noch Lücken oder schwarze Dreiecke? Entspricht der Seitenzahnkontakt bzw. die Frontzahnrelation der vorgesehenen Planung? Ist dies der Fall, können die Attachments entfernt und das Ergebnis retiniert werden. Ist das geplante Behandlungsergebnis noch nicht vollständig erreicht, sollten neue Silikonabformungen angefertigt werden oder ein Scan durchgeführt, um ein Case Refinement (Feineinstellung) zu erstellen. Als Richtlinie sollte bei jeder Behandlung Kontakt der Seitenzähne in

20.3 Funktionstherapie (2) – Vorbehandlung mit COPA und weiterführende Invisalign-Therapie

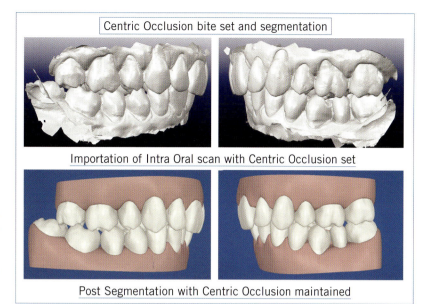

Abb. 20-23 Die obere Bildhälfte zeigt den digitalisierten oberen und unteren Zahnbogen nach dem Scannen mit einem iTero-Scanner (Align Technology) in statischer Okklusion. In der unteren Bildhälfte ist die Übertragung in die ClinCheck-Software dargestellt.

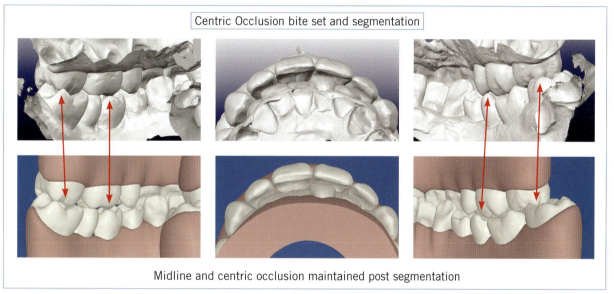

Abb. 20-24 Im Detail dargestellte Okklusion im iTero-Scan mit Übertragung in die ClinCheck-Software. Mittels Bissnahme und Überprüfung mit Shimstock-Folie wird die zentrische Okklusion exakt vom Patienten über den Scan in die ClinCheck-Software übertragen.

zentrischer Kieferrelation und eine „Shimstock-offene" Frontzahnrelation erzielt werden, um eine optimale Schutzfunktion der Frontzähne bei maximaler Abstützung im Seitenzahngebiet zu erhalten.

Intraorales Scannen und Umsetzung in die ClinCheck-Software

Intraorales Scannen ist seit einiger Zeit auch ohne Vorbereitung der Zähne mit Puder möglich. Die Genauigkeit liegt inzwischen im Mikrometerbereich und steht der Genauigkeit einer perfekten Silikonabformung in nichts nach[449]. Durch einen Scan einiger oberer und unterer Zähne in habitueller oder zentrischer Okklusion können die virtuellen Modelle in der ClinCheck-Software exakt in Okklusion zugeordnet werden. Dadurch ergibt sich für die Behandlung mit dem Invisalign-System eine exaktere virtuelle Planung in statischer Okklusion (Abb. 20-23 bis 20-25).

KAPITEL 20 Kieferorthopädische Behandlung nach der Okklusionsschienentherapie

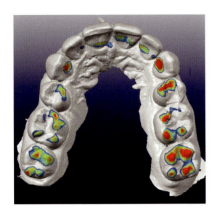
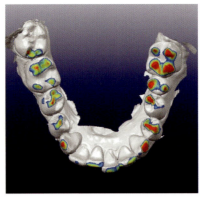

Abb. 20-25 Digitalisierter oberer und unterer Zahnbogen mit virtuell gekennzeichneten Kontaktpunkten in statischer Okklusion (iTero-Scanner; Align Technology).

20.4 Funktionstherapie (3) – Vorbehandlung mit COPA und weiterführende Multibrackettherapie

Behandlungsschritte nach abgeschlossener Funktionstherapie

Labor: Ausschneiden der COPA-Onlays aus der COPA oder Herstellen neuer COPA-Onlays im Artikulator in der nach der Funktionstherapie erreichten und eingestellten Unterkieferlage

Praxis:
- indirektes Kleben der Brackets
- Kleben der COPA-Onlays (s. Kap. 18.4)

Behandlungsverlauf:
Im Verlauf der Multibrackettherapie müssen die COPA-Onlays infolge der Bewegung aller Zähne – im Gegensatz zur Invisalign-Behandlung – häufiger umgestaltet werden, d. h. sie werden eingeschliffen und/oder neu aufgebaut.

Nach und nach werden die COPA-Onlays entfernt wie im nächsten Patientenbeispiel beschrieben. Man kann auch wie bei der Invisalign-Behandlung vorgehen.

COPA-Onlays auf den Molaren zum Erhalt der posterioren Abstützung und zur Einstellung der Zähne 15 bis 25 sowie 35 bis 45 in okklusalem Kontakt; danach werden die COPA-Onlays auf den Molaren entfernt und die Molaren in Kontakt gebracht.

20.4.1 Darstellung am Patientenbeispiel

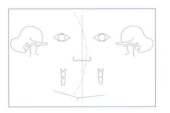

Abb. 20-26

Die erwachsene Patientin litt unter Gesichts- und Nackenschmerzen. Der behandelnde Manualtherapeut mit Applied-Kinesiology-Ausbildung überwies die Patientin in unsere Praxis (Abb. 20-27).

Die intraoralen Bilder zeigen ein adultes, zum Teil restaurativ versorgtes Gebiss. Es liegt eine unilaterale fehlende Abstützung (UFA) vor (Abb. 20-26).

Der Behandlungsplan beinhaltete das Erreichen einer schmerzreduzierten Position durch das Tragen einer herausnehmbaren Okklusionsschiene sowie die Umsetzung dieser schmerzreduzierten Position durch Extrusion der Molaren und Prämolaren mit Multibrackettherapie in mehreren Schritten analog dem Praxisprotokoll.

Die Patientin trug die herausnehmbare Unterkieferokklusionsschiene für ca. 5 Monate. Nach mehreren Kontrollen und durch interdisziplinäre Mitbehandlung des Manualtherapeuten wurde eine schmerzfreie Position und ein gleichbleibendes Kontaktpunktmuster auf der COPA erreicht. Im Artikulator wurden in der COPA-Position COPA-Onlays mit Stops hergestellt und auf die unteren Prämolaren und Molaren geklebt. Gleichzeitig erfolgten das indirekte Kleben der Brackets sowie das Einsetzen eines Nivellierungsbogens.

20.4 Funktionstherapie (3) – Vorbehandlung mit COPA und weiterführende Multibrackettherapie

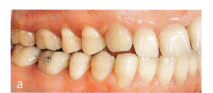
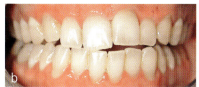
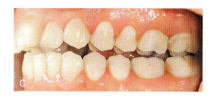
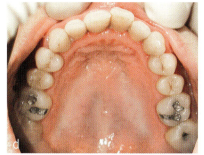
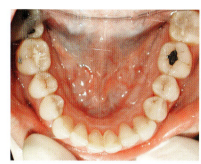

Abb. 20-27a–e Vor Behandlungsbeginn ist eine Abstützung der Okklusion in Zentrik nur rechts vorhanden, die gesamte linke Seite ist offen.

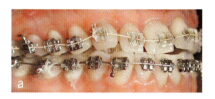
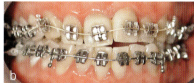
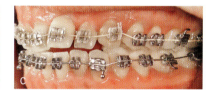
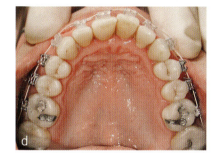
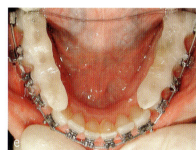

Abb. 20-28a–e Intraoraler Befund mit festsitzenden Aufbissen auf den Zähnen 34 bis 37 und 44 bis 47 und Glaskeramik- sowie Metallbrackets auf den Zähnen 17 bis 27 und 37 bis 47.

In der folgenden Behandlungssitzung – die Patientin war weiterhin schmerzfrei – wurden die COPA-Onlays auf den Prämolaren entfernt und Up-and-down-Elastics von Oberkiefer 3, 4, 5 zu Unterkiefer 3, 4, 5 eingesetzt.

Abbildung 20-29 zeigt den Zustand ohne COPA-Onlays, die Prämolaren und Molaren sind in Kontakt. Zur Intrusion und zum Torquen der oberen Inzisiven ist ein Utility-Bogen (Ricketts-Technik) eingesetzt, im Unterkiefer befindet sich ein Teilbogen (0.16 × 0.16 Elgiloy) von 33 bis 43 in situ. Die Patientin trägt nachts weiterhin Up-and-down-Elastics im Seitenzahnbereich.

Nach Extrusion der oberen und unteren Molaren konnte Kontakt in Zentrik auf beiden Seiten erreicht werden. Abbildung 20-30 zeigt das intraorale Behandlungsergebnis. Die Zentrik, wie sie mit der COPA eingestellt war, wurde kieferorthopädisch durch Extrusion im Seitenzahnbereich übernommen.

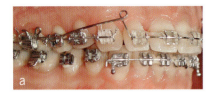 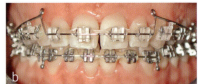 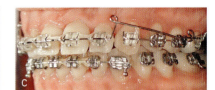
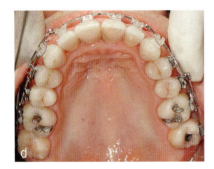 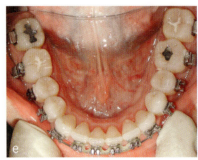

Abb. 20-29a–e Intraoraler Befund gegen Ende der festsitzenden Behandlung. Im Oberkiefer wurde ein Utility-Bogen für Intrusion und Torque eingesetzt. Im Unterkiefer ist lediglich noch ein Teilbogen in situ. Nachts trägt die Patientin weiterhin Up-and-down Elastics im Seitenzahnbereich.

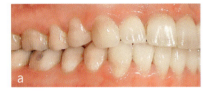 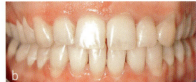 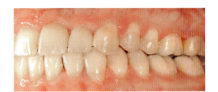
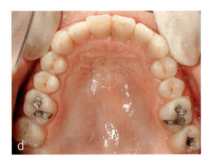 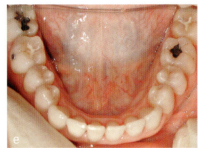

Abb. 20-30a–e Intraoraler Befund bei Behandlungsende nach Extrusion der oberen und unteren Molaren. Die linke Seite ist in Zentrik ebenso in Kontakt wie die rechte Seite. Die Zentrik, wie sie mit der COPA eingestellt war, wurde kieferorthopädisch durch Extrusion im Seitenzahnbereich übernommen.

20.5 Behandlung der Angle-Klasse II,2

Bei noch wachsenden Patienten hat die funktionskieferorthopädische Behandlung einer Angle-Klasse II,2 immer Vorrang[450,451] (s. Abschnitt 20.6).

Bei erwachsenen Patienten mit einer Klasse II,2 und gleichzeitiger CMD kann mit einer Schiene nur die Vertikale verändert werden, die Sagittale kann infolge der Reklination und Extrusion oberer Frontzähne bei häufigem Vorliegen einer starken Spee-Kurve nicht verändert werden. Daraus ergibt sich folgender Therapieverlauf:

1. Einstellung einer verbesserten vertikalen, skelettalen Unterkieferlage/oder beginnend mit
2. Kieferorthopädische Behandlung Phase I: Intrusion und Torque der reklinierten oberen Inzisiven, falls notwendig Intrusion der unteren Frontzahngruppe.
3. Ist ein genügend großer Overjet erreicht, erfolgt mit neuer KRB eine erneute Modellmontage zur Planung der Phase II.

Ist eine neue vertikale Einstellung nicht notwendig (wie im nächsten Patientenbeispiel), behandeln wir ohne COPA-Onlays. Bei einer Invisalign-Behandlung, wie der hier gezeigten, ist die Bissöffnung durch Aufbisse

20.5 Behandlung der Angle-Klasse II,2

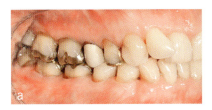
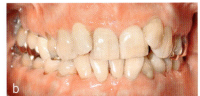
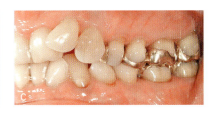
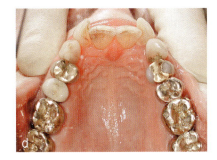
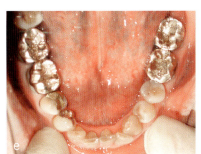

Abb. 20-31a–e Intraoraler Befund bei Behandlungsbeginn, deutlich zu sehen sind die Reklination und Extrusion der Zähne 11, 21 und die Abrasionen der Inzisiven.

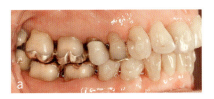
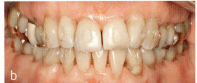
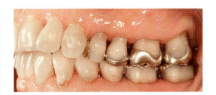
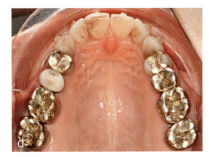
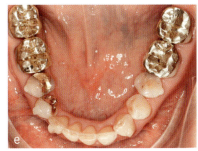

Abb. 20-32a–e Zustand nach der ersten Invisalign-Behandlungsphase vor dem Refinement, der Feineinstellung.

und Bite Turbos auch bei extremen Tiefbissen nicht notwendig, so wie wir Aufbisse häufig nur benötigen, um die unteren Frontzähne mit Brackets versehen zu können.

20.5.1 Darstellung am Patientenbeispiel

Sehr deutlich zeigen sich in Abbildung 20-31 Abrasionen inzisal der unteren und palatinal der oberen mittleren Inzisiven. Die oberen mittleren Inzisiven sind erheblich rekliniert und extrudiert. Hauptbehandlungsziel war die Proklination und Intrusion dieser beiden Zähne, um die Zwangsführung des Unterkiefers aufzuheben. Die Überlagerung in die ClinCheck-Software (Abb. 20-34a) zeigt diese Bewegung, die mit Alignern durchgeführt wurde. Abbildung 20-34b zeigt die intraorale Ausgangssituation, Abbildung 20-34c das intraorale Behandlungsergebnis. Für die erste Phase der Behandlung wurden 29 Aligner im Ober- und Unterkiefer benötigt (Abb. 20-32), für das Refinement 11 Aligner im Ober- und 5 Aligner im Unterkiefer (Abb. 20-33).

KAPITEL 20 Kieferorthopädische Behandlung nach der Okklusionsschienentherapie

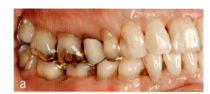 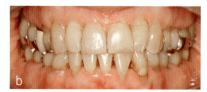 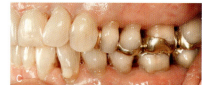

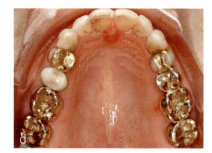 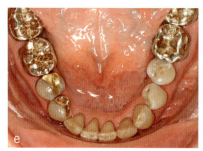

Abb. 20-33a–e Intraoraler Befund bei Behandlungsende, der obere Zahnbogen ist ausgeformt, die Zähne 11 und 21 sind prokliniert und intrudiert. Die Seitenzähne stehen in Kontakt, es wurde eine Front-Eckzahn-Führung eingestellt.

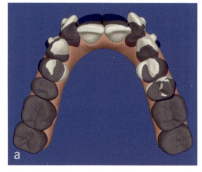 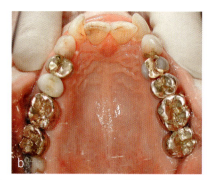 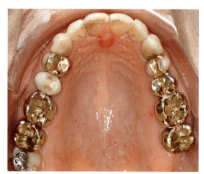

Abb. 20-34a–c Darstellung der geplanten Zahnbewegungen im Oberkiefer mit der ClinCheck-Software (weiß = Ausgangssituation, blau = Endergebnis) und des oberen Zahnbogens vor und nach der Behandlung.

20.6 Die Behandlung des offenen Bisses

20.6.1 Darstellung am Patientenbeispiel

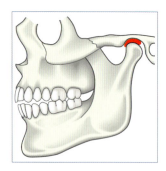

Abb. 20-35

Eine fehlende anteriore Führung ist ebenfalls eine mögliche Ursache für eine CMD (Abb. 20-35). Das folgende Beispiel zeigt die kieferorthopädische Behandlung mit der Invisalign-Technik bei einer 15 Jahre alten Patientin.

Seit mehreren Jahren hatte die Patientin eine anteriore Diskusverlagerung mit Reposition bilateral. Vorbehandelt wurde sie vom Hauszahnarzt mit einer herausnehmbaren Okklusionsschiene. Hiermit war die Patientin schmerzfrei eingestellt. Vor Beginn der kieferorthopädischen Behandlung wurde die Patientin aufgrund der Zungendysfunktion und des Sigmatismus zur myofunktionellen Therapie und zur logopädischen Behandlung überwiesen. Die Abbildungen 20-36a–e zeigen den intraoralen Befund zu Beginn der kieferorthopädischen Behandlung mit okklusaler Abstützung lediglich auf den zweiten Molaren. Die Abbildungen 20-37 bis 20-39 zeigen den Modellbefund in statischer und dynamischer Okklusion.

Alle zu extrudierenden Zähne benötigen zwingend Attachments, hier rechteckige Attachments auf den Zähnen 14 bis 24, 33 bis 35 und 43 bis 45 (Abb. 20-40). In der ersten Behandlungsphase wurden 30 Ali-

20.6 Die Behandlung des offenen Bisses

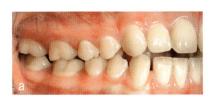
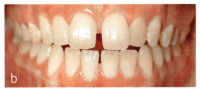
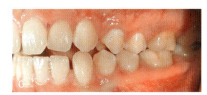
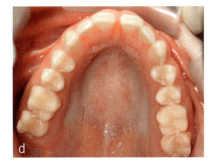
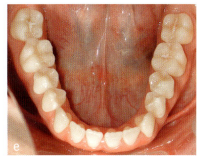

Abb. 20-36a–e Der Ausgangsbefund zeigt einen frontal offenen Biss mit fehlender anteriorer Führung.

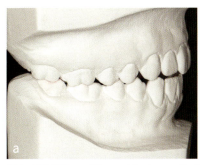
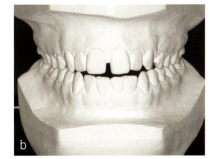
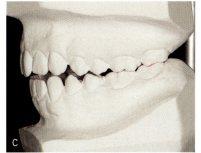

Abb. 20-37a–c Die zentrisch montierten Modelle zeigen einen frontal offenen Biss mit Okklusionskontakten auf den Molaren in der statischen Okklusion.

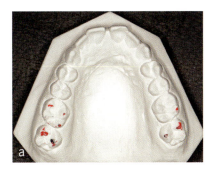
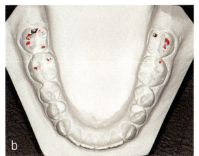

Abb. 20-38a, b In Zentrik besteht eine okklusale Abstützung lediglich auf den zweiten Molaren (blau). Aufgrund der fehlenden anterioren Führung kommt es zu erheblichen Hyperbalancen (rot) auf den Molaren.

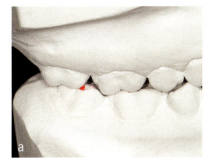
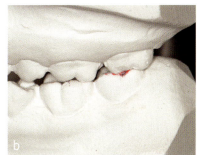

Abb. 20-39a, b In der dynamischen Okklusion führen lediglich die zweiten Molaren (rot).

KAPITEL 20 Kieferorthopädische Behandlung nach der Okklusionsschienentherapie

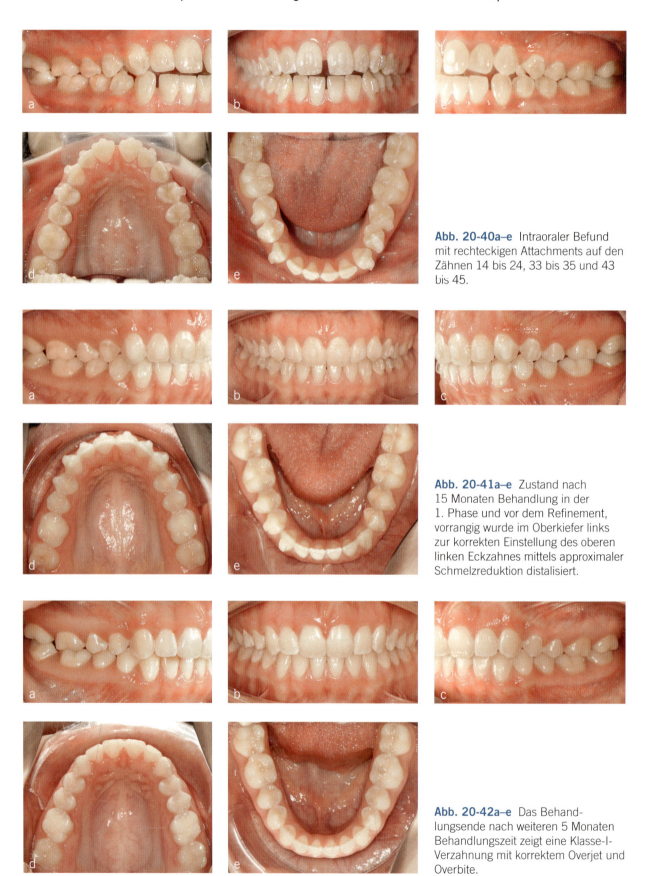

Abb. 20-40a–e Intraoraler Befund mit rechteckigen Attachments auf den Zähnen 14 bis 24, 33 bis 35 und 43 bis 45.

Abb. 20-41a–e Zustand nach 15 Monaten Behandlung in der 1. Phase und vor dem Refinement, vorrangig wurde im Oberkiefer links zur korrekten Einstellung des oberen linken Eckzahnes mittels approximaler Schmelzreduktion distalisiert.

Abb. 20-42a–e Das Behandlungsende nach weiteren 5 Monaten Behandlungszeit zeigt eine Klasse-I-Verzahnung mit korrektem Overjet und Overbite.

20.6 Die Behandlung des offenen Bisses

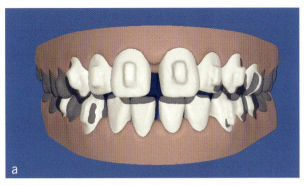
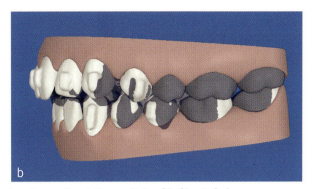

Abb. 20-43a, b Darstellung der geplanten Zahnbewegungen der oberen Frontzähne mit der ClinCheck-Software (weiß = Ausgangssituation, blau = Endergebnis) sowie der Distalisierung der Zähne 23 und 24 nach approximaler Schmelzreduktion.

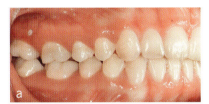
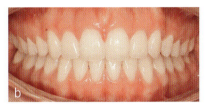
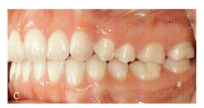

Abb. 20-44a–c Stabiles Behandlungsergebnis 1 Jahr nach Behandlungsende. Bis dahin erfolgte die Retention mit Lingualretainern im Ober- und Unterkiefer.

gner im Ober- und 20 Aligner im Unterkiefer benötigt. Abbildung 20-41 zeigt den intraoralen Befund vor dem Case Refinement.

Für das Refinement wurden im Oberkiefer weitere 10 Aligner zur Feinkorrektur, speziell für Derotation und Torque sowie zur Distalisierung des Zahnes 23 nach Lückenschluss und approximaler Schmelzreduktion distal des Zahnes 23 und 24 eingesetzt (Abb. 20-41).

Nach weiteren 5 Monaten Behandlungszeit konnten die Attachments entfernt werden und Lingualretainer von 14 zu 24 und von 34 zu 44 zur Retention geklebt werden. Abbildung 20-43 stellt die geplante Extrusion der Oberkieferzähne in der ClinCheck-Software Überlagerung dar. Die Patientin befand sich auch nach Behandlungsende (Abb. 20-42) in einem regelmäßigen Retentionsrecall, Abbildung 20-44 zeigt ein stabiles Behandlungsergebnis 1 Jahr nach Behandlungsende.

20.7 Funktionskieferorthopädische Vorbehandlung von Kindern mit CMD und anschließende Invisalign-Behandlung zur orthodontischen Einstellung der Okklusion

Bei Kindern und Jugendlichen in der Wechselgebissphase, die eine CMD aufweisen – im folgenden Beispiel ein erheblicher Bruxismus mit muskulären Verspannungen und aktiven Triggerpunkten im M. masseter bei gleichzeitiger beginnender Hypertrophie (Abb. 20-47) – bietet sich eine funktionskieferorthopädische Behandlung an.

20.7.1 Darstellung am Patientenbeispiel

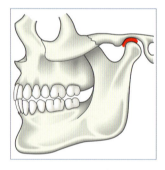

Abb. 20-45

Bei unserem hier gezeigten jungen Patienten liegt eine skelettale Klasse II mit tiefem Biss vor (Abb. 20-47 bis 20-50), der den Unterkiefer von der Zentrik in die HIKP nach retral führt (Abb. 20-45). Es handelt sich hier um eine gleichzeitig vorliegende fehlende posteriore Abstützung (FPA), wie sie in Kapitel 7.4.3 beschrieben wurde.

Die funktionskieferorthopädische Vorbehandlung erfolgte mit einem Funktionsregler nach Fränkel (Abb. 20-46). Die Schilde des Funktionsreglers beeinflussen die zirkumorale Weichteilkapsel in Größe und Form. Auf diese Weise übt er seinen Einfluss auf Zahn- und Kieferfehlstellung aus. Der Funktionsregler realisiert das Roux'sche Konzept der funktionellen Orthopädie bei der Behandlung skelettaler Fehlentwicklungen von Maxilla und Mandibula.

Nach Auffassung von Roux besteht das Wesen der funktionellen Orthopädie darin, neue Funktionsmuster zu erlernen. Wie in Kapitel 4 beschrieben, kann ein fehlerhaftes Funktionsmuster der Muskulatur aufgrund der Plastizität im ZNS durch Wiederholung und Lernen umgestellt werden. Durch eine solche Umstellung der muskulären Funktionsmuster kann sowohl dentoalveolär als auch skelettal im gesamten Gesichtsschädel die Morphologie verändert werden. Dies bedeutet auch, dass eine therapeutische Verlagerung des Unterkiefers zum Oberkiefer in kleinen Schritten vorgenommen werden muss, um der Komplexität des kraniofazialen Wachstums gerecht zu werden. Die gleichzeitige Behandlung eines inkompetenten Lippenschlusses ist von vorrangiger Bedeutung[451].

Die Hierarchie der funktionellen Behandlung sollte damit folgendem Ablauf folgen:
1. Behandlung der neuromuskulären Dysfunktion
2. orthopädische Einstellung einer physiologischen Unterkieferlage
3. Korrektur der dentalen Komponente

Der junge Patient war kurze Zeit nach Einsetzen des Funktionsreglers, den er in der ersten Phase konsequent 16 Stunden pro Tag getragen hatte, beschwerdefrei. Sehr gut zu erkennen ist die entspannte mimische Muskulatur am Ende der funktionskieferorthopädischen Therapie (Abb. 20-51). Dies ist auf die Pelotten des „Trainingsgerätes" zurückzuführen. Gleichzeitig erfolgten eine Bisshebung und die Einstellung eines skelettalen Neutralbisses (Abb. 20-52). Wie bei nahezu jeder funktionskieferorthopädischen Behandlung – egal mit welcher Apparatur – sollte die orthodontische Feineinstellung mit Multibracketapparatur oder Invisalign-Technik erfolgen. War bei der Funktionsreglertherapie die Compliance gut, wird sie auch bei einer Invisalign-Therapie gut sein. Im Gegensatz zur Multibracketapparatur ist das Invisalign-System minimalinvasiv und wird daher von uns bevorzugt gerade bei Jugendlichen eingesetzt (Invisalign Teen). Die intraoralen Aufnahmen zeigen den Ausgangsbefund und Beginn der Invisalign-Therapie mit Hooks für die Klasse-II-Elastics auf den oberen Eckzähnen in Kombination mit rechteckigen Attachments. Distobukkal an den unteren ersten Molaren befinden sich ebenfalls Knöpfchen für die Klasse-II-

20.7 Funktionskieferorthopädische Vorbehandlung von Kindern mit CMD

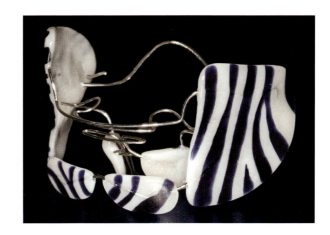

Abb. 20-46 Funktionsregler II nach Fränkel.

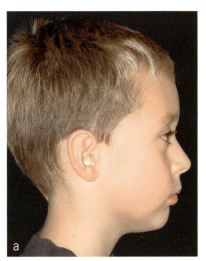
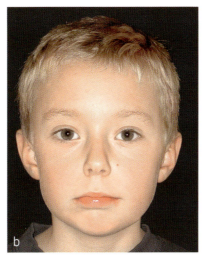
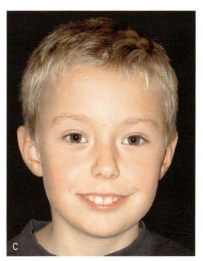

Abb. 20-47a–c Extraoraler Ausgangsbefund des jungen Patienten mit Muskelverspannungen, Triggerpunkten und beginnender Masseterhypertrophie. Sehr gut zu erkennen ist die Dysbalance der Muskelschlingen, des M. buccinator und des M. orbicularis oris.

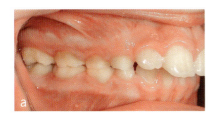
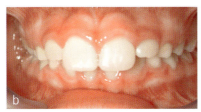
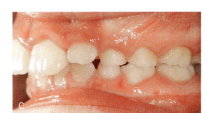

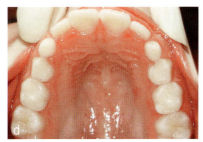
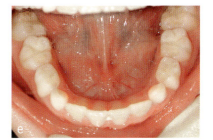

Abb. 20-48a–e Intraoraler Ausgangsbefund mit Unterkieferrücklage, tiefem Biss, Zwangsführung und damit einhergehender fehlender posteriorer Abstützung.

KAPITEL 20 Kieferorthopädische Behandlung nach der Okklusionsschienentherapie

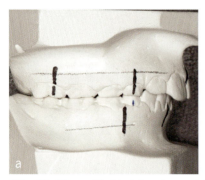 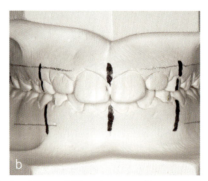 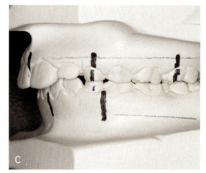

Abb. 20-49a–c Die Modellanalyse zeigt eine Klasse-II-Verzahnung mit vergrößertem Overbite und Overjet (6,0 mm).

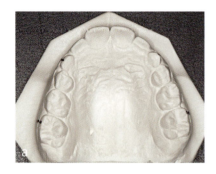 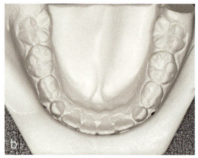

Abb. 20-50a, b Die Zahnbögen sind symmetrisch, es besteht kein Platzmangel

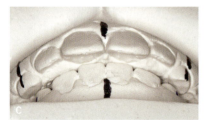 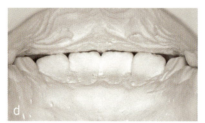

Abb. 20-50c, d Infolge des tiefen Bisses zeigt sich ein geringer Einbiss der unteren Inzisiven in die obere Gaumenschleimhaut, der unbehandelt einen progredienten Verlauf nehmen würde.

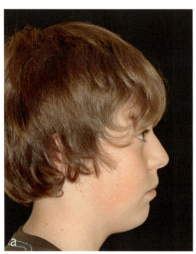 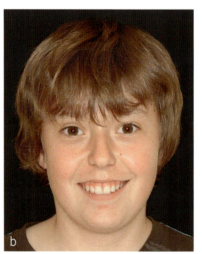 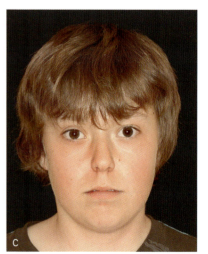

Abb. 20-51a–c Die extraoralen Bilder nach Ende der funktionskieferorthopädischen Behandlung zeigen ein harmonisches Gesichtsprofil mit entspannter orofazialer Muskulatur.

20.7 Funktionskieferorthopädische Vorbehandlung von Kindern mit CMD

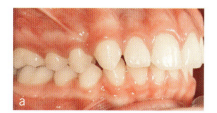
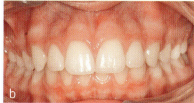
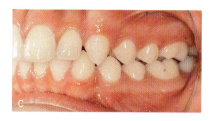
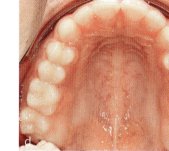
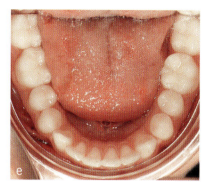

Abb. 20-52a–e Am Ende der funktionskieferorthopädischen Behandlung stehen die Molaren in Angle-Klasse-I-Verzahnung. Es besteht noch ein durch die ausgeprägte Spee-Kurve bedingter dentaler Tiefbiss.

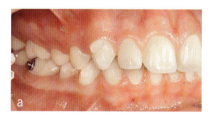
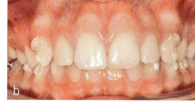
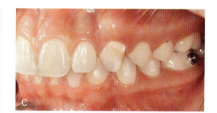
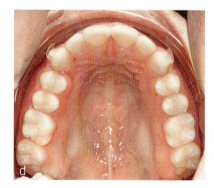
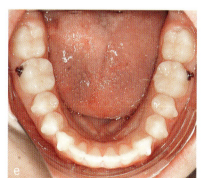

Abb. 20-53a–e Die intraoralen Aufnahmen zeigen den Ausgangsbefund und Beginn der Invisalign-Therapie. An den oberen Eckzähnen sind Hooks für die Klasse-II-Elastics in Kombination mit rechteckigen Attachments geklebt. Distobukkal an den unteren ersten Molaren befinden sich ebenfalls Knöpfchen für die Klasse-II-Elastics. Zur Intrusion der unteren Frontzahngruppe sind rechteckige Attachments auf die unteren Eckzähnen und Prämolaren gebondet.

Elastics. Zur Intrusion der unteren Frontzahngruppe sind rechteckige Attachments auf die unteren Eckzähnen und Prämolaren gebondet (Abb. 20-53).

Abbildung 20-54 zeigt das extra- und intraorale Behandlungsergebnis mit der kombinierten funktionskieferorthopädischen und Invisalign-Therapie mit physiologischem Überbiss und Klasse-I-Verzahnung links und rechts. Die ClinCheck-Software-Überlagerung demonstriert die durchgeführten Bewegungen der Distalisierung im Oberkiefer sowie die intrusive Bewegung im Unterkiefer-Frontzahnbereich (Abb. 20-55). Die Durchzeichnungen der Fernröntgenaufnahme bei Behandlungsbeginn und Behandlungsende verdeutlichen die Veränderungen (Abb. 20-56).

KAPITEL 20 Kieferorthopädische Behandlung nach der Okklusionsschienentherapie

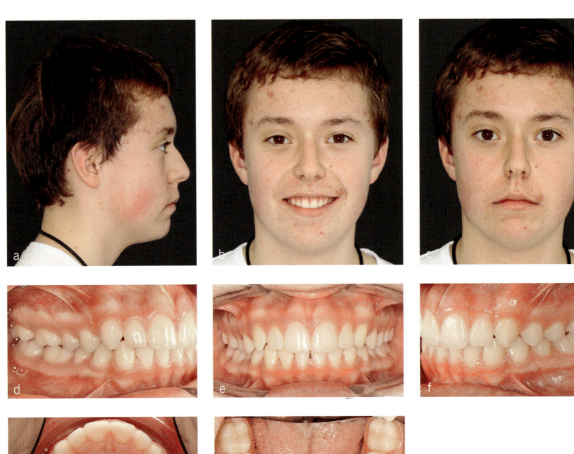

Abb. 20-54a–h Extra- und intraoraler Befund am Ende der kombinierten Behandlung mit Funktionsregler und Invisalign-System.

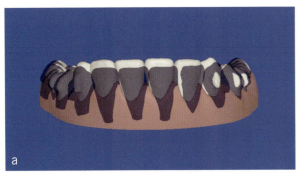
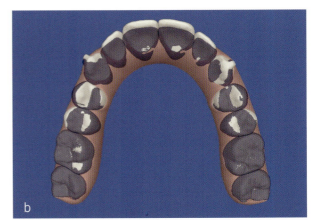

Abb. 20-55a, b Darstellung der geplanten Zahnbewegungen mit der ClinCheck-Software (weiß = Ausgangssituation, blau = Endergebnis).

20.8 Kieferorthopädische Einstellung der Okklusion in Zentrik

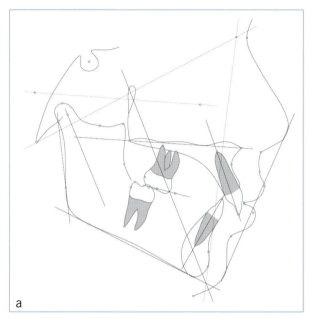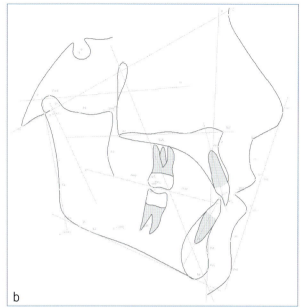

Abb. 20-56a, b FRS-Durchzeichnung vor und nach der Behandlung.

20.8 Kieferorthopädische Einstellung der Okklusion in Zentrik

20.8.1 Darstellung am Patientenbeispiel

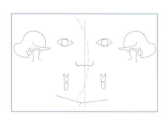

Abb. 20-57

In Kapitel 15.7 haben wir die Befundunterlagen einer jungen Patientin gezeigt, bei der eine erhebliche Abweichung der Modellbefunde in HIKP von denen in Zentrik bestand (Abb. 20-58a–f).

Die kieferorthopädische Behandlung erfolgt in Zentrik, nicht in HIKP!

Im Folgenden wird gezeigt, wie wir während der kieferorthopädischen Behandlung die zentrische Kondylenposition bei einer unilateralen fehlenden Abstützung beibehalten. Hierzu benötigen wir, wie bereits in den Abschnitten 20.2 und 20.3 gezeigt, die COPA-Onlays auf den Molaren, die den Unterkiefer in der zentrischen Position halten. Diese werden für den Behandlungsbeginn im Labor auf den zentrisch montierten Modellen erstellt (Abb. 20-59).

Für die hier gezeigte Invisalign-Behandlung werden die COPA-Onlays auf die Molaren geklebt, wodurch wir die zentrische Unterkieferposition erhalten (Abb. 20-60a, b). Das weitere Vorgehen ist exakt dasselbe wie in den Abschnitten 20.2 und 20.3 beschrieben, d. h., es erfolgt eine Invisalign-Behandlung in zwei Phasen (Abb. 20-60, 20-61).

Abbildung 20-62 zeigt den intraoralen Befund nach Abschluss der Behandlung mit dem Invisalign-System. Zur Retention wurde im Unterkiefer von Eckzahn zu Eckzahn ein Lingualretainer eingesetzt. Die in dieser Sitzung angefertigten und zentrisch montierten Modelle zeigen das Kontaktpunktmuster im Seitenzahnbereich (blau) mit einer eingestellten Eckzahnführung (rot). Die Inzisiven sind in statischer, zentrischer Okklusion „Shimstock-offen".

KAPITEL 20 Kieferorthopädische Behandlung nach der Okklusionsschienentherapie

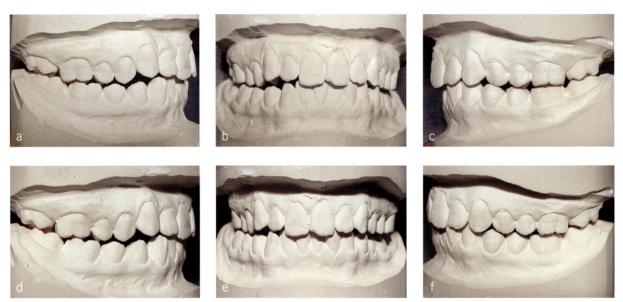

Abb. 20-58a–f Hier nochmals der in Kapitel 15.7 bereits dargestellte und beschriebene Ausgangsbefund, der die Notwendigkeit der Modellmontage zur Planung aufzeigt: (a–c) der Befund an handgehaltenen Modellen, (d–f) der Befund an zentrisch montierten Modellen.

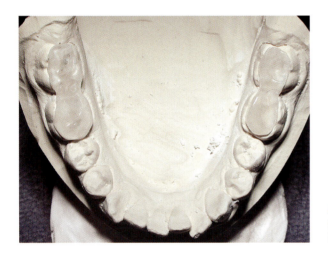

Abb. 20-59 Im Labor werden für den Behandlungsbeginn auf den zentrisch montierten Modellen COPA-Onlays hergestellt.

20.8 Kieferorthopädische Einstellung der Okklusion in Zentrik

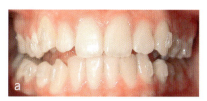 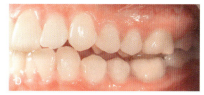 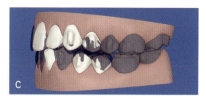

Abb. 20-60a–c Ausgangssituation der Invisalign-Behandlung mit COPA-Onlays und Attachments sowie die Überlagerung der ClinCheck-Software der 1. Phase. Darstellung der geplanten Zahnbewegungen mit der ClinCheck-Software (weiß = Ausgangssituation, blau = Endergebnis).

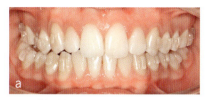 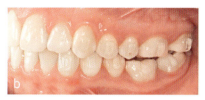 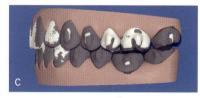

Abb. 20-61a–c Ende der 1. Phase der Invisalign-Behandlung mit Kontakt der Prämolaren in Zentrik und Überlagerung der ClinCheck-Software der 2. Phase mit geplanter Extrusion der Molaren. Darstellung der geplanten Zahnbewegungen mit der ClinCheck-Software (weiß = Ausgangssituation, blau = Endergebnis).

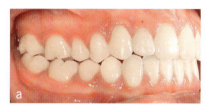 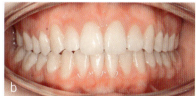 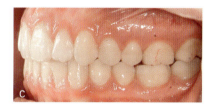

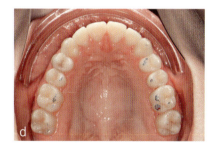 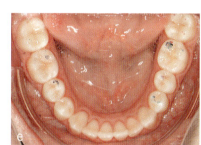

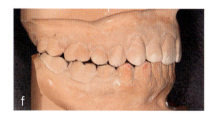 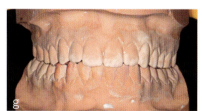 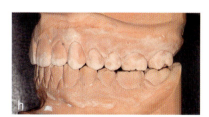

Abb. 20-62a–j Nach der 2. Woche des letzten Aligners wurde die aktive Invisalign-Behandlung beendet und im Unterkiefer ein Lingualretainer eingesetzt. Die in dieser Sitzung angefertigten und zentrisch montierten Modelle zeigen das Kontaktpunktmuster im Seitenzahnbereich (blau) mit einer eingestellten Eckzahnführung (rot). Die Inzisiven sind in statischer, zentrischer Okklusion „Shimstock-offen".

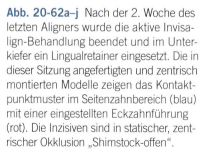 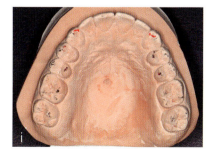 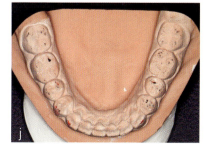

20.9 Behandlung einer CMD bei Kindern im Wechselgebiss

Eine CMD und die häufig damit verbundenen Kopfschmerzen und Migräne sind auch bei Kindern anzutreffen. Funktionsstörungen können mit Verletzung des Nackens, mit allergischen Problemen oder auch als Resultat schlechter Habits in der Kindheit beginnen. Rocabado ist daher ein strenger Verfechter einer frühzeitigen Intervention [57,81]. Zur Behandlung der jungen Patienten bieten sich nach unserer Erfahrung festsitzende Aufbisse auf den unteren Milcheckzähnen und Milchmolaren an, um eine feste Unterkieferlage bis zum endgültigen Durchbruch der ersten bleibenden Molaren zu halten.

20.9.1 Darstellung am Patientenbeispiel

Bei der hier vorgestellten jungen Patientin sind die unteren Milcheckzähne gerade ausgefallen. In HIKP ist die Unterkiefermittellinie skelettal nach links verschoben. Der obere seitliche Inzisivus steht im Kreuzbiss (Abb. 20-63). Für die Anfertigung der Aufbisse wird eine KRB durchgeführt und getestet, und in dieser Unterkieferlage werden die Aufbisse angefertigt und fest eingesetzt (Abb. 20-64) (s. Kap. 18.4).

Die Kontrolle dieser Aufbisse erfolgt nach den gleichen Kriterien wie bei einer COPA oder COPA-Onlays bei Erwachsenen. Der Durchbruch der unteren ersten Molaren erfolgt bis zur Okklusionsebene, wie sie durch die COPA-Onlays vorgegeben ist und nicht nur bis zur

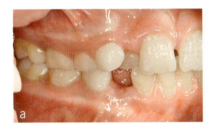
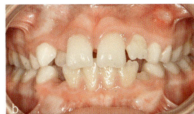
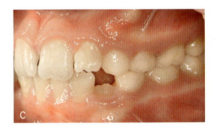
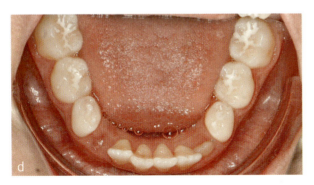

Abb. 20-63a–d Bei dieser jungen Patientin sind die unteren Milcheckzähne gerade ausgefallen. In HIKP ist die Unterkiefermittellinie skelettal nach links verschoben. Der obere seitliche Inzisivus steht im Kreuzbiss.

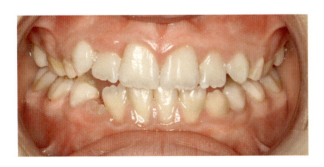

Abb. 20-64 Die COPA-Onlays sind auf den unteren Milchmolaren fest eingesetzt. In Zentrik ist die Unterkiefermitte nach 3 Monaten Behandlungszeit gering nach rechts eingestellt. Der Kreuzbiss wurde mit Teilmultibrackettechnik überstellt.

20.10 Retention mittels Aufbiss-Retentionsschiene und Lingualretainer

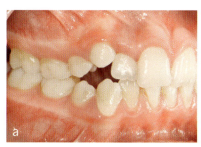 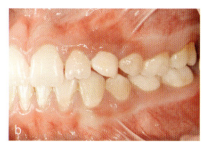 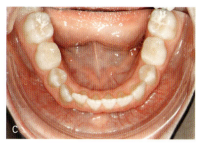

Abb. 20-65a–c Im weiteren Behandlungsverlauf wurden die Aufbisse zwischen den Milchmolaren getrennt, die Zähne 34 und 44 brechen soeben durch, auf 75 und 85 sind die Aufbisse noch in situ, die unteren ersten Molaren sind auf das Niveau der durch die COPA-Onlays eingestellten Höhe durchgebrochen. Diese Höhe wird auch von 34 und 44 erreicht werden.

Höhe der Milchmolaren. Im weiteren Verlauf der Behandlung werden die Aufbisse approximal zwischen 3, 4 und 5 getrennt, sodass sie mit den Milchmolaren ausfallen (Abb. 20-65).

20.10 Retention mittels Aufbiss-Retentionsschiene und Lingualretainer

Unabhängig von der Behandlungsmechanik folgt jeder kieferorthopädischen Behandlung eine Retention. Die Retentionsmaßnahmen nach Multibracketbehandlung unterscheiden sich nicht von denen nach einer Invisalign-Therapie: „Cells remember force, not appliance", äußerte Prof. Maurits Persson anlässlich des 10. Meetings der Polish Orthodontic Society in diesem Zusammenhang. Gerade bei funktionsvorgeschädigten Patienten retinieren wir häufig mit einem unteren Lingualretainer (Abb. 20-67) und einer oberen Aufbiss-Retentionsschiene (Abb. 20-66). Diese fasst die Frontzähne, eine Eckzahnführung wird aufgebaut.

Das Kleben des Lingualretainers geschieht in folgenden Schritten:
1. Die zu klebende Fläche der Zähne wird gereinigt und poliert.
2. Die zu klebende und gereinigte Oberfläche wird ganz kurz mit Aluminiumoxid (50 Mikron) abgestrahlt. Metall- und Keramikoberflächen werden länger sandgestrahlt.

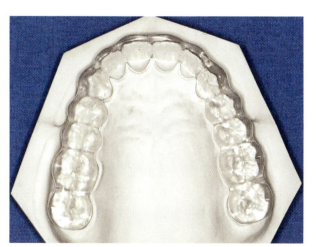

Abb. 20-66 Retentions-Okklusionsschiene im Oberkiefer (Abbildungen 20-66 bis 20-75 ZTM Mario Klingberg, Praxis Schupp).

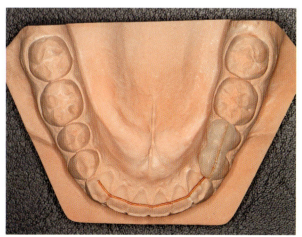

Abb. 20-67 Lingualretainer im Unterkiefer von Zahn 33 bis Zahn 43 mit laborgefertigter Positionierungshilfe auf 34 und 35.

KAPITEL 20 Kieferorthopädische Behandlung nach der Okklusionsschienentherapie

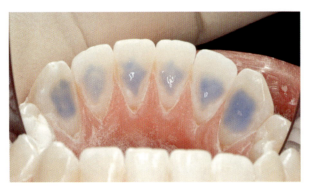

Abb. 20-68 Konditionieren der Lingualflächen der zu beklebenden Zähne.

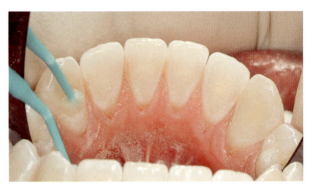

Abb. 20-69 Auftragen des Bondingmaterials nach Politur und Konditionierung.

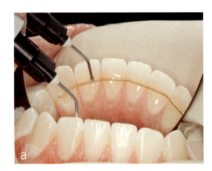
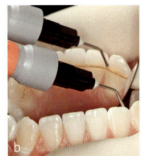

Abb. 20-70a, b Auftragen des dünn fließenden Kompositmaterials.

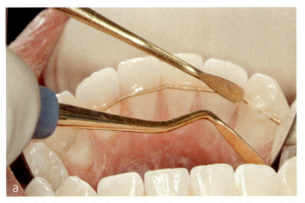
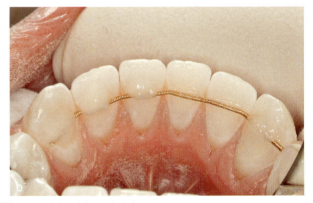

Abb. 20-71a, b Auftragen der Kompositklebestellen auf die Zähne und den Lingualretainer.

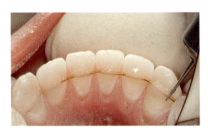

Abb. 20-72 Abtrennung des Lingualretainers vom Positionierungskäppchen distal des Zahnes 33 mit einem feinen Diamanten.

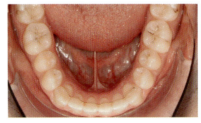

Abb. 20-73 Lingualretainer in situ.

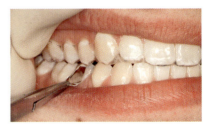

Abb. 20-74 Überprüfung des okklusalen Kontaktes mit eingesetzter Oberkiefer-Okklusionsschiene und Unterkiefer-Lingualretainer mittels Shimstock-Folie.

20.10 Retention mittels Aufbiss-Retentionsschiene und Lingualretainer

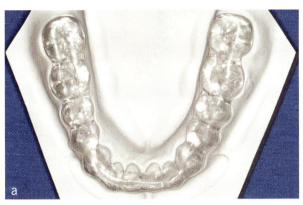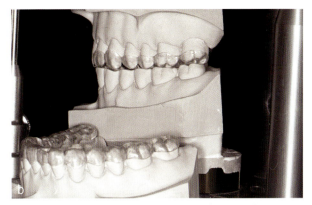

Abb. 20-75a, b Retentions-Okklusionsschiene im Unterkiefer links, Retentions-Okklusionsschiene im Ober- und Unterkiefer auf identisch montierten Modellen rechts.

3. Der Zahnschmelz wird mit 33%iger Phosphorsäure 10 Sekunden konditioniert, die Säure wird abgesprüht und die linguale Schmelzoberfläche getrocknet (Abb. 20-68).
4. Auf die Zahnoberfläche wird ein Bonding (Optibond®, Kerr, Rastatt) aufgebracht und ausgehärtet (Abb. 20-69).
5. Mit dünn fließendem Komposit (Tetric EvoFlow®, Ivoclar Vivadent, Ellwangen) wird der Lingualretainer auf der Zahnoberfläche befestigt (Abb. 20-70).
6. Auf jeden zu befestigenden Zahn wird eine geringe Menge Kompositmaterial (Enamel plus, GDF, Rosbach) aufgetragen. Anschließend erfolgt das Abtrennen des Lingualdrahtes vom laborgefertigten Positionierungskäppchen mit einem feinen Diamanten (Abb. 20-71, 20-72).
7. Abschließend werden die Klebestellen poliert und die Approximalräume mit Scalern und Zahnseide gereinigt. Abbildung 20-73 zeigt den ausgearbeiteten Lingualretainer in situ.

Wird der Patient nach der kieferorthopädischen Behandlung implantatchirurgisch und/oder prothetisch restaurativ versorgt, erfolgt die Retention entweder
- mit oberem und unterem Lingualretainer, wobei der obere Lingualretainer nach der prothetischen/restaurativen Versorgung wieder entfernt wird, um eine Verblockung der Maxilla zu vermeiden. Die weitere Retention im Oberkiefer erfolgt mit einer nachts zu tragenden Aufbiss-Retentionsschiene.

oder
- mit Schienen aus Imprelon 0,75 (Scheu, Iserlohn)

oder
- mit den letzten Alignern oder Retentions-Alignern (Vivera® Retainer, Align Technology, San Jose, Kalifornien, USA)

oder
- mit Positionern nach Multibrackettherapie.

Wichtig ist, dass die Retention auch während der restaurativen/prothetischen Behandlung streng beibehalten wird.

Es empfiehlt sich, nach der interdisziplinären Behandlung von vormals funktionsgestörten, parafunktionierenden Patienten, vor allem nach umfangreicher keramischer Restauration den Patienten mit einer oberen und, falls kein unterer Lingualretainer geklebt wurde, auch mit einer unteren Retentions-Okklusionsschiene (Abb. 20-75) zu versorgen. Die obere und untere Retentions-Okklusionsschiene wird im Artikulator auf identisch montierten Modellen hergestellt. Der Patient trägt in der ersten Nacht die obere, in der nächsten die untere Retentionsschiene und so weiter.

KAPITEL 21

Kombinierte kieferorthopädisch-prothetische Behandlung nach der Okklusionsschienentherapie

Dieses Kapitel beschäftigt sich mit den Patientenbeispielen, in denen die okklusale Therapie nach der Okklusionsschienenbehandlung – wie in den unten dargestellten Patientenbeispielen – nur interdisziplinär in Zusammenarbeit zwischen Kieferorthopädie und Prothetik gelöst werden kann. Folgende kieferorthopädisch-prothetische Umsetzungsmöglichkeiten sollen dabei diskutiert werden:

- Kieferorthopädisch-prothetische Behandlung eines anterioren dentalen Tiefbisses mit kurzen klinischen Kronen im Seitenzahnbereich und fehlender posteriorer Abstützung
- Kieferorthopädisch-prothetische Behandlung transversal eingeengter Zahnbögen mit Kreuzbiss, Dreh- und Engständen, zentrischen Kontakten auf den zweiten und dritten Molaren und insuffizienten restaurativen Versorgungen
- Kieferorthopädisch-prothetische Behandlung einer Klasse-II-Verzahnung mit fehlender posteriorer Abstützung und reklinierter, extrudierter Oberkiefer-Frontzahngruppe sowie Kreuzbiss
- Kieferorthopädisch-prothetische Behandlung einer fehlenden anterioren Führung mit ausschließlicher Abstützung auf den Weisheitszähnen und zirkulär offenem Biss

21.1 Kieferorthopädisch-prothetische Behandlung eines anterioren dentalen Tiefbisses mit kurzen klinischen Kronen im Seitenzahnbereich und fehlender posteriorer Abstützung

21.1.1 Darstellung am Patientenbeispiel

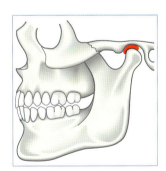

Abb. 21-1

Eine 52-jährige Patientin litt an Wirbelsäulenbeschwerden, Kopfschmerzen und Kiefergelenkbeschwerden infolge einer okklusionsbedingten CMD. Okklusale Ursache war ein anteriorer Tiefbiss mit ausgeprägter Spee-Kurve bei fehlender posteriorer Abstützung (Abb. 21-1). Der vorhandene Zahnersatz im Unterkie-

KAPITEL 21 Kombinierte kieferorthopädisch-prothetische Behandlung nach der Okklusionsschienentherapie

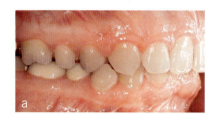
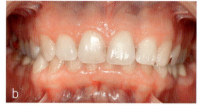
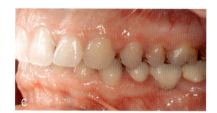
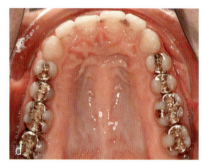
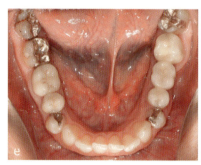

Abb. 21-2a–e Intraoraler Ausgangsbefund einer erwachsenen Patientin mit dental tiefem Biss, ausgeprägter Spee-Kurve sowie Dreh- und Engständen. Die Höhe der klinischen Kronen im Seitenzahnbereich ist extrem gering und wird prothetisch rehabilitiert.

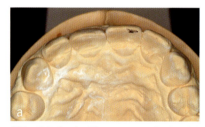
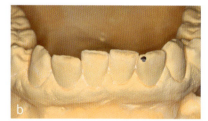
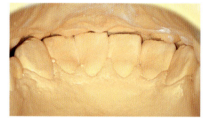

Abb. 21-3a, b Die asymmetrisch reklinierten oberen Inzisiven zeigen palatinal deutliche Abrasionsspuren, die infolge des vergrößerten Overbites bei fehlendem Overjet entstanden sind. Diese Abrasionen spiegeln sich labial bzw. inzisal an den unteren Inzisiven wieder.

Abb. 21-4 In HIKP zeigen sich exakt die Einbisse der unteren Inzisiven in die palatinalen Abrasionen der oberen Inzisiven.

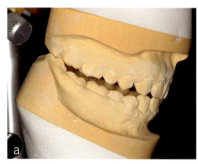
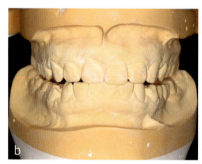
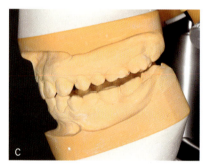

Abb. 21-5a–c Die in Zentrik montierten Anfangsmodelle zeigen die fehlende posteriore Abstützung, es besteht ein zentrischer Kontakt auf Zahn 21 zu Zahn 32.

fer war vertikal unterdimensioniert und führte damit zu unzureichendem Vertikalniveau der Seitenzähne (Abb. 21-2a–e und 21-4). In Zentrik bestand Frontzahnkontakt (Abb. 21-3a, b und 21-5a–c).

Die Behandlung gliederte sich in drei Phasen:
- *Phase 1:* Kieferorthopädische Korrektur der Zahnbögen mit teilweiser Nivellierung der Spee-Kurve ohne Extrusion der unteren Seitenzähne.

21.1 Behandlung eines anterioren dentalen Tiefbisses

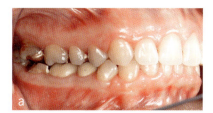
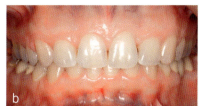
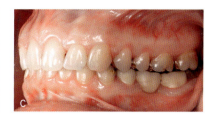
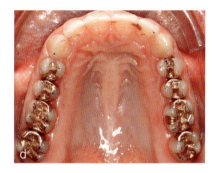
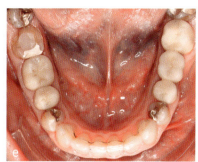

Abb. 21-6a–e Intraoraler Befund nach der Invisalign-Behandlung. Die untere Frontzahngruppe wurde intrudiert, die Dreh- und Engstände aufgehoben. Vor Beginn der kieferorthopädischen Behandlung wurde interdisziplinär festgelegt, dass die Prämolaren und Molaren, zur physiologischen Einstellung der Vertikaldimension nicht kieferorthopädisch extrudiert, sondern prothetisch rehabilitiert werden sollten.

- *Phase 2:* Okklusale Therapie mit zentrischer Einstellung des Unterkiefers im interdisziplinären Konzept mit herausnehmbaren Schienen.
- *Phase 3:* Präzise Überführung der therapeutischen Okklusion in das prothetische Behandlungsziel.

Phase 1: Kieferorthopädische Behandlung

Da die Patientin wegen der ungünstigen Frontzahnstellung keine physiologische Unterkieferposition einnehmen konnte, wurde zunächst die kieferorthopädische Korrektur des Tiefbisses mit Intrusion der Unterkieferfront und gleichzeitiger Ausformung des oberen Zahnbogens, vorrangig einer Proklination der Zähne 12 und 11, durchgeführt (Abb. 21-2 bis 21-6). Eine Extrusion der Seitenzähne erfolgte nicht, da in diesem Fall die prothetische Therapie die Seitenzahnversorgung beinhaltete.

Die Patientin war aufgrund des Zugewinns vertikaler Abstützung durch die Aligner bei gleichzeitiger physiotherapeutischer und osteopathischer Behandlung in ihren Beschwerden reduziert (Abb. 21-6 a–e).

Wie vor Behandlungsbeginn interdisziplinär besprochen, erfolgte in diesem Fall nach kieferorthopädischer Behandlung die exakte Festlegung der vertikalen Dimension reversibel mittels nachfolgender Okklusionsschiene.

Phase 2: Okklusale Therapie mit herausnehmbarer Schiene

Vor der weiterführenden Therapie erfolgt die okklusale Analyse mit zentrisch montierten Modellen.

Nach Kontrolle des Registrats und Absenkung des Stützstiftes werden die Kontakte in Statik identifiziert (Abb. 21-7a, b) und markiert (Abb. 21-81a, b). Im vorliegenden Patientenbeispiel bestanden, wie erwartet, weiterhin nur Kontakte in der Front. Die in der Funktionsanalyse mit Zentrikregistrat ermittelte Kieferrelation bildete die Basis für die Herstellung einer Okklusionsschiene, zum physiologischen Ausgleich der statischen und dynamischen Okklusion (Abb. 21-9 und 21-10).

In den Kontrollsitzungen wurde mit Okklusionsfolien die Statik und Dynamik der Okklusionsschiene verfeinert (Abb. 21-11).

Nach minimalen Korrekturen war eine exakte Führung eingestellt. Die Laterotrusion wurde über die Schienenelemente im Bereich der Eckzähne geführt. Die Protrusion erfolgte initial ebenfalls über die Schiene im Eckzahnbereich, dann über die natürlichen Unterkieferschneidekanten. Die Seitenzähne diskludierten in der dynamischen Okklusion (Abb. 21-12a–c).

Nach 3 Monaten interdisziplinärer Zusammenarbeit mit manueller Medizin waren die Kiefergelenkbeschwerden, Kopfschmerzen und HWS-Befunde beseitigt und die Wirbelsäulenbeschwerden deutlich verbessert. Da eine dauerhafte Okklusionsschienentherapie nicht in Frage kam, und ohnehin dentaler Sanierungsbedarf bestand, wurde eine Überführung der Schienenokklusion auf die Zähne erforderlich.

KAPITEL 21 Kombinierte kieferorthopädisch-prothetische Behandlung nach der Okklusionsschienentherapie

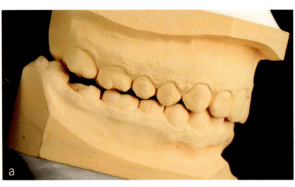 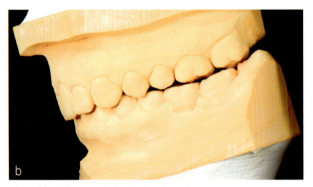

Abb. 21-7a, b Modellanalyse von der Seite. Die fehlende posteriore Abstützung ist deutlich erkennbar.

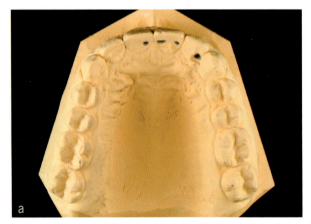 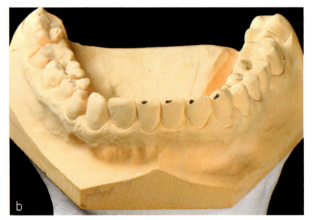

Abb. 21-8a, b Aufsicht. Die Kontakte in zentrischer Kieferrelation sind markiert.

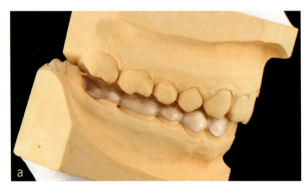 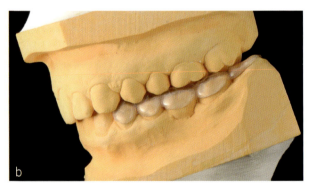

Abb. 21-9a, b Die Okklusionsschiene in der Modellsituation. Die Vertikaleinstellung entspricht der getesteten Registrathöhe.

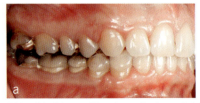 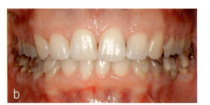 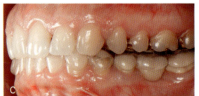

Abb. 21-10a–c Die eingegliederte Schiene im Mund der Patientin.

21.1 Behandlung eines anterioren dentalen Tiefbisses

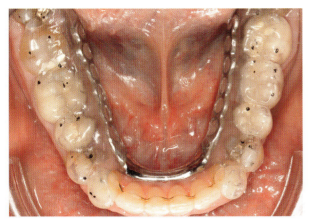

Abb. 21-11a Markierungen in Statik (schwarz).

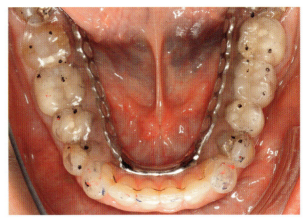

Abb. 21-11b Markierungen in Dynamik. Rot: Latero-/Mediotrusion, blau: Protrusion.

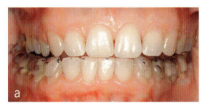
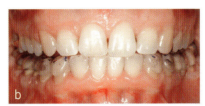
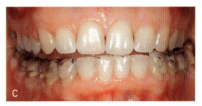

Abb. 21-12 a–c Die eingegliederte Okklusionsschiene in der Dynamik: (a) rechtslateral, (b) Protrusion, (c) linkslateral.

Phase 3: Die prothetische Rehabilitation

Das Vorgehen gliedert sich in drei Schritte:
- *Schritt 1:* Ideale Vorbereitung der Okklusion mit festsitzenden COPA-Onlays
- *Schritt 2:* Planung des prothetischen Behandlungsziels im Wax-up
- *Schritt 3:* Dimensionsgenaue Überführung der therapeutischen Okklusion in das prothetische Behandlungsziel

Schritt 1: Die ideale Vorbereitung der Okklusion mit festsitzenden COPA-Onlays

Um eine exakte Überführung der therapeutischen Zentrik in die prothetische Rehabilitation realisieren zu können, ist es notwendig, die therapeutische Okklusion in horizontaler und vertikaler Dimension so vorzubereiten, dass sie der Okklusion der definitiven prothetischen Rekonstruktion entspricht.

Dafür werden herausnehmbare Schienen in festsitzende, aufgewachste COPA-Onlays überführt. Die mit herausnehmbarer Schiene ermittelte Zentrik wird beibehalten, aber gegebenenfalls in der Vertikaldimension korrigiert auf die Frontsituation eingestellt. Diese definitive therapeutische Okklusion wird über weitere 4 Wochen getestet. Bleibt der Patient subjektiv und in erneuter Untersuchung beschwerdefrei, kann die weiterführende prothetische Behandlung erfolgen.

Schritt 1 step by step:
- Frontaler Referenzbiss in Schienenokklusion
- Herausnahme der Okklusionsschiene
- Anfertigung der Registrate (Stone bite oder Pattern Resin/Steffens Zement)
- Arbiträrer Gesichtsbogen, Artikulatormontage
- Einstellung der Vertikaldimension im Bezug zur definitiv vorgesehenen Okklusion
- Herstellung und Einkleben der COPA-Onlays
- Korrektur und Kontrolle für 4 Wochen

1a) Der frontale Referenzbiss
Zentrales Element zur exakten Übertragung der erreichten therapeutischen Unterkieferposition ist der abnehmbare, frontale Referenzbiss aus Pattern Resin (GC, München). Dieses unerlässliche Hilfsmittel muss präzise mit

KAPITEL 21 Kombinierte kieferorthopädisch-prothetische Behandlung nach der Okklusionsschienentherapie

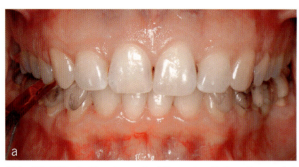
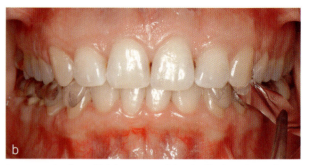

Abb. 21-13a, b Vor der weiterführenden Behandlung wird die herausnehmbare Schiene erneut kontrolliert und gegebenenfalls korrigiert.

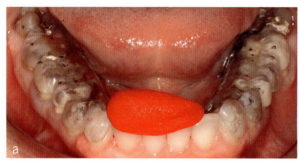
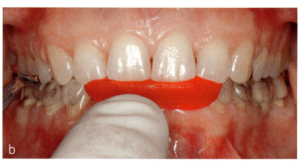

Abb. 21-14a, b (a) GC-Pattern Resin (GC, Leuven, Belgien) wird angemischt und im plastischen Zustand auf die unteren Inzisiven aufgebracht. (b) Der Patient okkludiert unter Shimstock-Kontrolle.

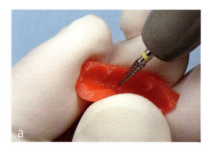
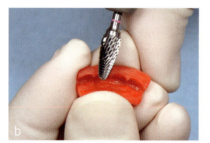
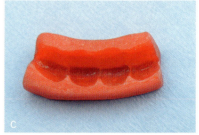

Abb. 21-15a–c Ausarbeiten des Referenzbisses, um ein leichtes Aufsetzen und gleichmäßiges Okkludieren zu ermöglichen.

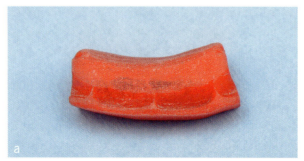
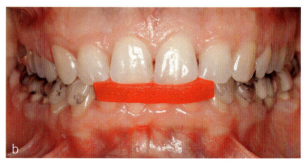

Abb. 21-16a, b Der ausgearbeitete und aufgesetzte frontale Referenzbiss. Der Patient trifft völlig zwanglos und exakt mit den Oberkieferschneidezähnen in die Impressionen des Kunststoffes ein.

21.1 Behandlung eines anterioren dentalen Tiefbisses

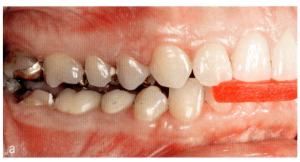 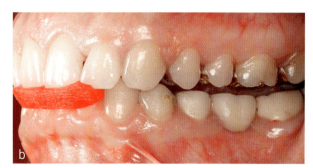

Abb. 21-17a, b Nach Herausnahme der Okklusionsschiene ist eine einwandfreie und überprüfbare Einnahme der therapeutischen Zentrik möglich.

der therapeutischen Okklusion übereinstimmen. (Es ist nicht zu verwechseln mit einem Front-Jig, der benutzt wird, um die Okklusion freizustellen[332]).

Der frontale Referenzbiss wird auf die UK-Schneidezähne aufgesteckt und trägt auf der Oberseite die Impressionen der Inzisalkanten von 12 bis 22. Bei korrekter Anfertigung trifft der Patient beim Schließen in therapeutischer Kieferrelation völlig zwanglos und exakt mit den Oberkieferschneidezähnen in die Impressionen des Kunststoffes ein (Abb. 21-16a, b). Nach Aufhebung einer Stützzone bleibt die Orientierung des Patienten und des Behandlers für die therapeutische Ausgangslage mithilfe des frontalen Referenzbisses bestehen.

Anfertigung: Nach erneuter Kontrolle und gegebenenfalls Korrektur der herausnehmbaren Schiene (Abb. 21-13a, b) wird Pattern Resin im Gummibecher (Resimix) nach Vorschrift angemischt. Da das Material unter Umständen sehr an den Handschuhen klebt, sollte nach dem Anmischen das Polymerisat im Gummibecher mit Wasser abgedeckt werden. Sobald ein teigig-plastischer Zustand erreicht ist, wird es mit dem feuchten Finger bzw. Handschuh aus dem Mischgefäß entnommen. Man formt eine etwa 1 cm große Kugel. Diese wird auf die nicht von der Schiene überdeckten Inzisiven aufgesetzt (Abb. 21-14a). Nun okkludiert der Patient. Um eine Protrusion zu vermeiden, wird gleichzeitig während der gesamtem Phase der Aushärtung mit Shimstock-Folie geprüft, ob die Seitenzahnbereiche maximal geschlossen sind (Abb. 21-14b). Der Kunststoffträger sollte bis zum Aushärten in situ bleiben. Um unangenehme Polymerisationswärme zu vermeiden, darf die Kugel nicht zu groß sein. Zusätzlich kann bei Bedarf mit Wasserspray gekühlt werden. Stark unter sich gehende Bereiche in der UK-Front sind vorher auszublocken. Für UK-Schneidezähne mit Lockerungsgraden und fortgeschrittener parodontaler Vorschädigung ist die Methode jedoch nicht geeignet.

Nach der Abnahme wird der Referenzbiss ausgearbeitet. Die Abbildungen 21-15a–c zeigen das Vorgehen.

Die fehlende inzisale Schienenabdeckung ermöglicht die unmittelbare Anfertigung eines frontalen Referenzbisses. Unterkieferschienen, die die Inzisiven abdecken, müssten in diesem Bereich zuerst frei geschliffen werden.

1b) Registratherstellung

Nach Herausnahme der Schiene ist eine einwandfreie Einnahme der therapeutischen Zentrik möglich (Abb. 21-17a, b). Im Seitenzahnbereich können Registrate zur Überführung der therapeutischen Zentrik auf die Modellsituation angefertigt werden. Verschiedene Materialien kommen dafür infrage. Bei besonders schwierigen Fällen, insbesondere bei langer CMD-Vorgeschichte, sollten die Registrate so präzise wie möglich hergestellt werden.

Zunächst werden nacheinander Aufbisse aus Pattern Resin auf der rechten und linken Seite hergestellt (Abb. 21-18a, b). Eine vorherige Isolierung der Zahnflächen (Mikrofilm, Kerr, Rastatt) und eine Wassersprühkühlung des Materials während des Polymerisationsvorgangs zur Verminderung der Reaktionswärme sind dabei unabdingbar. Die Aufbisse werden entnommen, die Impressionen auf der Oberseite werden eingeebnet und an der Unterseite werden die

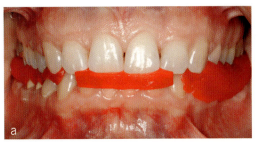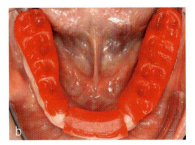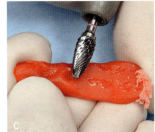

Abb. 21-18a–c Im nächsten Schritt werden für die über den frontalen Referenzbiss gesicherte Unterkieferposition Registrate auf den Seitenzähnen hergestellt.

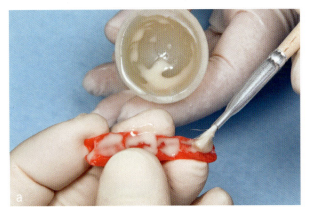

Abb. 21-19a, b Aufzementieren der Registrate mit Steffens Zement.

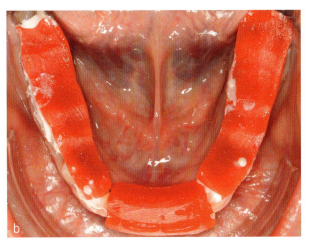

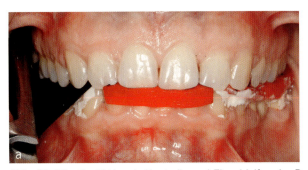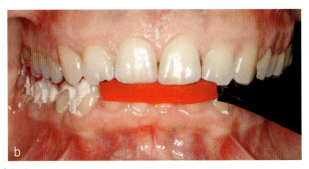

Abb. 21-20a, b Okklusale Kontrolle und Einschleifen der Registrate

vertikalen Wände entlastet, um einen spannungsfreien Sitz zu gewährleisten (Abb. 21-18c). Danach werden sie seitenweise mit Steffens Zement (Steffens Chemie, Gräfelfing) auf die Unterkieferseitenzähne aufzementiert (Abb. 21-19a, b).

Ein Vorteil des Kunststoffmaterials besteht darin, dass die Registrate durch die Polymerisationsschrumpfung nach dem Aushärten leicht erhöht sind und eingeschliffen werden müssen (Abb. 21-20a, b). Dies wirkt einer Kiefergelenkkompression durch zu starkes Aufbeißen während des Abbindevorgangs entgegen.

Die Kontaktsituation im Mund wird kontrolliert. Bestehen gleichmäßige statische Kontakte im Seitenzahnbereich bei gleichzeitigem exakten Eintreffen auf dem frontalen Referenzbiss werden die beiden Registrate mit Steffens Zement bestrichen, um die Impressionen der

21.1 Behandlung eines anterioren dentalen Tiefbisses

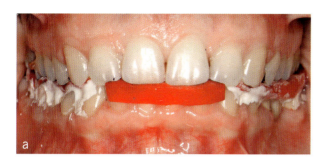
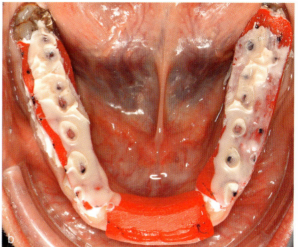

Abb. 21-21a, b Nach erneuter Kontrolle der Kontaktpunkte werden die Registrate mittels Steffens Zement auf der Kaufläche präzisiert.

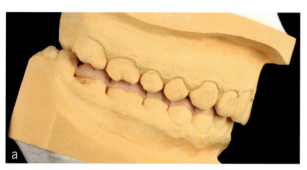
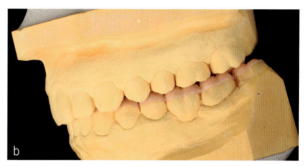

Abb. 21-22a, b Wax-up der aufklebbaren Okklusionsschienenelemente zur Simulierung der Stützzonen.

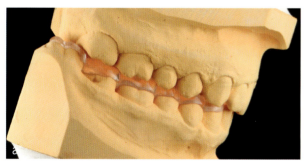
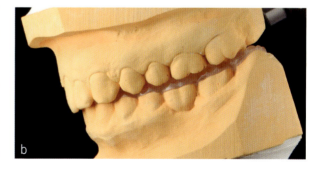

Abb. 21-23a, b Die hergestellten Aufbisselemente.

Oberkieferseitenzähne darzustellen (Abb. 21-21a, b). Der Patient okkludiert aufrecht sitzend und mit gerader Kopfhaltung.

1c) Modellmontage und Einstellung der Vertikaldimension, Herstellung der COPA-Onlays
Nach arbiträrer Montage in den Artikulator wird über den Stützstift die Vertikaldimension der zukünftigen prothetischen Rehabilitation eingestellt. Hierbei spielt die Frontrelation in Abhängigkeit zur funktionell notwendigen Vertikaldimension die ausschlaggebende Rolle. Die COPA-Onlays werden aufgewachst und in Kunststoff umgesetzt (Abb. 21-22a, b und 21-23a, b; s. Kapitel 18.2.5).

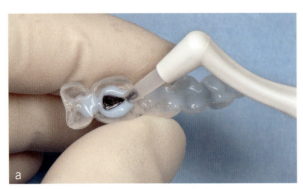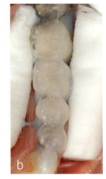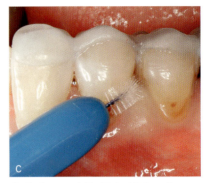

Abb. 21-24a–c Klebevorgang eines Aufbisselements: Auftragen des Splint-Klebers, Aufsetzen auf die Unterkieferseitenzähne, Beseitigung der Klebereste.

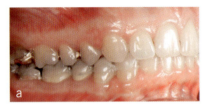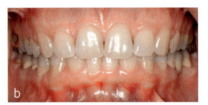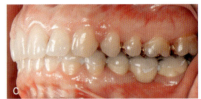

Abb. 21-25a–c Die therapeutische Okklusion in Statik.

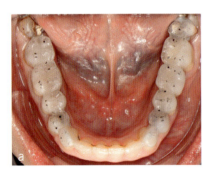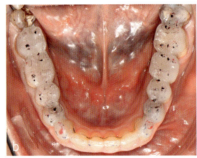

Abb. 21-26a, b Überprüfung der statischen (schwarz) und der dynamischen Okklusion (rot: Latero- und Mediotrusion; blau: Protrusion).

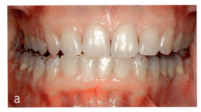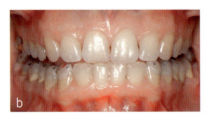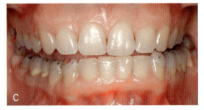

Abb. 21-27a–c Funktionsgerechte Führung der dynamischen Okklusion.

1d) Eingliederung der COPA-Onlays und Korrekturen
Das Aufkleben der Schienen im Mund erfolgt seitenweise mit kontralateral aufgesetzten Elementen. Die Autoren verwenden hierzu Excell (Reliance Orthodontic Products, Itasea, Illinois, USA). Die zu beklebenden Zähne werden gereinigt, die Okklusalflächen mit Aluminiumoxid (50 Mikron) sandgestrahlt, die okklusalen Zahnflächen für 5 Sekunden geätzt, gespült und

21.1 Behandlung eines anterioren dentalen Tiefbisses

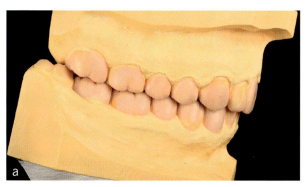 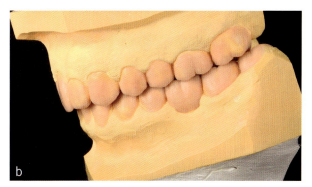

Abb. 21-28a, b Wax-up der zukünftigen prothetischen Rekonstruktion in der Seitenansicht.

getrocknet. Die Schienenunterseite wird ebenfalls mit Aluminiumoxid sandgestrahlt, 60 Sekunden silanisiert (Monobond Plus, Ivoclar Vivadent, Ellwangen) und getrocknet. Dann erfolgt die Klebung nach Vorschrift des Herstellers. Das verwendete Material Excell (Reliance Orthodontic Products, Itasca, Illinois, USA) hat eine Verarbeitungszeit von ca. 3 Minuten. Überschüssiges Klebematerial wird mit Schaumstoffpellets und Interdentalbürstchen entfernt (Abb. 21-24a–c).

Die Schiene soll nach dem Einsetzen (Abb. 21-25a–e) möglichst nicht sofort eingeschliffen werden. Die erste Kontrolle erfolgt nach einer Woche. Korrekturen finden möglichst nach manualmedizinischer Vorbehandlung statt. Die okklusale Gestaltung ermöglicht unkomplizierte funktionsgerechte Einschleifmaßnahmen (Abb. 21-26a, b und 21-27a–e).

Nach vierwöchiger Beschwerdefreiheit und erneuter Funktionsuntersuchung kann die prothetische Folgetherapie eingeleitet werden.

Selbstverständlich werden nur die Zähne in die prothetische Therapie einbezogen, die ohnehin restaurationsbedürftig sind oder bei denen eine vertikale Veränderung zur Abstützung des Gegenkiefers unabdingbar ist. Der dargestellte Behandlungsfall stellt somit nicht das Standardvorgehen dar.

Schritt 2: Die exakte dreidimensionale Planung der prothetischen Rehabilitation im Wax-up

Um eine möglichst stabile Okklusion zu erreichen ist es, insbesondere bei ausgeprägten Diskrepanzen zwischen ursprünglicher und therapeutischer Bisslage, notwendig, vor Beginn der prothetischen Therapie das prothetische Behandlungsziel in Form eines Wax-ups exakt festzulegen und für die Rekonstruktion vorzugeben. Das Wax-up unterstützt die Planung des prothetischen Behandlungsumfanges, entscheidet über die Zuordnung der Pfeilerzähne in der zukünftigen Rekonstruktion und ist Grundlage für die Provisorien. Des Weiteren ist es unerlässlich für eine ästhetische Planung.

2a) Modellmontage und Wax-up
Im Labor wird ein neues Modellpaar in der aktuellen therapeutischen Okklusion (wie Schritt 1c) arbiträr in den Artikulator montiert. Nach dem Okklusionskonzept von H. M. Polz werden die Ober- und Unterkieferseitenzähne ideal zueinander aufgewachst (Abb. 21-28a, b und 21-29a, b).

2b) Formteile für das Mock-up
Das Wax-up ist die therapeutische Vorlage für den weiteren Behandlungsverlauf. Um das Wax-up als Mock-up auf die Zähne übertragen zu können, werden aus transparentem Silikon (Kartuschenmaterial: Regofix, Dreve, Unna) mittels glatter Abformlöffel Abformungen über das Wax-up hergestellt (Abb. 21-30a, b). Diese dienen als passgenaue und präzise aufsetzbare Formteile, um das Wax-up sicher und dimensionsgenau in ein Mock-up überführen zu können.

Schritt 3: Die Überführung der therapeutischen Okklusion in das prothetische Behandlungsziel

Die therapeutische Okklusion wird eins zu eins in die prothetische Restauration überführt. Die präzise drei-

KAPITEL 21 Kombinierte kieferorthopädisch-prothetische Behandlung nach der Okklusionsschienentherapie

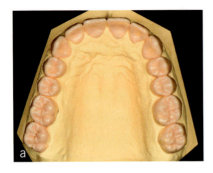
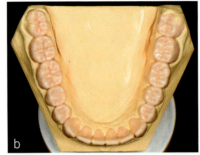

Abb. 21-29a, b Wax-up der zukünftigen prothetischen Rekonstruktion in der Aufsicht.

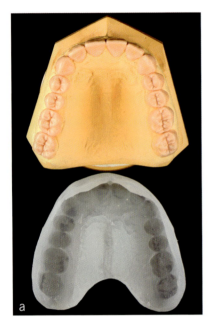
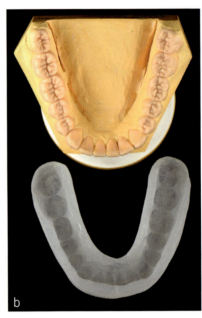

Abb. 21-30a, b Silikonformteil zur Überführung des Wax-ups in ein Mock-up.

dimensionale Überführung der neuen zentrischen Unterkieferposition in die vorgesehene prothetische Rekonstruktion erfolgt in einem schrittweisen Verfahren, das gerade unter Anästhesie sicher durchführbar ist. Das praktische Vorgehen gliedert sich in folgende Schritte:

1. Kontrolle der fest aufgeklebten Aufbissbehelfe
2. Frontaler Referenzbiss
3. Abnahme der Schiene einer Seite
4. Übertragung des Wax-ups in ein Mock-up auf dem Ober- und Unterkiefer einer Seite
5. Silikonschlüsselherstellung für das Provisorium
6. Sanierung der Zähne wie bei einer Quadrantensanierung:
   - Präparation eines Quadranten (z. B. Oberkiefer rechts)
   - konservierende Maßnahmen und Aufbau der zu restaurierenden Zähne mit dentinadhäsivem Material
   - Präparation
7. Provisorienherstellung, Ausarbeitung und Abstimmung des Provisoriums mithilfe des frontalen Referenzbisses
8. Präparation des antagonistischen Quadranten und abschließende Provisorienherstellung
9. Behandlung des kontralateralen Quadranten im gleichen Vorgehen
10. Abformungen
11. In getrennter Sitzung ohne Anästhesie:
    - Kieferrelationsbestimmung
    - arbiträrer Übertragungsbogen, Protrusionsregistrat *oder*

21.1 Behandlung eines anterioren dentalen Tiefbisses

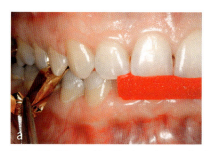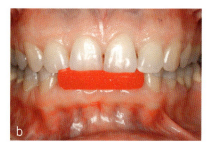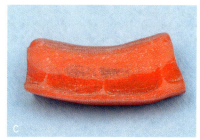

Abb. 21-31a–c Vor Beginn der prothetischen Behandlung fixiert der abnehmbare frontale Referenzbiss die therapeutische Okklusion.

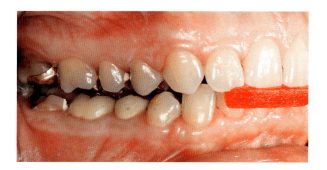

Abb. 21-32 Fehlende posteriore Abstützung nach Entnahme der fest aufgeklebten Schiene. Auf der kontralateralen Seite bleibt die Schiene in situ.

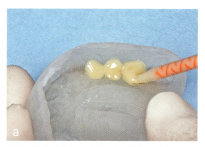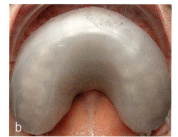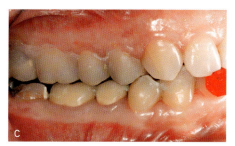

Abb. 21-33a–c Mittels Silikonformteil und Luxatemp (DMG, Hamburg) wird auf der rechten Oberkieferseite das Wax-up in ein Mock-up übertragen.

Axiografie, kinematische/arbiträre Scharnierachsenbestimmung
12. Montage der Modelle auf der Null-Ebene des Artikulators, Kontrolle der Montage und des Vertikalabstandes
13. Zahntechnische Anfertigung
14. Eingliederung
15. Oberkieferschutzschiene zur Retention und zum Schutz der Restaurationen

Die einzelnen Schritte im Detail:

3a) Erneuter frontaler Referenzbiss
Ein neuer, auf die aktuelle Situation abgestimmter frontaler Referenzbiss, der wiederum präzise mit der Okklusion übereinstimmen muss, wird angefertigt (Abb. 21-31a–c).

3b) Mock-up, Silikonschlüssel für die Provisorienherstellung
Damit die prothetische Behandlung im direkten Bezug zum Endergebnis erfolgen kann, wird das Wax-up mit den Silikonformteilen zunächst auf eine Kieferhälfte übertragen. Die aufgeklebte Okklusionsschiene wird auf dieser Seite abgenommen (Abb. 21-32). Mithilfe der Silikonformteile von Ober- und Unterkiefer wird das Wax-up mit dem Provisorienkunststoff Luxatemp (DMG, Hamburg) als Mock-up auf die Zähne übertragen (Abb. 21-33a–c). Das Unterkiefer-Formteil muss dafür geteilt werden, da auf der kontralateralen Seite das Schienenelement verbleibt (Abb. 21-34a–c).

Luxatemp verklebt nicht mit der Zahnsubstanz und wird nur durch mechanische Retention an unter

KAPITEL 21 Kombinierte kieferorthopädisch-prothetische Behandlung nach der Okklusionsschienentherapie

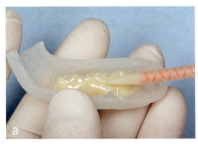
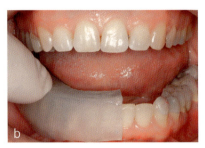
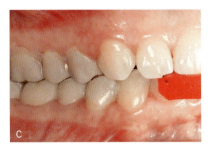

Abb. 21-34a–c Übertragung des Wax-ups auch im Unterkiefer rechts. Das Silkonformteil wird geteilt, da links die festsitzende Okklusionsschiene verbleibt.

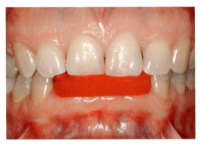
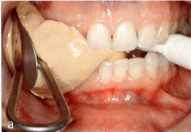
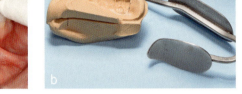

Abb. 21-35 Der frontale Referenzbiss und die kontralateral verbleibende Schiene geben die Orientierung für die okklusale Kontrolle und Korrektur des Mock-ups.

Abb. 21-36a, b Silikonschlüsselabformung über das Mock-up für die Provisorienherstellung.

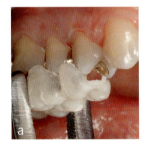
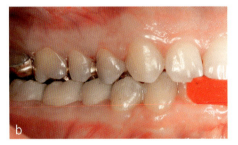
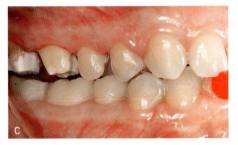

Abb. 21-37a–c Abnahme des Mock-ups in einem Quadranten. Das Mock-up ermöglicht eine ergebnisorientierte Präparation.

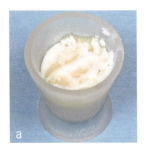
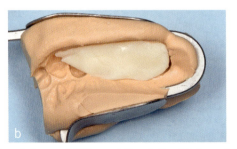
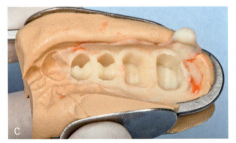

Abb. 21-38a–c Provisorienherstellung mit Silikonschlüssel: Das Methacrylat (Tempron, GC, Leuven, Belgien) wird relativ fest angemischt und mit Wasser abgedeckt. Im festteigigen Zustand appliziert man das Material in den Silikonschlüssel und lässt den Patienten mit isolierten Zähnen okkludieren. Die Entnahme erfolgt nach 20 Sekunden.

21.1 Behandlung eines anterioren dentalen Tiefbisses

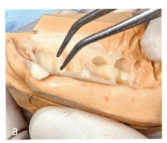
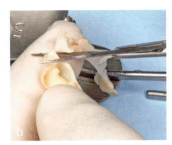
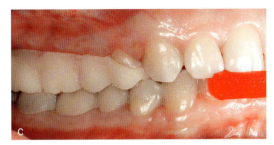

Abb. 21-39a–c Der Silikonschlüssel wird aus dem Löffel geschoben und aufgebogen. Das noch plastische Provisorium kann mit der Pinzette vorsichtig entnommen und mit einer Schere zugeschnitten werden. Noch plastisch wird es auf die Zähne reponiert und härtet in Okklusion aus. Der frontale Referenzbiss wird dafür eingesetzt.

sich gehenden Bereichen (z. B. Interdentalräumen) gehalten. Bei sehr dünner Materialstärke können im Bedarfsfall punktuelle Ätzungen (5 s) an später zu präparierenden Arealen und anschließendes Bonding hilfreich sein, um das Material für die weitere Behandlung zu fixieren. Kann der Gegenkiefer nicht am selben Tag präpariert werden, müssen die Flächen unbedingt punktuell geätzt und gebondet werden. Das Material darf maximal eine Woche belassen werden, da ansonsten eine interdentale Gingivitis entstehen kann.

Anschließend wird das Mock-up durch Einschleifmaßnahmen korrigiert, bis der frontale Referenzbiss und die Okklusion auf der kontralateralen Seite stimmig sind (Abb. 21-35).

Für die spätere Provisorienherstellung im Ober- und Unterkiefer-Seitenzahngebiet erfolgt anschließend ein Silikonschlüssel über das Mock-up (Abb. 21-36a, b).

3c) Präparation

Nun kann für die Präparation anästhesiert werden. Die Präparation der Zähne wird mithilfe des Mock-ups in direktem Bezug zur definitiven prothetischen Rekonstruktion durchgeführt. Der Behandler hat das Endergebnis sozusagen „vor Augen". Dies gewährleistet, dass die Zahnhartsubstanz dimensionsgenau auf die spätere zahntechnische Arbeit hin abgetragen wird und die Zähne entsprechend der geplanten Vorgabe für die Rekonstruktionen vorbereitet werden (Abb. 21-37a–c).

Idealerweise sollte zunächst nur ein Quadrant im Bezug zum Mock-up der antagonistischen Gegenseite beschliffen werden. Alle vorhandenen Restaurationen werden entfernt. Es sollte nur dentinadhäsives Aufbaumaterial verwendet werden. Auch bei geklebten Vollkeramikrestaurationen (IPS e.max oder IPS Empress, Ivoclar Vivadent, Ellwangen) verwenden wir schneeweißes Aufbaumaterial, da es sich optisch gut von der Zahnumgebung absetzt (GD exacto Core, George Dental, Ostbevern). Bei sehr großflächigen Kavitäten ohne Retention setzen wir zusätzliche parapulpäre Stiftchen (Whaledent 012), damit die Aufbauten während der Behandlung nicht verloren gehen können.

3d) Provisorienherstellung

Das Provisorium wird aus Methacrylat (Tempron, GC, Leuven, Belgien) hergestellt. Es ist sehr hart und widerstandsfähig und stabilisiert damit zuverlässig die therapeutische Unterkieferposition über den Behandlungsverlauf hinweg. Da der Silikonschlüssel über das Mock-up erstellt wurde, kann das Provisorium auch unbehandelte Flächen bei Zähnen mit adhäsiven Rekonstruktionen überdecken, um eine größere Retentionsfläche zu erlangen.

Das Material wird sehr fest angemischt, für 15 Sekunden im Anmischbecher mit Wasser bedeckt und mittels des Silikonschlüssels auf die isolierten Zähne (Mikrofilm, Kerr, Rastatt) übertragen (Abb. 21-38a–c).

Bereits nach 20 Sekunden wird der Silikonschlüssel entnommen, aus dem Löffel gezogen und aufgebogen, damit das Provisorium schonend entnommen werden kann (Abb. 21-39a). Es wird mit einer Schere grob zurechtgeschnitten (Abb. 21-39b) und bis zum endgültigen Aushärten auf die Zähne reponiert. Der frontale Referenzbiss wird vorher eingesetzt (Abb. 21-39c).

Der Patient okkludiert. Das noch plastische Material härtet aus. Zwischendurch sollte man es leicht anheben, damit es sich später besser herausnehmen lässt, nötigenfalls mit einer Provisorienzange. Freigesetzte

KAPITEL 21 Kombinierte kieferorthopädisch-prothetische Behandlung nach der Okklusionsschienentherapie

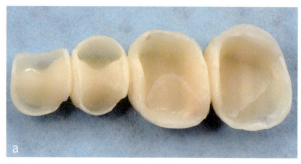
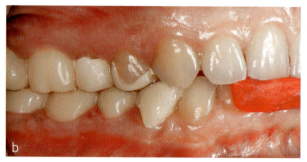

Abb. 21-40a, b Ansicht des fertig ausgearbeiteten Provisoriums. Auch nicht beschliffene Zahnareale (14, 15) sind zur verbesserten Retention überdeckt.

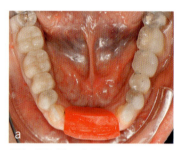
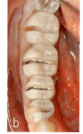
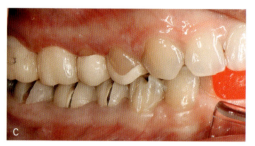
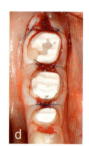

Abb. 21-41a–d Der antagonistische Quadrant wird in gleicher Weise behandelt, wobei zugleich Zahn 48 entfernt und parodontalchirurgische Maßnahmen an den Zähnen 45 bis 47 durchgeführt wurden.

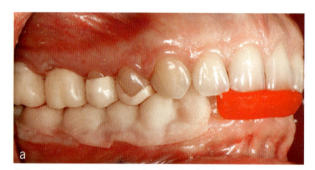
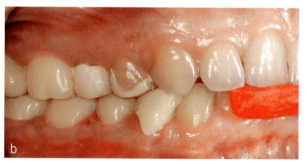

Abb. 21-42a, b Phasen der Provisorienherstellung im rechten Unterkiefer. Funktionsgerechte Wiederherstellung der Stützzone rechts.

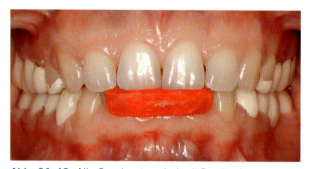
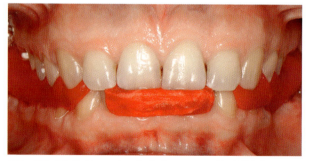

Abb. 21-43 Alle Quadranten sind mit Provisorien versorgt. Die therapeutische Ausgangslage wurde exakt beibehalten.

Abb. 21-44 Seitenweise Anfertigung von Zentrikträgern aus Pattern Resin (GC, Leuven, Belgien). Die Beibehaltung der therapeutischen Ausgangslage wird durch den frontalen Referenzbiss und kontralateral eingesetzte Provisorien gewährleistet.

21.1 Behandlung eines anterioren dentalen Tiefbisses

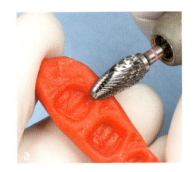
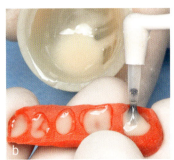

Abb. 21-45a, b Ausarbeiten und Aufzementieren der Kunststoffträger auf die Unterkieferseitenzähne mit Steffens Zement.

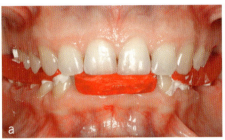
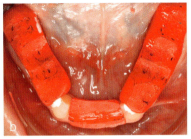
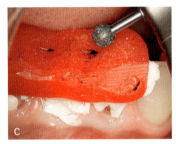

Abb. 21-46a–c Die aufzementierten Registrierbehelfe werden in Abstimmung mit dem frontalen Referenzbiss nachkorrigiert.

Polymerisationswärme kann mit dem Wasserspray gekühlt werden. Nachbesserungen im Randbereich erfolgen mit Super T (George Dental, Ostbevern)[452].

Das fertig ausgearbeitete Provisorium wird durch Einschleifmaßnahmen korrigiert, bis der frontale Referenzbiss und die Okklusion auf der kontralateralen Seite stimmig sind (Abb. 21-40a, b).

3e) Präparation des nächsten Quadranten.
Erst nach Abschluss der provisorischen Versorgung und Sicherung der therapeutischen Unterkieferlage kann der nächste Quadrant bearbeitet werden (Abb. 21-41a–d und 21-42a, b), wobei dasselbe Vorgehen zur Anwendung kommt. Auf diese Weise werden – unter exakter Beibehaltung der therapeutischen Ausgangslage – nach und nach alle Quadranten behandelt (Abb. 21-43).

3f) Bissregistrat
Die Kieferrelationsbestimmung wird in einer getrennten Sitzung ohne Anästhesie durchgeführt. Sie muss exakt mit der therapeutischen Zentrik übereinstimmen, was mit dem frontalen Referenzbiss überpüfbar ist. Gegebenenfalls werden die Provisorien okklusal nachkorrigiert, bis eine völlige Übereinstimmung mit der therapeutischen Ausgangslage besteht.

Dann können mit dem frontalen Referenzbiss in situ seitenweise die Provisorien abgenommen werden, um Zentrikträger (Pattern Resin, GC, Leuven, Belgien) im Seitenzahngebiet anzufertigen (Abb. 21-44) (detaillierte Beschreibung unter 1d). Diese werden nach dem Entfernen der Oberkieferimpressionen und der Entlastung der vertikalen Wände der Unterseite auf die Unterkieferseitenzähne mit Steffens Zement seitenweise auf die Stümpfe aufzementiert (Abb. 21-45a, b).

Nach präziser Abstimmung mit dem frontalen Referenzbiss mittels schwarzer Okklusionsfolie (Abb. 21-46a–c) erfolgt die Verfeinerung und Darstellung der Oberkieferseitenzahnimpressionen mit Steffens Zement (Abb. 21-47a, b). Das Material wird nach Vorschrift zügig angemischt. Man isoliert den Gegenkiefer mit Mikrofilm (Kerr) und trägt mit einem Borstenpinsel (Größe 4) den flüssigen Zement ohne Zeitverlust auf die Registrierbehelfe auf. Der Patient okkludiert und sitzt während des gesamten Vorgangs aufrecht und mit gerader Kopfhaltung.

KAPITEL 21 Kombinierte kieferorthopädisch-prothetische Behandlung nach der Okklusionsschienentherapie

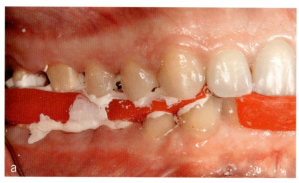
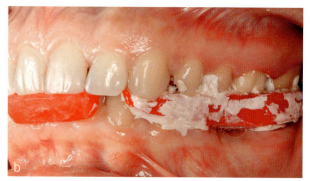

Abb. 21-47a, b Mit der Darstellung der Oberkiefeseitenzahnimpressionen im Steffens Zement ist die Zentriknahme abgeschlossen.

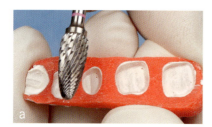
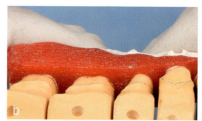
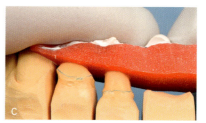

Abb. 21-48a–c Bearbeitung der Registratunterseiten und Aufpassen auf das Sägemodell.

Für die Oberkiefermontage reicht die arbiträre Gesichtsbogenübertragung aus, da die prothetische Arbeit im Artikulator auf der Null-Ebene ohne Veränderung des Vertikalniveaus durchgeführt wird.

3g) Sägemodelle, Montage, Anfertigung der prothetischen Arbeit

Die Registrate werden für die Montage zurückgeschliffen, um einen idealen Sitz auf den Stümpfen zu ermöglichen (Abb. 21-48a–c).

Der Stützstift wird auf Null gestellt (Abb. 21-49c). Die Modelle werden vor der Montage mit Drahtstiften verschlüsselt (Abb. 21-49a, b). Gegebenenfalls wird bei hohem Sockelabstand zweizeitig montiert. Zur Überprüfung der korrekten Montage erfolgt im Anschluss eine Split-Cast-Kontrolle, bevor die Verschlüsselung entfernt wird[332] (s. Kap. 15.5.2 und 15.5.3).

Nach Überprüfung der korrekten Montage kann auf der Null-Ebene des Artikulators ohne Veränderung der Vertikaldimension die zahntechnische Restauration angefertigt werden. Die Abbildungen 21-50a und b zeigen die Sägemodelle, Abbildung 21-51a–g Ansichten der fertigen Restaurationen.

3h) Eingliederung

Die Eingliederung adhäsiver Teile bringt besondere Schwierigkeiten mit sich:

- Die Arbeit kann nicht zur Probe getragen werden.
- Korrekturen sind später nur subtraktiv möglich.
- Die okklusale Passung und der Klebevorgang bedingen eine leichte Veränderung der Okklusion. Das Vorgehen ist damit nicht so exakt wie die Verwendung von Kronen oder zementierten Edelmetallversorgungen.

Zur Kontrolle der Passung werden vor der Eingliederung alle Teile vorsichtig probeweise aufgesetzt. Mithilfe des frontalen Referenzbisses wird die Stimmigkeit zur Okklusion abgeklärt. Allerdings darf der Patient dabei nur ganz vorsichtig schließen.

Die adhäsive Eingliederung wird quadrantenweise, möglichst unter Kofferdam durchgeführt (Abb. 21-52a, b). Erst nach dieser adhäsiven Eingliederung werden alle verblendmetallkeramischen Kronen- oder Brückenversorgungen provisorisch zementiert (Temp Bond, Kerr, Rastatt; Opotow Trial Cement, Water Pik, Fort Collins, Colorado, USA). Da die Versorgungen über einen längeren Zeitraum provisorisch getragen werden

21.1 Behandlung eines anterioren dentalen Tiefbisses

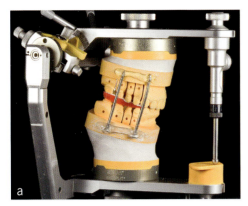
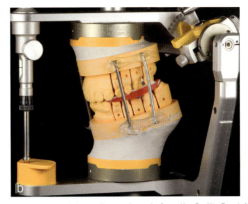
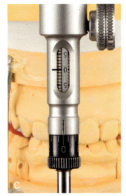

Abb. 21-49a–c Die arbiträr montierten Modelle vor der Entschlüsselung, bereit für die Split-Cast-Kontrolle.

Abb. 21-50a, b Aufsicht auf die Modelle zur Veranschaulichung der Präparationen.

Abb. 21-51a–g Die fertigen zahntechnischen Restaurationen auf den Modellen und in Detailansichten (Dentallabor Manfred Läkamp, Ostbevern).

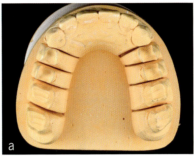
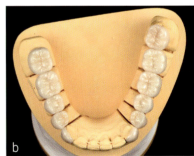
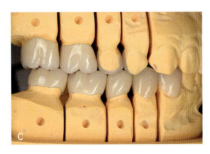
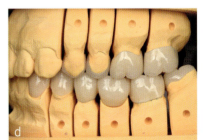
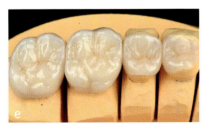
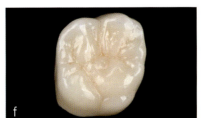
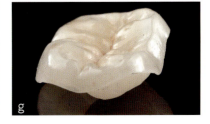

335

KAPITEL 21 Kombinierte kieferorthopädisch-prothetische Behandlung nach der Okklusionsschienentherapie

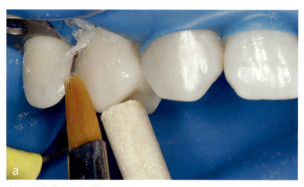
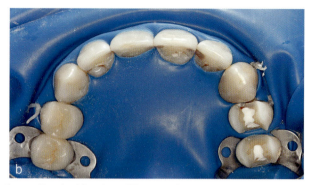

Abb. 21-52a, b Eingliederung der adhäsiven e.max-Restaurationen (Ivoclar Vivadent, Ellwangen).

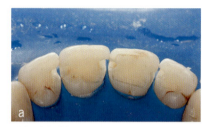
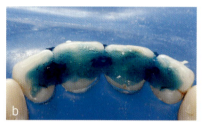
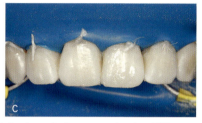

Abb. 21-53a–c Abschließende Rekonstruktion der abradierten Palatinalflächen mit Austausch der approximalen Füllungen in Komposit.

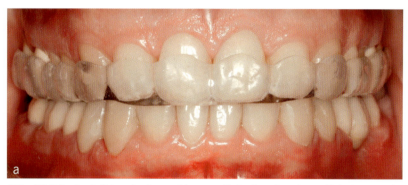
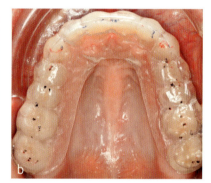

Abb. 21-54a, b Aufbissretentionsschiene zur Retention des oberen Zahnbogens. Im Unterkiefer blieb der Lingualretainer in situ.

sollten, verzichten wir bei der Rehabilitation von Dysfunktionsfällen auf Zirkonoxidkeramik und bevorzugen in der Regel Verblendmetallkeramik für Kronen und Brückenversorgungen.

Okklusale Korrekturen sind frühestens nach einer Woche vorzunehmen. Der abnehmbare frontale Referenzbiss dient wiederum zur Orientierung. Auf eine interferenzfreie dynamische Okklusion ist besonderer Wert zu legen.

Das prothetische Vorgehen kann durch eine seitenweise Rehabilitation erleichtert werden.

Im Anschluss wurden die palatinalen Abrasionen der Oberkieferfrontzähne bei gleichzeitigem Austausch der insuffizienten Füllungen mit Komposit restauriert (Abb. 21-53a–c).

3i) Oberkiefer-Retentionsschiene
Zur Retention des oberen Zahnbogens wurde abschließend eine Aufbissretentionsschiene eingegliedert, während im Unterkiefer der Lingualretainer in situ blieb (Abb. 21-54).

Der Behandlungsverlauf im Vergleich

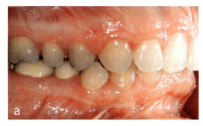
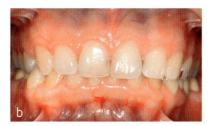
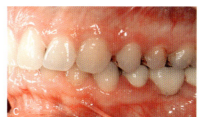

Abb. 21-55a–c Die Situation vor der kieferorthopädischen Behandlung.

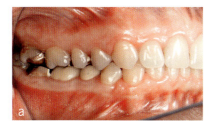
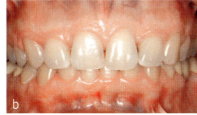
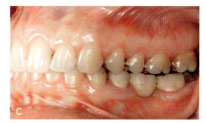

Abb. 21-56a–c Die Situation nach der kieferorthopädischen Korrektur der Ober- und Unterkieferfront.

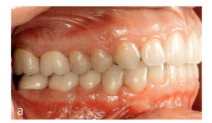
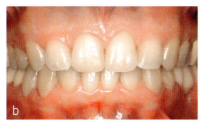
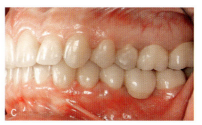

Abb. 21-57a–c Die Situation nach Abschluss der restaurativ-prothetischen Behandlung.

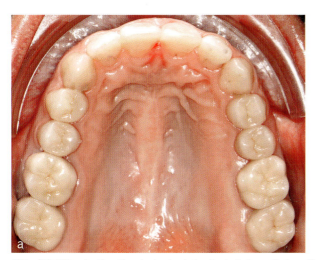
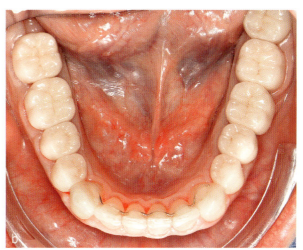

Abb. 21-58a, b Das Ergebnis der interdisziplinären Behandlung in der Aufsicht.

21.2 Kieferorthopädisch-prothetische Behandlung transversal eingeengter Zahnbögen mit Kreuzbiss, Dreh- und Engständen, zentrischen Kontakten auf den zweiten und dritten Molaren und insuffizienten restaurativen Versorgungen

21.2.1 Darstellung am Patientenbeispiel

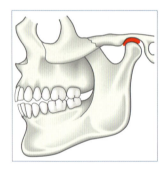

Abb. 21-59

Der im Folgenden vorgestellte Patient kam aufgrund schmerzhafter Kiefergelenke und mit dem Wunsch nach kieferorthopädischer Vorbehandlung vor einer prothetischen/restaurativen Behandlung in unsere Praxis. In der klinischen Untersuchung zeigte sich eine Krepitation beider Kiefergelenke. Mit dem Einsetzen der Aligner und dreidimensionaler Traktion (s. Kap. 16.1) durch den Patienten selbst waren die Kiefergelenke schmerzfrei, daher wurde auf eine weiterführende bildgebende Diagnostik verzichtet.

Diese Kasuistik illustriert die interdisziplinäre Zusammenarbeit zwischen der Kieferorthopädie und der restaurativen/prothetischen Zahnheilkunde. Der Ausgangsbefund (Abb. 21-60) zeigt transversal eingeengte Zahnbögen mit Kreuzbiss 15 und 16 sowie Dreh- und Engständen. Anhand der zentrisch montierten Modelle (Abb. 21-61) wird die fehlende anteriore Führung FAF (Abb. 21-59) mit zentrischen Kontakten auf den zweiten und dritten Molaren deutlich, von 16 bis 25 bzw. 36 bis 46 ist der Biss in Zentrik offen.

Die Überlagerung in der Clincheck-Software vom Behandlungsbeginn mit der vom Behandlungsende zeigt die geplante Expansion im Ober- und Unterkiefer (Abb. 21-63a, b). Zur weiteren Platzbeschaffung wurden im Unterkiefer von mesial 34 bis mesial 43 jeweils approximal 0,2 mm Schmelz reduziert. Im Oberkiefer erfolgte eine approximale Schmelzreduktion an den Zähnen 11 und 21 von 0,5 mm (der maximal mögliche Wert wäre nach Filion 0,6 mm[431]).

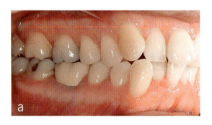
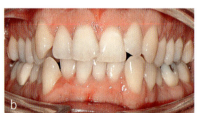
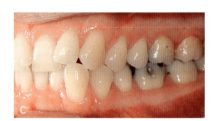
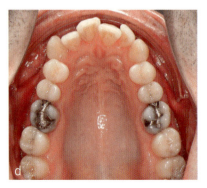
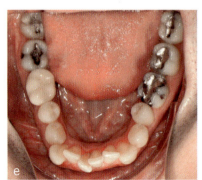

Abb. 21-60a–e Extra- und intraoraler Befund bei kieferorthopädischem Behandlungsbeginn.

21.2 Behandlung transversal eingeengter Zahnbögen

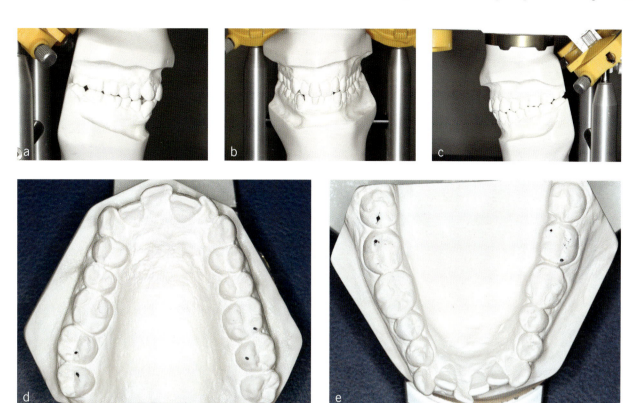

Abb. 21-61a–e Die zentrisch montierten Modelle vor kieferorthopädischem Behandlungsbeginn zeigen Okklusionskontakte lediglich auf den Molaren.

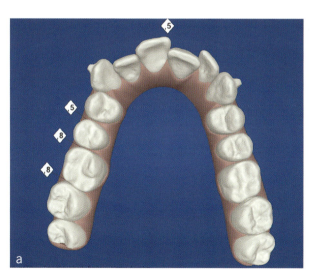
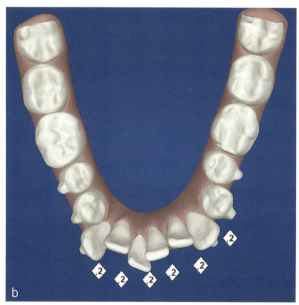

Abb. 21-62a, b ClinCheck-Software mit Darstellung der Reproximation Chart (Anweisung für die approximale Schmelzreduktion und Füllungsreduktion (Zahn 16 m/d).

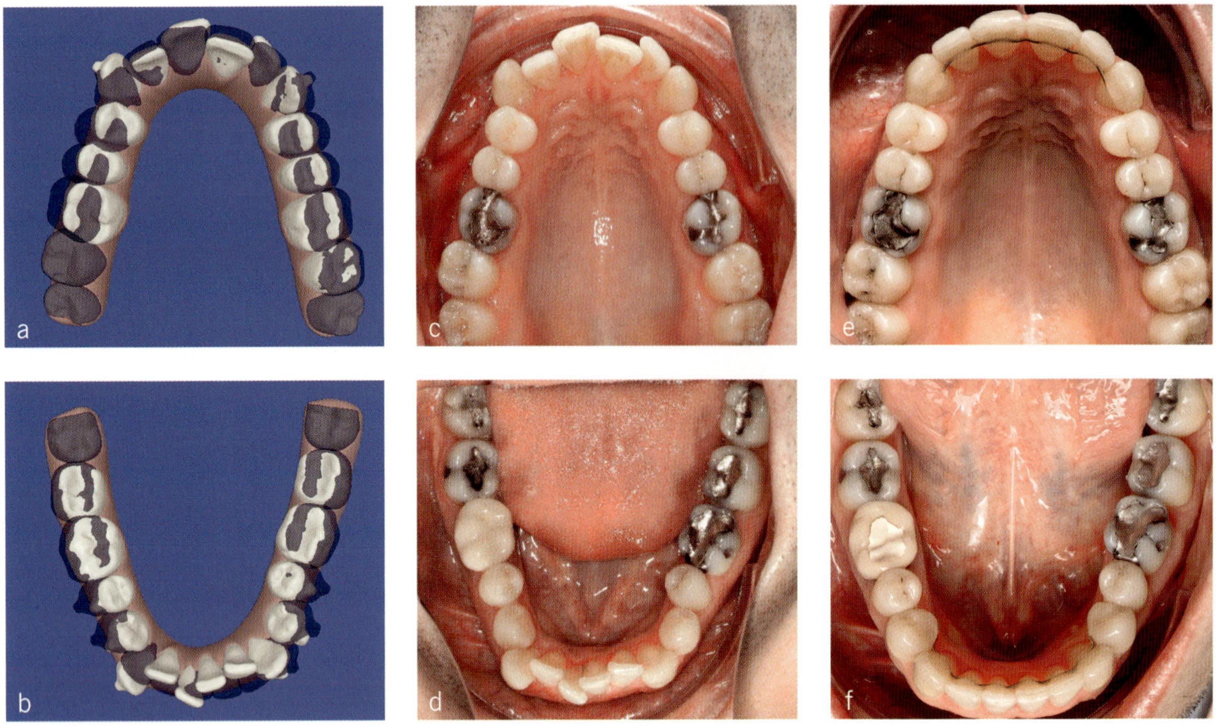

KAPITEL 21 Kombinierte kieferorthopädisch-prothetische Behandlung nach der Okklusionsschienentherapie

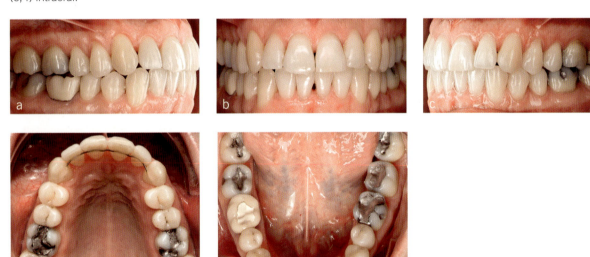

Abb. 21-63a–f Darstellung der geplanten Zahnbewegungen im Ober- und Unterkiefer mit der ClinCheck-Software (weiß = Ausgangssituation, blau = Endergebnis) vor und nach der Behandlung (a, b) sowie der Ausgangs- (c, d) und Endsituation (e, f) intraoral.

Abb. 21-64a–e Intraoraler Befund bei kieferorthopädischem Behandlungsende mit dem Invisalign-System.

Aus diesem Grund wurde im Refinement zum weiteren Schließen des schwarzen Dreiecks zwischen 11 und 21 auf eine weitere Schmelzreduktion verzichtet. Eine weitere approximale Füllungsreduktion erfolgte an Zahn 15 mesial und Zahn 16 mesiodistal (Abb. 21-62).

Nach Abschluss der kieferorthopädischen Behandlung (Abb. 21-64 und 21-65) erfolgte in der eingestellten Unterkieferlage die prothetische/restaurative Behandlung. Die Retention erfolgte mit Lingualretainern, wobei der obere nach Abschluss der restaurativen/prothetischen Behandlung entfernt wurde.

21.2 Behandlung transversal eingeengter Zahnbögen

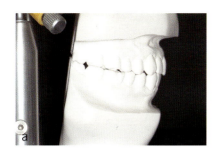
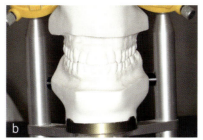
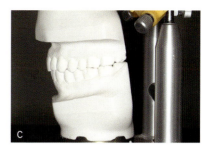
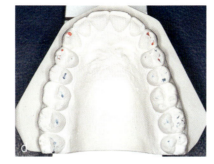
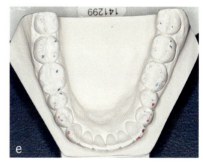

Abb. 21-65a–e Zentrisch montierte Modelle bei kieferorthopädischem Behandlungsende mit markierten Kontaktpunkten (blau) und der Eckzahnführung (rot markiert).

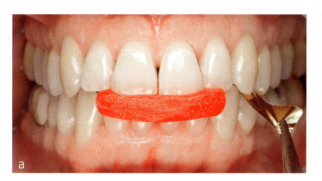
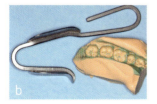
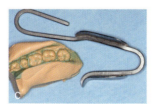
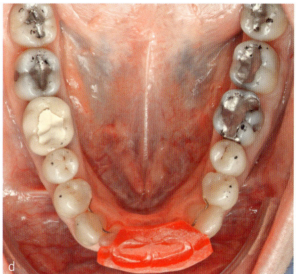

Abb. 21-66a–d Sicherung der therapeutischen Ausgangslage mit frontalem Referenzbiss, Okklusionsprotokoll und Silikonschlüssel zur Provisorienherstellung.

Restaurative/prothetische Therapie

Die okklusale Interferenz, die zu Funktionsstörungen geführt hatte, war rein kieferorthopädisch gelöst worden. Front- und Seitenzähne waren nach kieferorthopädischer Behandlung regelrecht eingestellt und der Patient beschwerdefrei. Es war keine weitere Funktionstherapie notwendig. Dementsprechend beschränkte sich die prothetische Therapie auf eine abschließende Rekonstruktion der erneuerungsbedürftigen Seitenzahnversorgungen und gleichzeitige Stabilisierung der Okklusion im Molarengebiet. Vor Behandlungsbeginn erfolgte eine Sicherung der Ausgangssituation durch einen frontalen Referenzbiss, einen Silikonschlüssel von den zu präparierenden Zähnen für die Provisorienherstellung und ein Okklusionsprotokoll (Abb. 21-66 a–d).

KAPITEL 21 Kombinierte kieferorthopädisch-prothetische Behandlung nach der Okklusionsschienentherapie

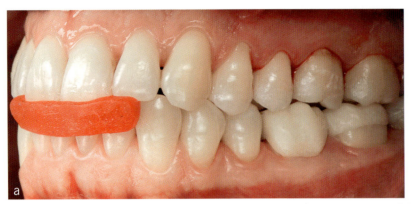
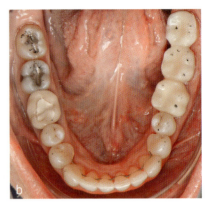

Abb. 21-67a, b Der frontale Referenzbiss gibt nach Präparation eine wichtige Orientierung bei der Sicherung der therapeutischen Okklusion durch Provisorien.

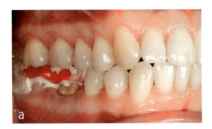
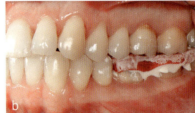
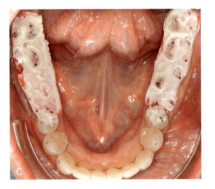

Abb. 21-68a–c Kieferrelationsbestimmung in getrennter Sitzung ohne Anästhesie. Das Okklusionsprotokoll wurde exakt beibehalten.

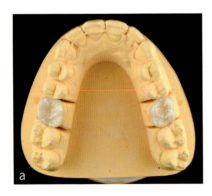
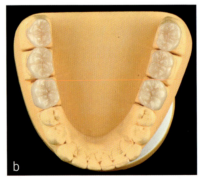

Abb. 21-69a–d Die zahntechnische Arbeit in der Aufsicht (Dentallabor Manfred Läkamp, Ostbevern). Verwendete Materialien: Teilkronen im Seitenzahngebiet: IPS e.max (Ivoclar Vivadent, Ellwangen); Kronen im Seitenzahngebiet: Verblendmetallkeramik VMK Maser (Vita, Säckingen).

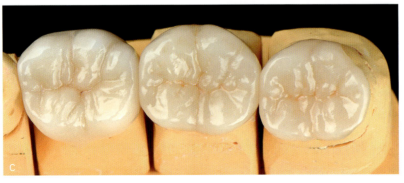
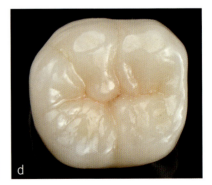

21.2 Behandlung transversal eingeengter Zahnbögen

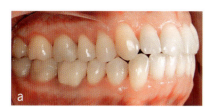
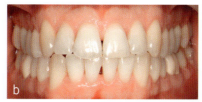
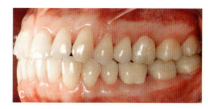

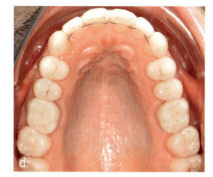
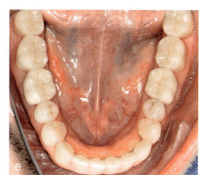

Abb. 21-70a–e Die intraorale Situation mit eingegliederter prothetischer Rekonstruktion.

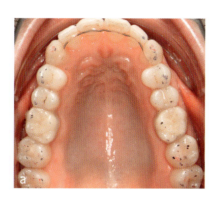
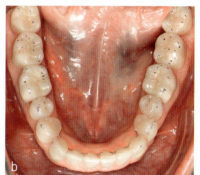

Abb. 21-71a, b Das Okklusionsprotokoll wurde beibehalten. Die dynamische Okklusion ist interferenzfrei.

Die Präparation erfolgte quadrantenweise. Sofort nach Abschluss der Präparation eines Quadranten wird jede einzelne Stützzone durch ein Provisorium wiederhergestellt (Abb. 21-67a, b) (für Detail s. Abschnitt 21.1). Erst dann erfolgte die Präparation des nächsten Quadranten.

Die Kieferrelationsbestimmung erfolgte in einer getrennten Sitzung ohne Anästhesie. Der frontale Referenzbiss und das Okklusionsprotokoll dienen der präzisen Übertragung der therapeutischen Ausgangslage in die Zentrikträger (Abb. 21-68a–c) (für Detail s. Abschnitt 21.1).

Die Modelle wurden arbiträr montiert. Die Anfertigung der zahntechnischen Restauration (Abb. 21-69a–d) erfolgte auf der Null-Ebene des Stützstiftes.

Die Retention wurde durch eingeklebte Lingualretainer im Ober- und Unterkiefer-Frontzahnbereich gesichert (Abb. 21-70d, e). Während der Unterkiefer-Lingualretainer in situ verbleibt, wird der obere Lingualretainer nach dem endgültigen Zementieren der Restaurationen entfernt und durch eine Oberkieferschiene, die nachts getragen wird, ersetzt. Die Abbildungen 21-70a–e zeigen die eingegliederte Rekonstruktion. Das Okklusionsprotokoll wurde beibehalten (Abb. 21-71a). Trotz vorhandener Weisheitszähne und nur geringem Overbite konnte durch die Seitenzahnrekonstruktionen eine interferenzfreie Dynamik erreicht werden (Abb. 21-71 a, b).

KAPITEL 21 Kombinierte kieferorthopädisch-prothetische Behandlung nach der Okklusionsschienentherapie

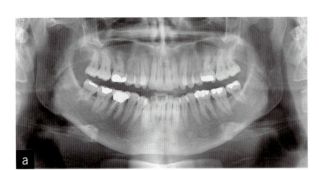
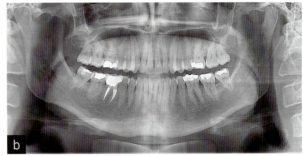

Abb 21-72a, b OPG zu Beginn und nach Abschluss der kieferorthopädischen Behandlung sowie nach endodontischer Revision der vorhandenen Wurzelfüllung (Dr. Carsten Appel, Niederkassel).

Der Behandlungsverlauf im Vergleich

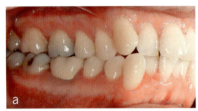
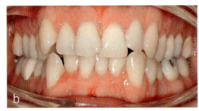
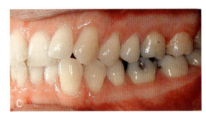

Abb. 21-73a–c Intraorale Situation bei Behandlungsbeginn, zentrische Kontakte nur auf den Molaren.

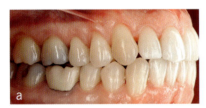
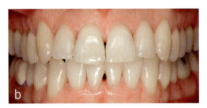
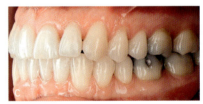

Abb. 21-74a–c Die Situation nach der kieferorthopädischen Therapie.

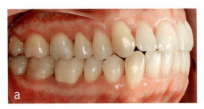
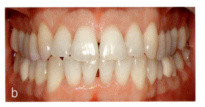
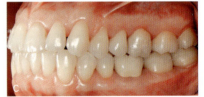

Abb. 21-75a–c Die Situation nach Abschluss der restaurativen Versorgung.

21.3 Kieferorthopädisch-prothetische Behandlung einer Klasse-II-Verzahnung mit unilateral fehlender Abstützung und reklinierter, extrudierter Oberkiefer-Frontzahngruppe sowie Kreuzbiss

21.3.1 Darstellung am Patientenbeispiel

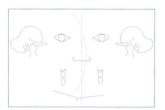

Abb. 21-76

Die 42-jährige Patientin wies ein schmerzhaftes Kiefergelenk links mit Knacken und eingeschränkter Mundöffnung (30 mm) auf. Die Öffnungsbewegung zeigte eine Deflektion nach links. Eine Magnetresonanztomografie der Kiefergelenke erhärtete den Verdacht auf eine anteriore Diskusluxation, links ohne, rechts mit Reposition. Der intraorale Befund zeigt eine unilateral fehlende posteriore Abstützung. Die Patientin hatte seit Langem rezidivierende Kopf- und Rückenschmerzen.

Kieferorthopädische Therapie

Die Patientin wurde zur Manuellen Therapie überwiesen, die kieferorthopädische Therapie beinhaltete eine Okklusionsschiene im Unterkiefer. Nach der schmerzfreien Einstellung des Unterkiefers und einer auf 48 mm verbesserten Mundöffnung erfolgte die kieferorthopädische Behandlungsplanung. Hierzu wurden die Modelle des Ober- und Unterkiefers in der Schienenzentrik montiert (Abb. 21-78). In zentrischer Unterkieferlage liegt als Leitsymptom eine Klasse-II-Verzahnung mit tiefem Biss und reklinierter Oberkieferfront vor. Zudem besteht ein Kreuzbiss der Zähne 16 und 46 (Abb. 21-77). Leitsymptom ist die UFA (Abb. 21-76).

Für die geplante Invisalign-Behandlung wurden Hooks auf 13 und 23 sowie Knöpfchen auf 36 und 46 geklebt. Wir kleben heute gleichzeitig auch rechteckige Attachments auf die oberen Eckzähne sowie zur Intrusion der unteren Frontzahngruppe auf 33 bis 35 und 43 bis 45 (Abb. 21-80). Die Patientin trägt die Aligner 22 Stunden pro Tag, die Klasse-II-Elastics nachts und 2 bis 3 Stunden am Tag. Abbildung 21-80 zeigt den Verlauf der Distalisierung im Oberkiefer mit Aligner 18, die Abbildungen 21-81 bis 21-83 stellen den weiteren Verlauf sowie die ClinCheck-Software Überlagerung der geplanten Distalisierung dar.

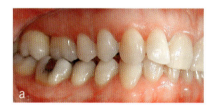
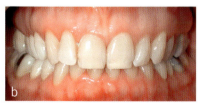
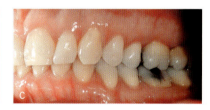
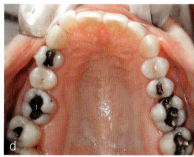
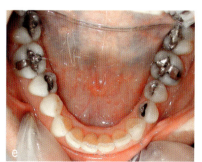

Abb. 21-77a–e Der intraorale Befund zeigt eine Klasse-II-Verzahnung mit tiefem Biss sowie reklinierten Zähnen 11, 21 und 22 sowie eine Kreuzbisssituation 16 zu 46.

KAPITEL 21 Kombinierte kieferorthopädisch-prothetische Behandlung nach der Okklusionsschienentherapie

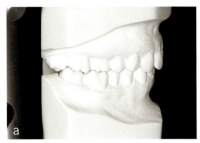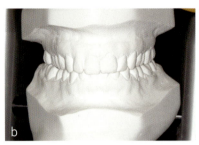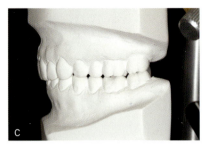

Abb. 21-78a–c Die in Zentrik montierten Modelle zeigen die Situation wie in der vorhergehenden Abbildung beschrieben.

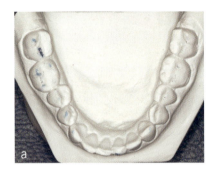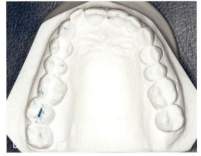

Abb. 21-79a, b Zentrische Kontakte bestehen zwischen den Zähnen 21 und 31 sowie im Seitenzahnbereich rechts. Links liegt eine Nonokklusion vor, Leitsymptom ist die UFA.

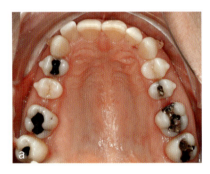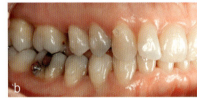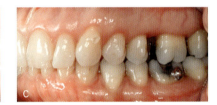

Abb. 21-80a–c Verlauf der Distalisierung im Oberkiefer mit Aligner 18. Die Molaren sind distalisiert und die Distalisierung der Prämolaren folgt.

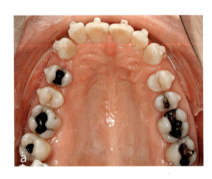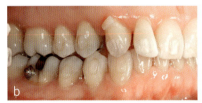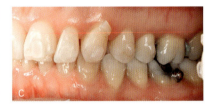

Abb. 21-81a–c Weiterer Verlauf der Distalisierung im Oberkiefer, die ersten Prämolaren werden noch distalisiert und die Eckzähne beginnen die Distalisierung.

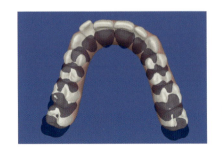

Abb. 21-82 Darstellung der geplanten Zahnbewegungen im Oberkiefer mit der ClinCheck-Software (weiß = Ausgangssituation, blau = Endergebnis) vor und nach der Behandlung.

21.3 Behandlung einer Klasse-II-Verzahnung mit unilateral fehlender Abstützung

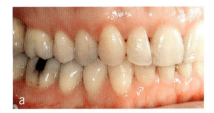
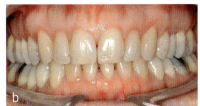
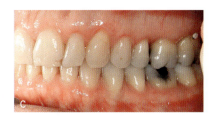
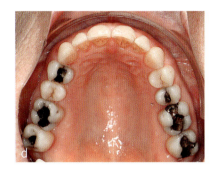

Abb. 21-83a–d Behandlungsergebnis nach der Invisalign-Therapie und vor der endgültigen prothetischen/restaurativen Versorgung. Eine Klasse-I-Verzahnung mit Eckzahnführung ist hergestellt und der Kreuzbiss überstellt. Overbite und Overjet sind physiologisch eingestellt.

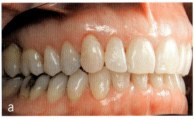
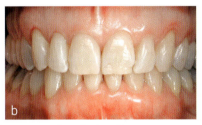
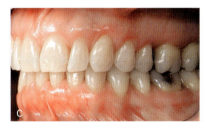

Abb. 21-84a–c Intraorale Situation vor der restaurativen Behandlung.

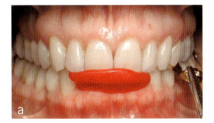
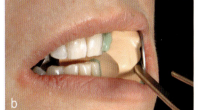

Abb. 21-85a, b Sicherung der Ausgangssituation im frontalen Referenzbiss und mit Silikonschlüssel beider Seiten.

Nach 62 Alingern im Ober- und Unterkiefer war eine funktionelle Okklusion erreicht. Die präprothetische kieferorthopädische Behandlung ist damit abgeschlossen (Abb. 21-84).

Prothetische Therapie

Front- und Seitenzähne waren nach der kieferorthopädischen Behandlung regelrecht eingestellt (Abb. 21-84). Die Patientin war durch die bisher erfolgte okklusale Therapie beschwerdefrei. Es war keine weitere Funktionstherapie notwendig. Dementsprechend beschränkte sich die prothetische Behandlung auf eine abschließende Restauration der sanierungsbedürftigen Seitenzahnfüllungen. Durch Austausch der revisionsbedürftigen Füllungen sollten die Stützzonen durch Verbesserung der Kontaktbeziehungen und eine günstigere vertikale Abstützung optimiert werden.

Vor Behandlungsbeginn wurde ein frontaler Referenzbiss und ein Silikonschlüssel beider Seiten für die Provisorienherstellung angefertigt (Abb. 21-85a, b).

KAPITEL 21 Kombinierte kieferorthopädisch-prothetische Behandlung nach der Okklusionsschienentherapie

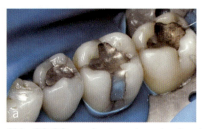 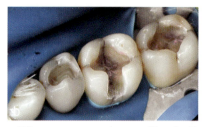 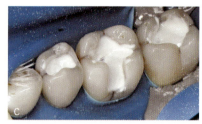

Abb. 21-86a–c Austauschen der Amalgamfüllungen gegen schneeweißes dentinadhäsives Aufbaumaterial (GD exacto Core, George Dental, Ostbevern).

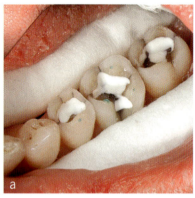 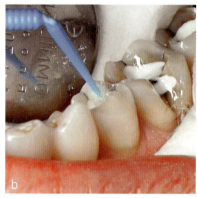 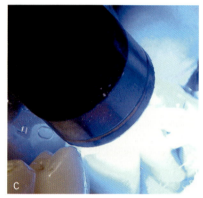

Abb. 21-87a–c Nach der Präparation werden für die Verklebung des Porvisorienmaterials innerhalb der Kavität punktuell minimale Ätzungen für 5 Sekunden durchgeführt. Anschließend wird die Kavität gebondet und polymerisiert.

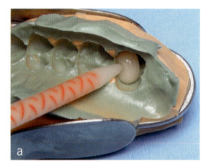 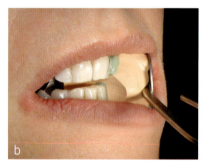 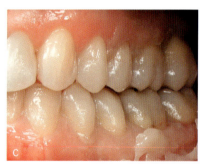

Abb. 21-88a–c Nach Einbringen des Provisorienmaterials Luxatemp (DMG, Hamburg) wird der Silikonschlüssel in situ gebracht. Nach dem Aushärten klebt das Material sicher in den Kavitäten. Die hauchdünnen Pressfahnen müssen unter Lupenkontrolle entfernt werden.

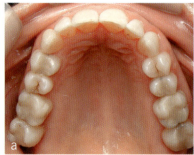 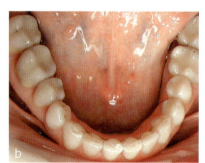 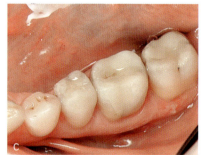

Abb. 21-89a–c Rekonstruktion der Zähne ohne Veränderung der Zahnmorphologie mit direkt eingeklebtem Provisorienmaterial.

21.3 Behandlung einer Klasse-II-Verzahnung mit unilateral fehlender Abstützung

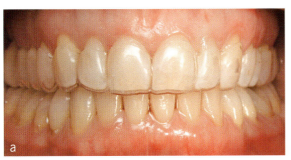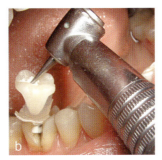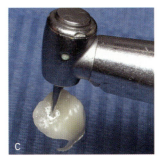

Abb. 21-90a–c Aligner können zur Retention weiter getragen werden. Herausnahme eines Provisoriums mit dem Rosenbohrer.

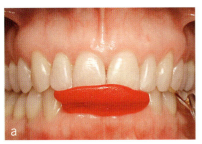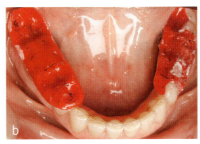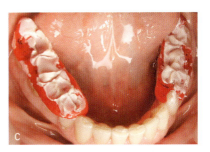

Abb. 21-91a–c Phasen der Registratherstellung.

Die Retention nach kieferorthopädischer Behandlung erfolgte bei dieser Behandlung im Oberkiefer mit dem abschließenden Aligner. Um ein Tragen des Aligners während der gesamten prothetischen Behandlung zu ermöglichen, wurden die Provisorien aus Luxatemp (DMS, Hamburg) gefertigt und mit dem Silikonschlüssel direkt in die entsprechend vorbereiteten Kavitäten geklebt. Auf diese Weise verändert sich die Zahnmorphologie während der prothetischen Behandlung für die Retention mit Alignern nicht. Das Vorgehen wird in den Abbildungen 21-86 bis 21-90 erläutert.

Die Abnahme der Provisorien erfolgt mit einem langsam laufenden Rosenbohrer (Abb. 21-90b, c). Er wird ca. 1 mm in das Provisorium gebohrt. Dann hält man den Bohrer an und knickt mit dem Winkelstück das Provisorium aus der Kavität heraus. Soll die Kavität erneut versorgt werden, ist eine Neuanfertigung nach dem geschilderten Vorgehen erforderlich.

Wichtig: Es ist darauf zu achten, dass tatsächlich nur winzige, punktuelle Ätzungen vorgenommen werden, da ansonsten ein zu starker adhäsiver Verbund entsteht. Das Ätzgel wird niemals direkt aus der Kanüle aufgebracht, sondern stets mit einer Sondenspitze platziert.

In einer getrennten Sitzung ohne Anästhesie, wird die Kieferrelationsbestimmung durchgeführt. Die Kunststoffträger aus Pattern Resin werden in Abstimmung mit dem frontalen Referenzbiss gefertigt (Abb. 21-91a–c) (für Details s. Kapitel 21.1).

Die zahntechnische Restauration wird auf der Null-Ebene des Artikulators gefertigt. Die Arbeitsmodelle lassen erkennen, dass nahezu alle Okklusalbereiche rekonstruiert wurden (Abb. 21-92a, b). Die Abbildungen 21-93a–e zeigen die eingesetzte Restauration.

KAPITEL 21 Kombinierte kieferorthopädisch-prothetische Behandlung nach der Okklusionsschienentherapie

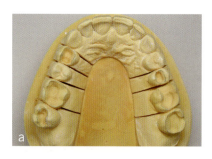
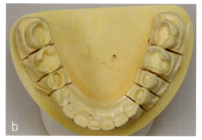

Abb. 21-92a, b Die Arbeitsmodelle in der Aufsicht zur Verdeutlichung der Präparationen. Die Seitenzahnokklusion konnte insgesamt in korrigierter Vertikaldimension rekonstruiert werden.

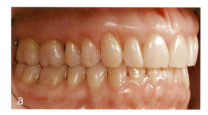
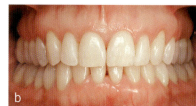
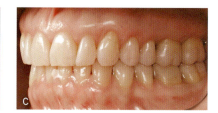

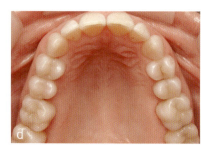
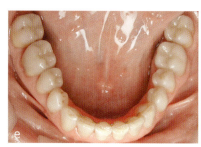

Abb. 21-93a–e Behandlungsabschluss mit eingegliederter restaurativer Versorgung (Dentallabor Manfred Läkamp, Ostbevern).

Der Behandlungsverlauf im Vergleich

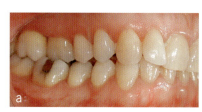
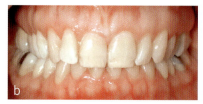
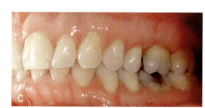

Abb. 21-94a–c Intraorale Situation bei Behandlungsbeginn.

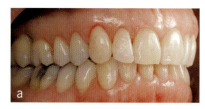
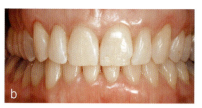
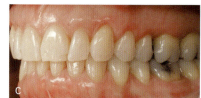

Abb. 21-95a–c Die Situation nach der kieferorthopädischen Therapie.

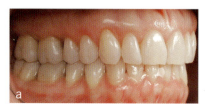
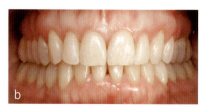
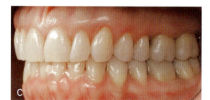

Abb. 21-96a–c Die intraorale Situation mit eingegliederter restaurativer Versorgung.

21.4 Kieferorthopädisch-prothetische Behandlung einer fehlenden anterioren Führung mit ausschließlicher Abstützung auf den Weisheitszähnen und zirkulär offenem Biss

21.4.1 Darstellung am Patientenbeispiel

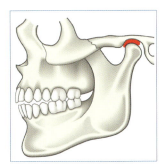

Abb. 21-97

Die erwachsene Patientin klagte über langjährige ausstrahlende Schmerzen der Kaumuskulatur, der Kiefergelenke und der HWS-Muskulatur mit Kopfschmerzen und ständigen Nackenverspannungen, die auf der linken Seite stärker in Erscheinung traten. Des Weiteren hatte sie eine intensive neurologische Symptomatik mit Schwindel, Benommenheit, Abgeschlagenheit und Müdigkeit. Leitsymptom ist die FAF (Abb. 21-97).

Funktionsdiagnostik und -therapie

Die Funktionsuntersuchung und Modelldiagnostik ergaben einen Zusammenhang zwischen den Beschwerden der Patientin und der Okklusion. Es bestand Erstkontakt zwischen den Zähnen 28 und 38 (Abb. 21-98). Dieser führte zu einer zentrischen und exzentrischen Okklusionsstörung bei fehlender anteriorer Führung.

Zur Verifizierung der Diagnose wurde zunächst eine reversible okklusale Therapie mit einer herausnehmbaren Okklusionsschiene durchgeführt. In statischer Okklusion konnte so eine gleichmäßige Abstützung in den Seitenzahnbereichen installiert werden. Die dynamische Okklusion erfolgte über die Führungsflächen im Bereich der Eckzähne bei gleichzeitiger Disklusion der Seitenzähne (Abb. 21-99).

Während der Okklusionsschienentherapie waren die Beschwerden deutlich rückläufig. Die Diagnose bewahrheitete sich und das weitere Vorgehen konnte nach 3 Monaten geplant werden.

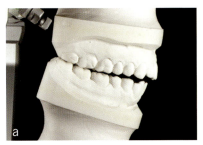
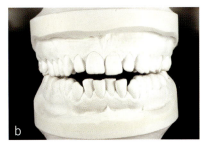
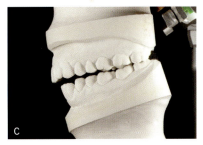

Abb. 21-98a–c In Zentrik montierte Ausgangsmodelle. Kontakte finden sich lediglich auf 28 zu 38.

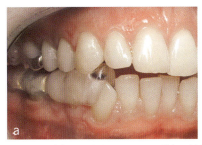
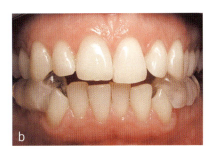
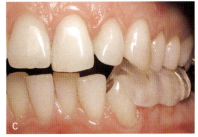

Abb. 21-99a–c Primäre reversible okklusale Therapie mit herausnehmbarer Okklusionsschiene.

KAPITEL 21 Kombinierte kieferorthopädisch-prothetische Behandlung nach der Okklusionsschienentherapie

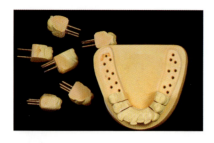

Abb. 21-100 Sägeschnittmodell zur Analyse der notwendigen subtraktiven Maßnahmen bei Vorliegen einer Supraokklusion mit fehlender anteriorer Führung.

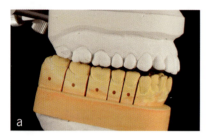 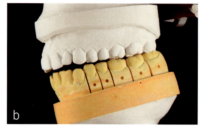

Abb. 21-101a, b Das montierte Sägemodell zentrisch zum Oberkiefer-Ausgangsmodell montiert.

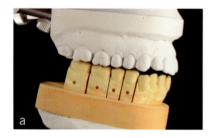 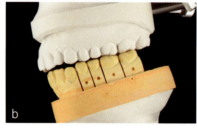

Abb. 21-102a, b Okklusion der Molaren, nach Entnahme von 38 und 48 und Absenken des Stützstiftes.

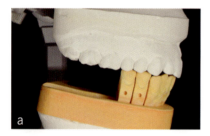 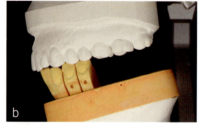

Abb. 21-103a, b Gleichmäßige Okklusion der Prämolaren beidseits nach Herausnahme der Molaren und Absenken des Stützstiftes.

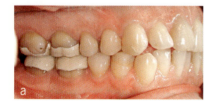 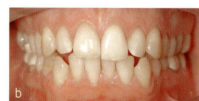 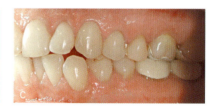

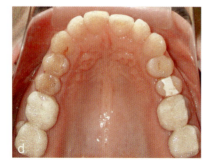 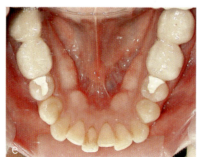

Abb. 21-104a–e Zustand nach okklusalem Ausgleich. Die dritten Molaren sind entfernt und die zweiten Molaren mit metallarmierten Langzeitprovisorien versorgt.

21.4 Behandlung einer fehlenden anterioren Führung

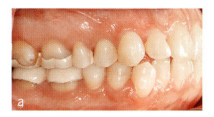
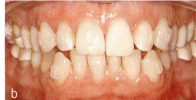
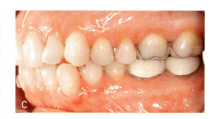
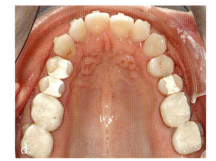
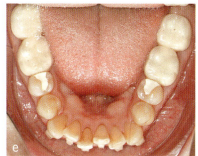

Abb. 21-105a–e Intraoraler Befund mit rechteckigen Attachments auf den Zähnen 13 bis 23 und 33 bis 43.

Kieferorthopädisch-prothetische Therapie

Da es sich offensichtlich um eine Supraokklusion handelte, wurde für die diagnostische Planung der erforderlichen subtraktiven Maßnamen ein Sägeschnittmodell des Unterkiefers erstellt. Dieses wurde exakt in der gewonnenen Okklusionsschienenzentrik zum Oberkiefer-Ausgangsmodell eingestellt (Abb. 21-100 und 21-101).

Zunächst wurden die Zähne 38 und 48 als simulierte Extraktionen entfernt (Abb. 21-102). Nach Absenken des Stützstiftes kamen die zweiten Molaren in Kontakt. Ansonsten bestand weiterhin Nonokklusion. Da die Molaren im Ober- und Unterkiefer mit Edelmetallteilkronen versorgt waren, wurde mit der Entnahme der Molaren, die Entfernung der Teilkronen simuliert. Mit dem erneuten Absenken des Stützstiftes kamen beidseitig die Prämolaren gleichmäßig in Kontakt (Abb. 21-103). Eine regelrechte Frontführung stellte sich jedoch nicht ein, da die Frontzähne zu wenig Overbite aufwiesen.

Das weitere therapeutische Vorgehen war nun klar umrissen und wurde in folgenden Einzelschritten durchgeführt:
- *Schritt 1:* Ausgleich der statischen und dynamischen Unterkieferposition
- *Schritt 2:* Kieferorthopädische Therapie der fehlenden anterioren Führung
- *Schritt 3:* Abschließende prothetische Therapie der Seitenzahnabstützung

1) Ausgleich der statischen und dynamischen Unterkieferposition

Um die ermittelte therapeutische Unterkieferlage okklusal ausgleichen zu können, wurden in Absprache mit der Patientin alle Weisheitszähne entfernt. Der weitere Okklusionsausgleich erfolgte durch Entfernung der Molarenteilkronen und Eingliederung metallarmierter Langzeitprovisorien im Ober- und Unterkiefer. Die Inlayversorgungen der Prämolaren wurden gegen provisorische Füllungen aus dentinadhäsivem Aufbaumaterial (Core paste, Denmat, Santa Maria, Kalifornien, USA) ausgetauscht (Abb. 21-104). Die in der Okklusionsschienentherapie ermittelte therapeutische Unterkieferposition konnte über den Behandlungsverlauf exakt beibehalten und kontinuierlich verbessert werden.

2) Kieferorthopädische Therapie der fehlenden anterioren Führung

Nach der Extraktion der Weisheitszähne und dem Absenken des Bisses durch die Langzeitprovisorien auf den Molaren bestand, wie in der Planung am Sägemodell ersichtlich (Abb. 21-103), noch keine anteriore Führung. Wie von Beginn an interdisziplinär geplant, erfolgte im nächsten Schritt die kieferorthopädische Behandlung mit der Invisalign-Technik (Abb. 21-105), um, wie in der ClinCheck-Software Überlagerung dargestellt,

KAPITEL 21 Kombinierte kieferorthopädisch-prothetische Behandlung nach der Okklusionsschienentherapie

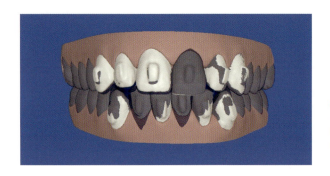

Abb. 21-106 Darstellung der geplanten Zahnbewegungen mit der ClinCheck-Software (weiß = Ausgangssituation, blau = Endergebnis) vor und nach der Behandlung. Die Überlagerung zeigt die Extrusion zur Einstellung der anterioren Führung.

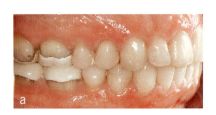
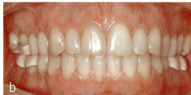
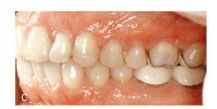

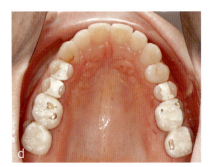
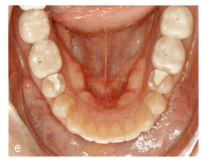

Abb. 21-107a–e Intraoraler Befund nach Ende der Invisalign-Behandlung. Die Zahnbögen sind ausgeformt, die unteren Eckzähne derotiert mit idealer Position und korrekten Approximalkontakten zu 32 und 42. Es wurde kieferorthopädisch eine Front-Eckzahn-Führung eingestellt.

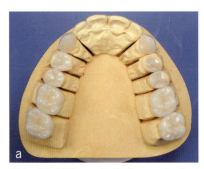
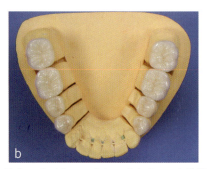
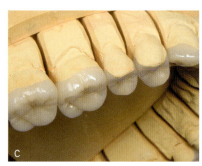

Abb. 21-108a–c Definitive prothetische Rekonstruktion auf dem Arbeitsmodell (Dentallabor Manfred Läkamp, Ostbevern).

21.4 Behandlung einer fehlenden anterioren Führung

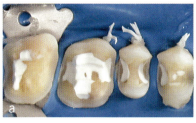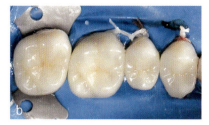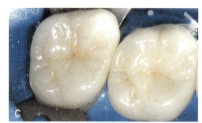

Abb. 21-109a–c Phasen der Eingliederung.

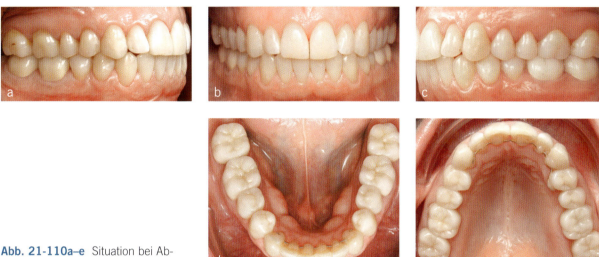

Abb. 21-110a–e Situation bei Abschluss der Behandlung.

kieferorthopädisch die anteriore Führung einzustellen (Abb. 21-106). Abbildung 21-107 zeigt den intraoralen Befund nach der kieferorthopädischen Behandlung.

3) Abschließende prothetische Therapie der Seitenzahnabstützung

Nach der kieferorthopädischen Korrektur zur funktionsgerechten Zuordnung der Ober- und Unterkieferfront erfolgte die abschließende prothetische Rekonstruktion der Seitenzahnbereiche (Abb. 21-108 bis 21-114). Die therapeutische Unterkieferposition wurde wiederum exakt beibehalten. Die Patientin ist heute völlig beschwerdefrei.

KAPITEL 21 Kombinierte kieferorthopädisch-prothetische Behandlung nach der Okklusionsschienentherapie

Der Behandlungsverlauf im Vergleich

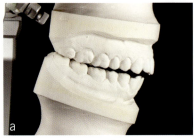
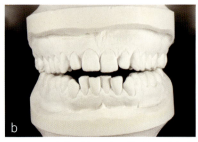
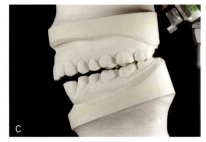

Abb. 21-111a–c In Zentrik montierte Ausgangsmodelle. Kontakte finden sich lediglich auf 28 zu 38.

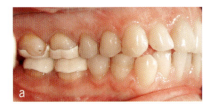
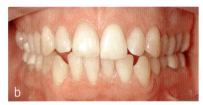
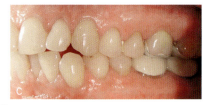

Abb. 21-112a–c Intraorale Situation vor Beginn der kieferorthopädischen Behandlung.

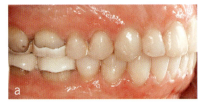
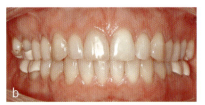
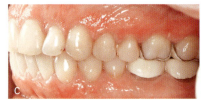

Abb. 21-113a–c Die Situation nach der kieferorthopädischen Therapie.

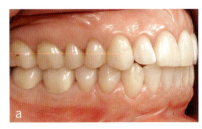
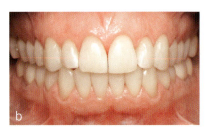
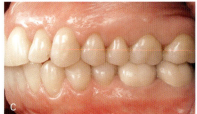

Abb. 21-114a–c Die intraorale Situation mit eingegliederter prothetischer Rekonstruktion.

KAPITEL 22

Prothetische Behandlung nach der Okklusionsschienentherapie

22.1 Allgemeine Grundlagen

In der prothetischen Folgebehandlung wird, analog zum kieferorthopädischen Vorgehen, die therapeutisch gewonnene Unterkieferlage, d. h. die Position, in der der Patient beschwerdefrei ist und die in der Reevaluation als therapeutische Ausgangssituation getestet wurde, eins zu eins in die definitive restaurativ-prothetische Versorgung überführt.

Das Ziel der prothetischen Behandlung besteht darin, in der therapeutischen Unterkieferposition eine stabile maximale Okklusion zu erreichen, in der alle antagonistischen Seitenzähne simultan und gleichmäßig mit axial gerichteten Kräften in Kontakt treten. Gleichzeitig besteht allenfalls schwacher Frontzahnkontakt. In dynamischer Okklusion führen die Front- und Seitenzähne zur vertikalen Disklusion. Interferenzen, die Parafunktionen auslösen, unterhalten oder verstärken können, sind zu vermeiden. Die Okklusion sollte langfristig, unter Wahrung der natürlichen Fähigkeit zur Abrasion, stabil bleiben[236,243,453].

Bei der prothetischen Therapie gilt stets die Maxime, zur Rekonstruktion einer funktionsgerechten Okklusion nur den unbedingt erforderlichen Aufwand zu betreiben. Ahlers und Möller formulieren dies folgendermaßen: „Selbstverständlich werden nur so viele Zähne in die Behandlung einbezogen, wie dies zur Erreichung des Behandlungsziels unverzichtbar ist – also ohnehin restaurationsbedürftige Zähne und solche, bei denen eine Veränderung der dreidimensionalen Kontur zur Abstützung des Gegenkiefers erforderlich ist"[454].

Ein Erhalt der gewonnenen therapeutischen Kieferrelation in der weiteren prothetischen Therapie ist die Voraussetzung für den Behandlungserfolg. Die präzise dreidimensionale Überführung der neuen zentralen Unterkieferposition in die vorgesehene prothetische Rekonstruktion erfolgt in einem schrittweisen Verfahren, das auch unter Anästhesie sicher durchführbar ist.

Die Behandlung erfolgt in drei Schritten[455,456]:

- ***Schritt 1:*** Präzise Vorgabe der therapeutischen Okklusion
- ***Schritt 2:*** Dreidimensionale Planung der prothetischen Rehabilitation
- ***Schritt 3:*** Überführung der therapeutischen Okklusion in das prothetische Behandlungsziel

1. Schritt: Präzise Vorgabe der therapeutischen Okklusion

Um eine exakte Überführung der therapeutischen Zentrik in die prothetische Rehabilitation realisieren zu können ist es notwendig, die therapeutische Okklusion in horizontaler und vertikaler Dimension so vorzubereiten, dass sie der Okklusion der definitiven prothetischen Rekonstruktion entspricht[463].

Bei der primären okklusalen Therapie mit Okklusionsschienen kommen folgende Möglichkeiten in Betracht:

1. *Die Behandlung erfolgt mit einer herausnehmbaren Unterkieferschiene.*

   Diese wird in festsitzende, aufgewachste COPA-Onlays überführt. Die mit herausnehmbarer Schiene ermittelte Zentrik wird beibehalten und gegebenenfalls die Vertikaldimension korrigiert. Die Vertikaldimension kann erhöht oder erniedrigt werden (s. Kapitel 21.1). In jedem Fall ist diese neue therapeutische Okklusion über 4–8 Wochen zu testen und in der Reevaluation zu bewerten. Folgende Faktoren sind dabei für die Einstellung der Vertikaldimension ausschlaggebend:
   - Die Untersuchung des muskuloskelettalen Systems im Bezug zur therapeutischen Vertikaldimension
   - Die Führung des Frontzahnsegments im Bezug auf eine funktionsgerechte dynamische Okklusion. Dabei geht es um die Fragen:
     - Ist die Front in die Dynamik einbeziehbar?
     - Muss die Front rekonstruiert werden?
   - Das Empfinden des Patienten im Bezug zu seiner Vertikaldimension
   - Ästhetische Aspekte bezüglich der Frontzahnlänge:
     - Lippenlänge
     - Lippenverlauf beim Lachen

2. *Die Okklusionskorrektur erfolgt von vornherein mit fest aufklebbaren Schienen.*

   Hierbei sollte darauf geachtet werden, dass die Vertikaldimension bereits korrekt auf die spätere prothetische Rehabilitation eingestellt ist.

3. *Die herausnehmbare Schiene ist vertikal im Bezug zu der späteren prothetischen Rekonstruktion bereits ideal eingestellt.*

   Die Schiene kann zum fest aufklebbaren Element umgebaut werden, indem die Kauflächen vom Eckzahn bis zum endständigen Zahn herausgetrennt, die Ränder nachgearbeitet und die Kauflächen dann aufgeklebt werden.

4. *Die herausnehmbare Schiene ist bereits sehr verschlissen.*

   Die Überführung in einen neuen, fest aufklebbaren und wenn möglich aufgewachsten Behelf vor der weiterführenden prothetischen Therapie ist notwendig (s. oben unter 1.).

2. Schritt: Die dreidimensionale Planung der prothetischen Rehabilitation

Bei überschaubaren Fällen kann eine direkte Behandlungsplanung erfolgen. Bei ausgeprägten Diskrepanzen zwischen habitueller und therapeutischer Bisslage ist es notwendig, vor Beginn der prothetischen Therapie das prothetische Behandlungsziel in Form eines Wax-ups exakt festzulegen und für die Rekonstruktion vorzugeben, um eine optimale Okklusion in der Rehabilitation zu erreichen.

Das Wax-up unterstützt die Planung des prothetischen Behandlungsumfanges, entscheidet über die Zuordnung der Pfeilerzähne in die zukünftige Rekonstruktion und ist unerlässlich für eine ästhetische Planung.

Das Wax-up wird mit Silikonformteilen unter Beibehaltung der therapeutischen Ausgangslage als Mock-up auf die Mundsituation übertragen. Damit ist eine sichere Orientierung für die Präparation gegeben und gleichzeitig wird die Grundlage für die Provisorienherstellung gebildet.

Weitere Möglichkeiten zur Planung und Testung der prothetischen Rehabilitation in Funktion und Ästhetik sind:
- Langzeitprovisorien,
- Repositionsveneers und Repositionsonlays nach Ahlers[454] (bei sehr ausgeprägten Substanzverlusten).

3. Schritt: Die Überführung der therapeutischen Okklusion in das prothetische Behandlungsziel

Für die sichere Überführung der therapeutischen Okklusion in die prothetische Rehabilitation sollten folgende Regeln beachtet werden:

1. Es dürfen niemals alle Zähne, die versorgt werden müssen, gleichzeitig behandelt werden.
   - Front- und Seitenzahnbereiche sind gedanklich und praktisch voneinander zu trennen. So sollten auch die Provisorien, wenn möglich, in Front- und Seitenzahnsegmente geteilt werden.

2. Der frontale Referenzbiss sichert die therapeutische Ausgangslage. Er ist der „Sicherheitsgurt" der therapeutischen Okklusion und unmissverständlicher Gradmesser bei der prothetischen Therapie. Er wird zur allgemeinen Orientierung sowie zur Provisorien- und Registratherstellung eingesetzt.
   - Provisorien sichern die therapeutische Okklusion im Mund.
   - Registrate übertragen die therapeutische Unterkieferposition auf die Modelle (Voraussetzung ist, dass Provisorien und Registrate widerstandsfähig sind und passgenau sitzen).
3. Man beginnt, wenn möglich, mit der Rekonstruktion der Seitenzähne.
   - Es wird jeweils quadrantenweise restauriert. Erst nach abgeschlossener Versorgung der Stützzone mit einem funktionsgerechten Provisorium darf der nächste Quadrant behandelt werden.
   - Die Front bleibt unbehandelt und sichert über den frontalen Referenzbiss die therapeutische Ausgangslage.
4. Die Front darf erst dann behandelt werden, wenn die Seitenzahnbereiche funktionell korrekt rekonstruiert sind oder die therapeutische Kieferrelation über Provisorien und Registrate gesichert ist.

Im Folgenden sollen – in Ergänzung zu den interdisziplinären Patientenbeispielen – rein prothetische Umsetzungsmöglichkeiten vorgestellt werden:
- Prothetische Rekonstruktion einer fehlenden posterioren Abstützung im Abrasionsgebiss und konservierende Rekonstruktion der Frontzähne mit Komposit
- Prothetische Rekonstruktion einer fehlenden posterioren Abstützung im Abrasionsgebiss mit gleichzeitiger prothetischer Rekonstruktion der Frontzähne
- Prothetische Rekonstruktion einer fehlenden posterioren Abstützung mit implantatbasiertem Aufbau der Stützzonen
- CMD-Therapie in der Totalprothetik

22.2 Prothetische Rekonstruktion einer fehlenden posterioren Abstützung im Abrasionsgebiss und konservierende Rekonstruktion der Frontzähne mit Komposit

Das Patientenbeispiel zeigt das prothetische Vorgehen bei geringen vertikalen Diskrepanzen zwischen habitueller und therapeutischer Okklusion. Die Rekonstruktion der Stützzonen wurde ohne Orientierung über ein Wax-up durchgeführt, da die Seitenzähne wegen des Substanzverlustes kaum präpariert werden mussten. Die Versorgung erfolgte mit Onlays aus Lithiumdisilikat-Glaskeramik (e.max-Restaurationen, Ivoclar Vivadent, Ellwangen). Die aufgeklebte Okklusionsschiene (COPA Onlays) war die Vorlage für das Provisorium.

Dieses Vorgehen ist auch vorstellbar, wenn nur ein Kiefer, z. B. die Unterkiefer-Seitenzähne, rekonstruiert werden soll. Die Behandlung der Oberkiefer-Frontzähne wurde erst nach Abschluss der Seitenzahnbehandlung durchgeführt.

Das Verfahren gliedert sich, gemäß den allgemeinen Grundlagen, in drei Schritte:

Schritt 1: Ideale Vorbereitung der Okklusion mit festsitzenden COPA-Onlays
- Überführung der herausnehmbaren COPA in fest aufklebbare COPA-Onlays
- Reevaluation der aufklebbaren Okklusionsschienen (COPA-Onlays)

Schritt 2: Planung des prothetischen Behandlungsziels in der Modellanalyse

Schritt 3: Dimensionsgenaue Überführung der therapeutischen Okklusion in das prothetische Behandlungsziel
- Kontrolle der fest aufgeklebten Aufbissbehelfe
- Frontaler Referenzbiss
- Silikonschlüssel jeder Seite über die aufgeklebten COPA-Onlays für die Provisorienherstellung
- Abnahme der Okklusionsschiene auf der rechten Seite

KAPITEL 22 Prothetische Behandlung nach der Okklusionsschienentherapie

- Sanierung der Seitenzähne im Unterkiefer rechts wie bei einer Quadrantensanierung:
  - konservierende Maßnahmen und Aufbau der zu restaurierenden Zähne mit dentinadhäsivem Material
  - Präparation
- Provisorienherstellung, Ausarbeitung und Abstimmung des Provisoriums mithilfe des frontalen Referenzbisses (Material: Tempron, GC, Leuven, Belgien)
- Präparation des antagonistischen Quadranten: Oberkiefer rechts
- Provisorienherstellung Oberkiefer rechts (Material: Luxatemp, DMG, Hamburg)
- Behandlung der kontralateralen Seite
- Abformungen
- In getrennter Sitzung ohne Anästhesie:
  - Kieferrelationsbestimmung
  - arbiträrer Übertragungsbogen, Protrusionsregistrat *oder*
  - Axiografie, kinematische/arbiträre Scharnierachse
- Montage der Modelle auf der Null-Ebene des Artikulators, Kontrolle der Montage und des Vertikalabstandes
- Zahntechnische Anfertigung
- Eingliederung aller Seitenzahnversorgungen

Nach Abschluss aller Maßnahmen im Seitenzahngebiet
- Rekonstruktion der Frontführung in Komposit
- Oberkieferschutzschiene zur Retention und zum Schutz der eingegliederten Versorgungen.

22.2.1 Darstellung am Patientenbeispiel

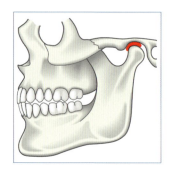

Abb. 22-1

Die 30-jährige Patientin litt an Schläfenkopfschmerzen, Druck und Schmerzen in beiden Kiefergelenken, Mundöffnungseinschränkung, Nackenverspannungen beidseits bei langem Stehen, regelmäßigen LWS-Beschwerden und einer erheblichen neurologischen Belastung mit Abgeschlagenheit, Müdigkeit und Kraftlosigkeit. Es bestand ein für ihr Alter erheblich abradierter Gebisszustand, mit Verlust an Vertikaldimension (Abb. 22-1), der im Zusammenhang mit der beidseitigen, sichtbaren Masseterhypertrophie auf eine bruxistische Aktivität hinwies (Abb. 22-2a–c; 22-4a, b).

Die Funktionsuntersuchung ergab einen Zusammenhang zwischen den Beschwerden der Patientin und ihrer Okklusion. In Zentrik bestand lediglich Kontakt zwischen 17 und 47 (Abb. 22-3a–e). Die Dynamik war balanciert. Die Führung erfolgte aufgrund des zunehmenden Verlustes an anteriorer Führung infolge

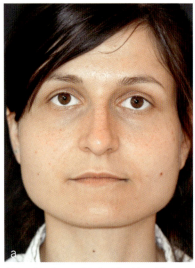
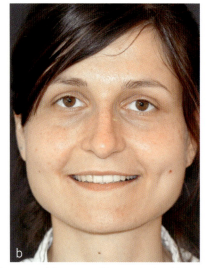
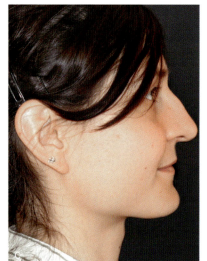

Abb. 22-2a–c Die beidseitige Masseterhypertrophie wies auf bruxistische Aktivität hin.

22.2 Rekonstruktion einer FPA im Abrasionsgebiss und konservierende Rekonstruktion der Frontzähne

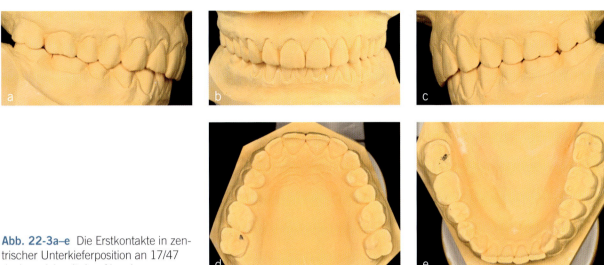

Abb. 22-3a–e Die Erstkontakte in zentrischer Unterkieferposition an 17/47 decken sich mit den Abrasionen.

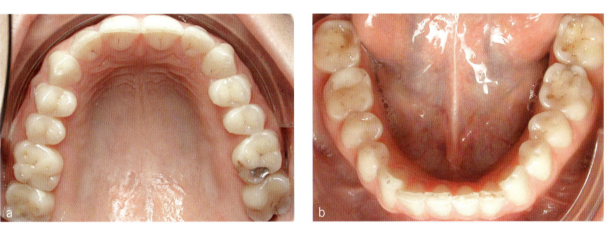

Abb. 22-4a, b In der Aufsicht ist die bruxistische Aktivität am Grad der Zahnbrasionen erkennbar.

der bruxistischen Aktivität gleichzeitig im Front- und Seitenzahngebiet kontralateral.

Schritt 1: Vorbereitung der therapeutischen Okklusion mit festsitzenden COPA-Onlays

Zunächst wurde eine reversible Okklusionskorrektur mit Wiederherstellung einer gleichmäßigen posterioren Abstützung in Statik und einer funktionsgerechten dynamischen Okklusion mit Führung im Bereich der Eckzähne hergestellt (Abb. 22-6a–c). Wegen der absteigenden Dysfunktionskette wurde vorübergehend eine manuelle Therapie verordnet. Jeweils nach den manuellen Behandlungen erfolgten Korrekturen an der Okklusionsschiene. Es trat eine deutliche Verbesserung aller Beschwerden ein.

Die Okklusionsschiene wurde nach 4 Monaten umgearbeitet und ohne Veränderung der vertikalen Dimension aufgeklebt. Dafür wurden die Kauflächen der herausnehmbaren Schiene vom Eckzahn bis zum endständigen Zahn ausgeschnitten. Der Klebevorgang ist in Kapitel 21.1 detailliert beschrieben.

Schritt 2: Planung des Behandlungsziels

Nach insgesamt 6 Monaten Okklusionsschienentherapie erfolgte die Reevaluation der Funktionstherapie mit erneuter Untersuchung des kraniomandibulären und muskuloskelettalen Systems. Da die Patientin inzwischen subjektiv und objektiv symptom- und beschwerdefrei war, konnte die exakte Überführung der gewonnenen therapeutischen Okklusion in die pro-

KAPITEL 22 Prothetische Behandlung nach der Okklusionsschienentherapie

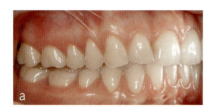
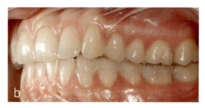
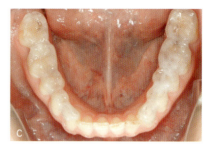

Abb. 22-5a–c Rehabilitation der statischen Okklusion mit aufgeklebten COPA Onlays.

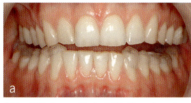
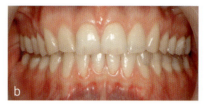
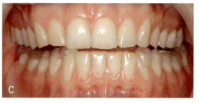

Abb. 22-6a–c Rehabilitation der dynamischen Okklusion mit aufgeklebten COPA Onlays.

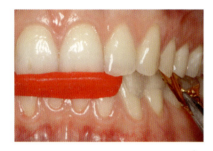

Abb. 22-7 Frontaler Referenzbiss: Die Übereinstimmung mit der Okklusionsschienenokklusion wird mit Shimstock-Folie überprüft.

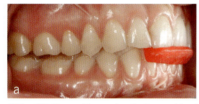
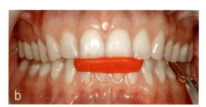
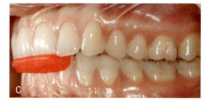

Abb. 22-8a–c Frontaler Referenzbiss in Übereinstimmung mit der Okklusionsschienenokklusion.

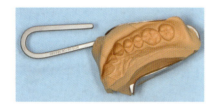

Abb. 22-9 Silikonschlüssel einer Seite zur Erfassung der aufgeklebten Okklusionsschienensituation für die Provisorienherstellung.

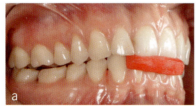
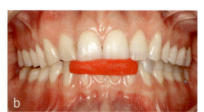

Abb. 22-10a–c Abnahme der Okklusionschiene rechts und Visualisierung der fehlenden bzw. zu rekonstruierenden Abstützung.

22.2 Rekonstruktion einer FPA im Abrasionsgebiss und konservierende Rekonstruktion der Frontzähne

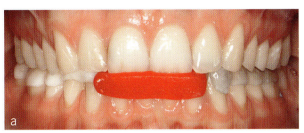
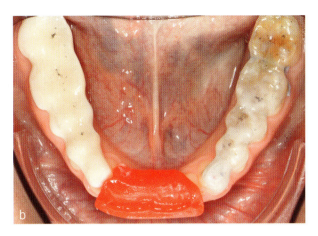

Abb. 22-11a, b Nach der Präparation des rechten Unterkieferquadranten wird mithilfe des Silikonschlüssels und in Abstimmung mit dem frontalen Referenzbiss ein Provisorium angefertigt, das die provisorische Versorgung der Zähne gewährleistet und die Form der fest aufklebbaren Schiene repräsentiert.

thetische Restauration erfolgen. Zur Gewinnung der entsprechend der Untersuchung und dem Patientenempfinden notwendigen vertikalen Dimension war die Rekonstruktion aller Seitenzähne und der unteren Eckzähne notwendig. Die Führung der oberen Inzisiven und Eckzähne sollte im Anschluss an die restaurativen Maßnahmen im Seitenzahngebiet mit Komposit korrigiert werden. Es wurde in diesem Fall wegen der überschaubaren Rekonstruktion einer reduzierten Vertikaldimension kein Wax-up hergestellt.

Schritt 3: Dimensionsgenaue Überführung der therapeutischen Okklusion in das prothetische Behandlungsziel

Die restaurative Therapie mit Eins-zu-eins-Überführung der therapeutischen Kieferrelation wurde zunächst nur im Seitenzahngebiet durchgeführt. Die Front blieb zur Orientierung und Fixierung der therapeutischen Ausgangslage unbehandelt, bis die Rekonstruktion der Seitenzahnbereiche abgeschlossen war.

Die Fixierung der therapeutischen Ausgangslage erfolgte mit:
1. einem frontalen Referenzbiss (Abb. 22-7) (s. Kap. 21.1) und
2. Silikonschlüsseln für die Provisorienherstellung (Abb. 22-9) (s. Kap. 21.1).

Das weitere prothetische Vorgehen für den rechten Unterkiefer im Überblick:
- Anästhesie im Unterkiefer rechts
- Abnahme der Okklusionsschiene nur im rechten Unterkiefer (Abb. 22-10a–c)
- Präparation der Unterkieferseitenzähne rechts
- Provisorienherstellung aus Tempron (GC, Leuven, Belgien) (s. Kap. 21.1)
- Ggf. Unterfütterung im Polymerisationsprozess mit Super T (George Dental, Ostbevern)
- Das Provisorium härtet mit eingesetztem frontalem Referenzbiss in Okklusion aus.
  Bitte beachten:
  - In der Polymerisationsphase ggf. mit Wasserspray kühlen.
  - Vorsicht bei unter sich gehenden Interdentalräumen: Das Material wird sehr hart. Im plastischen Zustand sorgfältig interdental zurückschneiden.
  - Die bukkale und linguale Ausdehnung über die Zähne bringt guten Halt des Provisoriums auch bei Onlays und Non-Prep-Veneers.
- Ausarbeiten des Provisoriums, Abstimmung mit dem Oberkiefer und der kontralateralen Seite (s. Kap. 21.1).

Nach Sicherung der therapeutischen Okklusion durch das Unterkieferprovisorium kann der antagonistische Oberkieferquadrant präpariert werden (Abb. 22-12a, b).

KAPITEL 22 Prothetische Behandlung nach der Okklusionsschienentherapie

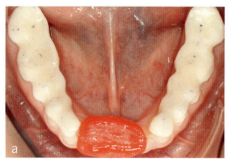
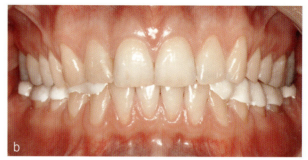

Abb. 22-12a, b Die Unterkieferprovisorien sichern die therapeutische Ausgangslage in Form der aufgeklebten Okklusionsschienen.

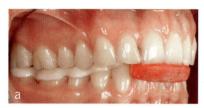
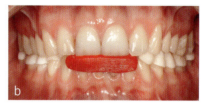
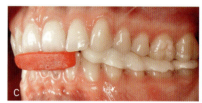

Abb. 22-13a–c Die Situation nach Abschluss aller Präparationsmaßnahmen und der provisorischen Versorgung.

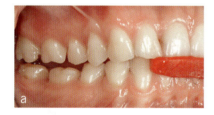
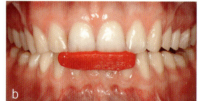
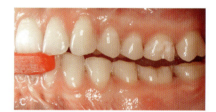

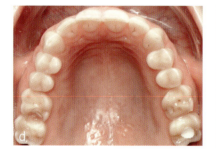
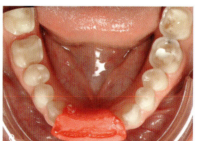

Abb. 22-14a–e Präparationen der Seitenzähne in der Seitenansicht und Aufsicht für die adhäsive Rekonstruktion. Die Prämolaren wurden als Non-Prep-Veneers versorgt.

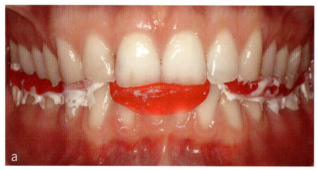
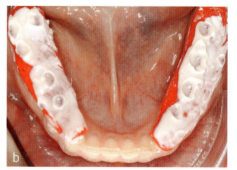

Abb. 22-15a, b Die Registrate werden mithilfe des frontalen Referenzbisses in Abstimmung mit der therapeutischen Ausgangssituation hergestellt.

22.2 Rekonstruktion einer FPA im Abrasionsgebiss und konservierende Rekonstruktion der Frontzähne

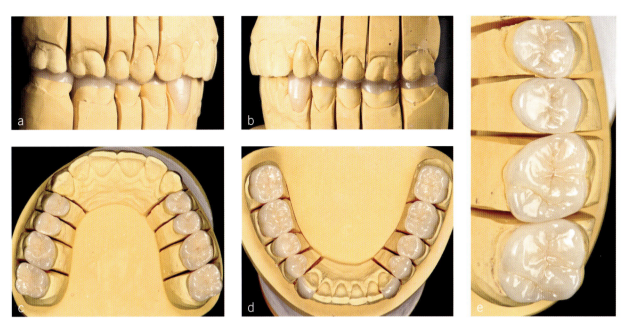

Abb. 22-16a–e Die prothetische Arbeit in verschiedenen Ansichten und im Detail (Dentallabor Manfred Läkamp, Ostbevern). Verwendete Materialien: IPS e.max (Ivoclar Vivadent, Ellwangen).

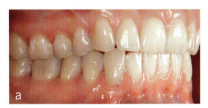 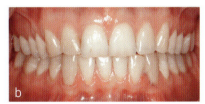 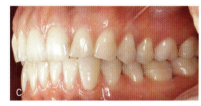

Abb. 22-17a–c Situation nach Eingliederung der Restaurationen zur Rekonstruktion der Ober- und Unterkieferseitenzahngebiete sowie der unteren Eckzähne.

Das Vorgehen für den rechten Oberkiefer im Überblick:
- Anästhesie Oberkiefer-Seitenzahnbereich rechts
- Präparation der Oberkieferseitenzähne rechts
- Provisorienherstellung mit Silikonschlüssel (s. Kap. 21.3).
- Diesmal benutzen wir das Material Luxatemp (DMG, Hamburg) zum Erhalt der Morphologie der Oberkieferseitenzähne. Das Material wird direkt in die Kavitäten eingeklebt (s. Kapitel 21.3).
- Okklusale Abstimmung mit der kontralateralen Seite. Zur Orientierung wird der frontale Referenzbiss eingesetzt.

In getrennter Sitzung erfolgt das gleiche Vorgehen auf der linken Seite. Nach Abschluss aller Präparationsmaßnahmen und Sicherung der therapeutischen Ausgangslage durch Provisorien können die Abrucknahmen durchgeführt werden. Die Provisorien sind im Oberkiefer abschließend gegebenenfalls zu erneuern.

Kieferrelationsbestimmung und Artikulatormontage

In einer gesonderten Sitzung ohne Anästhesie wird die Kieferrelationsbestimmung mithilfe des frontalen Referenzbisses durchgeführt (Abb. 22-15a, b) (s. Kap. 21.1).

In derselben Sitzung erfolgt die arbiträre Gesichtsbogenübertragung und ein Protrusionsregistrat für die Artikulatorprogrammierung (s. Kap. 21.1).

Anfertigung der zahntechnischen Arbeit und Eingliederung

Die zahntechnische Arbeit wird auf der Null-Ebene des Artikulators (Stützstift = 0) angefertigt. Der Vertikalabstand der therapeutischen Ausgangssituation wurde nicht verändert.

KAPITEL 22 Prothetische Behandlung nach der Okklusionsschienentherapie

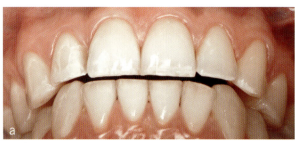
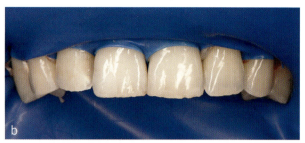

Abb. 22-18a, b Abschließende zahnsubstanzschonende Rekonstruktion der Frontführung mit Komposit.

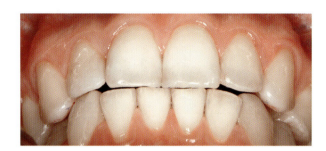

Abb. 22-19 Die aufgebauten Führungsflächen im Oberkiefer. Die Unterkieferinzisiven wurden nicht behandelt.

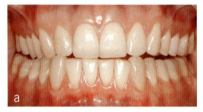
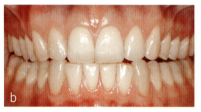
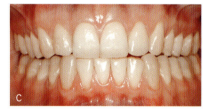

Abb. 22-20a–c Die dynamische Okklusion mit rekonstruierter Frontzahnführung.

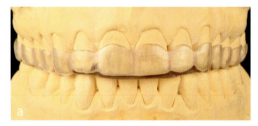
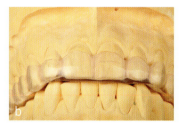
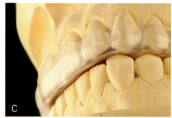

Abb. 22-21a–c Die nächtlich zu tragende Oberkieferschutzschiene hat eine Frontführung, die eine sofortige Disklusion der Seitenzahnbereiche ermöglicht.

Um möglichst zahnschonend zu therapieren, wurden ausschließlich adhäsive e.max-Restaurationen (Ivoclar Vivadent, Ellwangen) geplant.

Die Eingliederung erfolgt möglichst innerhalb einer Behandlungssitzung (s. Kap. 21.1).

Behandlung der Oberkieferfrontzähne

Erst nachdem alle restaurativen Maßnahmen im Seitenzahngebiet definitiv abgeschlossen waren und die exakte Überführung per Referenzbiss kontrolliert worden war, wurde in einer neuen Sitzung die Oberkieferfront im Bezug zur Seitenzahnrekonstruktion aufgebaut. Mit Komposit wurden die abradierten Inzisalareale rekonstruiert (Abb. 22-18a, b), um eine funktionell adäquate dynamische Okklusion zu ermöglichen (Abb. 22-19 bis 22-20).

Ein abschließender Schutz der Frontzähne und der gesamten Rekonstruktion vor erneutem Bruxismus wird durch eine Oberkieferschutzschiene gewährleistet (Abb. 22-21a–c). Die Abbildungen 22-22a–e zeigen die Situation bei Behandlungsabschluss.

22.2 Rekonstruktion einer FPA im Abrasionsgebiss und konservierende Rekonstruktion der Frontzähne

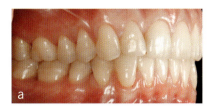
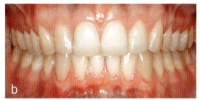
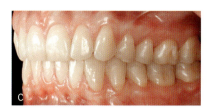
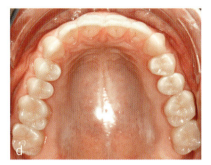
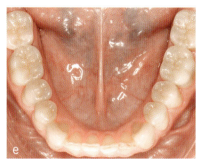

Abb. 22-22a–e Die intraorale Situation bei Behandlungsabschluss.

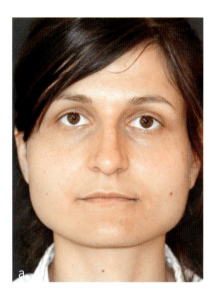
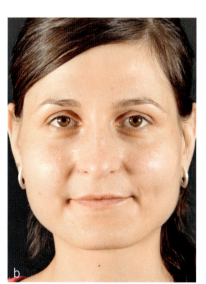

Abb. 22-23a, b Anhand der Porträtbilder ([a] Ausgangssituation, [b] Situation 8 Monate später, bei Abschluss der prothetischen Therapie) ist ein einsetzender Rückgang der Masseterhypertrophie erkennbar. Die Patientin ist seit der okklusalen Therapie beschwerdefrei.

22.3 Prothetische Rekonstruktion einer fehlenden posterioren Abstützung im Abrasionsgebiss mit gleichzeitiger prothetischer Rekonstruktion der Frontzähne

Dieses Patientenbeispiel hat, im Vergleich zum vorherigen, zwei zusätzliche Schwierigkeiten: zum einen eine stärkere Diskrepanz zwischen ursprünglicher und therapeutischer Okklusion und zum anderen die Notwendigkeit zur prothetischen Rekonstruktion der Frontzähne.

Das vorgestellte Verfahren zeigt, wie ein diagnostisches Wax-up zur Orientierung in die prothetische Therapie eingebunden werden kann. Außerdem erfolgt die Rehabilitation in einem Behandlungsablauf. Dafür werden zuerst quadrantenweise nur die Seitenzahnbereiche präpariert und mit Provisorien versorgt. Dann erfolgt die Kieferrelationsbestimmung über stabile Registrate. Erst dann kann die Therapie der Frontzähne erfolgen.

Die Behandlung gliedert sich in drei Schritte:

Schritt 1: Ideale Vorbereitung der Okklusion mit festsitzenden COPA-Onlays
- Überführung der herausnehmbaren in eine fest aufklebbare Schiene
- Reevaluation der okklusalen Therapie

Schritt 2: Dreidimensionale Planung des prothetischen Behandlungsziels im Wax-up
- Wax-up
- Silikonformteile zur Übertragung in ein Mock-up

Schritt 3: Dimensionsgenaue Überführung der therapeutischen Okklusion in das prothetische Behandlungsziel

Behandlung der Seitenzähne
- Kontrolle der fest aufgeklebten Aufbissbehelfe
- Frontaler Referenzbiss
- Abnahme der Schiene einer Seite
- Übertragung des Wax-ups auf Ober- und Unterkieferseite
- Silikonschlüsselherstellung für das Provisorium
- Sanierung der Seitenzähne wie bei einer Quadrantensanierung:
  - Präparation eines Quadranten (z. B. Oberkiefer rechts)
  - konservierende Maßnahmen und Aufbau der zu restaurierenden Zähne mit dentinadhäsivem Material
  - Präparation
- Provisorienherstellung, Ausarbeitung und Abstimmung des Provisoriums mithilfe des frontalen Referenzbisses
- Präparation des kontralateralen oder des antagonistischen Quadranten
- Provisorienherstellung, bis alle Quadranten sicher versorgt und im Bezug zum frontalen Referenzbiss korrekt abgestimmt sind

Kieferrelationsbestimmung mit Zentrikträgern aus Kunststoff
- in getrennter Sitzung ohne Anästhesie

Behandlung der Frontzähne
- Übertragung des Wax-ups als Mock-up auf die Oberkieferfrontzähne
- Behandlung der Frontzähne
  - Abdruck für die Provisorienherstellung über das Mock-up
  - konservierende Maßnahmen
  - abschließende Präparation
  - Provisorienherstellung

Abdrücke, Artikulatormontage, zahntechnische Herstellung, Eingliederung
- Abdrücke Ober- und Unterkiefer
- Arbiträrer Übertragungsbogen, Protrusionsregistrat
oder
Axiografie, kinematische/arbiträre Scharnierachse
- Montage der Modelle auf der Null-Ebene, Kontrolle der Montage und des Vertikalabstandes
- Zahntechnische Anfertigung der Rehabilitation
- Eingliederung
- Oberkieferschutzschiene zum Schutz der Versorgungen

22.3 Rekonstruktion einer FPA im Abrasionsgebiss mit prothetischer Rekonstruktion der Frontzähne

22.3.1 Darstellung am Patientenbeispiel

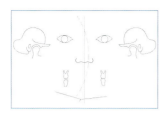

Abb. 22-24

Die Patientin litt an einer okklusionsbedingten CMD durch eine Fehlbisssituation nach umfassender Seitenzahnsanierung vor ca. 15 Jahren. Zentrische Kontakte befanden sich lediglich auf den Zähnen 16/46 und 15/45. Starker Bruxismus hatte zu einem Abrasionsgebiss mit balancierter Okklusion geführt (Abb. 22-25a–k und 22-26a, b). Auch in diesem Fall bestand ein Verlust an Vertikaldimension (Abb. 22-24). Die Patientin klagte über Verspannungen im Bereich der Wirbelsäule (BWS und LWS), Nacken- und Schulterverspannungen mit Taubheitsgefühl im rechten Arm bis in die Finger, Kopfschmerzen, Bewegungseinschränkungen des Kopfes, gelegentliches Druckgefühl auf den Ohren mit Tinnitus und Schwindel sowie Knacken ohne Schmerzen in wechselnder Intensität in beiden Kiefergelenken. Im Vordergrund stand für die Patientin der Bruxismus mit dem Gefühl, keine stimmige Okklusion zu haben.

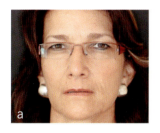
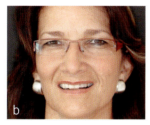
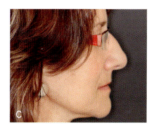
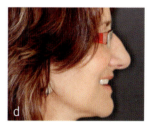

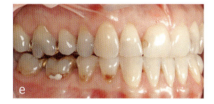
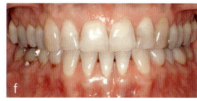
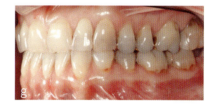

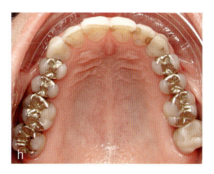
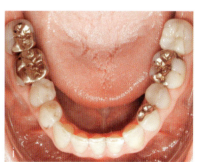

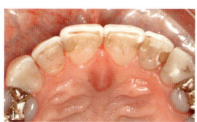
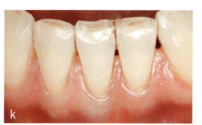

Abb. 22-25a–k Ausgangssituation. Die Frontzähne zeigen deutliche Abrasionen.

KAPITEL 22 Prothetische Behandlung nach der Okklusionsschienentherapie

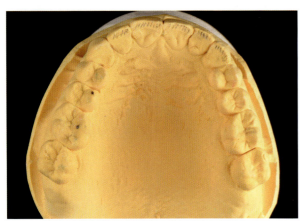 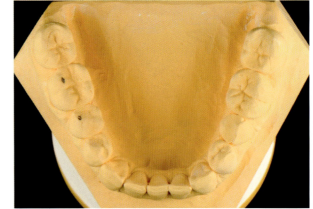

Abb. 22-26a, b Ausgangsmodelle in Aufsicht mit den zentrischen Kontakten lediglich auf 15, 16 zu 45, 46.

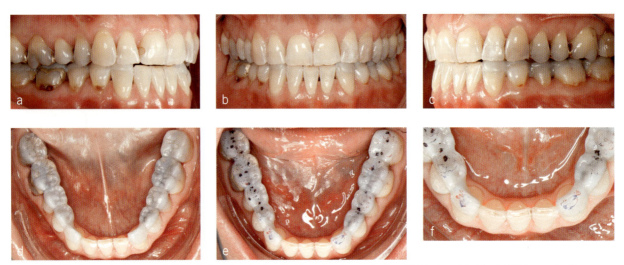

Abb. 22-27 Die aufgeklebten COPA-Onlays in situ (a–d). Kontakte in statischer Okklusion (e). Kontaktführung in Dynamik. Wegen des geringen Overbites war die Protrusion (blau) nur über die Eckzahnbereiche der COPA-Onlays möglich (f).

1. Schritt: Vorbereitung der therapeutischen Okklusion mit fest aufklebbaren COPA-Onlays

Die Funktionsuntersuchung belegte die Diagnose einer okklusionsbedingten CMD. Die primäre okklusale Therapie mit einer herausnehmbaren Schiene wurde mit manuellen und osteopathischen Maßnahmen korreliert. Nach 6 Monaten bestand Beschwerdefreiheit. Für die notwendige prothetische Folgebehandlung wurde auf Basis der herausnehmbaren eine fest aufklebbare Schiene eingegliedert (Abb. 22-27a–f). Dafür wurde die vertikale Dimension abgesenkt und auf das Niveau der späteren prothetischen Rekonstruktion eingestellt.

Schritt 2: Exakte dreidimensionale Planung der prothetischen Rehabilitation im Wax-up

Der notwendige Umfang der zukünftigen Rehabilitation wurde im Wax-up geplant (Abb. 22-28a–e). Eine Rehabilitation der Seitenzähne war bereits aus konservierenden Gründen notwendig. Wegen des geringen Overbites und der Restaurationsnotwendigkeit der Frontzähne wurden diese mit in die prothetische Planung aufgenommen. Eine Rekonstruktion der Front mit Komposit kam wegen des Behandlungsumfanges nicht infrage.

Silikonformteile ermöglichen die Übertragung des Wax-ups in ein Mock-up (Abb. 22-29a, b).

22.3 Rekonstruktion einer FPA im Abrasionsgebiss mit prothetischer Rekonstruktion der Frontzähne

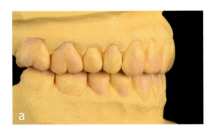
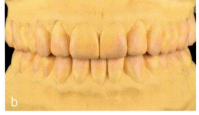
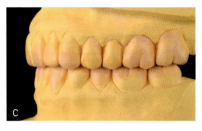

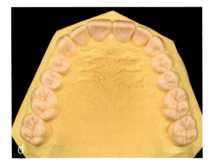
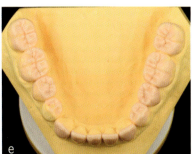

Abb. 22-28a–e Für das Ober- und Unterkiefer-Wax-up wird ein neues Modellpaar in therapeutischer Kieferrelation in den Artikulator montiert. Mit dem Wax-up kann sowohl die funktionelle als auch die ästhetische Planung durchgeführt werden.

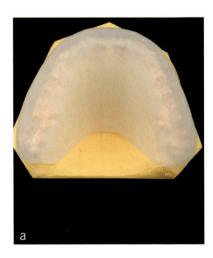
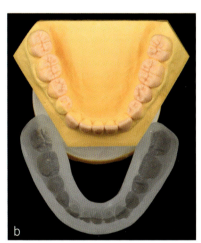

Abb. 22-29a, b Zur Übertragung des Wax-ups in ein Mock-up werden Silikonformteile hergestellt.

Schritt 3: Überführung der therapeutischen Okklusion in das prothetische Behandlungsziel

Die therapeutische Okklusion wird überprüft und gegebenenfalls nachkorrigiert (Abb. 22-30a, b). Dann wird ein neuer frontaler Referenzbiss in Übereinstimmung mit der therapeutischen Okklusion erstellt (s. Abschnitt 22.2).

Die fest aufklebbare Schiene im Unterkiefer rechts kann abgenommen werden (Abb. 22-31a, b). Das Ausmaß an fehlender Abstützung wird erkennbar (Abb. 22-31c).

Mit den Silikonformteilen wird das Wax-up als Mock-up mit dem Material Luxatemp (DMG, Hamburg) auf die Seitenzahnbereiche übertragen (Abb. 22-32a, b). Die Unterkieferschablone wird geteilt, da die Okklusionsschiene links verbleibt (Abb. 22-33a). Die Zähne werden punktuell zur Verbesserung der Haftung angeätzt (5 s).

Die Okklusion wird in Abstimmung mit dem frontalen Referenzbiss überprüft und korrigiert. Nach Übereinstimmung wird ein Silikonschlüssel für die Provisorienherstellung angefertigt (Abb. 22-34a–c).

KAPITEL 22 Prothetische Behandlung nach der Okklusionsschienentherapie

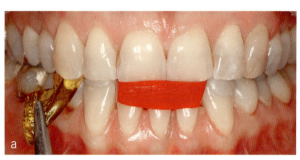 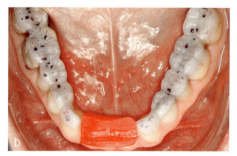

Abb. 22-30a, b Frontaler Referenzbiss in Übereinstimmung mit der therapeutischen Ausgangssituation.

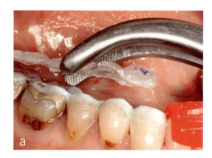 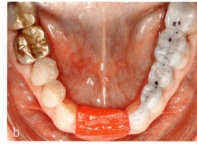 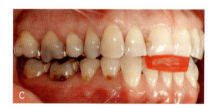

Abb. 22-31a–c Abnahme des COPA-Onlays im rechten Unterkiefer rechts. Die Okklusionsschiene links verbleibt.

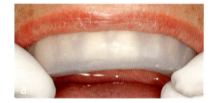 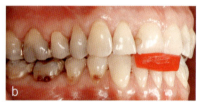

Abb. 22-32a, b Übertragung des Wax-ups als Mock-up auf den Oberkieferzahnbereich.

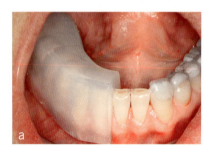 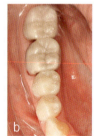

Abb. 22-33a, b Übertragung des Wax-ups auf den Unterkieferseitenzahnbereich. Das Silikonformteil muss im Unterkiefer geteilt werden, da der kontralaterale Anteil der Schiene verbleibt.

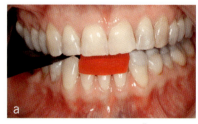 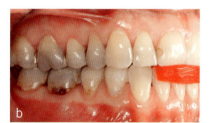 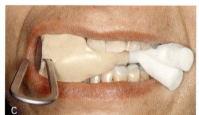

Abb. 22-34a–c Okklusale Überprüfung des Mock-ups (a), bis eine Übereinstimmung mit dem frontalen Referenzbiss und der kontralateralen Seite erreicht ist (b). Dann wird ein Silikonschlüssel für die spätere Provisorienherstellung über das Mock-up genommen (c).

22.3 Rekonstruktion einer FPA im Abrasionsgebiss mit prothetischer Rekonstruktion der Frontzähne

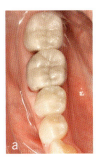 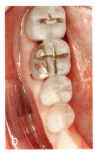 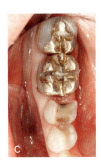 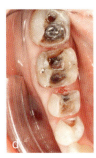 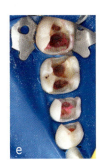 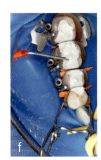

Abb. 22-35a–f Phasen der Rehabilitation im rechten Unterkiefer-Quadranten.

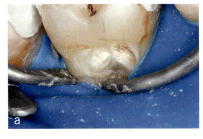 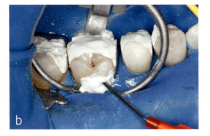

Abb. 22-36a, b Als Aufbaumaterial wird im Seitenzahnbereich schneeweißes dentinadhäsives X-acto Core (George Dental, Ostbevern) verwendet.

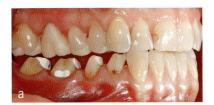 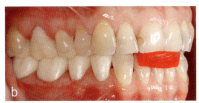 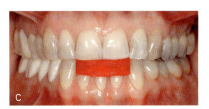

Abb. 22-37a–c (a) Abgeschlossene Präparation des 4. Quadranten; (b, c) funktionsgerechte Provisorien mit Silikonschlüssel erstellt und auf die therapeutische Okklusion ausgerichtet.

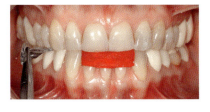

Abb. 22-38 Abschließend sind alle Seitenzähne mit Provisorien versorgt. Die Okklusion ist präzise mit dem Referenzbiss abgestimmt. Die therapeutische Ausgangslage wurde beibehalten.

Die Seitenzähne werden quadrantenweise restaurativ behandelt. Die Präparation erfolgt in Orientierung zum Mock-up und zum Gegenkiefer im direkten Bezug zur definitiven prothetischen Rekonstruktion. Der Behandler hat sozusagen das Behandlungsziel stets „vor Augen" (Abb. 22-35 bis 22-37a).

Nach abgeschlossener Präparation eines Quadranten wird mit dem Silikonschlüssel und in Abstimmung mit dem frontalen Referenzbiss das Provisorium zur korrekten Abstützung der Stützzone angefertigt (Abb. 22-37b-c; s. auch Kapitel 21.1).

Die Präparation und Provisorienherstellung erfolgt jeweils gegen den mit dem Mock-up versehenen unpräparierten bzw. den mit Provisorium versorgten Gegenkiefer. Eine Okklusionskontrolle findet jeweils mit dem frontalen Referenzbiss statt. Bei sorgfältigem quadrantenweisem Vorgehen sind schließlich alle Seitenzähne dimensionsgenau präpariert und provisorisch versorgt, ohne dass die therapeutische Ausgangssituation verloren gegangen ist (Abb. 22-38).

KAPITEL 22 Prothetische Behandlung nach der Okklusionsschienentherapie

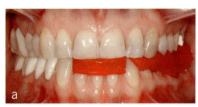 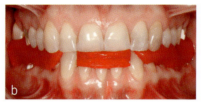 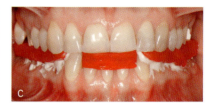

Abb. 22-39a–c Phasen der Registratträger-Herstellung (s. Kap. 21.1)

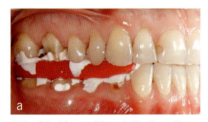 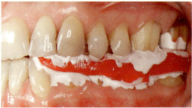

Abb. 22-40a–c Die mit Steffens Zement (Steffens-Chemie, Gräfelfing) aufzementierten, okklusal korrigierten und wiederum mit Steffens Zement verfeinerten Kunststoffträger aus Pattern Resin (GC, München) (s. Kap. 21.1)

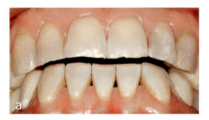 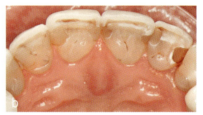

Abb. 22-41a–c In der therapeutischen Ausgangslage werden der Substanzverlust und die erforderliche Rekonstruktion der Schneidezähne für eine regelrechte Frontführung deutlich.

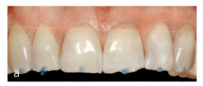 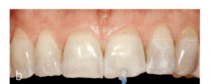 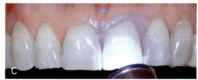

Abb. 22-42a–c Punktuelle Ätzungen (5 s) (a), Bonding (b) und Lichtpolymerisation der Frontzähne (c), um ein Verkleben des Mock-up-Materials auf den Zahnflächen zu erreichen.

Registrate in therapeutischer Ausgangssituation (s. Kap. 21.1)

In einem separaten Termin erfolgt die Registratherstellung ohne Anästhesie. Die Registratträger werden seitenweise und unter steter Abstimmung mit dem frontalen Referenzbiss hergestellt (Abb. 22-39a–c und 22-40a–c).

Restaurative Maßnahmen an der Front

Nach Sicherung der therapeutischen Okklusion über stabile, passgenaue Provisorien und Registrate kann die Behandlung der Front erfolgen (Abb. 22-41a–c bis 22-49a).

Die Oberkiefer Frontzähne werden mit Luxatemp (DMG, Hamburg) und dem Silikon-Formteil des

22.3 Rekonstruktion einer FPA im Abrasionsgebiss mit prothetischer Rekonstruktion der Frontzähne

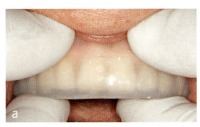 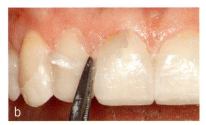 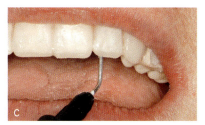

Abb. 22-43a–c Überführung des Materials Luxatemp (DMG) als Mock-up mit Silikonformteil (a). Entfernung der Pressfahnen (b). Korrekturen mit lichthärtendem und dünnflüssigem Flow-Material (c).

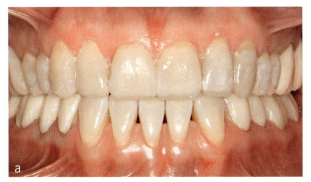 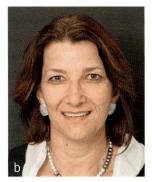 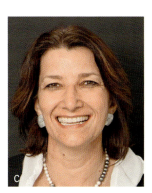

Abb. 22-44a–c Funktionelle und ästhetische Analyse des Mock-up.

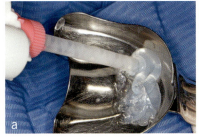 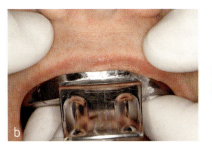 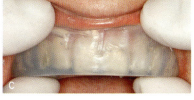

Abb. 22-45a–c Überabformung mit transparentem Silikon für die Provisorienherstellung. Es wird ein glatter, randloser Abdrucklöffel verwendet (a, b), der das ausgehärtete Silikonformteil freigibt (c).

Wax-up diagnostisch rekonstruiert. Die Abbildungen 22-42a–c bis 22-43a–c zeigen den Behandlungsverlauf. Funktionalität und Ästhetik werden gemeinsam mit dem Patienten überprüft (Abb. 22-44a–c).

Nach Abschluss der Korrekturen wird die Zahnform durch Überabformung mit einem transparenten Silikon konserviert (Abb. 22-45a–c). Diese ist gleichzeitig Orientierung bei der Präparation im Bezug auf die vorgesehene prothetische Rehabilitation.

Das transparente Silikonformteil dient gleichzeitig als Formvorlage und für die spätere Provisorienherstellung.

KAPITEL 22 Prothetische Behandlung nach der Okklusionsschienentherapie

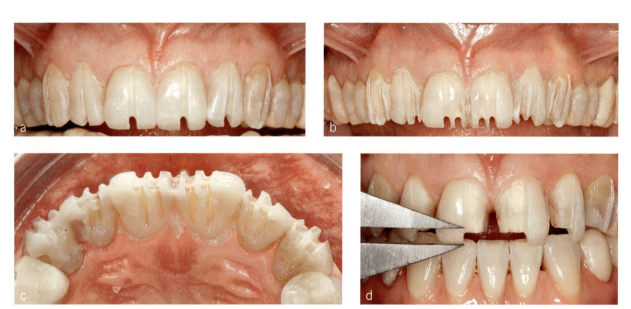

Abb. 22-46a–d Phasen der Präparation durch das Mock-up hindurch: Tiefenmarkierungen (a–c) und halbseitiges Beschleifen (d) sorgen für eine gezielte, am Ergebnis orientierte Präparation.

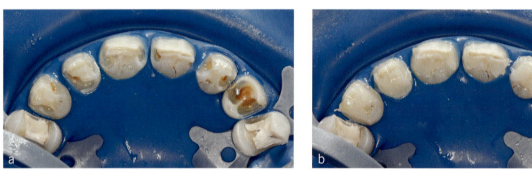

Abb. 22-47a, b Dentinadhäsive Aufbauten aus zahnfarbenem Komposit.

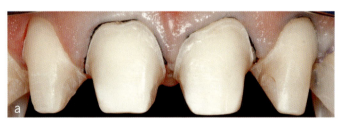

Abb. 22-48a, b Abgeschlossene Präparation. Die Ränder verlaufen für die vorgesehenen adhäsiven Empress®-Restaurationen paramarginal.

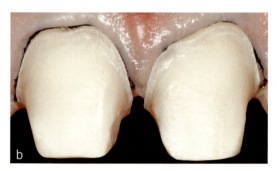

22.3 Rekonstruktion einer FPA im Abrasionsgebiss mit prothetischer Rekonstruktion der Frontzähne

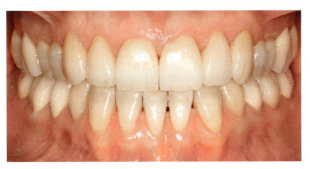

Abb. 22-49a Situation nach kompletter provisorischer Versorgung. Die temporären Frontzahnrestaurationen wurden wegen des ästhetischen Effektes aus Luxatemp (DMG, Hamburg) hergestellt.

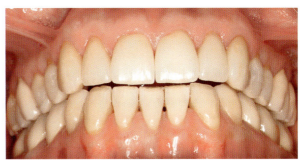

Abb. 22-49b Bei der Ansicht von kaudal ist die immer noch große inzisale Stufe zu erkennen, die eine Rekonstruktion der Unterkiefer Schneidezähne zugunsten einer funktionsgerechten dynamischen Okklusion notwendig macht.

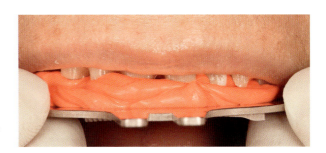

Abb. 22-50 Vorbereitung der Bissgabel über die Stumpfsituation, für die spätere Oberkiefer-Montage.

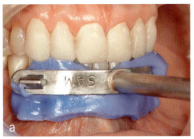
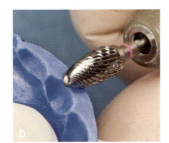
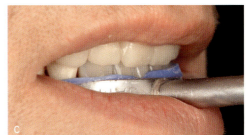

Abb. 22-51a–c Individualisierung des parokklusalen Löffels mit Luxabite (DMG, Hamburg) und Aufklebung auf die Unterkiefer-Front zur Aufnahme des Registrierbogens.

Die Präparation erfolgt wiederum durch das Mock-up hindurch (Abb. 22-46a–d). Für eine dimensionsgenaue, am Endergebnis orientierte Präparation sind Tiefenmarkierungen sehr hilfreich. Außerdem wird zunächst nur jeweils die mesiale Zahnhälfte beschliffen. Erst wenn die mesiale Hälfte aller zu präparierenden Frontzähne fertig beschliffen ist, beginnt man mit der zweiten Hälfte und reduziert die erste Hälfte nicht weiter[332] (Abb. 22-46a–d).

Nach der orientierenden Präparation und dem Exkavieren werden die Kavitäten mit zahnfarbenem Komposit aufgebaut (Abb. 22-47a, b). Die Präparationen können unter Dimensionskontrolle durch das transparente Silikonformteil abgeschlossen werden (Abb. 22-45c).

Abschließend werden die Provisorien mit dem gleichen Formteil aus Luxatemp (DMG, Hamburg) hergestellt (Abb. 22-49a).

Abformungen, Sägemodelle, Axiografie, Montage, Artikulatorprogrammierung

Anschließend können die Abformungen der Ober- und Unterkieferpräparationen durchgeführt werden.

Die gelenkbezügliche Oberkiefermontage und individuelle Artikulatorprogrammierung erfolgte mit dem AXIOQUICK® System (SAM Präzisionstechnik, Gauting bei München) (s. Kap. 15.6). Die Abbildungen 22-50 bis 22-53 zeigen das Behandlungsvorgehen.

KAPITEL 22 Prothetische Behandlung nach der Okklusionsschienentherapie

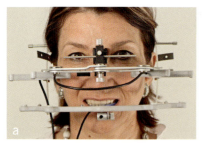 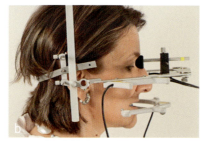 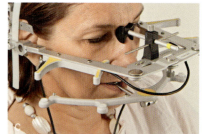

Abb. 22-52a–c Axiografie zur Erfassung der Kiefergelenkkoordinaten.

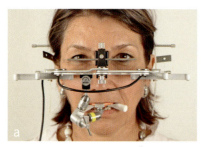 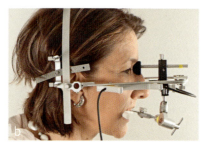 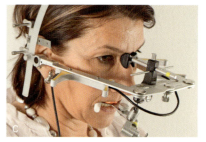

Abb. 22-53a–c Arbiträre Übertragung mit dem gleichen System. Der untere Bogen wird abgenommen und durch Kupplungsstück und vorbereitete Bissgabel ersetzt.

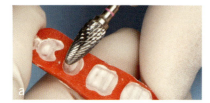 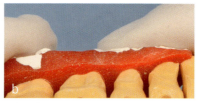 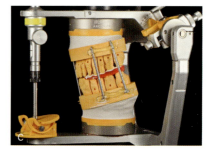

Abb. 22-54a–c Aufpassung der Registrate (a, b). Verschlüsselte Modelle im Artikulator. Stützstift = 0. Der Artikulator wird nach den Axiografiewerten programmiert (c).

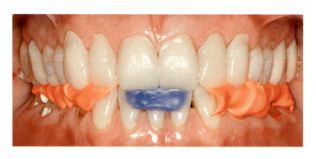

Abb. 22-55 Orientierung der Provisorienversorgung im Bezug zu den Präparationen. Registriervorgang mit frontalem Referenzbiss und Okklusionssilikon nach Abnahme der Unterkiefer-Seitenzahnprovisorien.

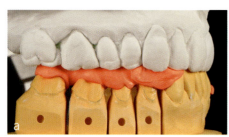 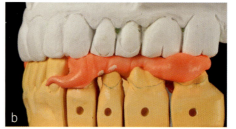 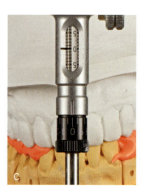

Abb. 22-56a–c Das Oberkiefersituationsmodell wird in Relation zum Unterkiefersägemodell montiert. Dies ermöglicht eine Anfertigung der zahntechnischen Arbeit in direkter Orientierung zur aktuellen provisorischen Versorgung.

22.3 Rekonstruktion einer FPA im Abrasionsgebiss mit prothetischer Rekonstruktion der Frontzähne

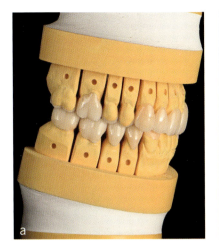
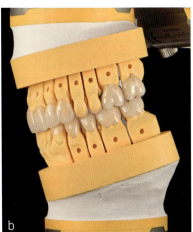

Abb. 22-57a, b Die fertige Restauration im Artikulator (Dentallabor Manfred Läkamp, Ostbevern).

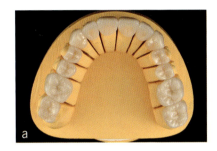
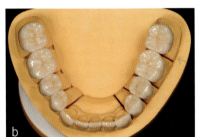

Abb. 22-58a, b Die fertige Restauration in der Aufsicht (Dentallabor Manfred Läkamp, Ostbevern).

Das Oberkiefermodell kann montiert werden. Die Registrate werden aufgepasst (Abb. 22-54a–b) und die Modelle verschlüsselt (Abb. 22-54c). Die Montage des Unterkiefermodells wird bei großem Abstand zur Sockelplatte zweizeitig durchgeführt.

Herstellung der zahntechnischen Restauration im Bezug zum geplanten Behandlungsziel

Die Herstellung der zahntechnischen Arbeit wird in enger Anlehnung an das Wax-up bzw. die provisorische Versorgung angefertigt. Nach Abschluss aller Präparationsmaßnahmen und funktionsgerechter Eingliederung aller Provisorien wird ein Alginatabdruck über die Oberkiefersituation genommen. Danach okkludiert der Patient mit eingesetzten Provisorien. Nach Isolierung der Oberkieferfront wird ein frontaler Referenzbiss durch Aufspritzen von Luxabite (DMG, Hamburg) auf die unteren Inzisiven gefertigt (Abb. 22-55). Für optimalen Halt sollten die Inzisiven minimal geätzt, gebondet und lichtpolymerisiert werden. Nach Aushärtung des Materials und Überprüfung der Übereinstimmung mit der Okklusion entnimmt man die Provisorien der Unterkieferseitenzahnbereiche und belegt die präparierten Zähne mit einem Kartuschen-Okklusionssilikon (z. B. Stonebite, Dreve Dentamid, Unna). Der Patient okkludiert bis zum Aushärten in den frontalen Referenzbiss (Abb. 22-56a, b).

Mithilfe dieser Registrate wird das Oberkiefersituationsmodell auf das Unterkiefersägemodell montiert (Abb. 22-56c). Dieses Modell gibt eine präzise Orientierung zur aktuellen provisorischen Versorgung. Mithilfe von Silikonformteilen ist eine dimensionsgenaue Überführung der provisorischen Versorgung in die definitive prothetische Rekonstruktion möglich.

Alle adhäsiven Restaurationen werden möglichst unter Kofferdam eingeklebt (Abb. 22-60a–d). Zementierbare Restaurationen werden zunächst provisorisch eingegliedert. Beim definitiven Eingliedern sollten maximal zwei Teile gleichzeitig zementiert werden (Abb. 22-61a, b).

KAPITEL 22 Prothetische Behandlung nach der Okklusionsschienentherapie

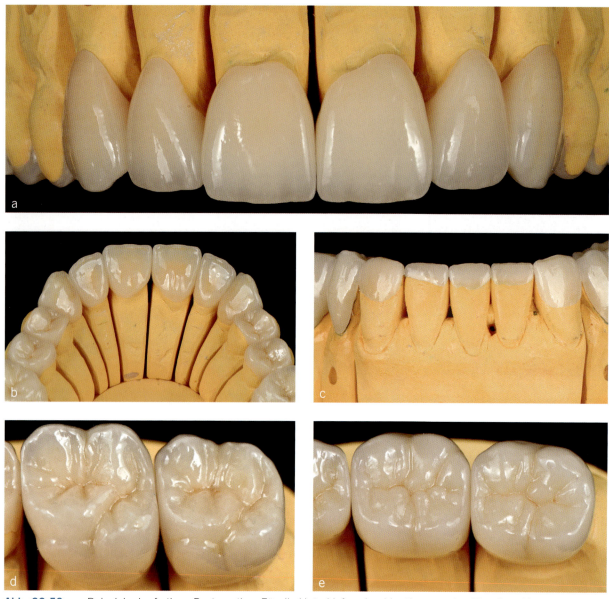

Abb. 22-59a–e Beispiele der fertigen Restauration. Für die Unterkieferschneidezähne wurden Non-Prep-Veneers angefertigt (Dentallabor Manfred Läkamp, Ostbevern). Verwendete Materialien: Ober- und Unterkieferfront: IPS Empress (Ivoclar Vivadent, Ellwangen); Teilkronen im Seitenzahngebiet: IPS e.max (Ivoclar Vivadent, Ellwangen); Kronen im Seitenzahngebiet: Verblendmetallkeramik VMK Master (Vita, Säckingen).

Nach der Eingliederung erfolgt die erste okklusale Kontrolle und Korrektur nach einer Woche. Die statischen Kontakte werden mit schwarzer Okklusionsfolie (10 µm) markiert, die Latero- und Mediotrusion in Rot, die Protrusion in Blau (Abb. 22-62a). Balancen sind unbedingt zu beseitigen (Abb. 22-62b).

Die Abbildungen 22-63a–c bis 22-66a–c zeigen die abschließende Rehabilitation der dynamischen und statischen Okklusion. Zum Schutz der Restauration wurde eine Oberkieferschutzschiene mit interferenzfreier Führung über die Frontzähne angefertigt (Abb. 22-67a, b).

22.3 Rekonstruktion einer FPA im Abrasionsgebiss mit prothetischer Rekonstruktion der Frontzähne

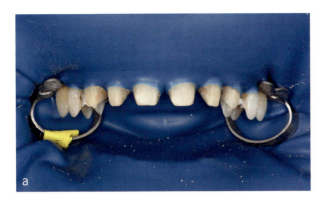
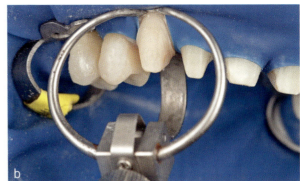
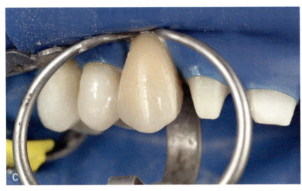
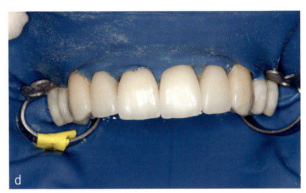

Abb. 22-60a–d Das Einkleben der Restaurationen erfolgt unter Kofferdam.

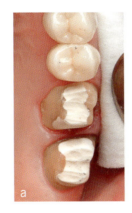
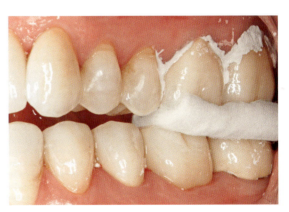

Abb. 22-61a, b Beim definitiven Zementieren sollten nicht mehr als zwei Kronen gleichzeitig eingegliedert werden.

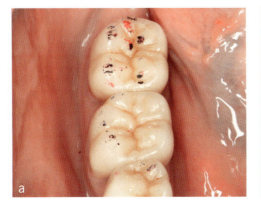
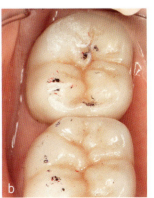

Abb. 22-62a, b Balancen, wie die rot markierte Mediotrusionsfacette (a), sind unbedingt zu beseitigen (b), insbesondere bei Patienten, die in der Vergangenheit stark gebruxt haben.

KAPITEL 22 Prothetische Behandlung nach der Okklusionsschienentherapie

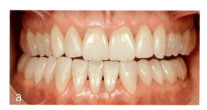
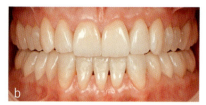
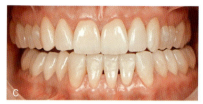

Abb. 22-63a–c Die dynamische Rehabilitation mit funktionsgerechter Führung über die Frontzähne.

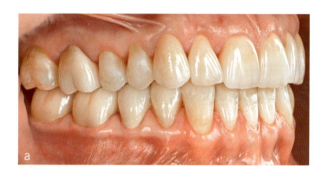
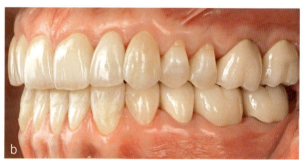
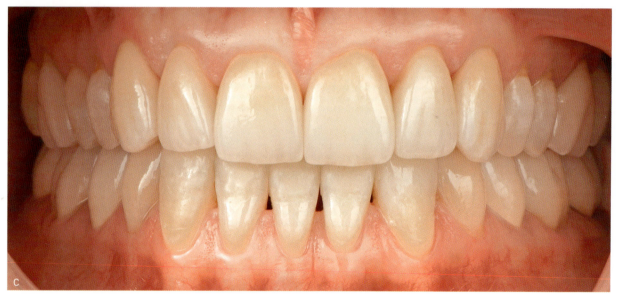

Abb. 22-64a–c Die Rehabilitation der statischen Okklusion.

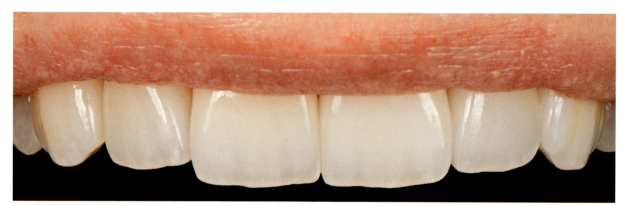

Abb. 22-65 Die funktionelle Rehabilitation soll sich auch ästhetisch korrekt in die Umgebung einfügen.

22.3 Rekonstruktion einer FPA im Abrasionsgebiss mit prothetischer Rekonstruktion der Frontzähne

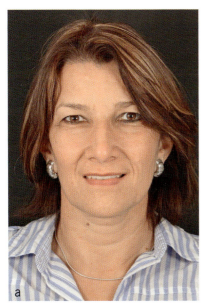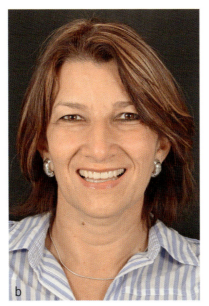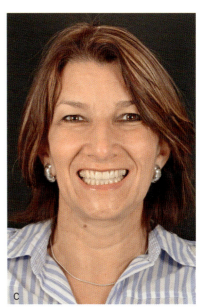

Abb. 22-66a–c Die Patientin ist seit der interdisziplinären Therapie beschwerdefrei.

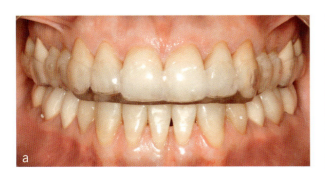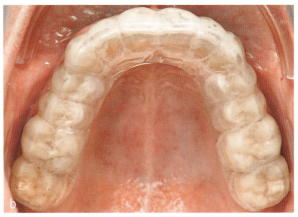

Abb. 22-67a, b Eine Oberkieferschiene schützt die Restaurationen vor Überlastung und vor erneuter bruxistischer Aktivität.

22.4 Prothetische Rekonstruktion einer fehlenden posterioren Abstützung mit implantatbasiertem Aufbau der Stützzonen

Am folgenden Patientenbeispiel wird die Rehabilitation mit festsitzenden Versorgungen bei fehlenden Stützzonen dargestellt. Hier sind zuerst Implantate zu inserieren, bevor die okklusale Therapie durchgeführt werden kann.

22.4.1 Darstellung am Patientenbeispiel

Die etwa 60-jährige Patientin litt an Kopfschmerzen, Kiefergelenkkrepitation und Beschwerden im Bereich der Hals- und Lendenwirbelsäule. Eine inadäquate teilprothetische Versorgung hatte zu einem erheblichen Knochenverlust im Oberkiefer- und linken Unterkieferseitenzahnbereich geführt. Der allgemeine Verlust an Vertikaldimension ist an den Abrasionen der Frontzähne ersichtlich (Abb. 22-68a, b).

Aufgrund der erheblich vorgeschädigten Pfeiler kam ein Wiederaufbau der Stützzonen mittels teilprothetischer Versorgungen nicht infrage. Wegen der CMD-Problematik wurde, trotz des erheblichen Knochenverlustes, eine festsitzende Lösung mit Implantaten favorisiert. Die Funktionstherapie konnte erst mit belastbaren Implantaten beginnen. Die gesamte Behandlung dauerte etwa 2 Jahre.

Sechs Monate nach beidseitiger Sinusbodenaugmentation erfolgten die Implantationen im Ober- und Unterkiefer. Die gleichzeitige Insertion temporärer Implantate in den Oberkiefer-Seitenzahngebieten (Abb. 22-69) wurde für eine provisorische Versorgung aus ästhetischen Gründen durchgeführt, weil die klammergehaltene Modellgussprothese nach Implantation nicht mehr weiterverwendet wurde, um Fehlbelastungen der Implantate zu vermeiden. Eine provisorische Versorgung auf temporären Fixturen beugt der Traumatisierung frisch gesetzter Implantate vor (Implantatchirurgie: Dr. Dr. Knut Schuppan, Köln).

Nach weiteren 6 Monaten konnten die Implantate freigelegt und belastet werden. Die Implantatabformung erfolgte mit offener Abformtechnik (Abb. 22-71a, b bis 22-72a, b).

Die zahntechnische Arbeit umfasste die Anfertigung der definitiven Abutments (Abb. 22-74a, b), darauf passende Langzeitprovisorien aus Kunststoff (Abb. 22-76a) sowie bereits die Gerüste für die definitive prothetische Versorgung (Abb. 22-75a, b).

Die okklusale Funktionstherapie setzte mit Eingliederung der Langzeitprovisorien ein. In Abstimmung mit dem muskuloskelettalen System wurde die horizontale und vertikale Dimension über die Seitenzahnprovisorien eingestellt (Abb. 22-76b, c). Entsprechend der okklusalen Therapie mit Aufbissbehelfen erfolgten jeweils nach manualmedizinischer Begleitbehandlung Korrekturen an der therapeutischen Kieferrelation.

Nach 3 Monaten war die Patientin nahezu beschwerdefrei. Über einen frontalen Referenzbiss (s. Kap. 21.1) konnte die erreichte therapeutische

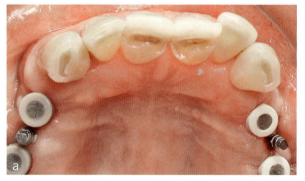
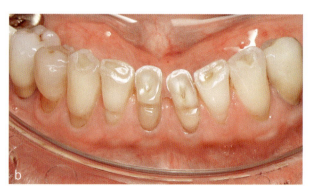

Abb. 22-68a, b Der Zahnhartsubstanzverlust der oberen und unteren Inzisiven macht das Ausmaß an Vertikalverlust durch die fehlenden Stützzonen deutlich.

22.4 Rekonstruktion einer FPA mit implantatbasiertem Aufbau der Stützzonen

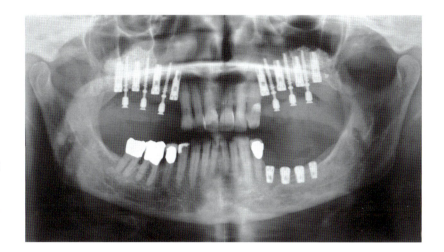

Abb. 22-69 Situation mit beidseitigen Sinusbodenaugmentationen und Implantatinsertionen im Ober- und Unterkiefer mit temporären Fixturen im Oberkiefer für den provisorischen Sofortersatz. (Implantatchirurgie: Dr. Dr. Knut Schuppan, Köln)

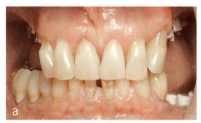 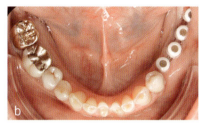 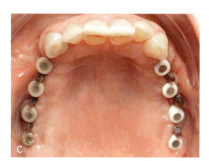

Abb. 22-70a–c Intraorale Situation zu Beginn der funktionstherapeutischen Behandlung.

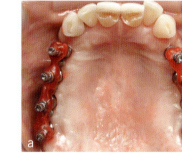 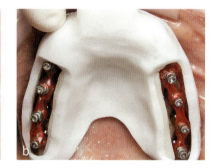

Abb. 22-71a, b Fixierung der Abformpfosten untereinander. Anpassung des individuellen Löffels.

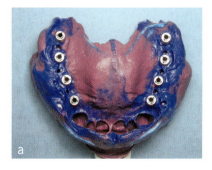 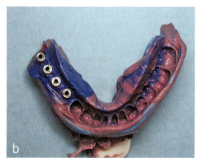

Abb. 22-72a, b Abformung mit gummielastischen Abformmaterialien (Permadyne/Impregum, 3M Espe, Seefeld).

KAPITEL 22 Prothetische Behandlung nach der Okklusionsschienentherapie

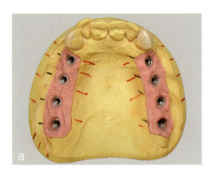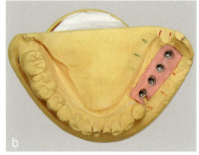

Abb. 22-73a, b Die Implantatmodelle.

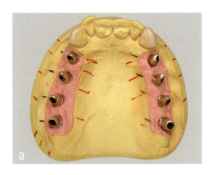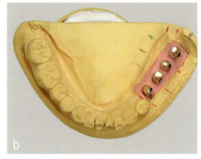

Abb. 22-74a, b Aufgeschraubte Abutments.

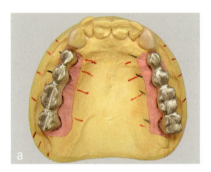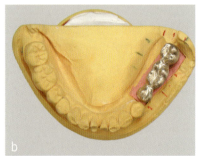

Abb. 22-75a, b Metallgerüste auf den Abutments.

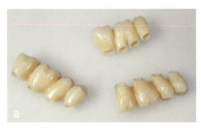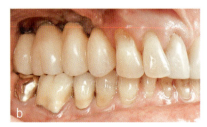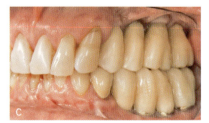

Abb. 22-76a–c Langzeitprovisorien aus Kunststoff, passend auf den definitiven Abutments.

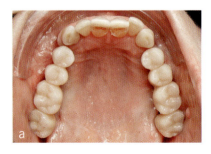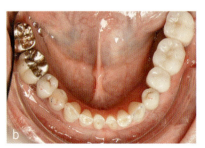

Abb. 22-77a, b Eingegliederte Langzeitprovisorien auf den definitiven Abutments.

22.4 Rekonstruktion einer FPA mit implantatbasiertem Aufbau der Stützzonen

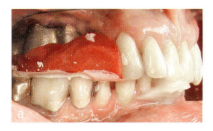 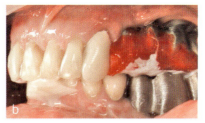 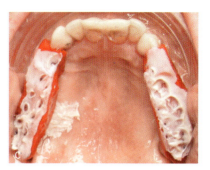

Abb. 22-78a–c Kieferrelationsbestimmung mit den Metallgerüsten für die definitive Rehabilitation.

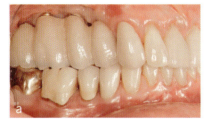 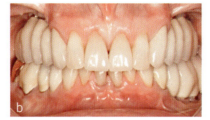 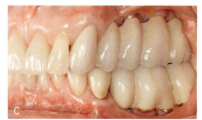

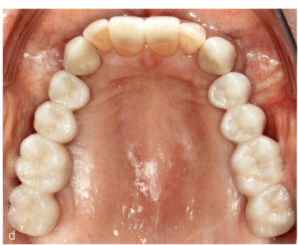 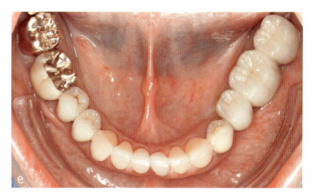

Abb. 22-79a–e Das Behandlungsergebnis der definitiven Prothetik. Der erhebliche Verlust an Alveolarfortsatzhöhe wird an der Länge der Implantatgetragenen Versorgungen sichtbar.

Bissposition eins zu eins in die definitive Restauration übertragen werden. Die Kieferrelationsbestimmung erfolgte mit den bereits fertiggestellten Gerüsten. Nachdem die Langzeitprovisorien seitenweise abgenommen worden waren, wurden die Gerüste auf die Abutments aufgesetzt und die Registrierung in der bereits beschriebenen Weise (s. Kap. 21.1) mit Pattern Resin und Steffens Zement durchgeführt (Abb. 22-78a–c).

Nach Abschluss der Kieferrelationsbestimmung konnten die oberen und unteren Frontzahnbereiche behandelt werden (Abb. 22-79b). Die Abbildungen 22-79a–e und 22-80a, b zeigen das intraorale und röntgenologische Behandlungsergebnis. Heute würde die prothetische Rekonstruktion metallfrei aus Zirkonoxidkeramik hergestellt.

Die außergewöhnlich langen Zahnachsen auf z. T. sehr kurzen Implantaten waren Anlass, die Vertikaldimension nicht weiter zu erhöhen (Abb. 22-79a–c und 22-80b). Die Versorgung wird seit Jahren unproblematisch getragen. Die Patientin befindet sich in engem Prophylaxe- und funktionsdiagnostischem Recall.

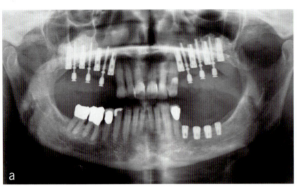 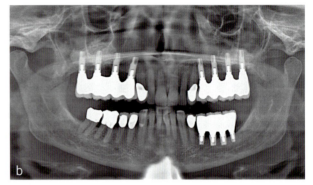

Abb. 22-80a, b Ausgangssituation und Abschluss der prothetischen Rehabilitation im OPG.

22.5 CMD-Therapie in der Totalprothetik

Auch in der Totalprothetik können okklusale Ursachen für Störungen im kraniomandibulären und muskuloskelettalen System vorliegen. Häufigste Gründe sind die inkorrekt eingestellte horizontale und vertikale Dimension oder stark abgenutzte und abradierte Kauflächen der Kunststoffzähne.

Bei der Therapie wird nach dem gleichen diagnostischen Konzept vorgegangen. Am Anfang steht immer die beschriebene Funktionsuntersuchung unter Einbeziehung des muskuloskelettalen Systems.

Während in der Teilprothetik häufig noch mit Okklusionsschienen zur Okklusionskorrektur gearbeitet werden kann, ist dies in der Totalprothetik nicht möglich. Deshalb sollen hier einige wesentliche Aspekte der Funktionstherapie in der Totalprothetik aufgezeigt werden.

Es erweist sich als ideal, die Totalprothesen in Anlehnung an das von Gutowski eingeführte Konzept herzustellen[332]. Grundlagen sind die folgenden:

1. Die Erfassung der Schleimhautverhältnisse erfolgt durch einen ersten und zweiten Funktionsabdruck, mit dem Ziel, saugende Ober- und Unterkieferprothesen zu erreichen.

2. Um eine präzise Kieferrelationsbestimmung durchführen zu können, sind saugende Schablonen mit Kunststoffwällen von Vorteil. Diese sollten im Artikulator schon so genau wie möglich vorbereitet werden (Abb. 22-82a, b; 22-83a, b). Die vertikale Dimension wird in Abstimmung mit dem muskuloskelettalen System ermittelt. Mithilfe der Schablonen kann das muskuloskelettale System in die Diagnostik einbezogen werden, sodass die ideale vertikale und horizontale Dimension bestimmt werden kann.

3. Nach Festlegung der Kieferrelation werden die Schablonen zur Erfassung der individuellen Ästhetik und Phonetik umgearbeitet und dann in die Aufstellung übertragen.

4. Um eine gleichmäßige statische und nicht balancierte dynamische Okklusion zu erreichen, sollte eine Eckzahnführung angestrebt werden. Die Aufstellung der Zähne im Seitenzahnbereich darf nur bis zum 1. Molaren reichen. Die Spee-Kurve sollte möglichst flach gehalten werden (Abb. 22-84a–c; 22-85a, b).

5. Abschließend ist es unerlässlich die Totalprothesen im Artikulator zu remontieren, möglichst nach manualtherapeutischer Vorbehandlung.

22.5 CMD-Therapie in der Totalprothetik

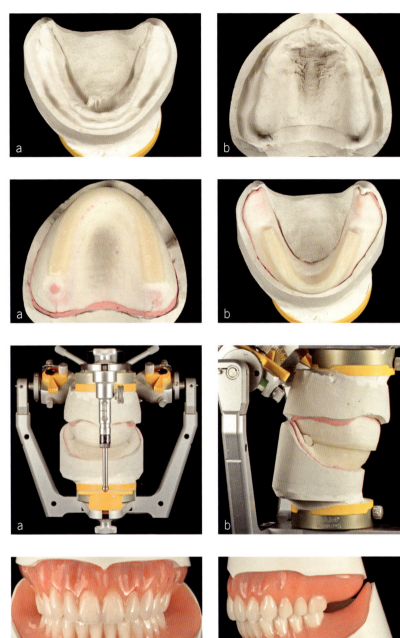

Abb. 22-81a, b Modelle der zahnlosen Ober- und Unterkiefer.

Abb. 22-82a, b Ausdehnung der Kunststoffwälle auf den Ober- und Unterkieferschablonen.

Abb. 22-83a, b Ausrichtung der Schablonen zur Kieferrelationsbestimmung im Artikulator.

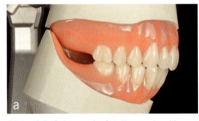

Abb. 22-84a–c Aufstellung der Kunststoffzähne bis zum 1. Molaren mit flacher Spee-Kurve.

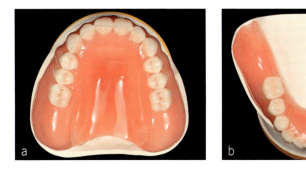

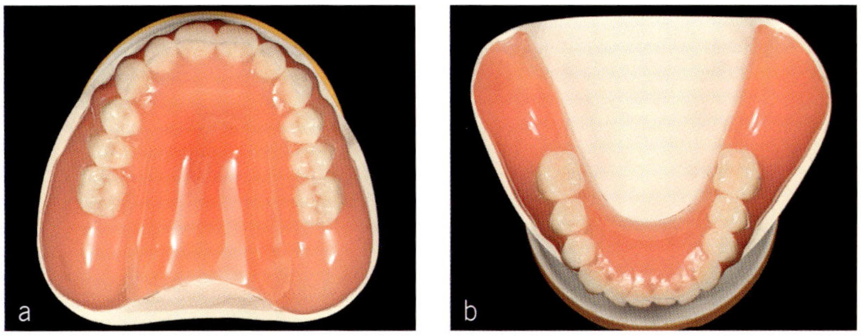

Abb. 22-85a, b Fertig aufgestellte Zähne im Ober- und Unterkiefer in der Aufsicht.

KAPITEL 22 Prothetische Behandlung nach der Okklusionsschienentherapie

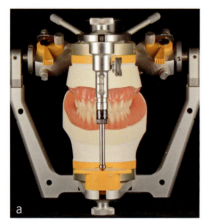 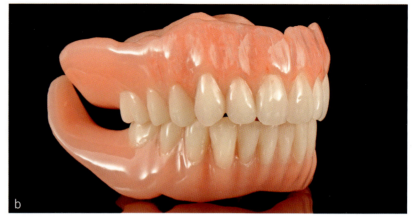

Abb. 22-86a, b Fertige und remontierte Totalprothesen (Dentallabor Manfred Läkamp, Ostbevern).

KAPITEL 23

Einschleiftherapie

Einschleifmaßnahmen sind bei zentrischer und/oder exzentrischer Supraokklusion indiziert.

Das Einschleifen der statischen und dynamischen Okklusion im natürlichen Gebiss ist eine invasive Maßnahme, bei der gegebenenfalls gesunde Zahnsubstanz entfernt wird. Das Einschleifen der statischen Okklusion führt zur Reduktion der Vertikaldimension.

Aus diesem Grunde sind irreversible subtraktive Maßnahmen im Sinne eines systematischen Einschleifens, insbesondere bei natürlichen Zähnen, nur dann indiziert, wenn durch eine vorangegangene Funktionsanalyse und eine darauf beruhende reversible initiale okklusale Therapie mittels Okklusionsschiene nachgewiesen wurde, dass die Okklusion als ätiologischer Faktor wirkt und ein Okklusionsausgleich zur Besserung des Beschwerdebildes bzw. der Befundlage beiträgt[457].

Ziel einer Einschleifmaßnahme ist eine physiologische Höcker-Fossa-Beziehung. Die dynamische Okklusion soll bilateral Front-Eckzahn-geführt sein. Vor jedem Einschleifen muss die Frage geklärt werden, ob nicht eine restaurative, prothetische und/oder kieferorthopädische Therapie sinnvoll ist. Entscheidend ist die klinische Funktionsuntersuchung, die uns sagt, ob nicht der vermeintliche Suprakontakt die letzte bestehende korrekte vertikale Abstützung ist, die auf keinen Fall reduziert werden darf.

23.1 Einschleifen am Modell

Modelle aus Hartgips Klasse IV werden für das Einschleifen schädelbezüglich und mittels Kieferrelationsbestimmung in einen Artikulator (z. B. SAM-Mittelwertartikulator, montiert (s. Kap. 15.5.3).

Das Probeeinschleifen gliedert sich nach Freesmeyer in drei Abschnitte[458]:
1. Die Höcker-Fossa-Analyse
2. Das Einschleifen der statischen Okklusion
3. Das Einschleifen der dynamischen Okklusion

Die Höcker-Fossa-Analyse dient der Überprüfung, ob ein Einschleifen überhaupt möglich ist. Sowohl in statischer als auch in dynamischer Okklusion muss entschieden werden, ob ein Einschleifen sinnvoll ist.

Das Einschleifen am Modell beginnt mit der Korrektur in statischer Okklusion. Wir bevorzugen eindeutig das Konzept der Freiheit in Zentrik nach Polz. Stellt sich beim Einschleifen der erste Frontzahnkontakt dar, muss entschieden werden, ob wir durch weiteres Einschleifen auch der Frontzähne den Biss weiter absenken dürfen. Alternativ müssen die Seitenzähne aufgebaut oder kieferorthopädisch extrudiert bzw. die Frontzähne – meist die unteren – intrudiert werden.

Das Einschleifen der dynamischen Okklusion hat das Ziel, eine Front-Eckzahn-Führung mit gleichmäßiger und gleichzeitiger Disklusion bilateral im Seitenzahngebiet herzustellen. Die statischen Kontakte müssen dabei erhalten werden. Vorrangig werden die „Fluchtwege" an nicht tragenden Höckern eingeschliffen. Treten Störungen auf der Mediotrusionsseite auf, wird an den inneren Abhängen der tragenden Höcker im Ober- und Unterkiefer eingeschliffen. Die statischen Kontakte werden dabei belassen. Störungen in der Protrusion werden in Bewegungsrichtung der Protrusionsfacetten von posterior nach anterior entfernt, bis eine Frontzahnführung bei gleichmäßiger und gleichzeitiger Disklusion im Seitenzahngebiet besteht.

Die am Modell eingeschliffenen Kontakte werden farbig markiert, damit sie am Patienten nach Okklusionsprotokoll umgesetzt werden können.

23.2 Einschleifen am Patienten

Sollte das Probeeinschleifen zeigen, dass eine störungsfreie statische und dynamische Okklusion zu erreichen ist, kann am Patienten eingeschliffen werden. Selbstverständlich wird eher an künstlicher als an natürlicher Substanz eingeschliffen. Der Patient sollte vorher seine Okklusionsschiene oder einen Aqualizer getragen haben. Die Okklusionskontakte werden mit Okklusionsfolie am aufrecht sitzenden Patienten mit gerader Kopfhaltung markiert. Sind die Kontakte mit jenen am Modell identisch, kann das Probeeinschleifen übertragen werden. Am Ende des Einschleifens wird im Seitenzahnbereich überprüft, ob jeder Antagonistenkontakt Shimstock-Folie hält, während sie im Frontzahnbereich nicht gehalten werden darf.

Literaturverzeichnis

1. Costen JB. A syndrome of ear and sinus symptoms dependent upon disturbed function of the temporomandibular joint. 1934. The Annals of otology, rhinology, and laryngology. 1997;106(10 Pt 1):805–19.
2. van der Weele LT, Dibbets JM. Helkimo's index: a scale or just a set of symptoms? J Oral Rehab. 1987;14(3):229–37.
3. Leder S. Funktionsstörungen erkennen und behandeln. Balingen: Spitta; 2008.
4. Gray RJ, Davies SJ, Quayle AA. A clinical approach to temporomandibular disorders. 1. Classification and functional anatomy. Br Dent J. 1994;176(11):429–35.
5. Celar AG, Bantleon HP. Craniomandibular dysfunction: review and analysis. Inf Orthod Kieferorthop. 2004;36:1–8.
6. Agerberg G, Carlsson GE. Symptoms of functional disturbances of the masticatory system. A comparison of frequencies in a population sample and in a group of patients. Acta Odontol Scand. 1975;33(4):183–90.
7. Egermark-Eriksson I, Carlsson GE, Ingervall B. Prevalence of mandibular dysfunction and orofacial parafunction in 7-, 11- and 15-year-old Swedish children. Eur J Orthod 1981;3(3):163–72.
8. Geering-Gaerny M, Rakosi T. Initialsymptome von Kiefergelenkstörungen bei Kindern im Alter von 8–14 Jahren. Schweiz Monatsschr Zahnheilkd. 1971;81:691–712.
9. Mc Namara JA, Seligmann DA, Okeson JP. Okklusion und temporomandibuläre Störungen. Eine Literaturübersicht. Phillip J. 1995;12:343–8.
10. Mongini F, Ciccone G, Ibertis F, Negro C. Personality characteristics and accompanying symptoms in temporomandibular joint dysfunction, headache, and facial pain. J Orofac pain. 2000;14(1):52–8.
11. Hansson T, Nilner M. A study of the occurrence of symptoms of disease of the temporomandibular joint masticatory musculature and related structures. J Oral Rehabil. 1975;2:313–24.
12. Bush FM. Tinnitus and otalgia in temporomandibular disorders. J Prosthet Dent. 1987;58(4):495–8.
13. Czerninsky R, Benoliel R, Sharav Y. Odontalgia in vascular orofacial pain. J Orofac Pain. 1999;13(3):196–200.
14. Kempf HG, Roller R, Muhlbradt L. Über die Beziehung von Innenohrstörungen und Kiefergelenkserkrankungen. [Correlation between inner ear disorders and temporomandibular joint diseases]. HNO. 1993;41(1):7–10.
15. Peroz I, Kirchner K, Lange KP. Kraniomandibuläre Dysfunktionen bei Tinnituspatienten. Dtsch Zahnarztl. Z. 2000;55:694–9.
16. Prochno T. Tinnitus aus Sicht der Zahnmedizin. Dtsch Ärzteblatt. 1997;94:377–9.
17. Kobayashi Y, Hansson TL. Auswirkungen der Okklusion auf den menschlichen Körper [Occlusal correction in the human]. Phillip J Restaur Zahnmed. 1988;5(5):255–63.
18. Alstergren P, Ernberg M, Kopp S, Lundeberg T, Theodorsson E. TMJ pain in relation to circulating neuropeptide Y, serotonin, and interleukin-1 beta in rheumatoid arthritis. J Orofac Pain. 1999;13(1):49–55.
19. Beyer L. Das tonische motorische System als Zielorgan manueller Behandlungstechniken. Man Med. 2009;47(2):99–106.
20. Kopp S, Seebald WG. Kraniomandibuläre Dysfunktion – Versuch einer bewertenden Übersicht. Man Med. 2008;46:389–92.
21. Bauer A, Gutowski A. Gnathologie. Einführung in Theorie und Praxis. Berlin: Quintessenz; 1984.
22. Thomas PK, Tateno G. Die gnathologische Okklusion. Berlin: Quintessenz; 1982.
23. Caesar HH. Inlay- und Onlay-Techniken. München: Verlag Neuer Merkur; 1987.
24. Osborn HF. Evolution of mammalian molar teeth. New York: The Macmillan Company; 1907.
25. Johanson D, Edey M. Lucy – Die Anfänge der Menschheit. Frankfurt/M., Berlin: Ullstein Sachbuch; 1982.
26. Schöttl W. Das TMR-System. Berlin: Quintessenz; 1978.
27. Jordan RE, Abrams L, Kraus BS, editors. Kraus' dental anatomy and occlusion. St. Louis: Mosby Year Book; 1992.
28. Kornfeld M. Mouth Rehabilitation vol. 2. St. Louis: The C. V. Mosby Co; 1974.
29. Fröhlich F. Die okklusionsbedingten Schmerzen im Kiefer-Gesichtsbereich. Schweiz Monatsschr Zahnmed. 1966;76:764.
30. Slavicek R. Das Kauorgan: Funktionen und Dysfunktionen. Klosterneuburg: Gamma Medizinisch-wissenschaftliche Fortbildung; 2000.
31. Grunert I. Die Kiefergelenke des Zahnlosen. Eine anatomische und klinische Untersuchung. Habilitationsschriften. Berlin: Quintessenz; 1995.
32. Sicher H. Temporomandibular articulation in mandibular overclosure. J Am Dent Assoc. 1948;36(2):131–9.
33. Meyer G, Asselmeyer T, editors. ABC der Schienentherapie. Köln: Deutscher Zahnärzteverlag; 2005.

Literaturverzeichnis

34. Mongini F. Das stomatognathe System. Funktion, Dysfunktion und Rehabilitation. Berlin: Quintessenz; 1987.
35. Bumann A, Lotzmann U. Funktionsdiagnostik und Therapieprinzipien. Stuttgart, New York: Thieme; 2000.
36. Farrar WB, MacCarty WLJ. A clinical outline of temporomandibular joint diagnosis and treatment. Montgomery: Normandie Publications; 1982.
37. Rees LA. The structure and function of the mandibular joint. Br Dent J. 1954;96:125.
38. Zenker W. Das retroartikuläre plastische Polster des Kiefergelenks und seine mechanische Bedeutung. Z Anat Entwickl-Gesch. 1956;119:375.
39. Mc Horris WH. The condyle-disc dilemma. J Gnathol. 1984;3:3.
40. Osborn JW. The disc of the human temporomandibular joint: design, function and failure. J Oral Rehab. 1985;12(4):279–93.
41. Wiesner J. Grundlagen der zahnärztlichen Diagnostik bei CMD. In: Stelzenmüller W, Wiesner J. Therapie von Kiefergelenkschmerzen. Stuttgart: Thieme; 2004.
42. Dauber W. Die Nachbarschaftsbeziehung des Discus articularis des Kiefergelenkes und ihre funktionelle Bedeutung. Schweiz Monatsschr Zahnmed. 1987;97:427.
43. Wilkinson TM. The relationship between the disk and the lateral pterygoid muscle in the human temporomandibular joint. J Prosth Dent. 1988;60(6):715–24.
44. Mahan PE, Wilkinson TM, Gibbs CH, Mauderli A, Brannon LS. Superior and inferior bellies of the lateral pterygoid muscle EMG activity at basic jaw positions. J Prosthet Dent. 1983;50(5):710–8.
45. Storey E. Growth and remodeling of bone and bones. Role of genetics and function. Dental clinics of North America. 1975;19(3):443–55.
46. Palla S. Neue Erkenntnisse und Methoden der Diagnostik der Funktionsstörungen des Kausystems. Schweiz Monatsschr Zahnmed. 1986; 96:1326.
47. Ash MM, Ramfjord SP. Okklusion und Funktion. Eine Anleitung. Berlin: Quintessenz; 1988.
48. Kopp S, Seebald WG, Plato G. Erkennen und Bewerten von Dysfunktionen und Schmerzphänomenen im kraniomandibulären System. Man Med. 2000;38(6):329–34.
49. Kopp S, Seebald WG, Plato G. Kraniomandibuläre Dysfunktion. Eine Standortbestimmung. Man Med. 2000;38(6):335–41.
50. Plato G, Kopp S. Kiefergelenk und Schmerzsyndrome. Man Med. 1999;37(3):143–51.
51. Stamm T, Hohoff A, Van Meegen A, Meyer U. On the three-dimensional physiological position of the temporomandibular joint. Fortschr Kieferorthop. 2004;65(4):280–9.
52. Mc Collum BB, Stuart CE. Gnathology- a Research Report. Pasadena: Scientific Press; 1955.
53. Boucher CO. Swenson's complete dentures. St. Louis: CV Mosby; 1964.
54. Ochs MW. Bicortical screw stabilization of sagittal split osteotomies. J Oral Maxillofac Surg. 2003;61(12):1477–84.
55. Wolford LM, Karras S, Mehra P. Concomitant temporomandibular joint and orthognathic surgery: a preliminary report. J Oral Maxillofac Surg. 2002;60(4):356–62.
56. Wolford LM, Reiche-Fischel O, Mehra P. Changes in temporomandibular joint dysfunction after orthognathic surgery. J Oral Maxillofac Surg. 2003;61(6):655–60.
57. Rocabado M, Johnston BE, Jr., Blakney MG. Physical therapy and dentistry: an overview. J Craniomand Pract. 1982;1(1):46–9.
58. Deodato F, Cristiano S, Trusendi R, Giorgetti R. A functional approach to the TMJ disorders. Prog Orthod. 2003;4(2):20–37.
59. Williamson EH, Evans DL, Barton WA, Williams BH. The effect of bite plane use on terminal hinge axis location. Angle Orthod .1977;47(1): 25–33.
60. Williamson EH, Steinke RM, Morse PK, Swift TR. Centric relation: a comparison of muscle-determined position and operator guidance. Am J Orthod. 1980;77(2):133–45.
61. Girardot RA. Condylar displacement in patients with TMJ dysfunction. CDS Rev. 1989;89(8):49–55.
62. Wood DP, Floreani KJ, Galil KA, Teteruck WR. The effect of incisal bite force on condylar seating. Angle Orthod. 1994;64(1):53–61.
63. Lundeen HC, Gibbs CH. Advances in occlusion. Boston: John Wright PSG; 1982.
64. Barbenel JC. The mechanics of the temporomandibular joint- a theoretical and electromyographical study. J Oral Rehab. 1974;1(1):19–27.
65. Hatcher DC, Faulkner MG, Hay A. Development of mechanical and mathematic models to study temporomandibular joint loading. J Prosth Dent. 1986;55(3):377–84.
66. Hylander WL. Mandibular function in Galago crassicaudatus and Macaca fascicularis: an in vivo approach to stress analysis of the mandible. J Morphol. 1979;159(2):253–96.
67. Koolstra JH, van Eijden TM, Weijs WA, Naeije M. A three-dimensional mathematical model of the human masticatory system predicting maximum possible bite forces. J Biomech. 1988;21(7):563–76.
68. Ralph JP, Caputo AA. Analysis of stress patterns in the human mandible. J Dental Res. 1975;54(4):814–21.
69. Smith DM, McLachlan KR, McCall WD, Jr. A numerical model of temporomandibular joint loading. J Dent Res. 1986;65(8):1046–52.
70. Standlee JP, Caputo AA, Ralph JP. Stress trajectories within the mandible under occlusal loads. J Dent Res. 1977;56(11):1297–302.
71. Throckmorton GS. Quantitative calculations of temporomandibular joint reaction forces--II. The importance of the direction of the jaw muscle forces. J Biomech. 1985;18(6):453–61.
72. Kuroda S, Tanimoto K, Izawa T, Fujihara S, Koolstra JH, Tanaka E. Biomechanical and biochemical characteristics of the mandibular condylar cartilage. Osteoarthritis and cartilage / OARS, Osteoarthritis Research Society. 2009;17(11):1408–15.
73. Barbenel JC. The biomechanics of the temporomandibular joint: a theoretical study. J Biomech. 1972;5(3):251–6.
74. Nickel JC, McLachlan KR, Smith DM. Eminence development of the postnatal human temporomandibular joint. J Dent Res. 1988;67(6): 896–902.
75. Nickel JC, McLachlan KR, Smith DM. A theoretical model of loading and eminence development of the postnatal human temporomandibular joint. J Dent Res. 1988;67(6):903–10.
76. Radin EL, Paul IL, Rose RM. Role of mechanical factors in pathogenesis of primary osteoarthritis. Lancet. 1972;1(7749):519–22.
77. Ricketts RM. Provocations and perceptions in cranio-facial orthopedics. Denver: Rocky Mountain Orthodontics; 1989.
78. Mac Neil C. Science and practice of occlusion. Chicago: Quintessence; 1997.
79. Magoun HI, Sr. The temporal bone: trouble maker in the head. J Am Ost Assoc. 1974;73(10):825–35.
80. Gelb H. New Concepts in Craniomandibular and Chronic Pain Management. St. Louis, Barcelona: Mosby-Wolfe; 1994.
81. Rocabado M. Biomechanical relationship of the cranial, cervical, and hyoid regions. J Craniomand Pract. 1983;1(3):61–6.
82. Ewen B, Galeazzi A, Pagenstecher H. Craniosakrale Techniken 1. Schriftenreihe der DGOM. 2007;Deutsche Gesellschaft für osteopathische Medizin.
83. Retzlaff EW, Walsh J, Mitchell F, Vredgevoogd J. Histological details of cranial sutures as seen in plastic embedded specimens. Anat Rec. 1984;208:145A.
84. Beck M. Innervation der Suturen aus der Dura mater. persönliche Mitteilung. 2009.
85. Sutherland WG, Wales et. al. Teachings in the Science of Osteopathy. Sutherland Cranial Teaching Foundation. 1990; Rudra Press.

86. Upledger JE, Vredevoogd JD. Craniosacral Therapy. Eastland Press, Seattle. 1998;19th Printing.
87. Upledger JE. Craniosacral therapy. Phys Ther. 1995;75(4):328–30.
88. Magoun HI, Sr. Osteopathy in the cranial field. Journal Printing Company, Kirksville. 1976;3rd edition.
89. Sutherland WG. The cranial bowl. 1944. J Am Osteopath Assoc. 2000;100(9):568–73.
90. Pick MG. Cranial Sutures -Analysis, Morphology and Manipulative Strategies. Eastland Press, Seattle. 1999;1st ed.
91. Crow WT, King HH, Patterson RM, Giuliano V. Assessment of calvarial structure motion by MRI. Osteopath Med Prim Care. 2009;3:8.
92. Frymann VM. A study of the rhythmic motions of the living cranium. J Am Osteopath Assoc. 1971;70(9):928–45.
93. Nelson KE, Sergueef N, Lipinski CM, Chapman AR, Glonek T. Cranial rhythmic impulse related to the Traube-Hering-Mayer oscillation: comparing laser-Doppler flowmetry and palpation. J Am Osteopath Assoc. 2001;101(3):163–73.
94. Liem T. Kraniosakrale Osteopathie – Ein praktisches Lehrbuch. Hippokrates Verlag. 2001;3. Auflage.
95. Sutherland WG. Contributions of Thought. Sutherland Cranial Teaching Foundation. 1967:165–6.
96. Frymann VM. The Core-Link and the three Diaphragms. Year Book of Selected Osteopathic Papers (Academy of Applied Osteopathy). 1968:13–9.
97. Lundberg N. Continuous recording and control of ventricular fluid pressure in neurosurgical practice. Acta Psychiatr Scand Suppl. 1960;36(149):1–193.
98. Sorensen PS, Hammer M, Gjerris F, Lundberg J. 24-hour cerebrospinal fluid levels of vasopressin in hydrocephalic patients. Regul Pept. 1985;10(2–3):115–26.
99. Galeazzi A, Ewen B. Craniosacrale Osteopathie II. Schriftenreihe der DGOM. 2006;Deutschen Gesellschaft für osteopathische Medizin.
100. Mitchell FL, Jr. Troublemaker of the Face. persönliche Mitteilung. 2000.
101. Ciancaglini R, Loreti P, Radaelli G. Ear, nose, and throat symptoms in patients with TMD: the association of symptoms according to severity of arthropathy. J Orofac Pain. 1994;8(3):293–7.
102. Axelsson R, Tullberg M, Ernberg M, Hedenberg-Magnusson B. Symptoms and signs of temporomandibular disorders in patients with sudden sensorineural hearing loss. Swed Dent J. 2009;33(3):115–23.
103. Hesse G. Ohrgeräusche. Thieme Verlag. 2000;In: Leonhardt, E; Laszig, R (Hrsg) Praxis der Audiometrie(8. Auflage):137–45.
104. Hesse G. Tinnitus. Thieme Verlag. 2008.
105. Peroz I. Otalgie und Tinnitus bei Patienten mit kraniomandibularen Dysfunktionen. [Otalgia and tinnitus in patients with craniomandibular dysfunctions]. HNO. 2001;49(9):713–8.
106. Upton LG, Wijeyesakere SJ. The incidence of tinnitus in people with disorders of the temporomandibular joint. Int Tinnitus J. 2004;10(2):174–6.
107. Rubinstein B. Tinnitus and craniomandibular disorders-is there a link? Swed Dent J Suppl. 1993;95:1–46.
108. Bernhardt O, Gesch D, Schwahn C, Bitter K, Mundt T, Mack F, et al. Signs of temporomandibular disorders in tinnitus patients and in a population-based group of volunteers: results of the Study of Health in Pomerania. J Oral Rehabil. 2004;31(4):311–9.
109. Bosel C, Mazurek B, Haupt H, Peroz I. Chronischer Tinnitus und kraniomandibulare Dysfunktionen. Einfluss funktionstherapeutischer Massnahmen auf die Tinnitusbelastung. [Chronic tinnitus and craniomandibular disorders. Effectiveness of functional therapy on perceived tinnitus distress]. HNO. 2008;56(7):707–13.
110. Klein J. Der Stammbaum der Wirbeltiere und der Ursprung des adaptiven Immunsystems. Tübingen: Max-Planck-Institut für Biologie, 2003.
111. Rich TH, Hopson JA, Musser AM, Flannery TF, Vickers-Rich P. Independent origins of middle ear bones in monotremes and therians. Science. 2005;307(5711):910–4.
112. Martin T, Luo ZX. PALEONTOLOGY: Homoplasy in the mammalian ear. Science. 2005;307(5711):861–2.
113. Kanold PO, Luhmann HJ. The subplate and early cortical circuits. Annu Rev Neurosci. 2010;33:23–48.
114. Kanold PO. Subplate neurons: crucial regulators of cortical development and plasticity. Front Neuroanat. 2009;3:16.
115. Jabs N. Expressionsanalyse desTranskriptionsfaktors Nkx6.1 in Mus musculus (Linneaus, 1758) Dissertation, Zentrum für molekulare Neurobiologie, Universitätsklinikum Hamburg-Eppendorf (Direktor Prof Dr T Jensch). 2005.
116. Kraus P, Lufkin T. Dlx homeobox gene control of mammalian limb and craniofacial development. Am J Med Genet A. 2006;140(13):1366–74.
117. Kraus P, Lufkin T. Mammalian Dlx homeobox gene control of craniofacial and inner ear morphogenesis. J Cell Biochem. 1999;Suppl 32–33:133–40.
118. Vass Z, Shore SE, Nuttall AL, Miller JM. Direct evidence of trigeminal innervation of the cochlear blood vessels. Neuroscience. 1998;84(2):559–67.
119. Zhou J, Shore S. Projections from the trigeminal nuclear complex to the cochlear nuclei: a retrograde and anterograde tracing study in the guinea pig. J Neurosci Res. 2004;78(6):901–7.
120. Kaltenbach JA. Summary of evidence pointing to a role of the dorsal cochlear nucleus in the etiology of tinnitus. Acta Otolaryngol Suppl. 2006(556):20–6.
121. Vass Z, Steyger PS, Hordichok AJ, Trune DR, Jancso G, Nuttall AL. Capsaicin stimulation of the cochlea and electric stimulation of the trigeminal ganglion mediate vascular permeability in cochlear and vertebro-basilar arteries: a potential cause of inner ear dysfunction in headache. Neuroscience. 2001;103(1):189–201.
122. Schaaf H, Dolberg D, Seling B, Martner M. Komorbidität von Tinnituserkrankungen und psychiatrischen Störungen. [Comorbidity of tinnitus and psychiatric disorders]. Der Nervenarzt. 2003;74(1):72–5.
123. Zenner HP. A systematic classification of tinnitus generator mechanisms. The international tinnitus journal. 1998;4(2):109–13.
124. Vass Z, Dai CF, Steyger PS, Jancso G, Trune DR, Nuttall AL. Co-localization of the vanilloid capsaicin receptor and substance P in sensory nerve fibers innervating cochlear and vertebro-basilar arteries. Neuroscience. 2004;124(4):919–27.
125. Kaltenbach JA, Godfrey DA. Dorsal cochlear nucleus hyperactivity and tinnitus: are they related? Am J Audiol. 2008;17(2):S148–61.
126. Kandel ER. Biology and the future of psychoanalysis: a new intellectual framework for psychiatry revisited. Am J Psych. 1999;156(4):505–24.
127. Kandel ER. The biology of memory: a forty-year perspective. The Journal of neuroscience : the official journal of the Society for Neuroscience. 2009;29(41):12748–56.
128. Shore SE, Vass Z, Wys NL, Altschuler RA. Trigeminal ganglion innervates the auditory brainstem. J Comp Neurol. 2000;419(3):271–85.
129. Shore SE, Koehler S, Oldakowski M, Hughes LF, Syed S. Dorsal cochlear nucleus responses to somatosensory stimulation are enhanced after noise-induced hearing loss. Eur J Neurosci. 2008;27(1):155–68.
130. Luschei ES. Central projections of the mesencephalic nucleus of the fifth nerve: an autoradiographic study. J Comp Neurol. 1987;263(1):137–45.
131. Cowie RJ, Holstege G. Dorsal mesencephalic projections to pons, medulla, and spinal cord in the cat: limbic and non-limbic components. J Comp Neurol. 1992;319(4):536–59.
132. Zhang J, Luo P, Pendlebury WW. Light and electron microscopic observations of a direct projection from mesencephalic trigeminal nucleus neurons to hypoglossal motoneurons in the rat. Brain Res. 2001;917(1):67–80.

Literaturverzeichnis

133. Beck M. Die Neuroanatomie des stomatognathen Systems im Rahmen der CMD. Schriftenreihe des AVT-College of Osteopathic Medicine, Nagold. 2009.
134. Hansson T, Honnée I, Hesse J. Einige biomechanische Relationen im Kopf-Hals-Gebiet. Heidelberg: Hüthig; 1987.
135. Kondo E, Aoba TJ. Case report of malocclusion with abnormal head posture and TMJ symptoms. Am J Orthod. 1999;116(5):481–93.
136. Kopp S, Hirsch H, Seebald WG, Plato G, Langbein U, Graf H. Funktionsbefunde im kraniomandibulären System (CMS) bei Kindern im Alter von 5–9 Jahren. Man Med. 2002;40(5):297–305.
137. Kritsineli M, Shim YS. Malocclusion, body posture, and temporomandibular disorder in children with primary and mixed dentition. J Clin Pediatr Dent. 1992;16(2):86–93.
138. Marx G. Über die Zusammenarbeit mit der Kieferorthopädie und Zahnheilkunde in der manuellen Medizin. Man Med. 2000;38:342–5.
139. Ridder PH. Kieferfunktionsstörungen und Zahnfehlstellungen mit ihren Auswirkungen auf die Körperperipherie. Man Med. 1998;36:194–212.
140. Saito ET, Akashi PM, Sacco Ide C. Global body posture evaluation in patients with temporomandibular joint disorder. Clinics (Sao Paulo). 2009;64(1):35–9.
141. Huggare J, Houghton P. Associations between atlantoaxial and craniomandibular anatomy. Growth Dev Aging. 1996;60(1):21–30.
142. Christ B. Anatomische Besonderheiten des Halses. Man Med. 1993;31:67–8.
143. Hylander WL. Experimental analysis of temporomandibular joint reaction force in macaques. Am J Phys Anthropol. 1979;51(3):433–56.
144. Slavicek R. Relationship between occlusion and temporomandibular disorders: implications for the gnathologist. Am J Orthod. 2011;139(1):10, 2, 4 passim.
145. Festa F, D'Attilio M, Vecchiet F. Effects of a horizontal oscillation of the mandible on the spinal column of the rat in vivo using radiographic monitoring. Orthogn Ital 1997;6:539–50.
146. Azuma Y, Maehara K, Tokunaga T, Hashimoto M, Ieoka K, Sakagami H. Systemic effects of the occlusal destruction in guinea pigs. In Vivo. 1999;13(6):519–24.
147. Clark GT, Green EM, Dornan MR, Flack VF. Craniocervical dysfunction levels in a patient sample from a temporomandibular joint clinic. J Am Dent Assoc. 1987;115(2):251–6.
148. Keil B, Keil H. Zu zahnärztlichen Funktionsstörungen mit Kopfschmerzen und funktionellen Störungen der Halswirbelsäule. [Dysfunction in connection with functional disorders of the cervical spine]. Dtsch Stomatol. 1991;41(7):249–52.
149. Olivo SA, Fuentes J, Major PW, Warren S, Thie NM, Magee DJ. The association between neck disability and jaw disability. J Oral Rehab. 2010;37(9):670–9.
150. Lotzmann U. The effect of divergent positions of maximum intercuspidation on head posture. J Gnathol. 1991;10:63–8.
151. De Laat A, Meuleman H, Stevens A, Verbeke G. Correlation between cervical spine and temporomandibular disorders. Clinical oral investigations. 1998;2(2):54–7.
152. Seedorf H, Toussaint R, Jakstat HA, al. e. Zusammenhänge zwischen Wirbelsäulen-Funktion, Beckentiefstand und kraniomandibulärer Dysfunktion. Dtsch Zahnärztl Z. 1999;54:1–4.
153. Kopp S, Plato G. Änderungen der dreidimensionalen Lage des Unterkiefers durch Atlasimpulstherapie. Man Med. 2003;41:500–5.
154. Kopp S, Friedrichs A, Pfaff G, Langbein U. Beeinflussung des funktionellen Bewegungsraumes von Hals-, Brust- und Lendenwirbelsäule durch Aufbissbehelfe. Man Med. 2003;41:39–51.
155. Sakaguchi K, Mehta NR, Abdallah EF, Forgione AG, Hirayama H, Kawasaki T, et al. Examination of the relationship between mandibular position and body posture. Cranio: the journal of craniomandibular practice. 2007;25(4):237–49.
156. dos Santos J, Jr., Murakami T, Nelson SJ. Orthopedic considerations of cervical syndrome and temporomandibular disorders. Tex Dent J. 1989;106(11):8–13.
157. Wolff HD. Gestörte Halswirbelsäule mit Gesichts- und Kopfschmerzen – orthopädische manualmedizinische Aspekte. In: Siebert GK. Gesichts- und Kopfschmerzen – ein interdisziplinärer Überblick für Mediziner, Zahnmediziner und Psychologen. München: Hanser; 1992. p. 316–46.
158. Vernon LF, Ehrenfeld DC. Treatment of temporomandibular joint syndrome for relief of cervical spine pain: case report. J Manipulative Physiol Ther. 1982;5(2):79–81.
159. Donlon WC, Kaplan H, Javid B, Harness M, Shultz P, Rome H, et al. Multifactorial facial pain- differential diagnosis: a case report. J Am Dent Assoc. 1990;120(3):315–20.
160. Cooper BC, Cooper DL. Multidisciplinary approach to the differential diagnosis of facial, head and neck pain. J Prosth Dent. 1991;66(1):72–8.
161. Danner H. Orthopädische Einflüsse auf die Funktion des Kauorgans. In: Ahlers MO, Jakstat H (HRSG) Klinische Funktionsanalyse, 4. Aufl. Hamburg: DentaConcept 2011.
162. Gresham H, Smithells PA. Cervical and mandibular posture. The Dental record. 1954;74:261–4.
163. Balters W. Die Wirbelsäule aus Sicht des Zahnarztes. Zahnärztl Mitt. 1964;9:408–12.
164. Duyzings JAC. Kieferorthopädie und Körperhaltung. Dtsch Zahnärztl Z. 1955;10:19–21.
165. Nobili A, Adversi R. Relationship between posture and occlusion: a clinical and experimental investigation. Cranio : the journal of craniomandibular practice. 1996;14(4):274–85.
166. Mertensmeier I, Diedrich P. Der Zusammenhang von Halswirbelsäulenstellung und Gebissanomalien. Fortschr Kieferorthop. 1992;53:26–32.
167. Hellsing E, Reigo T, McWilliam J, Spangfort E. Cervical and lumbar lordosis and thoracic kyphosis in 8, 11 and 15-year-old children. Eur J Orthod. 1987;9(2):129–38.
168. Howard JT. The effects of gnathologic orthopedics on the cervical spine. Int J Orthod. 1983;21(3):12–9.
169. D'Attilio M, Caputi S, Epifania E, Festa F, Tecco S. Evaluation of cervical posture of children in skeletal class I, II, and III. Cranio : the journal of craniomandibular practice. 2005;23(3):219–28.
170. Solow B, Siersbaek-Nielsen S. Growth changes in head posture related to craniofacial development. Am J Orthod. 1986;89(2):132–40.
171. Sandikcioglu M, Skov S, Solow B. Atlas morphology in relation to craniofacial morphology and head posture. Eur J Orthod. 1994;16(2):96–103.
172. Solow B, Siersbaek-Nielsen S. Cervical and craniocervical posture as predictors of craniofacial growth. American journal of orthodontics and dentofacial orthopedics : official publication of the American Association of Orthodontists, its constituent societies, and the American Board of Orthodontics. 1992;101(5):449–58.
173. Solow B, Siersbaek-Nielsen S, Greve E. Airway adequacy, head posture, and craniofacial morphology. Am J Orthod. 1984;86(3):214–23.
174. Solow B, Sandham A. Cranio-cervical posture: a factor in the development and function of the dentofacial structures. Eur J Orthod. 2002;24(5):447–56.
175. Solow B, Sonnesen L. Head posture and malocclusions. Eur J Orthod. 1998;20(6):685–93.
176. Solow B, Tallgren A. Dentoalveolar morphology in relation to craniocervical posture. The Angle Orthod. 1977;47(3):157–64.
177. Sonnesen L, Kjaer I. Cervical column morphology in patients with skeletal Class III malocclusion and mandibular overjet. Am J Orthod. 2007;132(4):427 e7–12.
178. Schupp W, Ehmer U, Wegener H. Vergleich der Funktionsbefunde bei Probanden mit einer Angle Klasse II gegenüber einer Eugnathengruppe. Fortschr Kieferorthop. 1992;53(2):84–7.

179. Sonnesen L, Svensson P. Temporomandibular disorders and psychological status in adult patients with a deep bite. Eur J Orthod. 2008;30(6):621–9.
180. Poikela A, Pirttiniemi P, Kantomaa T. Location of the glenoid fossa after a period of unilateral masticatory function in young rabbits. Eur J Orthod. 2000;22(2):105–12.
181. Pirttiniemi P, Lahtela P, Huggare J, Serlo W. Head posture and dentofacial asymmetries in surgically treated muscular torticollis patients. Acta Odontol Scand. 1989;47(4):193–7.
182. Kraus H. Diagnose und Behandlung von Muskelschmerzen. Berlin: Quintessenz; 1989.
183. Kobayashi S, Hansson TL. Auswirkung der Okklusion auf den menschlichen Körper. Phillip J Restaur Zahnmed. 1988;5:255–61.
184. Sonnesen L, Bakke M, Solow B. Temporomandibular disorders in relation to craniofacial dimensions, head posture and bite force in children selected for orthodontic treatment. Eur J Orthod. 2001;23(2):179–92.
185. Davies PL. Electromyographic study of superficial neck muscles in mandibular function. J Dent Res. 1979;58(1):537–8.
186. Nicolakis P, Piehslinger E, Nicolakis M, Vachuda M, Fialka-Moser V. Zusammenhänge zwischen Haltungsasymmetrien und dem Ruhetonus des M. masseter. Dtsch Zahnarztl. Z. 1998;53:608–12.
187. Rocabado M. The importance of soft tissue mechanics in stability and instability of the cervical spine: a functional diagnosis for treatment planning. Cranio: the journal of craniomandibular practice. 1987;5(2):130–8.
188. Huggare J, Pirttiniemi P, Serlo W. Head posture and dentofacial morphology in subjects treated for scoliosis. Proc Finn Dent Soc. 1991;87(1):151–8.
189. Prager A. Vergleichende Untersuchungen über die Häufigkeit von Zahnstellungs- und Kieferanomalien bei Patienten mit Deformitäten der Wirbelsäule. Fortschr Kieferorthop. 1980;41:163–8.
190. Müller-Wachendorff R. Untersuchungen über die Häufigkeit des Auftretens von Gebissanomalien in Verbindung mt Skelettdeformierungen mit besonderer Berücksichtigung der Skoliosen. Fortschr Kieferorthop. 1961;22:399–408.
191. Hirschfelder U, Hirschfelder H. Auswirkungen der Skoliose auf den Gesichtsschädel. Fortschr Kieferorthop. 1983;44(457–67).
192. Lukanowa-Skopakowa K. Zahn-Kiefer-Deformierungen und Verkrümmungen der Wirbelsäule. Fortschr Kieferorthop. 1987;44:457–67.
193. Pecina M, Lulic-Dukic O, Pecina-Hrncevic A. Hereditary orthodontic anomalies and idiopathic scoliosis. Int Orthop. 1991;15(1):57–9.
194. Bahnemann F. Über das Mundatmungs-Syndrom und seine Bedeutung in der Zahn-, Mund- und Kieferheilkunde. Die Quintessenz. 1981;32:337–43.
195. Bahnemann F. Über die Bedeutung der Zusammenhänge zwischen dem Geburtsvorgang und den mit Schädelverformungen und Gesichtsasymmetrien korrelierenden Kieferanomalien. Fortschr Kieferorthop. 1986;47:229–33.
196. Lippold C. Beziehungen zwischen physiotherapeutischen und kieferorthopädischen Befunden. Dissertation, Münster: Medizinische Fakultät der Westfälischen Wilhelms-Universität Münster; 1999.
197. Lippold C, Ehmer U, van Bos L. Beziehungen zwischen kieferorthopädischen und orthopädischen Befunden. Man Med. 2000;38:346–50.
198. Dußler E, Raab P, Kunz B, Kirschner S, Witt E. Mandibuläre Mittellinienverschiebungen und Asymmetrien des Halte- und Bewegungsapparates bei Kindern und Jugendlichen. Man Med. 2002;40:116–9.
199. Hirschfelder U, Hirschfelder H. Sagittal jaw relations and spinal posture: studies on the problem of correlation. Fortschr Kieferorthop. 1987;48(5):436–48.
200. Ohlendorf D, Pusch K, Kopp S. Beinlängendifferenz versus zentrische Lage des Unterkiefers. Man Med. 2008;46:418–23.
201. Fink M, Tschernitschek H, Stiesch-Scholz M, Wähling K. Kraniomandibuläres System und Wirbelsäule. Man Med. 2003;41:476–80.
202. Kopsahilis N, Säckler I, Oraki-Roschanpur A, Freesmeyer W. Einfluss von kurzfristigen Okklusionsveränderungen auf die mit dem Formetric®-System untersuchte Funktion der Wirbelsäule. J Cranio-Mand Func. 2009;2:137–48.
203. Schupp W, Oraki-Roschanpur A, Haubrich J, Freesmeyer W, Kopsahilis N. Okklusionsveränderungen und deren Auswirkungen auf den Halte- und Stützapparat. Man Med. 2009;47:107–11.
204. Ohlendorf D, Parey K, Kemper S, Natrup J, Kopp S. Können experimentell herbeigeführte Veränderungen der Okklusion das menschliche Gleichgewicht beeinflussen? Man Med. 2008;46:412–7.
205. Pekkan G, Aksoy S, Hekimoglu C, Oghan F. Comparative audiometric evaluation of temporomandibular disorder patients with otological symptoms. J Cranio Maxillo Fac Surg. 2010;38(3):231–4.
206. Wright EF. Otologic symptom improvement through TMD therapy. Quintessence Int. 2007;38(9):564–71.
207. Evers S. Zervikogener Kopfschmerz. Man Med. 2004;42:99–102.
208. Kerr FW. Central relationships of trigeminal and cervical primary afferents in the spinal cord and medulla. Brain Res. 1972;43(2):561–72.
209. Fischer MJ, Riedlinger K, Hoy L, Gutenbrunner C, Bernateck M. Abhängigkeit von extrakranieller Schmerzlokalisation und Dysfunktionen im kraniomandibulären System. Man Med. 2008;46:401–6.
210. Fischer MJ, Riedlinger K, Schoser B, Bernateck M. Perceived pain and temporomandibular disorders in neuromuscular diseases. Muscle Nerve. 2009;40(4):595–602.
211. Fischer MJ, Riedlinger K, Gutenbrunner C, Bernateck M. Influence of the temporomandibular joint on range of motion of the hip joint in patients with complex regional pain syndrome. J Manipulative Physiol Ther. 2009;32(5):364–71.
212. Bernateck M, Fischer MJ. Störfähigkeit des kraniomandibulären Systems. Man Med. 2008;46:407–11.
213. Riedlinger K. Der Zusammenhang zwischen Temporomandibulärer Dysfunktion und Schmerzen im Bewegungssystem. Dissertation, München: Ludwig-Maximilians-Universität; 2008.
214. Cooper BC, Kleinberg I. Relationship of temporomandibular disorders to muscle tension-type headaches and a neuromuscular orthosis approach to treatment. Cranio: the journal of craniomandibular practice. 2009;27(2):101–8.
215. Bille BS. Migraine in school children. A study of the incidence and short-term prognosis, and a clinical, psychological and electroencephalographic comparison between children with migraine and matched controls. Acta Paediatr Suppl. 1962;136:1–151.
216. Okeson JP. Orofacial Pain. Carol Stream: Quintessence International; 1996.
217. Lambourne C, Lampasso J, Buchanan WC, Jr., Dunford R, McCall W. Malocclusion as a risk factor in the etiology of headaches in children and adolescents. American journal of orthodontics and dentofacial orthopedics : official publication of the American Association of Orthodontists, its constituent societies, and the American Board of Orthodontics. 2007;132(6):754–61.
218. Smith P, Mosscrop D, Davies S, Sloan P, Al-Ani Z. The efficacy of acupuncture in the treatment of temporomandibular joint myofascial pain: a randomised controlled trial. J Dent. 2007;35(3):259–67.
219. Ochs M. Kopfschmerz im Kindes- und Jugendalter. Dtsch Ärztebl. 2000;97:538–9.
220. Bumann A, Lotzmann U, editors. Aufgaben der Zahnmedizin bei Kopf- und Gesichtsschmerzen. In: Funktionsdiagnostik und Therapieprinzipien. Stuttgart: Thieme; 2000.
221. Liljestrom MR, Jamsa A, Le Bell Y, Alanen P, Anttila P, Metsahonkala L, et al. Signs and symptoms of temporomandibular disorders in children with different types of headache. Acta Odontol Scand. 2001;59(6):413–7.

Literaturverzeichnis

222. Bonjardim LR, Gaviao MB, Carmagnani FG, Pereira LJ, Castelo PM. Signs and symptoms of temporomandibular joint dysfunction in children with primary dentition. J Clin Pediatr Dent. 2003;28(1):53–8.
223. Ekberg E, Vallon D, Nilner M. Treatment outcome of headache after occlusal appliance therapy in a randomised controlled trial among patients with temporomandibular disorders of mainly arthrogenous origin. Swed Dent J. 2002;26(3):115–24.
224. Lotzmann U, Vadokas V, Steinberg JM, Kobes LWR. Dental aspects of the differential diagnosis of trigeminal neuralgia. J Gnathol. 1995;13:15–22.
225. Graber G, editor. Der Einfluss von Psyche und Stress bei funktionsbedingten Erkrankungen des stomatognathen Systems. München: Urban und Schwarzenberg; 1995.
226. Costa AL, D'Abreu A, Cendes F. Temporomandibular joint internal derangement: association with headache, joint effusion, bruxism, and joint pain. J Contemp Dent Pract. 2008;9(6):9–16.
227. Upledger JE, Vredevoogd JD. Mund, Gesicht und Temporomandibulargelenk. Heidelberg: Haug; 1994.
228. Magoun H. The temporomandibular bone. Boise/Id.: Northwest Printing; 1976.
229. Lewit K. Manuelle Medizin. Heidelberg, Leipzig: Barth; 1997.
230. Baier-Wolf U, Kienle K. Stomatognathes System. Oberhaching: AKSE; 2003.
231. Ismail F, Demling A, Hessling K, Fink M, Stiesch-Scholz M. Short-term efficacy of physical therapy compared to splint therapy in treatment of arthrogenous TMD. J Oral Rehab. 2007;34(11):807–13.
232. Ahlers O, Jakstat H. Klinische Funktionsanalyse, 4. Aufl. Hamburg: DentaConcept 2011.
233. Walther D. Applied kinesiology and the stomatognathic system. London: Mosby-Wolfe; 1994.
234. von Treuenfels H, Torklus D. Die Relation von Atlasposition, prognather und progener Kieferanomalie. Z Orthop. 1983;121(2):561–72.
235. Schupp W. Erst die Orthopädie, dann die Zähne! Man Med. 2000;38(6):315.
236. Schupp W, Zernial P. Diagnostik und Therapie in der Kieferorthopädie unter gesamtheitlichen Aspekten. Quintessenz. 1997;48:949–63.
237. Gerlach HG. Asymmetrien im Kiefer-Gesichtsbereich. Fortschr Kieferorthop. 1968;29:436–532.
238. Pirttiniemi P, Kantomaa T, Lahtela P. Relationship between craniofacial and condyle path asymmetry in unilateral cross-bite patients. Eur J Orthod. 1990;12(4):408–13.
239. Pirttiniemi P. Normal and increased functional asymmetries in the craniofacial area. Acta Odontol Scand. 1998;56(6):342–5.
240. Pirttiniemi PM. Associations of mandibular and facial asymmetries-a review. Am J Orthod 1994;106(2):191–200.
241. Ahlers O. Funktionsdiagnostik – Systematik und Auswertung. ZM. 2004;94:34–43.
242. Hanson TE, Hanson ML. A follow-up study of a longitudinal research on malocclusions and tongue thrust. Int J Oral Myol. 1975;1(1):21–8.
243. Lotzmann U. Okklusion, Kiefergelenk und Wirbelsäule. ZM. 2002;9:1004–10.
244. Ridder PH. Kieferfunktionsstörungen und Zahnfehlstellungen mit ihren Auswirkungen auf die Körperperipherie. Man Med. 1998;36:194–212.
245. von Piekartz HJM, Andreotti D. Kiefer, Gesichts- und Zervikalregion: Neuromuskuloskelettale Untersuchung, Therapie und Management. Stuttgart: Thieme; 2005.
246. Amman H. Experimentelle Untersuchungen zur Kybernetik der Okklusion. Med Dissertation, Basel 1980.
247. Buxo JP. Cybernetic occlusion. J Prosth Denti 1973;30:655–9.
248. Freesmeyer WB. Funktionelle Befunde im orofazialen System und deren Wechselwirkung. Habilitationsschrift. Tübingen. München, Wien: Carl Hanser Verlag; 1987.
249. Fringeli G. Akustische, olfaktorische und visuelle Vorkonditionierung des stomatognathen Organs. Dissertation, Basel1979.
250. Graber G. Gnathologie. Die Zahntechnik. Einsiedeln: Schweizerische Zahntechniker-Vereinigung; 1981.
251. Graber G. Disordini psicomatici nel sistema stomatognatico (psychosomatic disorders in the stomatognathic system). Giornale Stomatologia Ortognatodonzia- suppl III. 1984;31.
252. Graber G. The influence of psychoemotional aspects on the cybernetics of occlusion. J Gnathol. 1984;3(1):17–27.
253. Körber KH. Zahnärztliche Prothetik. Band I und II. Stuttgart: Thieme; 1975.
254. Möller E. Neuromuskuläre Aspekte der normalen und gestörten Funktion des mastikatorischen Systems. In: Drücke W, Klemt B. Kiefergelenk und Okklusion. Berlin: Quintessenz; 1980. p. 33–65.
255. Kjaer M. Anpassung der Sehnen an körperliche Belastung. Dt Z Sportmed. 2004;55:148–51.
256. Plato G, Kopp S. Der Weg zur Chronifizierung der kraniomandibulären Dysfunktionen (CMD). Man Med. 2008;46:384–5.
257. Csernay A, Graber G, Pfändler U. Psycho-emotionaler Einfluss auf die Funktionen des stomatognathen Systems – eine Studie an Untersuchungsgefangenen. Schweiz Monatsschr Zahnmed. 1984;94:274–98.
258. Geissler PR. Welche Rolle spielt Stress? Mandibuläres Dysfunktionssyndrom. J Dent 1985;13:283.
259. Graber G. Neurologische und psychosomatische Effekte der Myoarthropathie des Kauorgans. Zahnärztl Welt. 1971;80:997.
260. Heggendorn H, Vogt HP, Graber G. Experimentelle Untersuchungen über die orale Hyperaktivität bei psychischer Belastung, im Besonderen bei Aggression. Schweiz Monatsschr Zahnmed. 1977;89:1148.
261. Kawamura Y, Tsukamoto S, Miyoshi K. Experimental studies on neural mechanisms of bruxism. J Dent Res. 1961;40:217.
262. Krogh-Poulsen W. Orthofunktion und Pathofunktion des mastikatorischen Systems unter Berücksichtigung der beteiligten Muskelgruppen. In: Drücke W, Klemt B. Kiefergelenk und Okklusion. Berlin: Quintessenz; 1980.
263. Ramfjord SP, Ash MM. Physiologie und Therapie der Okklusion. Berlin: Quintessenz; 1968.
264. Schärer P. Bruxism. In: Kawamura Y. Frontiers of oralphysiology. Basel: S Karger; 1974.
265. Sato S, Slavicek R. Allostasis and dentistry. J CranioMand Func. 2009;4:283–94.
266. Greven M, Klocke J, Lehnen S. Conference report of the International Bruxism Conference. Craniomand Funct. 2010;2(2):165–71.
267. McCutcheon NB, Guile MN. Stomach mucosal lesions in stressed rats with and without post-stress rest. Physiology & behavior. 1981;26(4):681–6.
268. Vincent GP, Pare WP, Prenatt JE, Glavin GB. Aggression, body temperature, and stress ulcer. Physiology & behavior. 1984;32(2):265–8.
269. Weiss JM, Pohorecky LA, Salman S, Gruenthal M. Attenuation of gastric lesions by psychological aspects of aggression in rats. J Comp physiol psychol. 1976;90(3):252–9.
270. Slavicek R, Sato S. Bruxismus als Stressbewältigungsfunktion des Kauorgans. Wien Med Wochenschr. 2004;154:584–9.
271. Sato S, Slavicek R. Bruxism as a stress management function of the masticatory organ. Bull Kanagawa Dent Coll. 2001;29:101–10.
272. Sato S, Yuyama N, Tamaki K, al. e. The masticatory organ, brain function, stressrelease, and a proposal to add a new category to the taxonomy of healing arts: occlusion medicine. Bull Kanagawa Dent Coll. 2002;30:117–26.
273. McHorris WH. Okklusion unter besonderer Berücksichtigung von Funktion und Parafunktion der Frontzähne. Inf Orthod Kieferorthop. 1980;1:7–43.
274. Hansson TL. Current concepts about the temporomandibular joint. J Prosth Dent. 1986;55(3):370–1.

275. Hesse JR. Craniomandibular border characteristics and orofacial pain. Ridderkerk: Ridderprint; 1996.
276. Freesmeyer WB. Funktionsstörungen im Kopf-Hals-Bereich. Stuttgart, New York: Thieme; 2008.
277. Die konservative Behandlung von Funktionsstörungen im stomatognathen System – Ergebnisse einer Nachuntersuchung: 19. Jahrestagung der Arbeitsgemeinschaft für Funktionsdiagnostik in der Deutschen Gesellschaft für Zahn-, Mund- und Kieferheilkunde (1986).
278. Bumann A, Freesmeyer W, Kopp S, Ewers R, Luckenbach A, Kruchio B. Erfolgsbewertung bei der Behandlung von Funktionsstörungen im stomatognathen System – eine vergleichende Studie der Kliniken Kiel und Tübingen. 20. Jahrestagung der Arbeitsgemeinschaft für Funktionsdiagnsotik in der Deutschen Gesellschaft für Zahn-, Mund- und Kieferheilkunde; 1987; Bad Nauheim.
279. Bumann A, Kopp S, Ewers R. Die perioperative Behandlung von Patienten mit chronischen Kiefergelenkerkrankungen. 21 Jahrestagung der Arbeitsgemeinschaft für Funktionsdiagnostik in der Deutschen Gesellschaft für Zahn-, Mund- und Kieferheilkunde; 1988; Bad Nauheim.
280. Bumann A, Kopp S, Ewers R. Langzeitresultate nach konservativer Behandlung von Funktionsstörungen im stomatognathen System. Dtsch Zahnarztl Z. 1988;43(610–16).
281. Bumann A, Groot Landeweer G. Die "Manuelle Funktionsanalyse". "Erweiterte Untersuchung". Phillip J. 1992;9:207.
282. Bumann A. Eine Myoarthropathie als Diagnose ist für die Therapie unspezifisch. Die Zahnarztwoche. 2000;9:1.
283. Gutowski A. Kompendium der funktionsorientierten und ästhetischen Zahnheilkunde. Gutowski Seminare, 2006.
284. Türp JC, John M, Nilges P, et. al. Schmerzen im Bereich der Kaumuskulatur und Kiefergelenke. Empfehlungen zur standardisierten Diagnostik und Klassifikation von Patienten. Schmerz. 2000;14:416–28.
285. Haubrich J. Zahnheilkunde und manuelle Medizin – Kongressbericht. Zahnheilkunde und manuelle Medizin; Münster: Quintessenz; 2010. p. 357–66.
286. Bock JJ, Bock F, Bohm B, Fuhrmann RA. Classification of anterior open bite using individualized cephalometry. J Orofac Orthop. 2005;66(5):338–48.
287. Egermark-Eriksson I, Ingervall B, Carlsson GE. The dependence of mandibular dysfunction in children on functional and morphologic malocclusion. Am J Orthod. 1983;83(3):187–94.
288. Yura S, Ooi K, Kadowaki S, Totsuka Y, Inoue N. Magnetic resonance imaging of the temporomandibular joint in patients with skeletal open bite and subjects with no dentofacial abnormalities. Brit J Oral maxillofac Surg. 2010;48(6):459–61.
289. Mohlin B, Thilander B. The importance of the relationship between malocclusion and mandibular dysfunction and some clinical applications in adults. Eur J Orthod. 1984;6(3):192–204.
290. Egermark-Eriksson I, Carlsson GE, Magnusson T, Thilander B. A longitudinal study on malocclusion in relation to signs and symptoms of cranio-mandibular disorders in children and adolescents. Eur J Orthod. 1990;12(4):399–407.
291. Gesch D, Bernhardt O, Alte D, Kocher T, John U, Hensel E. Malocclusions and clinical signs or subjective symptoms of temporomandibular disorders (TMD) in adults. Results of the population-based Study of Health in Pomerania (SHIP). Fortschr Kieferorthop. 2004;65(2):88–103.
292. Lindhe J, Karring T, Lang NP. Klinische Parodontologie und Implantologie. Berlin: Quintessenz; 1999.
293. Hugger A, Türp JC, Kerschbaum TH, editors. Curriculum Orale Physiologie, Band I und II. Berlin: Quintessenz; 2006.
294. Lavelle ED, Lavelle W, Smith HS. Myofascial trigger points. Anesthesiol Clin. 2007;25(4):841–51, vii–iii.
295. Botwin KP, Sharma K, Saliba R, Patel BC. Ultrasound-guided trigger point injections in the cervicothoracic musculature: a new and unreported technique. Pain physician. 2008;11(6):885–9.
296. Solberg WK, Clark GT. Das Kiefergelenk. Berlin: Quintessenz; 1983.
297. Solberg WK, Clark GT. Kieferfunktion. Berlin: Quintessenz; 1985.
298. Frisch H. Programmierte Untersuchung des Bewegungsapparates – Chirodiagnostik. Heidelberg: Springer; 1990.
299. Frisch H. Programmierte Therapie am Bewegungsapparat. Chirotherapie, Osteopathie, Physiotherapie. Heidelberg: Springer; 1995.
300. Ettl T, Stander K, Schwarz S, Reichert TE, Driemel O. Recurrent aneurysmal bone cyst of the mandibular condyle with soft tissue extension. Int J Oral Maxillofac Surg. 2009;38(6):699–703.
301. Ozcelik TB, Ersoy AE. Temporomandibular joint clicking noises caused by a multilocular bone cyst: a case report. J Contemp Dent Pract. 2006;7(3):99–105.
302. Deng R, Yang X, Tang E. Ganglion cyst of the temporomandibular joint. Brit J Oral Maxillofac Surg . 2010;48(3):224–5.
303. Moatemri R, Farroukh O, Belajouza H, Trabelsi A, Ayache A, Khochtali H, et al. Synovial cyst of the temporomandibular joint. Revue de stomatologie et de chirurgie maxillo-faciale. 2007;108(3):241–2.
304. Park W, Nam W, Park HS, Kim HJ. Intraosseous lesion in mandibular condyle mimicking temporomandibular disorders: report of 3 cases. J Orofac Pain. 2008;22(1):65–70.
305. Jähnig A, Kubein D. Über das gekoppelte Öffnungs- und Schliessknacken des Kiefergelenkes (reziprokes Knacken). Dtsch Zahnarztl Z. 1984;39:242–9.
306. Farrar WB. Differentiation of temporomandibular joint dysfunction to simplify treatment. J Prosth Dent. 1972;28(6):629–36.
307. Freesmeyer WB, Jenatschke F. Kiefergelenkserkrankungen, deren Vermeidung und Behandlung in der Kieferorthopädie. Prakt Kieferorthop. 1988;2:241.
308. Okeson JP. Management of temporomandibular disorders and occlusion. St. Louis: Mosby; 1989.
309. Klett R. Zur Biomechanik des Kiefergelenkknackens. I. Diskusfunktion bei exzentrischem Bruxismus. [Biomechanics of temporomandibular clicking. I. Disk function in eccentric bruxism]. Dtsch Zahnarztl Z. 1985;40(3):206–10.
310. Klett R. Zur Biomechanik des Kiefergelenkknackens. III. Ätiologie der exzentrischen und zentrischen Diskusluxaiton. [Biomechanics of temporomandibular joint clicking. III. Etiology of eccentric and centric disk luxation]. Dtsch Zahnarztl Z. 1986;41(7):684–92.
311. Schupp W. Funktionslehre in der Kieferorthopädie. Bergisch Gladbach: FDK; 1993.
312. Ardic F, Gokharman D, Atsu S, Guner S, Yilmaz M, Yorgancioglu R. The comprehensive evaluation of temporomandibular disorders seen in rheumatoid arthritis. Austral Dent J. 2006;51(1):23–8.
313. Antoniotti T, Rocabado M. Exercise and total well being for vertebral and craniomandibular disorders. Tuscon: International Fundamental Rocabado Center; 1990.
314. Wolff HD. Neurophysiologische Aspekte des Bewegungssystems. Berlin: Springer; 1996.
315. Hülse M, Neuhuber WL, Wolff HD. Der kranio-zervikale Übergang. Berlin: Springer; 1998.
316. Hansson TL, Honée W, Hesse J. Funktionsstörungen des Kauorgans. Heidelberg: Hüthig; 1990.
317. Selye H. The stress of life. New York: McGraw-Hill; 1956.
318. Derbolowski U. Schmerzsyndrome aus psychosomatischer Sicht. In: Dittel R, Schmerzphysiotherapie. Stuttgart, Jena, New York: Gustav Fischer Verlag; 1992.
319. Milz F, Pollmann A, Schirmer KP, Wiesenauer M. Naturheilverfahren bei orthopädischen Erkrankungen. Stuttgart: Hippokrates Verlag; 1998.

320. Stossier H, von Hahn M. F. X. Mayr – Medizin der Zukunft: Fit und leistungsstark durch ein gesundes Verdauungssystem. Stuttgart: Haug 2008.
321. Wolfe F, Katz RS, Michaud K. Jaw pain: its prevalence and meaning in patients with rheumatoid arthritis, osteoarthritis, and fibromyalgia. J Rheumatol. 2005;32(12):2421–8.
322. Deschner J, Rath-Deschner B, Reimann S, Bourauel C, Agarwal S, Jepsen S, et al. Cell biological basics of a motion-based therapy in arthritis - an overview. J CranioMand Func. 2009;1(2):107–23.
323. Boyce BF, Xing L. Functions of RANKL/RANK/OPG in bone modeling and remodeling. Archives of biochemistry and biophysics. 2008;473(2):139–46.
324. Vega D, Maalouf NM, Sakhaee K. CLINICAL Review: the role of receptor activator of nuclear factor-kappaB (RANK)/RANK ligand/osteoprotegerin: clinical implications. J Clin Endocrinol Metabol. 2007;92(12):4514–21.
325. Sweeney SE, Firestein GS. Signal transduction in rheumatoid arthritis. Current opinion in rheumatology. 2004;16(3):231–7.
326. Fernandes JC, Martel-Pelletier J, Pelletier JP. The role of cytokines in osteoarthritis pathophysiology. Biorheology. 2002;39(1–2):237–46.
327. Sweeney SE, Firestein GS. Rheumatoid arthritis: regulation of synovial inflammation. The international journal of biochemistry & cell biology. 2004;36(3):372–8.
328. Mohammed FF, Smookler DS, Khokha R. Metalloproteinases, inflammation, and rheumatoid arthritis. Annals of the rheumatic diseases. 2003;62 Suppl 2:ii43–7.
329. Hojilla CV, Mohammed FF, Khokha R. Matrix metalloproteinases and their tissue inhibitors direct cell fate during cancer development. Brit J Canc. 2003;89(10):1817–21.
330. MacNaul KL, Chartrain N, Lark M, Tocci MJ, Hutchinson NI. Discoordinate expression of stromelysin, collagenase, and tissue inhibitor of metalloproteinases-1 in rheumatoid human synovial fibroblasts. Synergistic effects of interleukin-1 and tumor necrosis factor-alpha on stromelysin expression. J Biol Chem. 1990;265(28):17238–45.
331. Kanehira H, Agariguchi A, Kato H, Yoshimine S, Inoue H. Association between stress and temporomandibular disorder. Nihon Hotetsu Shika Gakkai zasshi. 2008;52(3):375–80.
332. Gutowski A. Kompendium der Zahnheilkunde. Kursskript: Eigenverlag; 2003.
333. Sluka A. Mechanisms and management of pain for the physical therapist. Seattle: IASP Press; 2009.
334. Türp JC, Marinello CP. Schmerzfragebogen für Patienten mit chronischen orofazialen Schmerzen. Quintessenz. 2002;53:1333–40.
335. Caplan DJ, Chasen JB, Krall EA, Cai J, Kang S, Garcia RI, et al. Lesions of endodontic origin and risk of coronary heart disease. J Dent Res. 2006;85(11):996–1000.
336. Marending M, Peters OA, Zehnder M. Factors affecting the outcome of orthograde root canal therapy in a general dentistry hospital practice. Oral surgery, oral medicine, oral pathology, oral radiology, and endodontics. 2005;99(1):119–24.
337. Li X, Kolltveit KM, Tronstad L, Olsen I. Systemic diseases caused by oral infection. Clin Microbiol Rev. 2000;13(4):547–58.
338. Crippin JS, Wang KK. An unrecognized etiology for pyogenic hepatic abscesses in normal hosts: dental disease. Am J Gastroenterol. 1992;87(12):1740–3.
339. Grau AJ, Berger E, Sung KL, Schmid-Schonbein GW. Granulocyte adhesion, deformability, and superoxide formation in acute stroke. Stroke; a journal of cerebral circulation. 1992;23(1):33–9.
340. Petersson A. What you can and cannot see in TMJ imaging - an overview related to the RDC/TMD diagnostic system. J Oral Rehabil. 2010;37(10):771–8.
341. Rocabado M. Physical therapy for the postsurgical TMJ patient. J Craniomand Disord. 1989;3(2):75–82.
342. Laekeman M, Kreutzer R, editors. Großer Bildatlas der Palpation. Stuttgart: Springer; 2009.
343. Türp JC, Minagi S. Palpation of the lateral pterygoid region in TMD-where is the evidence? J Dent. 2001;29(7):475–83.
344. Zimmer B, Jäger A, Kubein-Meesenburg D. Anomalietypische Eufunktion bei Patienten der Angle Klassen I, II und III. Inf Orthod Kieferorthop. 1992;24:223–34.
345. Sassouni V. A classification of skeletal facial types. American journal of orthodontics. 1969;55(2):109–23.
346. Siebert G. Zahnärztliche Funktionsdiagnostik. München, Wien: Hanser; 1984.
347. Greenman PE. Lehrburch der Osteopathischen Medizin. Heidelberg: Haug; 1998.
348. Hesse JR, Naeije M, Hansson TL. Craniomandibular stiffness toward maximum mouth opening in healthy subjects: a clinical and experimental investigation. J Craniomand Disord. 1990;4(4):257–66.
349. Brunck M. Komplementär-medizinische Diagnoseverfahren. Vermischung von Begriffen. Dtsch Arztebl. 2006;103:16.
350. Garten H. Applied Kinesiology als funktionelle Neurologie. Man Med. 2000;38(3):120–64.
351. Staehle HJ, Koch MJ, Pioch T. Double-blind study on materials testing with applied kinesiology. J Dent Res. 2005;84(11):1066–9.
352. Garten H. Lehrbuch Applied Kinesiology. München: Urban und Fischer; 2004.
353. Kopp S. Screening im kraniomandibulären System. Man Med. 2008;46:381–3.
354. Bell WE. Temporomandibular disorders (Classification, diagnosis, management). Chicago: Yearbook medical publishers; 1990.
355. Slavicek R. Die Axiographie mit paraokklusalem Löffel. Orthod Kieferorthop. 1981;4:303–7.
356. Meyer G, Dal Ri H. Dreidimensionale elektronische Messung der Bewegung des Kondylus über die Scharnierachse des Unterkiefers. Dtsch Zahnarztl Z. 1985;48:38–44.
357. Schierz O, Reißmann DR. Die elektronische Vermessung der Gelenkbahn. Digital Dental News. 2008;2(9):18–21.
358. Freesmeyer WB. Zahnärztliche Funktionstherapie. München, Wien: Hanser Verlag; 1993.
359. Freesmeyer WB. Okklusionsschienen. In: Koeck B. Praxis der Zahnheilkunde. München: Urban und Schwarzenberg; 1995.
360. Ottl P, Lauer HC. Okklusionsschienentherapie – Indikation und Wertung aus heutiger Sicht. Hess Zahnärzte Magazin. 2002;2:36–43.
361. Ash MM, Schmidseder J. Schienentherapie. München: Urban und Fischer; 1999.
362. Dionne RA. Pharmacologic treatments for temporomandibular disorders. Oral surgery, oral medicine, oral pathology, oral radiology, and endodontics. 1997;83(1):134–42.
363. Appel T, Niederhagen B, Braumann B, Reich RH. Die hohe Kondylektomie zur Ausschaltung überschiessenden Wachstums bei der kondylaren Hyperplasie. [High condylectomy for control of pathological growth in condylar hyperplasia]. Mund-, Kiefer- und Gesichtschirurgie: MKG. 1997;1 Suppl 1:S138–40.
364. Organization WH. Cancer pain relief. Genf: World Health Organization; 1986.
365. KZBV AZdB. Informationen über zahnärztliche Arzneimittel. Berlin 2000.
366. Dittel R. Schmerzphysiotherapie. Stuttgart: Gustav Fischer Verlag; 1992.
367. Stuecker M. Manuelle Therapie in der Praxis. Heidelberg: Steinkopff; 2008.
368. Moll H, Bischoff M, Graf WF, al. e. Die reversible hypomobile artikuläre Dysfunktion – eine Blockierung. Man Med. 2010;6:426–34.
369. Neumann HD. Manuelle Medizin. Berlin: Springer; 2003.
370. Schupp W, Marx G. Manuelle Behandlung der Kiefergelenke zur Therapie der kraniomandibulären Dysfunktionen. Man Med. 2002;40:177–83.

371. Grummons D. Orthodontics for the TMJ-TMD patient. Scottsdale, Ariz: Wright and Co; 1994.
372. Göbel H, Fresenius J, Heinze A, Dworschak M, Soyka D. Wirksamkeit von Oleum menthae piperitae und von Paracetamol in der Therapie von Kopfschmerzen vom Spannungstyp. Nervenarzt. 1996;67:672–81.
373. Göbel H, Heinze A, Dorschak M, Lurch A, Fresenius J. Oleum menthae pipiratae significantly reduces the symptoms of tension-type headache and its efficacy does not differ from that of acetaminophen. In: Olesen J, Tfelt-Hansen P, editors. Headache treatment- trial methodology and new drugs. Philadelphia: Lippincott-Raven; 1997.
374. Kau RJ, Sendtner-Gress K, Ganzer U, Arnold W. Effectiveness of hyperbaric oxygen therapy in patients with acute and chronic cochlear disorders. ORL J Otorhinolaryngol Relat Spec. 1997;59(2):79–83.
375. Lamm K, Lamm H, Arnold W. Effect of hyperbaric oxygen therapy in comparison to conventional or placebo therapy or no treatment in idiopathic sudden hearing loss, acoustic trauma, noise-induced hearing loss and tinnitus. A literature survey. Adv Otorhinolaryngol. 1998;54:86–99.
376. Delb W, Muth CM, Hoppe U, Iro H. Ergebnisse der hyperbaren Sauerstofftherapie bei therapieresistentem Tinnitus. [Outcome of hyperbaric oxygen therapy in therapy refractory tinnitus]. HNO. 1999;47(12):1038–45.
377. Ylikoski J, Mrena R, Makitie A, Kuokkanen J, Pirvola U, Savolainen S. Hyperbaric oxygen therapy seems to enhance recovery from acute acoustic trauma. Acta Otolaryngol. 2008;128(10):1110–5.
378. Heller R, Laarmann B, Krauß D. Ergebnisse aus 3 Jahren Druckkammerbehandlung bei Tinnitus und Hörsturz. II Kölner Tinnitustage. 1999;Kongress.
379. Stiegler P, Matzi V, Lipp C, Kontaxis A, Klemen H, Walch C, et al. Hyperbaric oxygen (HBO2) in tinnitus: influence of psychological factors on treatment results? Undersea Hyperb Med. 2006;33(6):429–37.
380. Porubsky C, Stiegler P, Matzi V, Lipp C, Kontaxis A, Klemen H, et al. Hyperbaric oxygen in tinnitus: influence of psychological factors on treatment results? ORL J Otorhinolaryngol Relat Spec. 2007;69(2):107–12.
381. Bennett MH, Kertesz T, Yeung P. Hyperbaric oxygen for idiopathic sudden sensorineural hearing loss and tinnitus. Cochrane database of systematic reviews. 2007(1):CD004739.
382. Hiller W, Goebel G. A psychometric study of complaints in chronic tinnitus. J Psychosom Res. 1992;36(4):337–48.
383. Hiller W, Goebel G, Rief W. Reliability of self-rated tinnitus distress and association with psychological symptom patterns. Br J Clin Psychol. 1994;33 (Pt 2):231–9.
384. Hallam RS, Jakes SC, Hinchcliffe R. Cognitive variables in tinnitus annoyance. Br J Clin Psychol. 1988;27 (Pt 3):213–22.
385. Hallam RS. Manual of the Tinnitus Questionnaire (TQ) Psychological Cooperation, London. 1996.
386. Goebel G, Hiller W. Tinnitus-Fragebogen (TF). Ein Instrument zur Erfassung von Belastung und Schweregrad bei Tinnitus. Hogrefe-Verlag für Psychologie, Göttingen. 1998.
387. von Wedel H, von Wedel UC. Eine Bestandsaufnahme zur Tinnitus-Retraining-Therapie. [An assessment of tinnitus retraining therapy]. HNO. 2000;48(12):887–901.
388. Goebel G, Kahl M, Arnold W, Fichter M. 15-year prospective follow-up study of behavioral therapy in a large sample of patients with chronic tinnitus. Acta Otol Suppl. 2006(556):70–9.
389. Gautschi R. Manuelle Triggerpunkt-Therapie. Stuttgart: Thieme; 2010.
390. Travell JG, Simmons DG. Handbuch der Muskeltriggerpunkte, obere Extremität – Kopf und Thorax. München: Elsevier, Urban und Fischer Verlag; 2002.
391. Baldry PE. Acupuncture, triggerpoints and musculoskeletal pain. Edinburgh: Churchill Livingstone; 2004.
392. Gunn CC. The Gunn approach to the treatment of chronic pain. Intramuscular stimulation for myofacial pain of radiculopathic origin. New York: Churchill Linvingstone; 1996.
393. Jager K, Borner A, Graber G. Epidemiologische Untersuchungen über die Atiologiefaktoren dysfunktioneller Erkrankungen im stomatognathen System. [Epidemiological research on the etiological factors of dysfunctional diseases in the stomatognathic system]. Schweiz Monatsschr Zahnmed. 1987;97(11):1351–6.
394. Skootsky SA, Jaeger B, Oye RK. Prevalence of myofascial pain in general internal medicine practice. West J Med. 1989;151(2):157–60.
395. Lewit K. The needle effect in the relief of myofascial pain. Pain. 1979;6(1):83–90.
396. Edwards J, Knowles N. Superficial dry needling and active stretching in the treatment of myofascial pain--a randomised controlled trial. Acupuncture in medicine : J Brit Med Acupunct Soc. 2003;21(3):80–6.
397. Cummings TM, White AR. Needling therapies in the management of myofascial trigger point pain: a systematic review. Archives of physical medicine and rehabilitation. 2001;82(7):986–92.
398. Ferrante FM, Bearn L, Rothrock R, King L. Evidence against trigger point injection technique for the treatment of cervicothoracic myofascial pain with botulinum toxin type A. Anesthesiol. 2005;103(2):377–83.
399. Ga H, Choi JH, Park CH, Yoon HJ. Acupuncture needling versus lidocaine injection of trigger points in myofascial pain syndrome in elderly patients-a randomised trial. Acupuncture in medicine : journal of the British Medical Acupuncture Society. 2007;25(4):130–6.
400. Ho KY, Tan KH. Botulinum toxin A for myofascial trigger point injection: a qualitative systematic review. Eur J Pain. 2007;11(5):519–27.
401. Sola AE. Myofascial pain syndroms. In: Loeser JD, Turk DC, Chapman CR, Butler SH. Bonica's management of pain. Philadelphia: Lippincott: Williams and Wilkins; 2000.
402. Noiman M, Garty A, Maimon Y, Miller U, Lev-Ari S. Acupuncture for treating temporomandibular disorder: retrospective study on safety and efficacy. Journal of acupuncture and meridian studies. 2010;3(4):260–6.
403. La Touche R, Goddard G, De-la-Hoz JL, Wang K, Paris-Alemany A, Angulo-Diaz-Parreno S, et al. Acupuncture in the treatment of pain in temporomandibular disorders: a systematic review and meta-analysis of randomized controlled trials. Clin J Pain. 2010;26(6):541–50.
404. Willard F. Fascial Continuity: Four Fascial Layers of the Body. Proceedings of the 1st Int Fascia Res Congress. 2007.
405. Hedley G. In: Myers, T. Anatomy Trains. Churchill -Livingstone Elsevier. 2005.
406. Paoletti S. Faszien. Urban & Fischer Verlag München-Jena. 2001.
407. Yildizhan A, Pasaoglu A, Okten T, Ekinci N, Aycan K, Aral O. Intradural disc herniations pathogenesis, clinical picture, diagnosis and treatment. Acta Neurochir (Wien). 1991;110(3–4):160–5.
408. Alix ME, Bates DK. A proposed etiology of cervicogenic headache: the neurophysiologic basis and anatomic relationship between the dura mater and the rectus posterior capitis minor muscle. J Manipulative Physiol Ther. 1999;22(8):534–9.
409. Beck M. Anatomie der atlantooccipitalen Dura und der kleinen Nackenmuskeln. persönliche Mitteilung. 2009.
410. Hack GD, Koritzer RT, Robinson WL, Hallgren RC, Greenman PE. Anatomic relation between the rectus capitis posterior minor muscle and the dura mater. Spine (Phila Pa 1976). 1995;20(23):2484–6.
411. Buckminster-Fuller R. Tensegrity. US Patent 3,053,521. 1962(Nov 12).
412. Wolkowicz C, Ruth J. Tensegrity – Virtuelle Architektur? Vorlesungsskript - Bauhausuniversität Weimar - Abt Architektur. 2004.
413. Myers TW. Anatomy Trains - Myofascial Meridians for Manual and Movement Therapists. Churchill -Livingstone Elsevier. 2009.
414. Ingber DE. Tensegrity I. Cell structure and hierarchical systems biology. J Cell Sci. 2003;116(Pt 7):1157–73.

Literaturverzeichnis

415. Ingber DE. Tensegrity II. How structural networks influence cellular information processing networks. J Cell Sci. 2003;116(Pt 8):1397–408.
416. Guimberteau JC, Sentucq-Rigall J, Panconi B, Boileau R, Mouton P, Bakhach J. Introduction a la connaissance du glissement des structures sous-cutanees humaines. [Introduction to the knowledge of subcutaneous sliding system in humans]. Ann Chir Plast Esthet. 2005;50(1):19–34.
417. Guimberteau JC, Delage JP, McGrouther DA, Wong JK. The microvacuolar system: how connective tissue sliding works. J Hand Surg Eur Vol. 2010;35(8):614–22.
418. Kumar S, Maxwell I, Heisterkamp A, Polte T, Lele T, Salanga M, et al. Viscoelastic Retraction of Single Living Stress Fibers and Its Impact on Cell Shape, Cytoskeletal Organization, and Extracellular Matrix Mechanics. Biophysical Journal. 2006;90(10):3762–73.
419. Xuan EY. Mechanotransduction through the Cytoskeleton - A hypothetical model of mechano-biochemical conversion through protein-protein interaction. 2003.
420. Ingber DE. Cellular mechanotransduction: putting all the pieces together again. The FASEB Journal. 2006;20(7):811–27.
421. Ingber DE. Mechanobiology and diseases of mechanotransduction. Ann Med. 2003;35(8):564–77.
422. Schleip R, Klingler W, Lehmann-Horn F. Active fascial contractility: Fascia may be able to contract in a smooth muscle-like manner and thereby influence musculoskeletal dynamics. Med Hypotheses. 2005;65(2):273–7.
423. Schleip R, Naylor IL, Ursu D, Melzer W, Zorn A, Wilke HJ, et al. Passive muscle stiffness may be influenced by active contractility of intramuscular connective tissue. Med Hypotheses. 2006;66(1):66–71.
424. Eagan TS, Meltzer KR, Standley PR. Importance of strain direction in regulating human fibroblast proliferation and cytokine secretion: a useful in vitro model for soft tissue injury and manual medicine treatments. J Manipulative Physiol Ther. 2007;30(8):584–92.
425. Standley PR, Meltzer K. In vitro modeling of repetitive motion strain and manual medicine treatments: potential roles for pro- and anti-inflammatory cytokines. J Bodyw Mov Ther. 2008;12(3):201–3.
426. Forte M. Grundgedanken der funktionellen Medizin. Man Med. 2009;47(6):418–22.
427. Wales A. The management, reactions and systemic affects of fluctuation of the cerebrospinal fluid. J Osteopath Cranial. 1953:35–47.
428. Neuhuber WL. Characteristics of the innervation of the head and neck. Orthop 1992;27(12):794–801.
429. Dean NA, Mitchell BS. Anatomic relation between the nuchal ligament (ligamentum nuchae) and the spinal dura mater in the craniocervical region. Clin Anat. 2002;15(3):182–5.
430. Nash L, Nicholson H, Lee AS, Johnson GM, Zhang M. Configuration of the connective tissue in the posterior atlanto-occipital interspace: a sheet plastination and confocal microscopy study. Spine. 2005;30(12):1359–66.
431. Filion D. Zur approximalen Schmelzreduktion in der Erwachsenentherapie. Inf Orthod Kieferorthop 27:47-105, 1995.
432. Upldeger JE, Retzlaff EW, Vredevoogd JD. Diagnosis and treatment of temporoparietal suture head pain. Ostheopath Med. 1978;July:19–26.
433. Lechner KH. Kritische Betrachtung zur Therapie von CMD Patienten. Man Med. 2008;46:386–8.
434. Cozzani G, Guiducci A, Mirenghi S. Kieferorthopädische Maßnahmen bei Kiefergelenkerkrankungen. Inf Orthod Kieferorthop. 2003;35(2):129–39.
435. Crismani AG, Celar AG, Bantleon HP. Chair-side Methoden zur Herstellung okklusaler Minisplints in der Therapie kraniomandibulärer Dysfunktionen. Inf Orthod Kieferorthop. 2004;36(1):31–5.
436. Krieger E, Seiferth J, Saric I, Jung BA, Wehrbein H. Accuracy of Invisalign(R) treatments in the anterior tooth region. First results. Fortschr Kieferorthop 2011;72(2):141–9.
437. Masella RS, Meister M. Current concepts in the biology of orthodontic tooth movement. American journal of orthodontics and dentofacial orthopedics : official publication of the American Association of Orthodontists, its constituent societies, and the American Board of Orthodontics. 2006;129(4):458–68.
438. Rygh P, Bowling K, Hovlandsdal L, Williams S. Activation of the vascular system: a main mediator of periodontal fiber remodeling in orthodontic tooth movement. Am J Orthod 1986;89(6):453–68.
439. Reitan K. The initial tissue reaction incident to orthodontic tooth movement as related to the influence of function; an experimental histologic study on animal and human material. Acta odontologica Scandinavica Supplementum. 1951;6:1–240.
440. Melsen B. Biological reaction of alveolar bone to orthodontic tooth movement. Angle Orthod. 1999;69(2):151–8.
441. Melsen B. Tissue reaction to orthodontic tooth movement-a new paradigm. Eur J Orthod. 2001;23(6):671–81.
442. Henneman S, Von den Hoff JW, Maltha JC. Mechanobiology of tooth movement. Europ J Orthod. 2008;30(3):299–306.
443. Georg LV. Immunologische Reaktion im Sulkus gingivalis während kieferorthopädischer Behandlung. Tübingen 2009.
444. Shoji S, Tabuchi M, Miyazawa K, Yabumoto T, Tanaka M, Kadota M, et al. Bisphosphonate inhibits bone turnover in OPG(-/-) mice via a depressive effect on both osteoclasts and osteoblasts. Calcified tissue international. 2010;87(2):181–92.
445. Yasuda H. [Bone and bone related biochemical examinations. Bone and collagen related metabolites. Receptor activator of NF-kappaB ligand (RANKL)]. Clinical calcium. 2006;16(6):964–70.
446. Knak S. Praxisleitfaden Kieferorthopädie. München, Jena: Urban und Fischer; 2004.
447. Mayadali E. Experimentelle Bestimmung der initialen Kraftsysteme und parodontalen Spannungsverhältnisse in der Anfangsphase der orthodontischen Therapie unter Anwendung von Nickel-Titan-Drähten. Dissertation, Düsseldorf: Heinrich-Heine-Universität; 2010.
448. Nakao K, Goto T, Gunjigake KK, Konoo T, Kobayashi S, Yamaguchi K. Intermittent force induces high RANKL expression in human periodontal ligament cells. J Dent Res. 2007;86(7):623–8.
449. Garino F, Garino B. The OrthoCAD iOC intraoral scanner: A six-month user report. J Clin Orthod. 2011;45(3):161–4.
450. Ferrazzini G. Class II/2 malocclusion: early treatment with removable appliances and stability after 20 years. Schweiz Monatsschr Zahnmed. 2008;118(9):814–9.
451. Frankel R, Frankel C. Clinical implication of Roux's concept in orofacial orthopedics. Fortschr Kieferorthop. 2001;62(1):1–21.
452. Dietrich H, Dietrich J. Die provisorische Versorgung. Fuchstal: Teamwork media; 2002.
453. Polz MH. Die biomechanische Okklusion bei Inlay- und Onlay-Techniken. In: Caesar H. Inlay- und Onlay-Techniken. München: Neuer Merkur; 1987.
454. Ahlers MO, Möller K. Repositions- Onlays und -Veneers zur atraumatischen Restauration einer physiologischen Kiefer- und Kondylenposition. Quintessenz. 2011;62(02):211–22.
455. Boisserée W. Zahnärztlich prothetische Maßnahmen nach Therapie einer kraniomandibulären Dysfunktion. Man Med. 2003;41:224–9; 386–92.
456. Boisserée W. Das biomechanische Okklusionskonzept nach M. H. Polz in der interdisziplinären Funktionstherapie. Die Quintessenz der Zahntechnik. 2010;36(8):1048–61.

Literaturverzeichnis

457. Ahlers MO, Freesmeyer WB, Fussnegger M, et al. Zur Therapie der Erkrankungen des kraniomandibulären Systems. Gemeinsame Wissenschaftliche Stellungnahme der Deutschen Gesellschaft für Funktionsdiagnostik und Therapie (DGFDT) in der DGZMK, der Deutschen Gesellschaft für Prothetische Zahnheilkunde und Biomaterialien (DGPro), der Deutschen Gesellschaft für Mund-, Kiefer- und Gesichtschirurgie (DGMKG), der Arbeitsgemeinschaft für Kieferchirurgie (AGKi) und der Deutschen Gesellschaft für Kieferorthopädie (DGKFO) und der Deutschen Gesellschaft für Zahn-, Mund- und Kieferheilkunde (DGZMK) 2005;60:10.
458. Freesmeyer WB, editor. Quintessenz Focus: Zahnmedizin: Funktionsdiagnostik und -therapie. Berlin: Quintessenz; 2009.
459. Sinn, S. Zusammenhang der Lokalisation von okklusalen Frühkontakten in zentrischer Kondylenposition im Artikulator mit Beschwerden im Kopf/Halsbereich, des Kiefergelenkes und der Kaumuskulatur. Diplomarbeit, medizinische Universitätsklinik Innsbruck, Prof. Dr. Dr. Ingrid Grunert, 2011.
460. Dziedzina, G. Vermessung und vergleichende Untersuchung der Gelenkspaltbreite von physiologischen und pathologischen Kiefergelenken mittels digitaler Volumentomographie. Diplomarbeit, medizinische Univ.-Klinik Innsbruck, Prof. Dr. Dr. Ingrid Grunert, 2011.
461. Rottler, A.K. Vergleichende Untersuchungen des Kiefergelenkes mittels Magnetresonanztomographie und digitaler Volumentomographie. Diplomarbeit, medizinische Univ.-Klinik Innsbruck, Prof. Dr. Dr. Ingrid Grunert, 2011.
462. Zachrisson, B.U. Facial esthetics: guide to tooth positioning and maxillary incisor display. World J Orthod. 2007;8(3):308-314.
463. Boisserée W., Schupp W. Zweiphasiges Konzept zum Okklusionsausgleich durch Unterkieferokklusionsschienen. J Craniomand Func 2012; 4(1):79–94.

Verzeichnis der im Buch verwendeten wissenschaftlichen Abkürzungen

AK	Applied Kinesiology
AL	Attachmentlevel
APAs	anticipatory postural adjustments
ARAS	aufsteigendes retikuläres aktivierendes System
ASR	approximale Schmelzreduktion
BWS	Brustwirbelsäule
CMD	kraniomandibuläre Dysfunktion
CMS	kraniomandibuläres System
COPA	Craniomandibuläre Orthopädische Positionierungs-Apparatur
COPA-Onlays	fest aufklebbare Craniomandibuläre Orthopädische Positionierungs-Apparatur
CT	Computertomografie
DGMSM	Deutsche Gesellschaft für muskuloskelettale Medizin
DGFDT	Deutsche Gesellschaft für Funktionsdiagnostik und -therapie
DGOM	Deutsche Gesellschaft für Osteopathische Medizin
DGZMK	Deutsche Gesellschaft für Zahn-, Mund- und Kieferheilkunde
DVT	digitale Volumentomografie
FAF	fehlende anteriore Führung
FPA	fehlende posteriore Abstützung
FR	Formatio reticularis
HIKP	habituelle Interkuspidation
HKN	horizontale Kondylenbahnneigung (engl. HCI)
HVLA	high velocity, low amplitude (in der Impulstherapie)
HWS	Halswirbelsäule
IGF	Insulin-like growth factor
IL	Interleukin
KG	Kiefergelenk
KRB	Kieferrelationsbestimmung
LDH	Laktatdehydrogenase

Verzeichnis der im Buch verwendeten wissenschaftlichen Abkürzungen

LTR	local twitch response (von Triggerpunkten)
LWS	Lendenwirbelsäule
MET	Muskelenergietechnik
MMP	Matrix-Metalloproteinasen
MPI	Mandibular-Positions-Indikator
MRI	Magnetresonanz-Imaging
MRT	Magnetresonanztomografie
MSS	muskuloskelettales System
NS	nociceptive-specific (neuron)
NSAID	non-steroidal anti-inflammatory drugs
OPG	Orthopantomogramm (Panoramaschichtaufnahme)
OPG	Osteoprotegerin
pAPAs	preparatory anticipatory postural adjustments
PDL	parodontales Ligament
PIR	postisometrische Relaxation
PNF	propriozeptive neuromuskuläre Fazilitation
PSI	Pardontoaler Screening Index
RANK	receptor activator for nuklear factor κB
RANKL	receptor activator for nuklear factor κB ligand
SKD	Schneidekantenabstand
SMP	Summenmembranpotenzial
SSB	Synchondrosis sphenobasilaris
ST	Sondierungstiefe
TART	Zusammensetzung aus: „T = tissue texture changes", „A = asymmetry", „R = restriction of motion", und „T = tenderness" in der manuellen Diagnostik
TIMPs	Tissue Inhibitors of MMPs
tKB	therapeutischer Konstruktionsbiss
TMD	temporomandibular disorder
TNF	Tumornekrosefaktor
UFA	unilaterale fehlende Abstützung
VAS	visuelle Analogskala (bei der Schmerzmessung)
NVPL	Nucleus ventralis posterolateralis
WDR	wide dynamic range (neuron)
ZNS	zentrales Nervensystem

Danksagung

Dieses Buch wäre ohne die Hilfe und Mitarbeit vieler Freunde, Kollegen und Mitarbeiter nicht zustande gekommen:

Vor allem bedanken wir uns bei Dr. Julia Haubrich für ihre kontinuierliche, souveräne und akribische textliche Umsetzung aller unserer Entwürfe, unzähligen Änderungen und endlosen Korrekturen.

Danke an Julia Polz für die unermüdliche Erfüllung aller grafischen Wünsche im poetischen Diskurs.

Danke an Dr. Rainer Heller für seine Reflexionen, die gemeinsamen ambitionierten Diskussionen und das Einbringen seiner Meinung aus manualmedizinischer und osteopathischer Sicht.

Ein besonderer Dank gilt unseren Koautoren Prof. Dr. Nelson Annunciato, Prof. Dr. Dr. Ingrid Grunert, Dr. Julia Haubrich, Dr. Rainer Heller, ZT Manfred Läkamp, Dr. Damir Lovric und ZTM Michael Polz für die engagierte und freundschaftliche Mitarbeit an den interdisziplinären Beiträgen für dieses Buch. Mit unseren Koautoren verbindet uns neben einer intensiven Zusammenarbeit eine Freundschaft, für die wir uns ganz herzlich bedanken möchten.

Hervorheben möchten wir das grafische Werk von Dr. Damir Lovric und Prof. Dr. Nelson Annunciato.

Danke an Manfred Läkamp und sein Laborteam für die hervorragende und kooperative Umsetzung aller prothetischen Rekonstruktionen.

Danke an unsere Praxismitarbeiter für die Unterstützung bei der Dokumentation der Patientenbeispiele im Praxisverlauf und für die Kompensation aller zeitlichen Einschränkungen, die ein solches Werk mit sich bringt.

Danke an Ina Schmitz und Maria Harbrecht-Schmidt für Fotografie, Bildbearbeitung und Archivierung sowie ZTM Mario Klingberg für seine Unterstützung im zahntechnischen Labor.

Danke an die Zahnärztinnen Dr. Katrin Lier und Leslie Runkel für Anregungen und Lektorat.

Danke an unsere Töchter Leona und Luisa für ihre unendliche Geduld bei den vielen Fotos im Diagnose- und Therapiekapitel.

Danke an die Kollegen Frau Dr. Monica Andersson und Dr. Thomas Steimel für die Unterstützung im Kapitel Magnetresonanztomografie.

Danke an die Kollegen Dr. Margret Bäumer und Dr. Carsten Appel für ihre Beiträge zu Parodontologie und Endodontologie.

Danke an Prof. Dr. Harald Gumbiller und Dr. Harald Stossier für Bilder und Anregungen zu Akupunktur und Mayr-Medizin.

Danke an Srini Kaza für die Hilfe und Überlassung der Grafiken zu Scanverfahren.

Danke an Prof. Dr. Toni Graf-Baumann und an Prof. Dr. Dr. h.c. Georg Meyer für ihre Geleitworte aus manualmedizinischer und zahnmedizinischer Sicht.

Für die Unterstützung bei der Realisation des Buches danken wir allen beteiligten Mitarbeitern des Quintessenz Verlages, allen voran Herrn Johannes Wolters.

Dir, Wilhelm Schlote, herzlichen Dank für Deine wunderbaren Bilder.

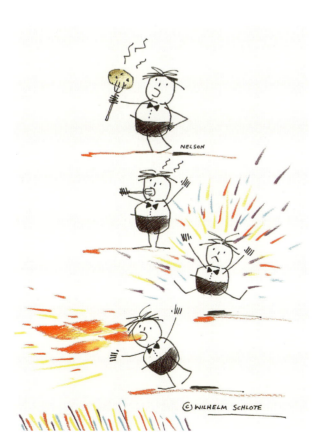

Danksagung

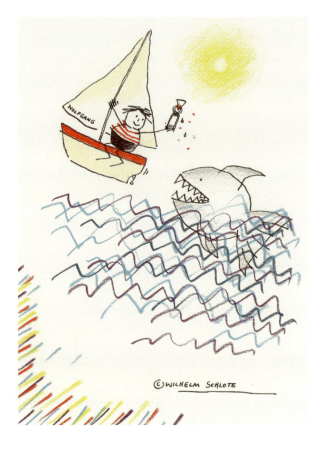

Im Zusammenhang mit diesem Buch möchte ich auch dankend meine Eltern Barbara und Werner H. Boisserée erwähnen, die mich immer unterstützt und immer hinter mir gestanden haben. So schaue ich auf elf glückliche Jahre zahnärztlicher Zusammenarbeit mit meinem Vater zurück.

Danken möchte ich insbesondere meiner Frau Verena und unseren Kindern Philipp, Julius, Luisa und Kilian für ihr großes Verständnis bei der Erstellung dieses Buches und für ihre stetige positive Unterstützung.

Danken möchte ich Lehrern, Kollegen und Freunden, die meine zahnmedizinische Laufbahn entscheidend beeinflusst und bereichert haben: Besonders erwähnen möchte ich ZTM Klaus Dieter Rast, der mir während meiner zahntechnischen Ausbildung beharrlich die Aufwachstechnik nahegebracht hat. Prof. Dr. Alex Motsch und seinen damaligen Oberarzt Dr. Georg Meyer, die während meines Studiums in Göttingen die Notwendigkeit funktionsgerechter und ordentlicher Zahnheilkunde tief in mir verankert haben. Prof. Dr. Alexander Gutowski, dessen Konzepte heute die Basis meiner zahnheilkundlichen Philosophie darstellen. Manfred Läkamp, mit dem mich eine tiefe Freundschaft und viele gemeinsame Projekte verbinden. Das Verständnis für interdisziplinäre Zusammenhänge habe ich in unzähligen Seminaren, unterstützt durch freundschaftliche Verbundenheit von Dr. Wolfgang Gerz, Dr. Hans Garten und Dr. Gerhard Marx erhalten. Sie haben mir ein manualmedizinisches und osteopathisches Rüstzeug mitgegeben, für das ich als Zahnarzt sehr dankbar bin.

Schließlich danke ich meinem Freund Dr. Werner Schupp, mit dem ich seit vielen Jahren parallel durch das Leben gehe. Ich erfreue mich an unserer fachlichen und tiefen freundschaftlichen Verbundenheit, die auch unsere Familien umfasst. Bedanken möchte ich mich für die unzähligen gemeinsamen Abende, traditionell beginnend mit einem stilvollen Abendessen in familiärer Einbindung. Danke für die vielen ehrlichen und tiefgründigen Diskussionen aus der unterschiedlichen Sichtweise unserer Fachdisziplinen.

Danksagung

Meinen Eltern, Anneliese und Roland Schupp möchte ich herzlich danken für ihre großzügige Unterstützung bei meiner Aus- und Weiterbildung und der Ermöglichung meiner sportlichen Aktivitäten. Meiner Frau Birgit, meiner Tochter Leona und meinem Sohn Titus danke ich für ihre große Geduld und Toleranz und für die großzügig überlassene Zeit, die ein solches Buch nun einmal benötigt.

Mein Dank gilt meinen Lehrern, die mich auf meinem beruflichen Weg begleitet haben. Von den vielen Kollegen und Freunden kann ich hier nur einige benennen, ohne den Anspruch auf Vollständigkeit. Meiner kieferorthopädischen Lehrerin, Frau Professor Dr. Ulrike Ehmer, danke ich für die exzellente Weiterbildung, die ich bei ihr genießen durfte. Ebenso danke ich meinem Freund Dr. Douglas Toll, dass ich in seiner Praxis perfekte Kieferorthopädie lernen und praktizieren konnte sowie für seine Mitarbeit an meinem ersten Buch zur Funktionslehre. Einen großen Einfluss, speziell in der Kiefergelenkdiagnose und -therapie und den erweiterten Blick auf den Gesamtorganismus hatte Dr. Robert M. Ricketts, dem ich dafür danken möchte, dass er mir den Blick über die Zähne hinaus geöffnet hat. In diesem Zusammenhang danke ich meinem Lehrer Dr. Harold Gelb, in dessen zahnärztlicher Praxis ich erstmals einen direkten Zusammenhang zur Manuellen Medizin erfahren konnte. Dies führte mich zur Zusammenarbeit mit Dr. Wolfgang Gerz und mit Dr. Hans Garten, der den Anstoß zu diesem Buch gegeben und viele Ideen beigesteuert hat. Ganz besonderer Dank gebührt Herrn Dr. Gerhard Marx, der maßgeblich an der Ausarbeitung der interdisziplinären Diagnose und Therapie in der Zahnheilkunde und der Manuellen Medizin sowie der Verbindung unserer Fachgesellschaften beteiligt war. Dabei stand uns Herr Professor Dr. Toni Graf Baumann immer zur Seite, wofür ich mich gerne bedanken möchte. In diesem Zusammenhang möchte

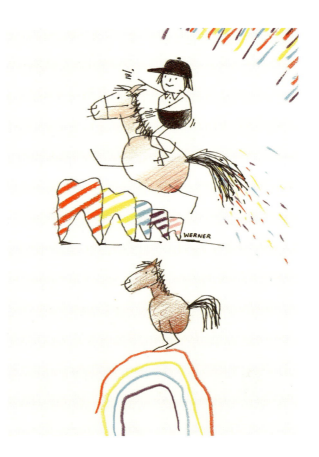

ich auch Dr. Klaus Zöller danken, mit dem mich einige Jahre berufspolitische Arbeit verbinden, auf die ich gerne und mit Freude zurückschaue. Mein Dank gilt Professor Dr. Giuseppe Siciliani, dem ich meine Professur (Visiting Professor) an der Universität Ferrara verdanke.

Auch Dir, lieber Wolfgang, möchte ich danken für unsere Tage, Abende und Nächte, die nötig waren, dieses alles zu entwickeln, umzusetzen, zu praktizieren und letztendlich zu schreiben. Ganz besonders freuen mich unsere Freundschaft und die unserer Familien. Gegenseitige Motivation ist auf dem langen Weg der Entstehung eines Buches so notwendig wie das abschließende Glas Wein.

Sachregister

6 × 6-Programm nach Rocabado 226, 228

A

ABC-Kontakte 258, 260, 261
ABC-Stopps 5, 9
Abrasion 85, 86, 90, 97, 99, 100, 118, 128, 137, 299, 318, 336, 357, 384
Abrasionsgebiss 271, 359, 368
Acetylsalicylsäure 232
Achs-Orbital-Ebene 193, 207, 210, 211
Adaptation 86, 87, 89, 103, 113, 126, 242, 244
    negative 26
    progressive 25
Adaptationsmechanismen 86, 97, 101
Adaptive Bone Modelling 104
Afferenzen
    primäre 78
    zervikale 114
Akupunktur 81, 122, 186, 223, 239
Akupunkturnadeln 238
Alginatabformung 194, 284, 288
Aligner 281, 299, 338
Allostase 88, 101, 126
Aluminiumwachs 189
Analgetika 230
    Stufe 1 231
    Stufe 2 231
Analyse
    der dynamischen Okklusion 204
    okklusale 204, 319
Anamnese 129, 153, 243
    allgemeine 131
    biopsychoziale Gesichtspunkte 134
Anamnesebogen 131
Anamnesegespräch 131
Anatomie, funktionelle 19
Angle-Klasse
    I 77
    II 5, 50, 75, 77, 216, 244, 304
    III 75, 77
Angle-Klasse-II,2-Behandlung 298–300
Angle-Klasse-II-Verzahnung 80, 289, 306
Anlaufhaltung nach Mayr 123
anticipatory postural adjustments (APAs) 48
    accompanying (aAPAs) 48, 49, 50
Antikörper, monoklonale humane 232
Antirheumatiker 232
Applied Kinesiology 168
approximale Schmelzreduktion (ASR) 284, 285, 288, 293, 294, 302, 303, 338, 399
Aqualizer 186, 242, 253, 270, 392
Äquilibrierungsschienen 110

Arbeitskondylus 14
Arcus-Registriergerät 77
Arthritis 109, 121, 123
    rheumatisch bedingte 126
    rheumatische 123, 147
    rheumatoide 109
Arthro Plus 230
Arthron 243, 244
Arthropathien, sekundäre 106, 111
Arthrose 26, 27, 109, 111
Artikulator 388
Artikulatoreinstellung 197, 201
Artikulatormontage 321, 365
Artikulatorprogrammierung 210, 256, 377
Artikulatorvorbereitungen 199
Assoziationsfelder 47
assoziative Areale 51
A-Stopps 9
Asymmetrie 77
    der Kondylen 141
    kraniofaziale 76
aszendente Problematik 122
Atemsynkinese 226
Atemwege, Verlegung 50
Atlas 248
Atlasdekompression 248, 249
Atlasfehlstellung 75
Atlasimpuls nach Arlen 32
Atlasimpulstherapie 74
Atmung 49
    primäre 61
Attachmentlevel 139
Attachments 90, 281, 284, 291, 300, 304, 307, 311
Attachmentverlust 103
Attrition 128
Aufbissbehelf 74, 222, 229, 230, 235, 251, 269
Aufbisse 281
    ausgearbeitete 268
    festsitzende 263
    festsitzende 297, 312
    unausgearbeitete 267
Aufbiss-Retentionsschiene 313–315, 336
aufsteigendes retikuläres aktivierendes System (ARAS) 45, 46
Aufwachskonzepte 5
Augen 128
Augenebene 157, 169
Ausatmung 234
    inhibierende Wirkung auf die Muskulatur 226, 234
Ausgleichsstopps 5, 9, 260
Axiografie 24, 192, 204, 206, 329, 360, 368, 378
    paraokklusale 204
AXIOQUICK System 207, 377

B

Balancefacetten 13
Balancekontakte 6
Basistherapeutika 232
Bauchform 170
Becken 128
Beckenkamm 169
Beckenschiefstand 77, 78, 119, 128, 169
Befunderhebungsbogen, kieferorthopädischer 218
Begleitbehandlung, manualmedizinische 384
Behandlung
    des Os temporale, 250
    funktionskieferorthopädische 297, 306
    interdisziplinäre 296, 315
    kieferorthopädische nach Okklusionsschienentherapie 281–315
    kieferorthopädische 222, 255
    kombinierte kieferorthopädisch-prothetische 317
    komplementäre 225
    manualtherapeutische 233
    prothetische 357
Behandlungskonzept, interdisziplinäres 222, 233
Behandlungstechniken
    kraniosakrale 245
    manualmedizinische 245
    muskuläre 250
Beinlänge 78
    Prüfung der 190
Beinlängendifferenz 122, 129, 153, 169, 170, 175, 182, 220
    funktionelle 77
    in maximaler Okklusion 175
    nach Traktion 183
Bennett-Bewegung 12, 16, 207, 212
Bennett-Einsatz 213, 260, 261, 262
Bennett-Winkel 12, 212, 213
Bewegungsapparat 131
Bewegungsbahnen 208
    Aufzeichnung 208
Bewegungseinschränkungen 128, 167, 225
Bewegungskette 59
Bewegungsrhythmus 57
bidirektionale Verbindungen (im ZNS) 46
bilaminäre Zone 23, 33, 92, 93, 107, 108, 109, 148, 149, 192, 193, 229, 230
bildgebende Verfahren 232
Bindegewebssepten 237
Bipupillarlinie 196, 270

Biss
  frontal offener 90, 301
  offener 80, 300–303, 338
  seitlich offener 216
  tiefer 289, 305, 345
  zirkulär offener 351
Bissgabel 195, 197, 214, 378
Bissgabelstiel 196
Bisslage 128
Bissregistrat 333
Bite Turbos 299
Blutung auf Sondierung 139
Brody-Schema 116
Brustwirbelsäule (BWS) 134
Bruxismus 8, 32, 79, 87, 88, 91, 99, 100–102, 104, 120, 121, 125, 126, 241, 285, 304, 360, 366, 369
B-Stopps 9
B-Zellen 124

C

Case Refinement 295, 299, 302, 303
Cavitas trigeminalis 40
CCD-Detektor 143
Chemotherapeutika 232
chirotherapeutische Intervention 232
Chondroitinsulfat 230
ClinCheck-Software 285, 289, 292, 294, 295, 299, 311, 338, 340, 345
  Überlagerung 303, 307, 353
closed lock 24, 108, 225
Clusterkopfschmerz 66
CMD-Therapie 246, 388
  im Wechselgebiss 312
Codein 232
Computertomografie 143
COPA-Onlays 253, 263, 285, 288, 311, 358, 359, 370
  ausgearbeitete 268
  direkt gefertigte 253, 266
  direkt geklebte 269
  Eingliederung 326
  festsitzende 361
  im Milchgebiss 269
  Konstruktionsmerkmale 256, 263
  unausgearbeitete 267
  zahntechnische Arbeitsschritte 263
core-link 60
Costen-Syndrom 2
cranial base release 248
Craniomandibuläre Orthopädische Positionierungs-Apparatur (COPA) 92, 94, 253, 258, 296, 297
  Anfertigung 253
  Polymerisation 260
  Eingliederung 269, 276
  erste Kontrolle 270
  Okklusionskontrolle 270
  Kontrollprotokoll 270
C-Stopps 9
CV-4-Technik 247

D

Defekte, keilförmige 99, 128, 137
Deflexion des Unterkiefers 166
Dehnen 226
  der Masseterfaszie 237
  der Muskelfaszie 236
  der Triggerpunktregion 236
Dekompensation
  der oralen Aktivität 87
  im CMS 242, 244
Derbolowsky-Test 77
Dermatome 243
Destruktion, knöcherne 139
deszendente Problematik 128, 153
Detrusion 14
Deviation des Unterkiefers 166, 228
Diclofenac 232
digitale Volumentomografie (DVT) 142, 143, 145, 147, 150
  Auflösungsvermögen 150
Discus articularis 20, 23, 93, 109, 116, 145, 148, 149
  bikonkave Struktur 149
  Degenerationen im 228
  Perforation 24, 26, 108, 193
  terminale Reposition 229
diskokapsulärer Komplex 25
Diskoordination, muskuläre 32
Diskopathien 108
Diskus-Kondylus-Komplex 20, 21, 23, 108
Diskus-Kondylus-Relation 23, 24, 25
Diskusluxation, anteriore 345
Diskusposition 150
Diskusprolaps 108, 166, 255
Diskusverlagerung 24, 76, 92, 111, 167
  akute 166, 192
  anteriore 25, 26, 108, 109, 166, 229, 300
  initiale mit Reposition 229
  mit Perforationen 25
  mit Reposition 108
  ohne Reposition 108, 225
  posteriore 109
Distalisierung im Oberkiefer 307, 345
Distraktion 109
Distributed side shift 15
Doppelgelenk 20
Drehachsen des Unterkiefers 10
drop effect 228
Druckdolenz repräsentativer Muskulatur 128
Druckkammertherapie 232
dry needling 238
  Injektion 235
Duplikatmodelle 195
Dura mater 60, 131, 242
Durasack 118
Duraschlauch 57, 60
Durasystem 60

Dynamik 99
  der Unterkieferbewegungen 6
  interferenzfreie 343
  unilateral geführte 206
Dysbalance(n) 242
  der Muskelschlingen 305
  im CMS 66
  muskuläre 229
Dysfunktion(en) 20, 31, 64, 65, 66, 67, 72, 79, 87, 95, 106, 114, 117, 118, 120, 224, 226, 244
  arthrogene 167
  artikuläre 225
  des Kiefergelenks 2
  myogene 167
  neuromuskuläre 304
  somatische 243
  Ursachen 131
Dysfunktionsgruppe 106
Dysfunktionskette, absteigende 361
Dysfunktionsklassen 253
Dysfunktionssymptome 97, 128
Dysfunktionstypen 223, 280
Dysgnathien 85
Dysphonien 32

E

e.max-Restaurationen 336
early side shift 15
easy way 227
Eigenanamnese 243
Eigenbehandlung der Muskulatur 235
Einatemphase 178, 227
Einatmung 178, 234
  fazilitierende Wirkung auf die Muskulatur 226, 234
Eingliederung, adhäsive 334, 336
Einschleifen 76, 85, 90, 261, 270, 327
  am Modell 391
  am Patienten 392
  bei Kaninchen 76
  der dynamischen Okklusion 260, 270
  der Laterotrusion 260, 262
  der Protrusion 261, 262
  der statischen Okklusion 260, 270
  okklusales 260
Einschleiftherapie 391–392
Einzelzahnfehlkontakte 89
Eiswasser 188
Elevatoren 234
Eminentia articularis 23, 93, 228
EMMA-Bild 150, 218
Endfeel 76, 167, 220, 225, 227, 233
  aktives 166
  passives 166
Endodontologie 138
Entzündung im Kiefergelenk 147
Entzündungshemmer, nicht steroidale 231
Entzündungsherd, apikaler 138

Sachregister

Erkrankungen
    dysfunktionelle 126
    psychische 126
Erregungsschwelle des Sensoneurons 53
eugnathe Bisslage 9
Evolution des Molaren nach Osborn 7
Exkursionsbewegungen 164
Extension (des Kopfes) 115
Extension (kraniosakrale) 58, 60, 65
Extensionsphase (kraniosakrale) 59

F

Falx cerebelli 60
Falx cerebri 60, 250, 251
Farrar-Knacken 108
Faserknorpel 23
Fasern
    exterosensible 43
    gustatorische 42, 43
    motorische 42
    viszeromotorische 42, 43, 44
    viszerosensible 44
Fasziensysteme 241
fehlende anterior Führung (FAF) 90, 300, 338, 351, 352
    kieferorthopädische Therapie 353–355
fehlende posterior Abstützung (FPA) 90, 95, 97, 99, 109, 229, 255, 285, 290, 294, 304, 317, 329, 345
    prothetische Rekonstruktion 359, 368, 384
fehlende vertikale Abstützung 269
Fehlhaltungen 223
Fehlkontakte 79
Fehlokklusion 35
Felsenbein 72
Fibrosierung der Gelenkkapsel 167
Flexion (des Kopfes) 114
Flexion (kraniosakrale) 58, 60
Flexionsphase (kraniosakrale) 59
Folgebehandlung 280
    kieferorthopädische 280
    kombinierte kieferorthopädisch-prothetische 317
    prothetische 357
    prothetisch-restaurative 280, 315
Foramen jugulare 64, 81, 113, 117, 118
Formatio reticularis (FR) 38, 41, 44, 45, 46, 47, 48, 49, 50, 70
Fossa
    articularis 251
    glenoidalis 21, 23
Fotos
    extraorale 150
    intraorale 150
Fotostatus 150
Frankfurter Horizontale 270
Freiheit in Zentrik (Konzept nach Polz) 391

Frontkontakt 254
Frontzahnimpressionen 189
Frontzahnrelation, Shimstock-offene 295, 309
FRS-Durchzeichnung 309
Frühkontakt(e) 8, 91, 95, 98, 260, 261
    unilateraler 109
    zentrische 99
Führung, dynamische 158
Füllungen 137
Funktionsbewegung
    aktive 225
    passive 225
Funktionsdiagnostik 222
    dritter Untersuchungsgang 184, 188, 190
    erster Untersuchungsgang 170
    mit Zentrikregistrat 319
    zweiter Untersuchungsgang 178, 179
funktionskieferorthopädische Geräte 192
Funktionsmuster der Muskulatur 304
Funktionsregler nach Fränkel 305
Funktionsstatus 153, 220, 223, 230, 273
    Rückseite 153, 155, 156
    Vorderseite 154
Funktionsstörung(en) 76, 223, 312
    aufsteigende 121, 126
    dekompensierte 126
    deszendente 185
    gemischte 185
    im CMS 128
    kompensierte 126, 161
Funktionstherapie 284–288, 288–296, 296–297
    Reevaluierung 279
Funktionsuntersuchung 153, 351, 360, 388, 391
Furkationsbefall 137
Furkationsbefundung 139
Fußhaltung 178

G

Ganglion 51
    Gasseri 40
    trigeminale 40
Gehörgangebene 157
Gelenk 164
    dysfunktionales 226
Gelenkbahn 211, 212
Gelenkbahnkrümmung 212
Gelenkbahnneigung 204
Gelenkbelastung 229
Gelenkblockierung 108, 225, 243
    akute 233
Gelenkdistraktion 110
Gelenkdysfunktion 168, 225, 243
    reversible hypomobile 225, 243
Gelenkerguss 107, 110
Gelenkerkrankungen, primäre 121, 123, 126, 256

Gelenkfläche 225
Gelenkgeräusch 164
Gelenkkapsel 20, 23, 25, 33, 109, 226, 243
Gelenkknorpel 230
Gelenkmobilisation 243
Gelenkrezeptoren 35, 40
Gelenkschmerz 230
    akuter 192
    degenerativer 229, 230
    entzündlicher 228, 230
Gelenkspalt des Kiefergelenkes 21, 143, 144, 145
    posteriorer 143, 149
    superiorer 143
Gelenkspiel 167, 168, 225
Gelenktest 167
Gelenktraktion 229
Gelenkumbau, arthrotischer 25
Geröllzysten 147
Gesamtorganismus 35, 113, 119, 128, 241
Gesicht 157
    konvexes 157
    verkürztes 157
Gesichtsbogen, arbiträrer 196, 321
Gesichtsbogenübertragung
    anatomische 214
    arbiträre 195, 334
Gesichtsschmerzen 235
    atypische 32, 79
Gesichtsskoliose 157
Gesichtssymmetrie 153, 156, 196
Gewebsbarriere 248
Gingiva, Breite der befestigten 137
Gipsperlen 197
Gleichgewicht 71, 119
Gleichgewichtsorgan 128
Gleichgewichtsstörung 120
Globusgefühl 32
Glucosaminsulfat 230
Golgi-Sehnenorgane 40

H

Habits 90, 222, 312
habituelle Interkuspidation (HIKP) 23, 31, 34, 35, 92, 94, 108, 109, 129, 153, 156, 164, 170, 204, 208, 214, 216, 312
Halsmuskulatur 161
Halswirbelsäule (HWS) 73, 128, 134, 129, 153, 169, 170, 179
    dreidimensionale Traktion 245, 246
    Extension nach Korrektur 192
    Extension nach Traktion 182
    Extension 129, 153, 169, 170, 171, 179, 180, 246
    Flexion nach Korrektur 192
    Flexion nach Traktion 182
    Flexion 129, 153, 169, 170, 179, 180, 246

Sachregister

Rotation nach Korrektur 192
Rotation nach Traktion 182
Seitneigung nach Korrektur 192
Seitneigung nach Traktion 182
Seitneigung 129, 153, 169, 170, 171, 179, 181
Halswirbelstellung 74
Handgriff nach Hippokrates 111
Hartspann 106, 233, 243
high velocity, low amplitude (HVLA) 226
Hirnnerven 38, 52
Hirnnervenganglien 52
Hirnnervenkerne 38, 41
Hirnstammkerne 38
Höcker-Fossa-Analyse 256, 391
Höcker-Fossa-Beziehung 5, 8, 9, 391
Höhenverlust, posteriorer 118
Hooks 307, 345
Hörminderung 232
hormonelle Störungen 120
hormoneller Regelkreis 34, 35
Hörstörung 120
Hörsturz 232
Hyaluronsäure 230
Hypakusis 68, 78
Hyperaktivität 109, 111, 123
 neuromuskuläre 120
Hyperalgesie 54
Hyperbalancen 13, 100, 301
Hyperkyphosierung, thorakale 77
Hypermobilität 110
 Index von Rocabado 110, 166
 systemische 166
Hypertonus 89, 104, 121

I

Immediate side shift 6, 14, 15, 16, 212
implantatbasierter Aufbau der Stützzonen 384
Impulsmanipulation 243
Impulstherapie 226
Informationen
 exterozeptive des N. trigeminus 41
 propriozeptive 41
Informationsweiterleitung (neuronale) 52–54
injection and stretch 238
Innenohrsymptomatik 78
Innere Medizin 242
Insulin like growth factor (IGF) 124
Integration der Atemphase nach Lewit 226
Interleukin-1β 124
internal derangements 25
Invisalign-System 281, 285, 294, 340
Invisalign-Technik 90, 300, 304, 353
Invisalign-Therapie 284, 288, 304, 309, 311, 313, 319, 345, 347, 354
Invivo-Software 143
Inzisalstift 256, 260, 264, 266, 325, 352
 Einstellung 200
 Shimstock-Kontrolle 261

Inzisalteller 264, 265
Inzisaltisch 197
iTero-Scanner 295, 296

J

Joint play 35, 166, 225
 passives 179
Joint-play-Test 167

K

Kalzium 230
Kapsel-Band-Apparat 229
Kapsulitis 110, 111, 229
Karies 137
Kauflächen 6, 7, 11
 abradierte 388
Kauflächenrelief
 aufgewachstes 254
 nicht aufgewachstes 254
Kaumuskulatur 3, 42, 242
 Palpation 272
Kauorgan 88
keilförmige Defekte 99, 128, 137
Kernspintomograf 147
Kiefergelenk(e) 2, 3, 8, 19, 22, 27, 31, 33, 41, 53, 55, 62, 72, 79, 84, 89, 97, 105, 119, 121, 128, 129, 134, 141, 148, 153, 156, 166, 226, 228, 241
 arthrotische Veränderung 239
 Aufbau und Funktion 20
 degenerative Veränderungen 27
 dreidimensionale Traktion 129, 178, 186, 338
 Entzündung 147
 Freiheitsgrade 32
 Geräusche 128, 167
 Kraftvektor 250
 Manipulation 225
 Mobilisation 225, 226, 227, 229, 270
 Palpation
 passive Bewegung 167
 passive Öffnung 167
 physiologische Repositionierung 253
 physiologisches 142, 144
 Reibegeräusche 110
 schmerzhafte 338
 Sklerose 110
 translatorische Gleitbewegung 168
Kiefergelenkbeschwerden 317, 319
Kiefergelenkdiagnostik 213
 instrumentelle 206
Kiefergelenkdistraktion 110, 111
Kiefergelenkdysfunktionen 41
Kiefergelenkknacken 76, 107
 reziprokes 272
Kiefergelenkkompression 108, 113, 117, 215, 254, 324
Kiefergelenkposition, therapeutische 128

Kiefergelenkpunkt nach Gumbiller 239
Kiefergelenkschmerzen 31, 52, 229, 235, 266, 351, 360
Kiefergelenkspule 147
Kiefergelenksveränderungen, degenerative 231
Kieferkammverlauf 137
Kieferrelation 319
 zentrische 216
Kieferrelationsbestimmung (KRB) 128, 129, 184, 186, 192, 220, 227, 256, 266, 298, 312, 328, 333, 342, 343, 349, 360, 365, 368, 387, 388, 391
kinematische Kette, geschlossene 34, 117
Kinnmitte 157
Kinnstellung 157
Kippkräfte 6
Klett'sches Knackgeräusch 109
Knacken 369
 reziprokes nach Farrar und McCarty 24
 reziprokes 108, 192, 193
 terminales 110
Knirschen 20, 80
Knochenapposition 104, 128
Knochenverlust 103, 128, 384
Knorpelhypertrophie 25
Kollagenhydrolysate 230
Kompaktaqualität 150
Kompass, okklusaler nach Polz 6, 10, 11, 13, 14, 16
Kompression 167
 des vierten Ventrikels 247
 eines oder beider Kiefergelenke 222
 im Gelenk 34
Kondylenbahn 207
Kondylenbahnneigung, horizontale 201, 203, 210, 211
Kondylenmorphologie 150
Kondylenposition 31, 86, 97, 98, 106, 128, 149, 150, 215, 229
 ideale 32, 33
 physiologische 32, 33, 150, 229
 retrale 108, 109
 therapeutische 193
 verlagerte 150
 zentrische 95, 214, 309
Kondylus 22, 23, 25, 89, 142, 148, 149, 164, 211, 228
 Abflachung 142
 Aktionsradius 14
 Asymmetrie 141
 Deformation 25
 Degeneration 25
 Formveränderung 146
 kranial abgeflachter 145
 Mobilität 164
 ventrokraniale Fläche 148
Kondylus-Diskus-Fossa-Relation, physiologische 31, 92

413

Sachregister

Kondylushypermobilität 110
Kondylusluxation 111
Kondylussubluxation 110
Kondylusverlagerung 93, 108, 214
    dorsale (Konzept von McCollum und Stewart) 32
    posteriore 146
    retrale 229, 272
Kongruenztheorie nach Osborn 7
Konstruktionsbiss, therapeutischer 129, 153, 169, 192, 220
Konstruktionsbissnahme, kieferorthopädische 227
Kontaktbeziehung, ideale statische 9
Kontakte
    antagonistische 157
    in dynamischer Okklusion 159
    in habitueller Okklusion 157
    in HIKP 157
    statische 324
    zentrische 204, 205, 261
Kontraktion, isometrische 234
Kontrastmittelgabe 147, 148
Konvergenz
    trigeminale 52
    zervikotrigeminale 114
Kopfform 157
Kopfhaltung 49, 50, 73–75, 113–120, 123, 128, 161, 188, 244, 333
    und Okklusionsüberprüfung 270
Kopfneigung 169
Kopfposition, anteriore 169
Kopfrotation 169
Kopfschmerzen 76, 79, 105, 119, 122, 134, 235, 289, 312, 317, 319, 351, 360, 384
    chronische 79
Körperachsen 169
Körperfehlhaltungen 106
Körperhaltung 40, 47, 49, 50, 71, 75, 120, 128, 169, 170, 218
    aufrechte 170
Körperstatik 113, 117, 128, 129, 153, 169
Körpersymmetrie 129, 153, 169
Kortex 41, 46, 47, 51, 54
Kortex-Areale
    assoziative 52
    sekundäre 51, 52
Kortikalis 144, 146
Kortikosteroide 232
Kotbauch
    entzündlicher 123
    schlaffer 123
kraniomandibuläre Dysfunktion (CMD) 2, 72, 74, 78, 79, 85, 89, 93, 95, 121, 125, 134, 143, 224, 229, 232, 239, 249, 285
    hormonelle Faktoren 88, 121
    Kofaktoren 121, 153, 223
    okklusionsbedingte 317

kraniomandibuläres System (CMS) 2, 3, 19, 20, 31, 35, 37, 40, 51, 57, 69, 73, 78, 84, 129, 153, 156, 223, 241
    funktioneller Zustand 84
    kybernetische Wechselbeziehungen 116
    Relaxation 226
    Strukturen 3
    und hormonelles System 84
kraniosakrale Bewegungskette 250
kraniosakrale Dysfunktion 64
kraniosakrale Methode 57
kraniosakrale Osteopathie 72
kraniosakraler Bewegungsmechanismus 58, 60
kraniosakraler Rhythmus 61, 62, 65, 118, 246
kraniosakrales System (CSS) 35, 57, 63, 117, 131
    Starre 248
Kranium 3, 57
Krepitation 108, 338, 384
Kreuzbiss 76, 79, 91, 256, 312, 345
Kupfer 230
Kyphose 169, 170

L

Lachbild 150
Lachlinie 150
lack of posterior support 85, 91
Langzeitprovisorien 353, 358, 386
Lateroprotrusion 6, 16, 17
Laterotrusion 6, 12, 89, 91, 159, 166, 206
    nach links 208, 209
    nach rechts 208, 209
    re-surtrusive 6, 13
Laterotrusionsspur 207
    in max. Okklusion 177, 179
    nach Korrektur 192
    nach Traktion 183
Leg-Turn-In-Test 78, 120, 128, 129, 153, 169, 170, 177, 182, 191
Lendenwirbelsäule (LWS) 134
Ligamente 20, 25, 109, 243
Ligamentum
    discocondylare 23, 24, 33
    discotemporale 23, 33
    laterale 25
    sphenomandibulare 25
    stylomandibulare 25, 64
Lingualbügel 265
Lingualretainer 293, 303, 309, 311, 313, 314, 336, 340, 343
Lippen
    geschlossene 150
    Ruhelage 150
Lippenlage 150
Lippenschluss, inkompetenter 304
Lippenschlusslinie 157
Liquor cerebrospinalis, Fluktuation 62
Liquordynamik 61

Liquorproduktion 61
Liquorresorption 62
Liquorzirkulation 61
local twitch response (LTR) 235
Localizer 148
Lockerungsgrad 137
Löffel
    individueller 194, 385
    parokklusaler 207, 377
Lokalanästhetikum 238
lokale Zuckungsreaktion (LTR) 238
loose packed position 33
Lordose 75, 76, 123
    der Wirbelsäule 170
Lösen 226

M

Magnetheber 197
Magnetresonanztomografie (MRT) 80, 146, 148, 150, 193
    Bildqualität 148
    T1-gewichtete Sequenzen 148
    T2-gewichtete Turbospinechosequenzen 148
Mandibula 62, 65
    bilaterale Dekompression 250
    bilaterale Kompression 250
    Dekompression 251
Mandibular-Positions-Indikator (MPI) 204
Mangan 230
Manipulation 244
Manualmedizin 242
Manualtherapeut 296
Manuelle Medizin 87, 224, 243
    Zusammenhänge mit der Zahnheilkunde 184
Manuelle Therapie 122, 186, 222, 225, 241, 243
    der Triggerpunkte 236
Masseterhypertrophie 304, 305, 360
Mastoid-Lot 170
Matrix-Metalloproteinase (MMP) 124
Maxilla 62, 67
    Verblockung 315
Mayr-Diagnose 122
Mayr-Therapie 122
Mediotrusion 6, 12, 100, 207, 214
    forcierte 213
    unforcierte 213
Mediotrusionsseite 13
Meerssemann-Test, modifizierter 185
Membrana atlantooccipitalis 248
Menthol- und Eukalyptusgel 230
Metamizol 230
Midcourse correction 285, 287, 291
Migräne 80, 289, 312
Mittellinienverschiebung 77, 216
Mittelwertartikulator 391
Mobilisation der Kiefergelenke 225, 226, 227, 229, 244

Mobilisationstechnik 234
Mobilitätsindex von Rocabado 110, 166
Mock-up
    Formteile für 327
    Korrektur 330, 331
Modellanalyse 129, 184, 204, 216, 255, 256, 306, 320
    der dynamischen Okklusion 275
    der statischen Okklusion 274
    in physiologischer Zentrik mit getestetem Registrat 153
Modelldiagnostik 351
    im Artikulator 216
Modelle, Verschlüsselung mit Drahtstiften 199
Modellherstellung 194
Modellmontage 197, 216, 325, 327, 329, 334, 360
    arbiträre 335
    zentrische 338, 339, 351, 356
Motilität (des ZNS) 62
Mukopolysaccharide 230
Multibracketapparatur 304
Multibrackettherapie 266, 294, 313
Mundatmer 50, 51
Mundatmung 114
    Umstellung auf Nasenatmung 75
Mundbodenmuskulatur 161, 235
Mundöffnung 166, 209
    eingeschränkte 233
    maximale 147, 149, 208
Musculus
    digastricus 42, 64, 109
    masseter 3, 42, 65, 76, 77, 106, 160, 220, 237
    mylohyoideus 42
    pterygoideus lateralis 3, 20, 23, 25, 33, 42, 66, 109, 148, 234
    pterygoideus medialis 3, 42, 65, 66, 77, 160
    scalenus anterior 236
    scalenus medius 236
    scalenus posterior 236
    sternocleidomastoideus 64, 65, 161, 163, 220, 237
    sternohyoideus 76
    stylohyoideus 64
    temporalis anterior 160
    temporalis medialis 161
    temporalis posterior 109, 161
    temporalis 3, 42, 64, 65, 76, 162
    trapezius 105, 161, 220
Muskeldysbalancen 122
Muskelenergietechnik (MET) nach Mitchell 243
Muskelfaserband 235
Muskelhartspann 106, 233, 243
Muskelhypertonus 86, 88, 126, 241
Muskelhypertrophie 106, 111, 128, 169
Muskelschmerzen 234
    chronische 222
Muskelspindel 40
Muskeltonus 50, 86, 234
Muskelverspannung 121, 233
muskuläre Trainingstherapie nach Gustavsen und Streek 245
Muskulatur 128, 129
    des CMS 153, 159
    Funktionsmuster 304
    hyoidale 234
    suprahyoidale 65, 77, 161
muskuloskelettales System (MSS) 2, 35, 73, 84, 114, 128, 129, 134, 153, 156, 169, 218, 223, 224, 241, 243, 269
    kybernetische Wechselbeziehungen im 116
Myoarthropathie 2
myofasziales Release 236, 237, 238, 250
Myopathien 104, 111

N

Nacken 134
Nackenmuskulatur 161
Nackenrezeptorenfeld, propriozeptive neurologische Repräsentation 248
Nackenschmerzen 289
Nackenverspannungen 369
Nahrungsergänzungsmittel 230
Nervensystem 37
    Informationsweiterleitung im 52–54
    vegetatives 43
Nervus
    accessorius 38, 44, 52, 64, 114, 119
    facialis 2, 38, 42, 43, 44, 52, 69, 114
    glossopharyngeus 38, 43, 52, 64, 69, 81, 119
    hypoglossus 2, 44, 114
    infraorbitalis 66, 68
    mandibularis 69
    trigeminus 2, 38, 40, 44, 48, 52, 68, 70, 71, 78, 105, 113, 114
    vagus 2, 38, 43, 52, 64, 81, 114, 119
Neurokranium 57
neuromuskuläre Deprogrammierung mit Aqualizer 186
neuromuskuläres System 35, 37
    Reprogrammierung auf Fehlokklusion 253
Neuron(e) 53
    multirezeptive 53
    NS- 52, 54
    WDR- 41, 52, 54, 70
    zentrales 54
neurophysiologische Reflexmethoden nach Vojta und Bobath 245
nociceptive-specific neuron (NS-Neuron) 52, 54
Nonokklusion 110, 346
Non-Prep-Veneers 380
non-steroidal anti-inflammatory drugs (NSAID) 231
Nucleus
    spinalis n. trigemini 52
    ventralis posterolateralis (VPL) 51
    ventralis posteromedialis (VPM) 52

O

Oberkieferfront, reklinierte 345
Oberkiefermodellmontage 197
    gelenkbezügliche 377
    schädelbezügliche 216
Oberkieferschiene 383
Öffnungsknacken 24
    initiales 24
    intermediäres 24
    terminales 24
Ohrakupunktur nach Gumbiller 186, 238, 239
Ohrfunktion 119, 120
Ohrgeräusche 68
Ohrnadel nach Gumbiller 186, 294
Okklusion 2, 14, 16, 19, 20, 27, 31, 34, 35, 37, 38, 57, 68, 70, 72–79, 84, 101, 115, 117, 118, 121, 122, 125, 128, 194, 223, 241, 242
    balancierte 206
    biomechanische 5, 17
    dynamische 11, 77, 89, 126, 129, 137, 153, 156, 157, 158, 300, 301, 326, 336, 343, 351, 357, 361, 362, 366, 388, 391
    habituelle 157
    hyperbalancierte 206
    ideale Vorbereitung 368, 370
    kieferorthopädische Einstellung 204, 309
    maximale 153
    physiologische 31
    Rekonstruktion einer funktionsgerechten 357
    statische 8, 11, 89, 99, 108, 126, 137, 204, 216, 254, 300, 301, 326, 362, 380, 388
    therapeutische 327, 357, 363, 368, 371, 374
    und hormoneller Regelkreis 34, 35
Okklusionsebene 157
Okklusionsfolie 158, 188, 392
Okklusionskonzept
    biodynamisches 256
    von Polz 327
Okklusionskorrektur 128, 222
    reversible 361
Okklusionsprotokoll 341, 342
Okklusionsschiene(n) 79, 128, 222, 223, 229, 392
    eingegliederte 321
    festsitzende 254
    herausnehmbare 254, 300, 319
    in Modellsituation 320

Sachregister

Okklusionsschienentherapie 80, 223, 253, 255, 280, 353
    erfolglose 280
    erfolgreiche 280
    prothetische Folgebehandlung nach 357
    Voraussetzungen für 253
Okklusionsstörung(en) 65, 80, 85, 86, 89, 93, 106, 113, 128, 233
    dynamische 100
    exzentrische 351
    zentrische 351
Okklusionsüberprüfung und Kopfhaltung 270
Okklusogramm 158, 206, 275
Okklusopathie 97, 111
Okziputschiefstand 169
Oleum menthae piperitae 230
Online Treatment Plan 284, 289, 294
Orthopantomogramm (OPG) 141, 344
    Detailtreue 141
    digitales 141
    Strahlenbelastung 141
Os
    frontale 68
    occipitale 58, 118, 119, 248
    palatinum 62, 66
    parietale 60, 251
    sacrum 57, 131
    sphenoidale 57, 58, 68, 118
    temporale 57, 62, 63, 64, 65, 67, 68, 72, 80, 81, 108, 113, 117, 118, 119, 233, 250, 251
Osteoarthritis 106, 110
Osteoarthrose 145, 230
Osteoblasten 123
Osteoklasten 123
osteopathische Interventionen 232
osteopathische Medizin 57, 64, 230, 242, 243
osteopathische Technik 226
Osteoprotegerin (OPG) 123
Osteozyten 123
Otalgie 32
Otologie 68

P

Palpation 159, 218, 235
    der Kiefergelenke 164, 165
    intraaurikuläre 164
Palpationsmethoden 160
Palpationsreihenfolge 160
Panoramaschichtaufnahme 141
Paracetamol 230, 232
Parafunktionen 20, 85, 110, 222, 230, 241
Parodontaldiagnostik 137
Parodontaler Screening Index (PSI) 139
Parodontalstatus 139
Parodontium 137
Parodontopathien 102, 111

Patrick-Kubis-Test 177
Pattern Resin 323, 374
Payne, Everit 5
Perkussionsempfindlichkeit 102, 103, 128
Perkussionsprüfung 137
Pfefferminzöl 230
Pfeilwinkelaufzeichnung 6
Pharmakotherapie 229, 230
Plastizität (im ZNS) 71, 304
Plattenwachs, rosa 263, 265
Polyarthritis 106
Polz, Michael Heinz 6
Porus acusticus 157
postisometrische Relaxation (PIR) 225, 226
    nach Lewit 233, 243
Präparation 335
    durch das Mock-up 376, 377
preparatory anticipatory postural adjustments (pAPAs) 48, 49
Pressen 8, 20, 32, 80, 101, 120, 121, 126, 241
Priener Abduktionstest 120, 128, 129, 153, 169, 170, 177, 179, 183, 191
    in max. Okklusion 177
    nach Korrektur 192
    nach Traktion 183
primärer respiratorischer Mechanismus 61, 62, 117, 247
Primärfelder 46, 51, 126
Primärläsion 2, 87, 114, 244
Probeeinschleifen nach Freesmeyer 391
Progressive side shift 15
Projektionsschmerz 105, 111
propriozeptive neuromuskuläre Fazilitation (PNF) nach Kabat 245
Protrusion 6, 11, 14, 89, 91, 206, 208, 214
    über die Frontzähne geführte 209
Protrusionsbewegung 164, 166
Protrusionsregistrat 201
Protrusionsstopper 258
Protuberantia articularis 142, 145, 148
Provisorienherstellung 330–332, 347
Provisorium 348, 349, 359
Provokationen, sensorische (Challenges) 169
Psoriasis arthritis 126
Psyche 20, 27, 74, 80, 84, 86, 101, 121, 122, 223, 242
Psychotherapie 242

Q

Quadrantenpräparation 328, 331, 333, 343, 368, 373
Querfriktion 237

R

Radiofrequenzimpuls 146
Ramushöhe 141
range of motion 33, 156
RANK/RANKL-System 123
Referenzbiss, frontaler 321, 323, 328, 329, 330–333, 341, 342, 347, 349, 359, 360, 362–363, 364, 371, 384
referred pain 55, 105, 235
Regelkreise, parafunktionelle 89
Registrat(e) 359
    Herstellung 323
    in therapeutischer Ausgangssituation 374
    Vergleich 204, 205
    zentrische 223
Registratkontrolle 199
Registriersysteme, elektronische 207
Rehabilitation 244
    dreidimensionale Planung der prothetischen 370
    prothetische 321, 325, 327, 358
Reizcodierung 51
Reizinformation 52
Rekompensation 242, 244
Rekonstruktion, prothetische 343, 254, 255, 370
Release 236
Remodelling 26, 29, 104
    des Kondylus 26
    progressives 25
    regressives 25, 27
Reorganisation, neurologische 129, 178, 179, 220
Repositionierungsschiene 192
Repositionsonlays nach Ahlers 358
Repositionsveneers nach Ahlers 358
Restauration(en) 137
    adhäsive 379
    prothetische 365
    zahntechnische Herstellung 379
Retentions-Okklusionsschiene 315
Retrusion 14
Retrusionsbewegung 164
Retrusionsstopper 258
Rezeptionsfeld 53
Rezessionen 103, 128, 137
reziprokes membranöses Spannungssystem 60
Rimlock-Löffel 194
Röntgenunterlagen 137
Rumpfrotation 128, 129, 153, 169, 170, 174, 179, 181
    aktiv 174
    nach Korrektur 192
    nach Traktion 182
    passiv 174

S

SAM-Artikulator 197, 256
Scannen, intraorales 288, 295
Scharnierachse, arbiträre 207
Scharnierachsenpunkt 24
Scharnierbewegung 11
Schichtbilder, axiale 142, 143
Schienenkorrekturen, praktische Durchführung 270
Schlaf-Wach-Zustand 51
Schleudertraumen 64, 109, 229
Schließbewegung 164
Schließstopps 5, 9, 260
Schlifffacetten 272
Schmerz(en) 105, 128, 134, 146, 153, 164, 218, 225, 229
- ausstrahlende (referred pain) 235
- chronischer 51, 55, 89, 229
- der HWS-Muskulatur 351
- der Kaumuskulatur 351
- im Kiefergelenk 227
- myoarthropathischer 230
- myofaszialer 230

Schmerzanamnese 134
Schmerzausstrahlung 218, 246, 271
Schmerzempfindung 55
Schmerzfragebogen 134
- Rückseite 136
- Vorderseite 135

Schmerzgedächtnis 54, 55
Schmerzintensität 160, 236
Schmerzlokalisation 164
Schmerzmittel 121
Schmerzrezeptoren 52
Schmerzsymptome 78, 222
Schmerzsyndrom 31, 79
Schmerzübertragung 52, 54
Schneidekantenabstand (SKD) 165, 166
Schwindel 68, 71, 72, 78, 81, 232, 351, 369
Seitenzahnabstützung 355
Seitenzahnimpressionen 189
Seitenzahnrekonstruktion 366
Sekundärfelder 47, 51
Selen 230
Sensibilisierung
- periphere 53, 54
- zentrale 53–55

Sensoneuron, Erregungsschwelle 53
Serotonin 46, 55
Shimstock-Folie 157, 260, 265, 323, 392
Shimstock-Kontrolle 261
„Shimstock-offen" 288
Side-shift-Variationen 15
Silikonformteile 370, 379
Silikonschlüssel 347, 362, 363
- für Provisorium 328, 329
- in situ 348

Silikonvorwall 258

site of pain 105
Situationsabformung 194
Skoliose 76, 78, 93, 122, 169, 220
Sondierungstiefe 139
source of pain 105
Spannungskopfschmerzen 80, 230
Spinalnerven 106
Spindel, neuromuskuläre 40
Splitcast-Kontrolle 197, 198, 200, 201, 204, 256
spot tenderness 235
Steffens Zement 324, 333, 334, 374, 387
Stemmführung nach Brunkow 245
still point 246
Stillman-Spalten 137
Störkontakte 6, 8, 86
Störungen, okklusionsbedingte 113, 129, 153, 156, 169
Störungsmuster, primär zentrifugales 242
Straffen 226
Strahlungsschmerzen 106
Stratum
- fibrosum 25
- synoviale 25

stress syndrome 121
Stress 106, 121, 126
- myogener 230
- psychischer 230

Stressabbaumechanismus 88
stretch and spray 238
Stretching, passives 238
Stuart, Charles E. 5
Stützstift 203, 352, 365, 378, s. auch Inzisalstift
Stützzonen 254
- implantatbasierter Aufbau 384

Sublingualbügel 259
subplate neurons 69
Summationseinzelbild 143
Summenmembranpotenzial (SMP) 169
Superhartgips-Modelle 195
Supraokklusion 256, 352, 391
Surtrusion 14
Sutherland, William Garner 57
Sutura petrosquamosa 250
Sympathikusaktivität 236
synaptic pool 53
Synchondrosis sphenobasilaris (SSB) 58, 59, 67, 117, 118
- Extensionsbewegung 117
- Flexionsbewegung 117

T

Taillendreieck 169
TART 243, 244
Taschentiefen 137
taut band 235
Temperaturempfindlichkeit 99
temporomandibular disorder (TMD) 2

Tensegrity 242
Tetrazepam 230
Thalamus 35, 51, 52, 69
therapeutischer Konstruktionsbiss (tKB) 184, 266
Therapie 77, 228, 229, 230
- initiale okklusale 271
- interdisziplinäre 75, 76, 80
- kieferorthopädisch-prothetische 353
- konventionelle der Triggerpunkte 238
- medikamentöse 222, 229
- myofunktionelle 300
- orthomolekulare 230
- prothetische 347
- restaurativ-prothetische 341
- weiterführende okklusale 280

Tiefbiss
- dentaler 255, 307, 317
- extremer 299

Tiefziehschiene 284
Tinnitus 68, 70, 71, 72, 78, 232, 369
- cochleäre Ursachen 71

Tinnitusauslöser 70–71
Tinnitusfragebogen (TF) nach Goebel und Hiller 233
Tinnitus-Retrainingstherapie 233
Tinnitustypen 70
tissue inhibitors of MMPs (TIMPs) 124
Totalprothesen, Konzept von Gutowski 388
Tractus spinothalamicus 52
- neospinothalamischer Anteil 52
- paläospinothalmischer Anteil 52

Trajektorien (Kranium) 68, 69
Traktion 167, 179, 220, 225, 226, 227, 229
- der Kiefergelenke und neurologische Reorganisation 169
- des Kondylus 251
- dreidimensionale der Halswirbelsäule 245, 246
- dreidimensionale der Kiefergelenke 129, 178, 186, 338
- manuelle 64

Traktionsbehandlung 168
Traktionsstufen nach Derbolowsky 226
Transferbogen 214
- arbiträrer 196, 208

Translation
- der HWS 246
- des Unterkiefers 166, 167
- posteriore des Atlas 249

Translationsbahn 210
Trauma 67, 103, 121, 123, 126, 148, 244
trigeminales System 70
Trigeminusneuralgie 80
Triggerpunkt(e) 104, 106, 111, 120, 128, 159, 162, 218, 233, 234, 243
- der Hals- und Nackenmuskulatur 163

Sachregister

Triggerpunkt(e)
  der Kaumuskulatur 162
  des M. trapezius 163
  im M. masseter 304
  konventionelle Therapie 238
  Längsfriktion 237
  manuelle Kompression 236, 237
  Nadelung 234
  Querfriktion 237
Triggerpunkttherapie 230, 235
  nach Gautschi 236
troublemaker
  of the face 67
  of the head 64, 80
Tuberculum articulare 21, 23
Tumor 107, 121, 123, 126
Tumornekrosefaktor(en) (TNF) 124
  -α 124

U

Übertragung, arbiträre 378
Übertragungsbogen, arbiträrer 328, 368
unilaterale fehlende Abstützung (UFA) 93, 95, 255, 294, 296, 309, 345
Unterkiefer
  Drehachsen 10
  Gleitweg 204
  physiologische Repositionierung 253
Unterkieferbewegungen, Dynamik 6
Unterkiefermobilität 164, 166
Unterkiefermodellmontage 199, 201
Unterkieferposition
  Ausgleich der statischen und dynamischen 353
  retrale 115, 123
  zentrale 328
Untersuchung
  der Okklusion 153
  des kraniomandibulären Systems 272
  des muskuloskelettalen System 170, 272, 358
  intraorale 137
  manualmedizinische 78
  manuelle 169
Upledger, John E. 250

V

variable Beinlänge 129, 153, 169, 170, 176, 179, 182, 191
  in max. Okklusion 176
  nach Korrektur 192
  nach Traktion 183
Verkettung 32, 242
  absteigende 115
  aufsteigende 115
Verkettungssyndrome 2
Versorgung, prothetische/restaurative 347, 350
Verspannung(en) 128
  intraossäre 65
  muskuläre 304
Vertrauensbeziehung zwischen Patient und Behandler 131
visuelle Analogskala (VAS) 229
Viszerokranium 57
Viszerotome 243
Vitalitätsbefund 137
Vitamine
  B1 230
  B12 230
  B6 230
  E 230
Vorbehandlung, funktionskieferorthopädische 304–309

W

Wahrnehmungstäuschung, zentrale 53
Wax-up 257, 321, 368
  Übertragung in Mock-up 368
WHO-Stufenschema der medikamentösen Schmerztherapie 230
wide dynamic range neuron (WDR-Neuron) 41, 52, 54, 70
Widerstandsöffnung, isometrische 228
Widerstandstest 159
Wirbelsäule 128
Wurzelentzündung 137
Wurzelfüllung 137
Wurzelkanalfüllung 138
Wurzelkanalrevision 138
Wurzelkanalsystem 138
Wurzelresorption 103

Z

Zahn- und Parodontalstatus 137
Zahnabrasion 88
Zahnanatomie 8
Zahnappell 137
Zahnäquator, anatomischer 264
Zahnbögen, transversal eingeengte 338
Zähne
  abradierte 137
  fehlende 137
  retinierte 137
Zahnersatz 5, 7, 8, 13, 14, 137, 222
  unterdimensionierter 317–318
Zahnfilm 141
Zahnfunktion 8
Zahnhalteapparat 128, 139
Zahnhartsubstanz 128
Zahnimplantate 148
Zahnmobilität, erhöhte 128
Zahnstatus 137
Zentralblatt (Anamnese) 131
  Rückseite 131, 133
  Vorderseite 132
zentrales Nervensystem (ZNS) 19, 37, 38, 42, 51, 53–55, 64, 86, 105, 128, 226
  Motilität 62
Zentrik 92, 94, 301, 351
  Konzept der Freiheit in (nach Polz) 391
  physiologische 93, 129, 186
  therapeutische 323, 333
Zentriknahme 239, 334
Zentrikregistrat 129, 184, 186, 216, 272, 319
Zentrikschlösser 203
Zephalgien 32
Zervikalnerven 52
Zink 230
Zunge 178
  Ruhelage 228
Zungendysfunktion 300
Zusammenarbeit, interdisziplinäre 81, 224, 319, 338
Zwangsführung 299, 305
Zyste 107, 121, 123, 126, 137, 147
Zytokine 124